Annette Nellessen

# In Topform
# durch die Wechseljahre

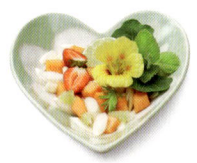

Annette Nellessen

# In Topform durch die Wechseljahre

## Der vegane Gesundheits- und Ernährungsratgeber

HERBA PRESS

Impressum

Nellessen, Annette. In Topform durch die Wechseljahre.
Der vegane Gesundheits- und Ernährungsratgeber

1. Aufl., 2016
ISBN 978-3-946245-02-5
© Herba Press, 2016

Herba Press ist ein Imprint der Edition Reuss GmbH
www.herba-press.de
info@herba-press.de

Rezepte und Foodstyling: Annette Nellessen
Fotografie/ Layout/ Grafik: Matthias Reuss
Layout/ Grafik/ Lektorat: Dr. Natalie J. Lauer
Fachlektorat: Dr. med. Eberhard Wormer
Lektorat: Dr. Ulrike Voigt

Autor, Verlag und Redaktion haben bei der Erstellung dieses Buches Informationen und Ratschläge mit Sorgfalt recherchiert und geprüft. Dennoch erfolgen alle Angaben ohne Gewähr. Verlag und Autor können keinerlei Haftung für etwaige Schäden oder Nachteile übernehmen, die sich aus der praktischen Umsetzung der in diesem Buch vorgestellten Anwendungen ergeben. Bitte respektieren Sie die Grenzen der Selbstbehandlung und suchen Sie bei Erkrankungen einen erfahrenen Arzt/Ärztin, einen qualifizierten Therapeuten oder Heilpraktiker auf.

# Inhalt

## Nährstoffreiche Lebensmittel für die gesunde vegane Küche .......... 105

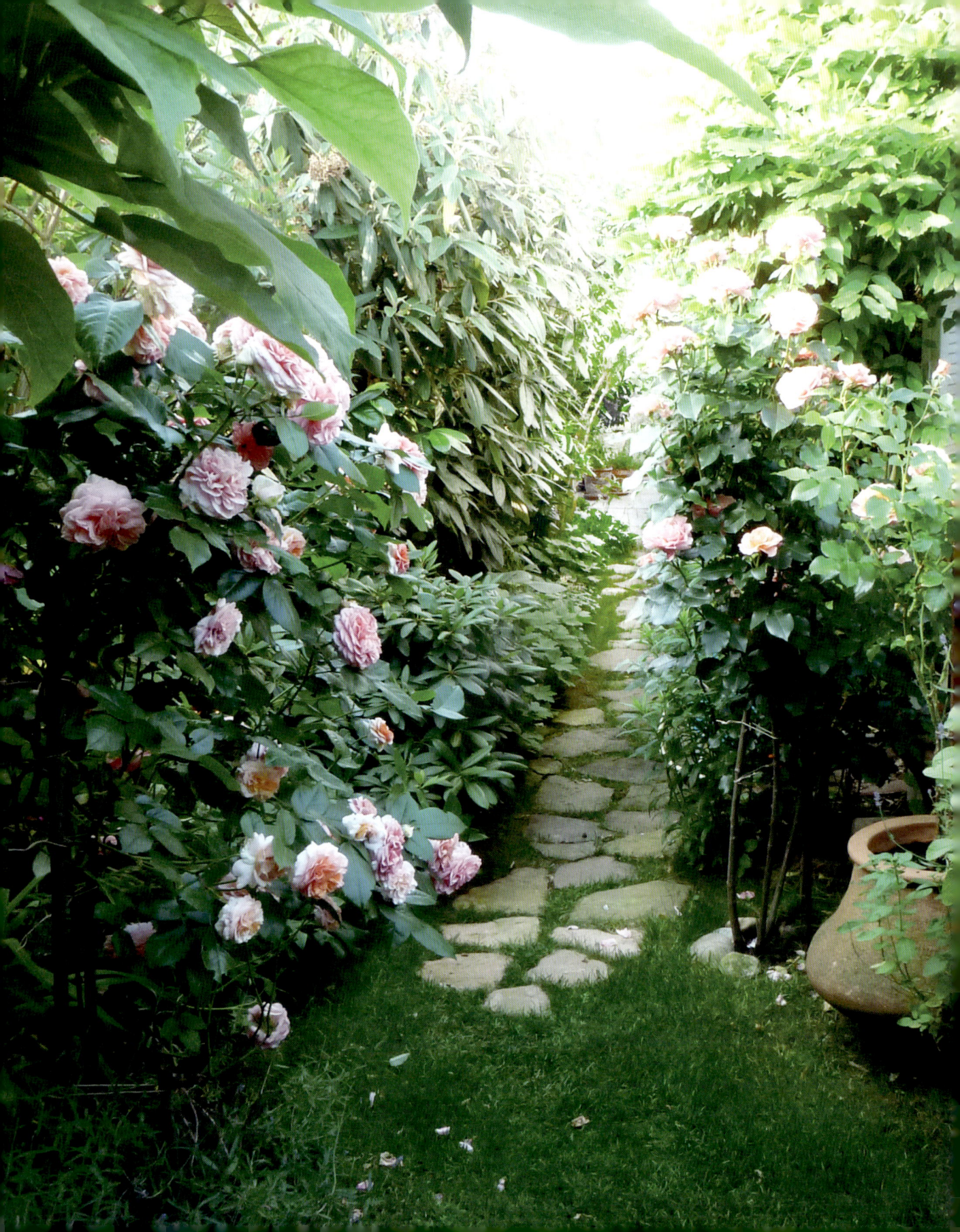

# Vorwort

## Wie meine vegane Ernährung mein Leben positiv veränderte

*Turn to the sun and the shadows will fall behind you.*
Maori Weisheit

Man kann mit nichts positiver auf seine Gesundheit und die Wechseljahre einwirken als mit einer biologischen, nährstoffreichen und veganen Ernährung! Davon habe ich mich erfolgreich überzeugen können – diese positive Erfahrung möchte ich mit Ihnen teilen.

Wie sich meine vollwertige vegane Ernährung auf die Wechseljahre auswirkte, war für mich eine sensationelle Entdeckung und positive Erfahrung. Trotz Empfehlungen von Seiten der Ärzte, eine Hormonersatztherapie für ein paar Jahre durchzuführen, habe ich mich ganz klar dagegen entschieden. Das Risiko war mir zu hoch, wegen einer Hormonanwendung an Brustkrebs zu erkranken. Ich habe die Entscheidung nie bereut, die Wechseljahre ohne Hormonersatztherapie zu durchleben. Es gibt andere Wege, Wechseljahresymptome in den Griff zu bekommen: etwa gesunde Ernährung, alternative Heilmethoden und Bewegung wie Laufen, Radfahren und Yoga.

Behutsam stellte ich mich auf die nährstoffreiche vegane Ernährung um. Ich konnte damit nicht nur die Wechseljahresymptome in den Griff bekommen, sondern auch eine Verbesserung meiner autoimmunen Schilddrüsenerkrankung bewirken (Hashimoto-Thyreoiditis). Nach sechs Monaten erreichte ich zudem noch ganz mühelos mein Wohlfühlgewicht – ohne Diät, ohne Hungerqualen. Ich hätte mir niemals träumen lassen, dass ich mit meinem veganen Ernährungskonzept und Entgiftungsprogramm die Wechseljahreprobleme so erfolgreich in den Griff bekommen könnte.

Wollen auch Sie ihr Wohlbefinden verbessern und mit mehr Energie Ihren Alterungsprozess aufhalten? Dann lassen Sie sich von diesem Buch inspirieren. Mit meiner genussvollen, konsequenten Nahrungsumstellung auf pflanzliche Vitalkost, abgestimmt auf die Bedürfnisse Ihres Körpers, werden Sie Erfolg haben. Wenn Sie nährstoffreich essen und Ihr Körper wieder lernt, seine Selbstheilungskräfte zu aktivieren, wird sich Ihr Stoffwechsel darauf einstellen und Sie werden Ihre Wechseljahre leichter bewältigen.

Das in diesem Buch vorgestellte vegane Ernährungskonzept für die Wechseljahre ist die Essenz meiner persönlichen Erfahrungen. Hier geht es nicht um eine Diät, sondern um einen ganzheitlichen Lebensstil, der sich positiv auf die Gesundheit auswirkt, Krankheiten verhindert und das Wohlbefinden in den Wechseljahren sowie in der nachfolgenden Menopause stärkt. Nebenbei reduziert man ganz automatisch sein Gewicht.

Folgen Sie am besten erst gar keinen Diätvorschriften mit endlosem Kalorienzählen und nagendem Hungergefühl – es sei denn, Sie möchten Ihre Lebenslust opfern und Ihre Gesundheit ruinieren. Lassen Sie sich auch nicht von sogenannten „Traditionen" verunsichern – insbesondere, was Ernährungsmythen anbelangt. Meist steckt nur Geldmacherei dahinter. Mythen wie „Die Milch macht's" oder „Fleisch ist ein Stück Lebenskraft" sind überholt und passen nicht mehr zu einem modernen aufgeklärten Leben. Mittlerweile liegen genügend wissenschaftliche Untersuchungen und Studien vor, die das bestätigen – unter anderem die umfangreiche *China Study*.

Die meisten Menschen haben einen sehr ungesunden Lebensstil und leiden häufig unter chronischen Beschwerden. Der Arzneimittelverbrauch steigt jährlich an und begünstigt weitere Unverträglichkeiten sowie Erkrankungen durch Neben- und Wechselwirkungen von Medikamenten. Die stressige Lebensführung und die Belastung durch Umweltgifte tragen maßgeblich dazu bei, dass sich die Gesundheit der Menschheit zunehmend verschlechtert. Durch den Gebrauch von Pestiziden in der Landwirtschaft, die Verschmutzung durch Industrie, Kraftwerke, den immer weiter zunehmenden Verkehr auf den Straßen und durch Flugzeuge gelangen giftige Chemikalien in Luft und Wasser. Diesem toxischen Chemiecocktail sind wir tagtäglich ausgesetzt. Umso wichtiger ist es, mit einem gesunden Lebensstil und richtiger Ernährung dieser Belastung entgegenzuwirken. Das in diesem Buch vorgestellte vegane Ernährungskonzept trägt dazu bei, den Körper zu entgiften und mit allen wichtigen Nährstoffen zu versorgen.

Eine vegane Lebensweise wirkt sich nicht nur positiv auf Ihre Gesundheit aus, sondern schließt das Mitgefühl für Tiere mit ein. Darüber

hinaus schärft es das Umweltbewusstsein. Lebensmittelskandale wie Dioxin in Milch, Schweinepest, BSE, Geflügel- und Schweinegrippe sind nur die Spitze des Eisbergs. Der Missbrauch von Antibiotika in der Massentierhaltung der konventionellen Fleisch- und Milchproduktion macht harmlose Keime zu multiresistenten Killerkeimen. Eine Folge davon ist, dass Antibiotika nicht mehr wirken – wenn sie wirklich gebraucht werden, um Leben zu retten. Lebensgefährliche Krankenhauskeime sind weltweit auf dem Vormarsch und haben inzwischen schon viele Menschen das Leben gekostet. Allein in Deutschland sterben jährlich bis zu 10 000 Menschen an MRSA-Infektionen – das sind nur die offiziellen Zahlen.

In nicht allzu ferner Zukunft wird wieder die Gefahr bestehen, an einer einfachen Wundinfektion zu sterben – so, wie es vor der Erfindung von Penicillin der Fall war. Der Mensch hat es geschafft, in nur einem Jahrhundert diese Mittel unwirksam zu machen. Solange sich an der konventionellen Produktion von tierischen Lebensmitteln und dem Missbrauch von Antibiotika nichts ändert und die Menschen weiterhin vom Staat subventioniertes, billiges Fleisch sowie Milchprodukte konsumieren, sieht die Zukunft düster aus. Käme wenigstens wie zu früheren Zeiten nur einmal pro Woche Fleisch in Bioqualität auf den Teller, würde man nicht nur unzähligen misshandelten Tieren Leid ersparen, sondern könnte zugleich auch positiv auf die eigene Gesundheit einwirken. Der vegane Trend ist eine erfreuliche und hoffnungsvolle Entwicklung, die der Massentierhaltung ein sehr gutes alternatives Konzept entgegensetzt.

Überzeugen Sie deshalb auch ihre Familie davon, dass die nährstoffreiche vegane Ernährung für alle gut ist und schmeckt. Die richtige vegane Ernährung schenkt enorm viel Energie und man bekommt ein merklich leichteres

Körpergefühl. Darüber hinaus wird die Lernfähigkeit der Kinder durch die vitale Kost gefördert. Ihr Ehemann oder Partner wird die positiven Veränderungen spüren und sowohl im Beruf als auch bei Freizeitaktivitäten von einer erhöhten Leistungsfähigkeit profitieren. Stellen Sie die Ernährung behutsam und schrittweise um – es braucht Zeit, vielleicht sogar ein Jahr, bis Sie Ihre Familie von diesem gesunden Lebenskonzept überzeugt haben. Lernen Sie die veganen Tipps und Tricks kennen, dann werden Sie tolle Gerichte zaubern, die alles andere als langweilig sind. Nur so sind Ihnen auf Dauer Spaß, Genuss und Erfolg garantiert.

Lassen Sie sich ihr Vorhaben nicht ausreden oder sich von anderen demotivieren, die es nach unzähligen gescheiterten Versuchen nicht geschafft haben, ihren Lebensstil zu ändern. Lassen Sie sich von Menschen inspirieren, die eine positive Lebensenergie ausstrahlen und Sie mental auf ihrem Weg der Veränderung unterstützen. Haben Sie keine Angst vor dem Älterwerden! Seien Sie achtsam und hören Sie auf Ihren Körper! Mit der richtigen Einstellung und einer vitalstoffreichen Ernährung können Sie sich körperlich und geistig mit 50 besser fühlen als mit 25!

Jede Frau hat andere Bedürfnisse. Ziel ist es, ein Gefühl für Achtsamkeit zu entwickeln und darauf zu hören, was Ihr Körper wirklich braucht. Sich ständig mit anderen und jüngeren Frauen zu vergleichen, fördert nur die Unzufriedenheit mit sich selbst.

Die in diesem Buch angesprochenen Beschwerden und Krankheitsbilder dienen zur Aufklärung und sollen dazu anregen, über Ihren eigenen Gesundheitszustand nachzudenken. Sie können Ihnen dabei helfen, eine Erklärung für bisher unerklärliche Symptome zu finden. Bei starken gesundheitlichen Problemen ersetzen sie jedoch nicht den Arztbesuch oder die Beratung durch einen erfahrenen Heilpraktiker.

Stellen Sie den eigenen bisherigen Ernährungs- und Lebensstil auf den Prüfstand. Die vegane Ernährung sollte dabei keine dogmatischen Formen annehmen – bleiben Sie gelassen! Wenn Sie nicht komplett auf eine rein vegane Ernährungsform umstellen möchten oder dies aus bestimmten Gründen nicht können, ist es immer noch besser, den Konsum von tierischer Nahrung auf ein Minimum zu beschränken. Lassen Sie sich durch die vielen Anregungen in diesem Buch zu mehr Bewegung, reinigenden Ritualen und alternativen Heilmethoden inspirieren. Finden Sie Ihren eigenen Weg!

Vergessen Sie nicht: Sie werden mit mehr Energie und einem klareren Geist belohnt werden. Sie werden sich einer schlankeren Figur und einer besseren Gesundheit erfreuen. Sie werden es nicht bereuen und sich befreit fühlen.

Sie werden sich in ihren gesünderen Lebensstil verlieben!

*Annette Nellessen*

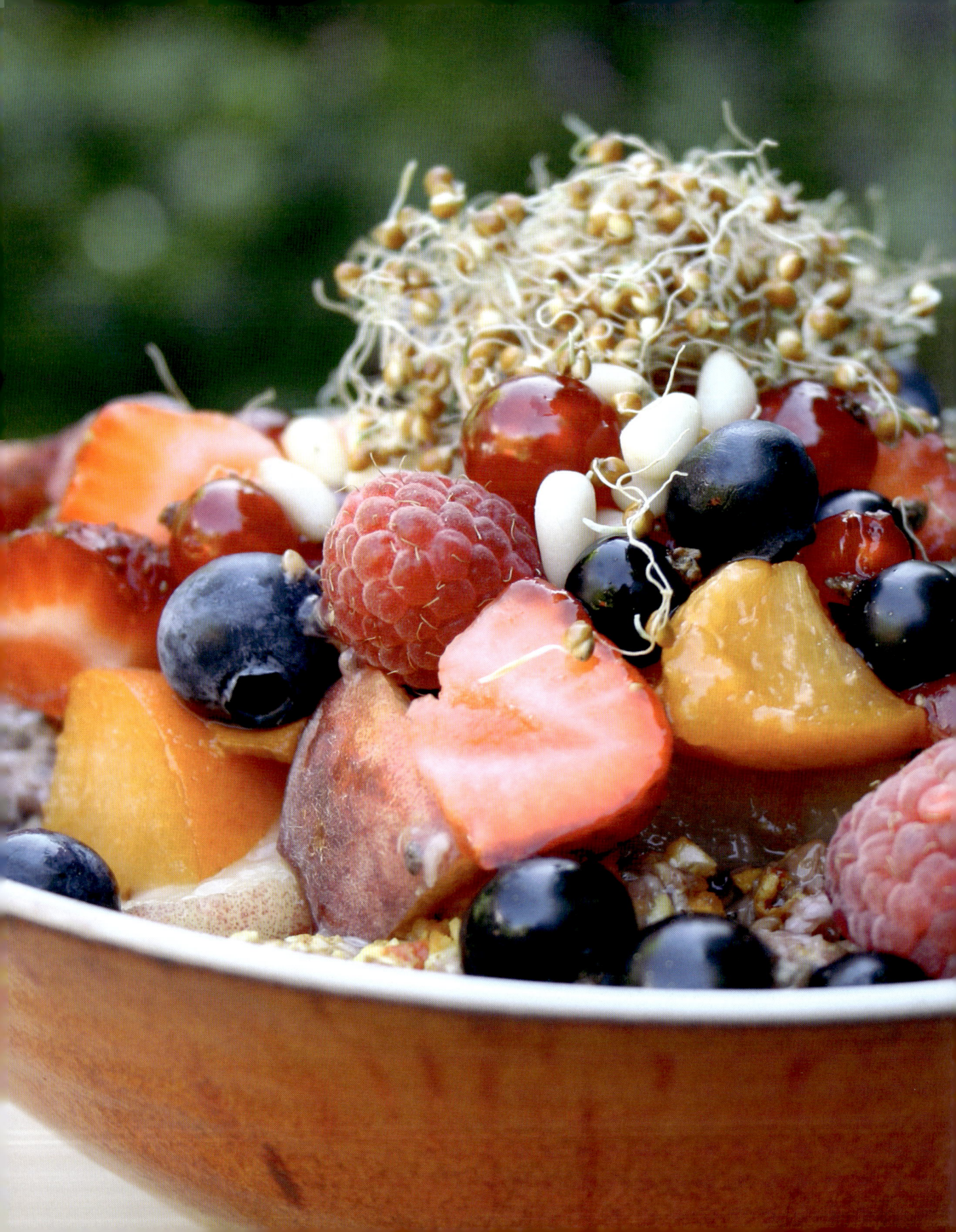

# Vegane Ernährung – Energiekick für die Wechseljahre

*Wie können wir ohne Tabletten oder Schönheitschirurgie attraktiv und gesund bleiben? Wie können wir nicht nur körperlich, sondern auch geistig und emotional fit bleiben? Auf all diese Fragen gibt es eine einfache Antwort: Ernährung, Bewegung und eine positive innere Einstellung.*

Mimi Kirk, *Rohköstlich Leben*

Warum ist die vollwertige, vegane Ernährungsform für die Wechseljahre so wirkungsvoll? Weil sie keine Diät ist, sondern ein positives Lebens- und Ernährungskonzept! So können Sie präventiv auf Ihre Gesundheit einwirken – sogar gesundheitliche Probleme bewältigen oder rückgängig machen. Sie werden sich jünger, schlanker, vitaler, schöner und optimistischer fühlen.

Die Umstellung auf eine vegane Ernährungsform fängt im Kopf an. Ist man jung, steckt man so manche Ernährungssünde locker weg. Mit zunehmendem Alter kommen diese Sünden allerdings teuer zu stehen. Nahrungsmittelallergien mit Verdauungsstörungen und Übergewicht sind die Folgen. Mit nährstoffreicher veganer Ernährung entgiften Sie Ihren Körper optimal und erreichen spielend und ganz ohne Diät Ihr Idealgewicht. Gerade in den Wechseljahren stellt sich der gesamte Organismus um. Zieht man nicht rechtzeitig die Notbremse, sind viele typische Beschwerden und depressive Verstimmungen vorprogrammiert. Bevor Sie Pillen schlucken, die wiederum mit weiteren Nebenwirkungen aufwarten, ist es klüger, die Ernährung umzustellen. Auch Sie können es schaffen!

Aussagen wie „vegan, das kann nicht gesund sein, da bekommt man doch Mangelerscheinungen", hört man oft. Dieses Vorurteil lässt sich leicht entkräften: Denken Sie einfach an die vielen Menschen und Hochleistungssportler, die sich inzwischen rein vegan ernähren und sich bester Gesundheit erfreuen. Damit Sie ganz sicher gehen können, empfehle ich die regelmäßige Durchführung von Bluttests, um eventuelle Mangelerscheinungen rechtzeitig zu erkennen. Dabei ist es vor allem wichtig, auf die Vitamin B12- und Vitamin D3-Werte zu achten – hierauf gehe ich speziell im weiteren Verlauf des Buches ein. Im Grunde genommen kann jeder Mensch Mangelerscheinungen aufweisen, der sich nicht gesund und ausgewogen ernährt.

Damit die vegane Ernährung ihr volles Gesundheitspotential entfalten kann, muss sie nährstoffreich, vollwertig und biologisch sein. Ideal ist ein hoher Anteil an naturbelassenem, chlorophyllreichem Gemüse, Salaten und reifem Obst – am besten Rohkost. Gewöhnen Sie Ihren Gaumen an den puren, unverfälschten Geschmack! Vollwertige Pflanzenkost versorgt Sie mit einer Fülle sekundärer Pflanzenstoffe und Antioxidantien, Enzymen, Mineralstoffen und Vitaminen – aber kaum Kalorien. Mit Gemüse und Salat können Sie sich richtig satt essen, ohne sich voll zu fühlen. Hochwertige Proteine aus Ölsaaten, feinste kaltgepresste Öle mit den gesunden Omega-3- und Omega-6-Fettsäuren sowie glutenfreies Pseudogetreide (Saaten) runden die nährstoffreiche Kost ab.

Ergänzend können Sie mit den sogenannten Superfoods Ihre vegane Ernährung noch optimieren. Superfoods sind Nahrungsmittel mit einer besonders hohen Nähstoffdichte. Sie wirken präventiv gegen Krebs und unterstützen die Reparatur entarteter Zellen. Darüber hinaus regen Superfoods den Entgiftungsprozess an und haben eine enorm positive Wirkung auf Ihre Gesundheit. Im weiteren Verlauf des Buches werde ich ausführlich einige Superfoods vorstellen und deren spezifische Wirkungen beschreiben.

Essen Sie saisonale und möglichst viele regional angebaute Lebensmittel. Industriell verarbeitete Nahrung – auch in veganer Form – sollten Sie unbedingt meiden. Attila Hildmann, der erfolgreiche Autor von *Vegan for Youth,* sagt dazu: „Iss keine Frankenstein-Lebensmittel!"

Viele junge Menschen finden vegan einfach trendy. Sie machen aber den Fehler, sich extrem schlecht zu ernähren und denken nicht darüber nach, welche Lebensmittel der Körper wirklich braucht, um gesund zu bleiben. Sie lassen alle tierischen Produkte weg, essen hauptsächlich stark industriell verarbeitete Lebensmittel wie veganen Fleisch- und Wurstersatz, viel zu viel zuckerbildende Getreideprodukte und Süßigkeiten. Diese nährstoffarme Ernährung führt zu schweren Mangelerscheinungen und macht krank.

Mit den Wechseljahren treten Sie in eine neue Lebensphase an. Nehmen Sie das zum Anlass, Ihr Leben positiv zu ändern. Es ist nie zu spät, etwas Neues anzufangen: eine vegane Ernährungsform, eine andere Sportart oder vielleicht sogar eine neue Ausbildung – warum nicht, sehen Sie es als Herausforderung! Sie werden erfahren, dass mit vollwertiger, veganer Ernährung Ihr Leben wieder richtig Schwung bekommt. Gehen Sie die Sache an – JETZT!

Es ist wichtig, ein Gefühl für Achtsamkeit zu entwickeln und zu spüren, was der Körper wirklich braucht. Nicht jede Ernährungsform ist für jeden geeignet. Man muss in eine vegane voll-

wertige Ernährung mit hohem Rohkostanteil hineinwachsen. Der Verzicht auf tierische Lebensmittel und vor allem zuckerhaltige oder zuckerbildende Nahrung bringt Entgiftungserscheinungen mit sich, die einem Entzug gleichkommen können. Schwindel, Übelkeit und Verdauungsstörungen erfordern Durchhaltevermögen. Ein Rückfall in alte Gewohnheiten ist hier die große Gefahr. Schritt für Schritt die tierischen Lebensmittel aus dem Speiseplan zu streichen und durch vegane Varianten zu ersetzen, hilft dem Körper dabei, sich langsam an die Ernährungsumstellung zu gewöhnen. Eine vegane Ernährung kann dogmatische Formen annehmen. Bleiben Sie gelassen! Auch wenn Sie sich nicht komplett auf eine rein vegane Ernährungsform umstellen, wird die Reduzierung von tierischer Nahrung mit weniger Körpergewicht, mehr Energie und einem klaren Geist belohnt!

Hat man sich erst an die Pflanzenkost gewöhnt, kehrt sich das Verhältnis um: Isst man dann eine Fleischmahlzeit, hat man sofort ein Völlegefühl und fühlt sich unwohl. Wenn dadurch die Gelüste nach tierischen Produkten nachlassen, sind Sie endgültig körperlich und mental bei der veganen Ernährung angekommen. Sehen Sie es als Chance für eine neue Lebenserfahrung, die eine wundervolle Wirkung auf die Wechseljahre hat – und glücklich macht!

# Positive Wirkungen auf Wechseljahrymptome

Meine persönlichen Erfahrungen haben gezeigt, dass man alle Wechseljahrsymptome mit vollwertiger veganer Ernährung in den Griff bekommen kann. Ich fühlte mich durch die Ernährungsumstellung von Tag zu Tag besser und hatte zunehmend weniger Hitze- und Migräne-Attacken. Darüber hinaus bemerkte ich wieder normale Blutdruckwerte, meine Schilddrüsenwerte besserten sich und mein Immunsystem wurde gestärkt. Meine Verdauung, Allergien sowie Unverträglichkeiten haben sich enorm verbessert und mein Blutzuckerspiegel normalisierte sich. Ich fühlte mich plötzlich topfit und energiegeladen wie schon lange nicht mehr. Auch Ihnen wird es gelingen, neue Lebensfrische durch vollwertige vegane Ernährung zu erreichen.

# Depressionen vorbeugen

Depressionen nehmen in unserer Gesellschaft stetig zu. Nie wurden mehr Psychopharmaka verschrieben als heute. Für die Pharmaindustrie ist das ein lukratives Geschäft. Für die Betroffenen bedeutet das hingegen oft eine lebenslange Abhängigkeit. Viele Frauen leiden im Laufe ihres Lebens an depressiven Verstimmungen – an einer leichten oder sogar schwerwiegenden Depression. Gerade in den Wechseljahren sind Frauen oft durch die hormonelle Veränderung und die damit einhergehenden gesundheitlichen Belastungen den Herausforderungen des Alltags nicht mehr gewachsen. Beruf, Familie und Haushalt fordern permanente Leistung – das ist für viele kaum zu schaffen. Die oftmals fehlende berufliche oder familiäre Anerkennung gibt vielen Frauen den letzten Rest. Die Gefahr, an einer Depression zu erkranken, ist gerade in dieser Lebensphase sehr groß.

Zunächst sollte klar abgeklärt werden, ob man wirklich an einer Depression leidet. Depressionen verstecken sich hinter vielerlei Symptomen, deren Ursachen sich nicht immer sofort bestimmen lassen. Chronische Schmerzen am ganzen Körper, Kopfschmerzen, Verstopfung und Verdauungsstörungen sowie starke und plötzliche Stimmungsschwankungen können viele Ursachen haben, aber auch auf eine Depression hinweisen. Wenn jemand ständig über plötzlich auftretende Schmerzen klagt, um mehr Aufmerksamkeit von seinen Mitmenschen zu bekommen, kann dieses Verhalten ein Hinweis auf eine Depression sein.

Eine schwere depressive Störung zeigt sich in veränderten Verhaltensweisen, gestörter Wahrnehmung sowie einer beeinträchtigen Urteilskraft und Einsicht. Depressive Menschen haben Schwierigkeiten, am gesellschaftlichen Leben teilzunehmen. Dies führt oft zur eingeschränkten Arbeitsfähigkeit oder gar zur Arbeitsunfähigkeit. Eine depressive Verstimmung zeigt sich auch an einer schlechten Körperhaltung und einem ungepflegten äußeren Erscheinungsbild.

Den meisten Menschen ist es nicht bewusst, wie stark falsche Ernährung und ein kranker Darm die Psyche beeinflussen. Schlechte Ernährung und ein stressiger Lebenswandel fördern Energie- und Konzentrationsmangel. Ständig wiederkehrende geistige und körperliche Leistungstiefs, kombiniert mit chronischem Bewegungsmangel, führen zu gesundheitlichen Beschwerden und damit letztendlich zu vielen Krankheitstagen. Ist man erst in diesem Hamsterrad gefangen, findet sich oft kein Ausweg mehr. Jeder Mensch mit depressiven Verstimmungen oder einer Depression sollte über eine intensive Ernährungsberatung und eine Stabilisierung der Darmflora nachdenken. Es ist geradezu erstaunlich, wie eine Darmsanierung und die damit verbundene Vollwertkost die allgemeine Stimmung aufhellen und den Körper mit positiver Energie versorgen kann. Das seelische Befinden des Menschen hängt ganz entscheidend von der Stoffwechselbalance ab.

Entgiften Sie Ihr Gehirn! Entschleunigen Sie Ihr Leben! Nehmen Sie Abstand von Menschen, die Ihre Energie rauben! Ernähren Sie sich gesund! Mein nährstoffreiches veganes Ernährungskonzept wird Ihnen dabei helfen, Körper, Geist und Seele in Form zu bringen. Gesund und energiereich ernährt, wird Ihnen Bewegung an der frischen Luft leicht fallen. Mit regelmäßiger Entspannung durch Yoga und Meditation sorgen Sie für eine ausgeglichene Stimmung. Auf diese Weise können Sie einer Depression entgegenwirken.

# Fit und schlank statt krank

*Wenn wir unsere Richtung nicht ändern,*
*werden wir dort ankommen, wohin wir gehen.*
Chinesisches Sprichwort

Vegane Nahrung ist vorwiegend basisch. Der Körper wird dadurch entsäuert – was sich positiv auf das Körpergefühl auswirkt. Führt man durch die richtige vegane Ernährung seinem Körper erst gar keine Gifte zu, muss man auch nicht ständig ein Fastenprogramm einlegen. Wird der Organismus nicht unnötig mit schlechter Nahrung belastet, kann er auch Umweltgifte, denen wir zwangsläufig ausgesetzt sind, besser kompensieren. Veganer haben meistens sensationell niedrige Cholesterinwerte, erleiden fast nie einen Herzinfarkt und beugen Krebs vor. Viele wissenschaftliche Studien belegen den unmittelbaren Zusammenhang zwischen tiereiweißreicher Ernährung und der Entstehung von chronischen Erkrankungen.

Allen voran ist hier die umfangreiche und berühmte *China Study*, die unter der Leitung des renommierten Ernährungswissenschaftlers T. Colin Campbell erstellt wurde. Sie liefert eine wissenschaftlich Begründung für eine vegane Ernährung. Campbell zeigt auf, dass die ausgewogene vegane Ernährung vor vielen chronischen Krankheiten, Osteoporose und allen Arten von Krebs schützt und teilweise sogar den Krankheitsverlauf stoppen bzw. umkehren kann. Merke: Von allen Nahrungsmitteln vermittelt rohes Gemüse die wirkungsvollsten Krebsschutzeffekte.

Tierisches Eiweiß verlangsamt die Verdauung und sorgt für einen schlechten Körpergeruch. Kurz: Man dünstet das aus, was man zu sich genommen hat. Nach einer Umstellungsphase auf vegane Ernährung werden Sie feststellen, dass Ihre körperlichen Ausscheidungen einen angenehmeren Geruch haben. Darüber hinaus werden Sie mit einem frischen Atem, einem klareren Hautbild, strahlend leuchtenden Augen und einem schlanken Körper belohnt.

Diäten bringen nichts, außer dem typischen Jo-Jo-Effekt. Jedes heruntergehungerte Kilo kommt wieder auf Ihre Hüften zurück und schlimmstenfalls gesellen sich noch ein paar mehr dazu. Die Modeerscheinung, einen Monat eine Vegan-Challenge durchzuhalten, mag eine neue interessante Erfahrung sein, von Nachhaltigkeit kann hier allerdings nicht die Rede sein. Wie bei einer Diät geht es darum, eine Zeitlang durchzuhalten, um sich danach auf die Schulter klopfen zu können. Nur, wer nach der Challenge bei der veganen Ernährung bleibt, wird langfristig Erfolg haben.

In anderen Kulturkreisen, wie in Japan bei den buddhistischen Mönchen oder den indischen Yogis, ist die vegane Ernährung eine der wichtigsten Voraussetzungen, spirituelle Fähigkeiten weiterzuentwickeln. In der ayurvedischen Philosophie heißt es, dass die Angst des Tieres mit dem Stress vor der Schlachtung in das Fleisch übergeht und durch den Verzehr auf den Menschen übertragen wird. In der indischen Gesellschaft ernähren sich spirituelle und intellektuelle Menschen meist rein vegan.

Energiegeladen und mit einem klaren Geist ist man wesentlich leistungsfähiger. Die Müdigkeit, die man nach einem üppigen Mahl mit tierischen Lebensmitteln empfindet, bleibt nach dem Verzehr einer leichten veganen Mahlzeit aus. Kein lästiges Kalorienzählen und kein nagendes Hungergefühl plagen Sie mehr. Vollwertige vegane Lebensmittel, die nährstoff- und ballaststoffreich sind, machen satt und verhindern auf diese Weise, dass Sie mehr essen als ihr Körper wirklich braucht. Der Blutzucker bleibt stabil, was vor Diabetes mellitus und Adipositas mit allen damit verbundenen schrecklichen Folgen schützt.

Das Idealgewicht pendelt sich automatisch ein. Führt man die Ernährungsumstellung konsequent weiter, bleibt man dauerhaft schlank und gesund. Schlanke Menschen, die sich gesund ernähren und einen positiven Lebensstil pflegen, altern langsamer, sind gesünder und leben länger. Legen Sie jetzt den Grundstein für Ihre gesundheitliche Zukunft! Starten Sie neu durch!

## Positive Veränderungen durch vegane Ernährung

- *Mehr Lebensfreude und Gelassenheit*
- *Jüngeres, vitales Aussehen*
- *Verschwinden depressiver Verstimmungen*
- *Schlank ohne Diäten und Fasten*
- *Bessere Verdauung – kein Völlegefühl und kein Sodbrennen mehr*
- *Steigerung der körperlichen und geistigen Leistungsfähigkeit*
- *Reinere Haut – z. B. Linderung von Akne*
- *Strafferes Bindegewebe, weniger Falten*
- *Schönere Haare und festere Nägel*
- *Angenehmer Körpergeruch, kein Mundgeruch mehr*
- *Bessere Beweglichkeit und Verschwinden von Gelenkschmerzen*
- *Verbessertes Blutbild*
- *Erholsamer Schlaf und innere Ruhe*

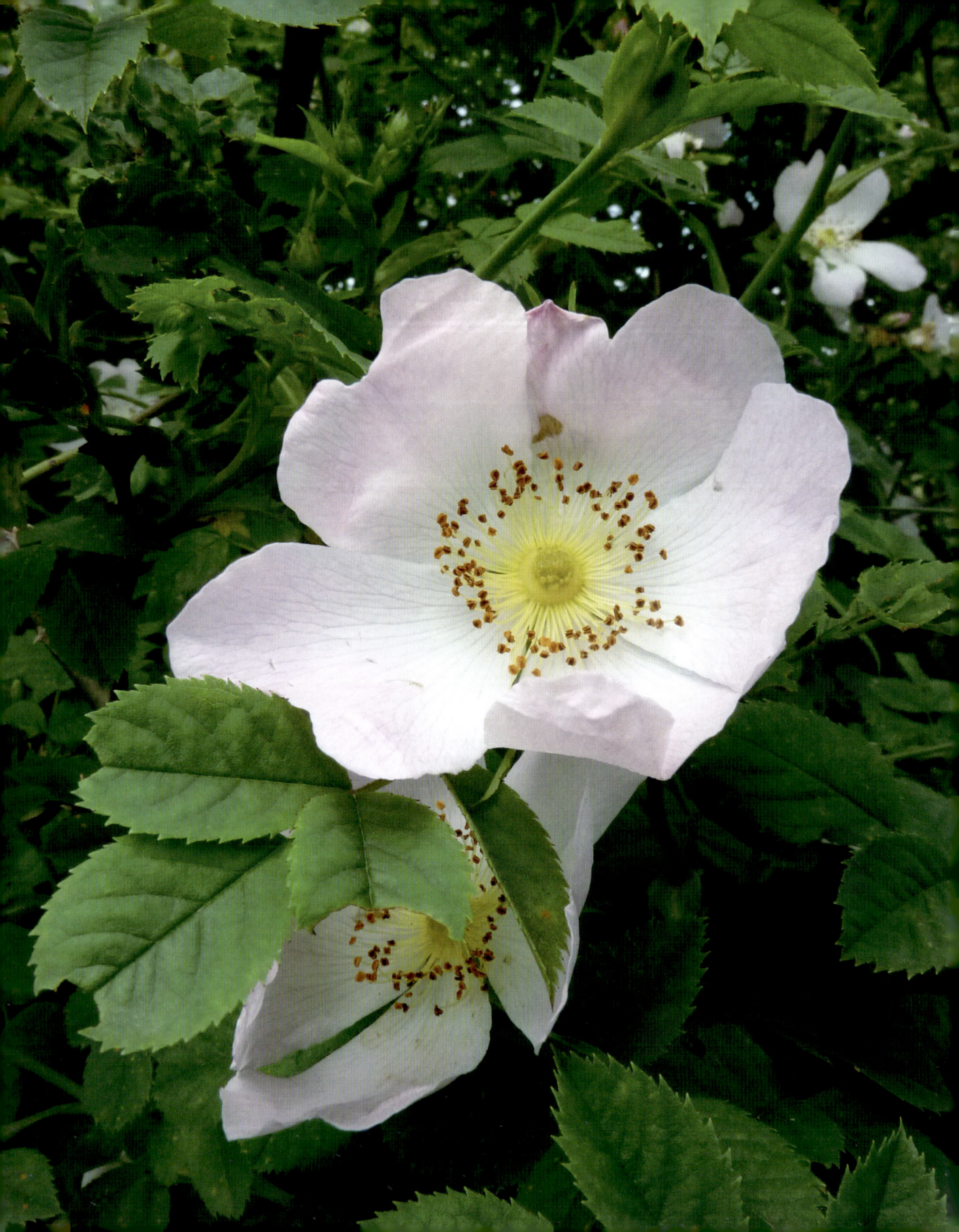

# Die Wechseljahre – eine natürliche Lebensphase

*Viele Menschen konzentrieren sich mehr darauf, wie sie aussehen, als darauf, wie sie sich fühlen.*
Mimi Kirk, *Rohköstlich Leben*

Das Zusammenspiel der Hormone im Leben einer Frau ist ein höchst komplexes Thema. Alleine das zu beschreiben würde ein ganzes Buch füllen. Die wichtigsten Punkte möchte ich Ihnen im Folgenden gerne näher bringen.

## Wann finden die Wechseljahre statt?

Die Wechseljahre spielen sich gewöhnlich zwischen dem 45. und 55. Lebensjahr einer Frau ab – bei manchen Frauen schon ab Mitte 30. Je früher die Regel eingesetzt hat, desto früher kommt man voraussichtlich in die Wechseljahre und erreicht schneller die Menopause. Manche Frauen erleben aber eine sehr lange reproduktive Lebensspanne. Das bedeutet: früher Eintritt der Menstruation und später Eintritt in die Menopause. Manche Frauen können sich glücklich schätzen: der Wechsel verläuft völlig sanft und fast unbemerkt. In der Regel haben viele Frauen jedoch mit körperlichen und seelischen Symptomen zu kämpfen, die den Alltag meist sehr erschweren.

## Wechseljahre sind nichts Negatives

Die Menopause und die Jahre davor sind eine völlig natürliche Lebensphase, die alle Frauen irgendwann durchleben. Das Problem ist, dass Medizin und Pharmaindustrie die Wechseljahre zu einer „Krankheit" machen wollen, die man etwa mit Hormonersatztherapie behandeln sollte. Damit erhielt der Begriff „Wechseljahre" eine negative Bedeutung. Jene Denkweise in unserer Gesellschaft führt dazu, dass dieser ganz natürliche Entwicklungsprozess letztlich zur Abwertung einer Frau im natürlichen Altersprozess beitragen könnte.

## Die weiblichen Hormone

Die weiblichen Hormone begleiten das Leben jeder Frau von Geburt an, über die Pubertät, durch die Schwangerschaft, zu den Wechseljahren bis hin zur Menopause und darüber hinaus. Die Hormone beeinflussen unser Wohlergehen, unsere Fortpflanzung und unsere Sexualität.

Die dominantesten weiblichen Hormone sind die Östrogene und Progesteron. Östrogene sind eine Gruppe weiblicher Geschlechtshormone, zu der Östradiol, Östron und Östriol gehören. Zusammen mit Progesteron steuern sie alle Funktionen und Abläufe, die für die Fortpflanzung wichtig sind. Sie regeln den weiblichen Menstruationszyklus, die Schwangerschaft und die Geburt eines Kindes. Darüber hinaus sorgen sie für den monatlichen Aufbau der Gebärmutterschleimhaut, die Reifung der Eibläschen in den Eierstöcken und den Eisprung. Östrogene gewährleisten die Entstehung neuen Lebens durch die befruchtete Eizelle. Auch die weiblichen Körpermerkmale wie Brüste, feminine Rundungen, schöne zarte Haut und geschmeidige Haare sowie die weibliche Libido haben wir den Östrogenen zu verdanken. Zu Beginn der Wechseljahre dominieren die Östrogene. Im fortschreitenden Verlauf der Wechseljahre verlieren sie schließlich an Wirksamkeit.

Progesteron nennt man auch Gelbkörperhormon, da es von den Gelbkörpern im Eierstock gebildet wird. Der Progesteronspiegel ist am fünften bis achten Tag nach dem Eisprung am höchsten. Gemeinsam mit den Östrogenen regelt Progesteron den Zyklus. Wird die Eizelle nicht befruchtet, geht die Produktion von Progesteron wieder zurück und es kommt zur Monatsblutung. Progesteron ist das erste Hormon, das sich in den Wechseljahren verabschiedet. Durch dieses Ungleichgewicht kommt es auch zu Beginn der Wechseljahre zur Östrogendominanz. Diese sorgt für die typischen Wechseljahressymptome, beispielsweise Brustspannen, Hitzewallungen und Gewichtzunahme.

Auch das klassische männliche Hormon Testosteron befindet sich im weiblichen Körper. Es dient als Quelle für Leistungsfähigkeit, Energie, stärkt die Konzentration, ist für die aggressive Seite zuständig und besitzt einen enormen Stellenwert für die weibliche Libido. Testosteron beeinflusst auch die Gefühlswelt. Das erklärt die lästigen Stimmungsschwankungen während des monatlichen Zyklus wie Reizbarkeit und depressive Verstimmungen. Testosteron bildet sich in den Wechseljahren im Vergleich zu den Östrogenen langsamer zurück. Bei manchen Frauen führt das zu verstärktem Bartwuchs.

Das Anti-Aging-Hormon DHEA (Dehydroepiandrosteron) ist ein Androgen, das in den Eierstöcken sowie in der Nebennierenrinde produziert wird. Die Konzentration ist im Alter von 25 Jahren am höchsten und nimmt in den Wechseljahren und bzw. mit zunehmendem Alter ab. DHEA hat eine umfassende Wirkung auf die Sexualität. Die nachlassende Lust auf Sex, unter der viele Frauen in den Wechseljahren leiden, erklärt sich häufig durch die Reduktion der Hormonkonzentration. DHEA aktiviert das Immunsystem, wirkt depressiven Verstimmungen entgegen und sorgt für eine gute Hirnleistung. Darüber hinaus verlangsamt es den Alterungsprozess.

Das follikelstimulierende Hormon FSH fördert die Östrogenproduktion und ist für die Entwicklung der befruchteten Eizellen verantwortlich, die Follikel genannt werden. Der FSH-Spiegel steigt mit zunehmendem Alter an, da sich die Östrogenproduktion verringert. FSH versucht dann die Östrogenbildung anzukurbeln. Aus diesem Grund ist der FSH-Wert auch in der Menopause noch hoch. Der monatliche Eisprung wird durch das Hormon LH (Luteinisierendes Hormon) unterstützt, das auch für die Ranreifung der Eizelle gebraucht wird. Anstiege von FSH und LH sind ein deutliches Indiz für die Präsenz der Wechseljahre.

# Verschiedene Phasen der Wechseljahre

Was passiert in den Wechseljahren mit den Hormonen? Zunächst wird der Zyklus unregelmäßig. Die Produktion von Progesteron nimmt in den Wechseljahren ab und der Zyklus verkürzt sich. Der Progesteronmangel führt zur Östrogendominanz und es kommt zu den typischen Symptomen wie Wassereinlagerungen, Gewichtszunahme, Brustspannen, Kopfschmerzen, Reizbarkeit, depressive Verstimmungen, anhaltende starke Regelblutungen und nachlassender Libido.

Durch falsche Ernährung, insbesondere durch den Verzehr von tierischen Nahrungsmitteln, wird die Östrogendominanz noch gefördert. Östrogenhaltige Futtermittel, die in der kommerziellen Viehzucht eingesetzt werden, erhöhen den Östrogengehalt in tierischen Nahrungsmitteln wie Fleisch und Milchprodukten. Die Einnahme von künstlichen Östrogenen bei einer Hormonersatztherapie fördert ebenso die oben genannten Symptome der Östrogendominanz. Je nach Hormonstatus vergehen einige Jahre mit unregelmäßigen und verkürzten Zyklen. Der Östrogenspiegel sinkt weiter und die zweite Phase der Wechseljahre stellt sich ein.

Im weiteren Verlauf der Wechseljahre kommt es immer seltener zum Eisprung und die Periode wird schwächer bis sie schließlich ganz ausbleibt. Bei ausbleibender Blutung für die Dauer von mindestens einem Jahr spricht man von der Menopause. Das Durchschnittsalter für die Menopause liegt etwa bei 52 Jahren. Danach beginnt die Postmenopause, wie das Jahrzehnt nach der letzten Periode genannt wird. Der gebeutelte Hormonhaushalt kommt allmählich wieder ins Gleichgewicht. Beschwerden wie Schlaf- und Energielosigkeit sowie Konzentrationsschwäche, Depressionen und das erhöhte Osteoporoserisiko sorgen auch in der Menopause für Probleme.

Wie oft wurde mir geraten, ich solle Hormone einnehmen – schon alleine, um eine Osteoporose zu vermeiden. Ich rate dazu, Ihre Knochendichte messen zu lassen und im Anschluss daran Ihr individuelles Risiko unter Berücksichtigung aller Faktoren selbst abzuwägen. Durch eine kompromisslose, vollwertige vegane Ernährung und ausreichend körperliche Bewegung halten Sie Ihr Knochengerüst bestens in Form – auch ohne Hormone.

## Typische Wechseljahre-Symptome

- Änderung der Fettverteilung und Gewichtzunahme
- Ansteigendes Osteoporose-Risiko
- Blasenschwäche und Harnwegsinfektionen
- Blutdruckveränderungen
- Brustverhärtung
- Herzrasen
- Hitzewallungen
- Innere Unruhe
- Konzentrationsstörungen
- Nächtliche Schweißausbrüche
- Schlafstörungen
- Stimmungsschwankungen und Depressionen
- Trockene Schleimhäute
- Zyklusstörungen

# Aufbruch und Neuanfang

*Wir dürfen weiterhin Träume und Ziele haben, auch wenn wir älter werden.*

Mimi Kirk, *Rohköstlich Leben*

Viele Frauen empfinden den Verlust von Jugend und Vitalität als sehr negativ. Werbung und Industrie verstärken diesen Frust, denn sie profitieren vom Verkauf ihrer Schönheitsprodukte und der Propaganda von ewig währender Jugend. Dabei ist es viel wichtiger, wie wir uns wirklich fühlen – unabhängig von der äußerlichen Erscheinung. Bleibt man im Kopf jung, strahlt man automatisch eine lebensfrohe Jugendlichkeit aus.

Jede Veränderung hat auch positive Seiten. Eine neue Lebensphase kann Aufbruch und Neuanfang bedeuten. An alten Gewohnheiten sollte man nicht unbedingt festhalten, wenn sie zur Stagnation beitragen. Ergreifen Sie die Chance, einen anderen Weg zu gehen. Vielleicht orientieren Sie sich beruflich neu. Haben Sie keine Angst vor Veränderungen, sehen Sie die Wechseljahre als Aufforderung, neue Erfahrungen zu sammeln, neue Fähigkeiten in sich zu entdecken und sich weiter zu entwickeln.

# Wechseljahre in anderen Kulturkreisen

Für uns mag das unvorstellbar sein, aber in manchen Kulturkreisen gibt es gar kein Wort für „Wechseljahre"! Japanische Frauen sehen die Wechseljahre als vollkommen normale Wandlungsphase an. Durch gesunde Ernährung haben sie nicht die typischen Wechseljahresymptome und -beschwerden, die die Frauen im Westen plagen. Japanische Frauen ernähren sich vorwiegend vegetarisch. Das heißt, sie essen Gemüse, Soja in Form von Tofu und Miso sowie Algen, Reis und nur kleine Mengen Fisch und

Fleisch. Große Portionen wie wir sie hierzulande serviert bekommen, aufgetürmt auf riesigen Tellern, sind in Japan nicht üblich.

# Ernährung in den Wechseljahren

Im Westen werden hauptsächlich Brot und Teigwaren aus raffinierten Getreideprodukten, wenig Gemüse, viel Fleisch und vor allem sehr viel Milchprodukte verzehrt, im schlimmsten Fall in Form von Fastfood. Übergewicht und Adipositas, Diabetes, Herz-Kreislauf-Erkrankungen, Schlaganfall, Bluthochdruck und das erhöhte Krebsrisiko (unter anderem Brust- und Darmkrebs) gehen meist auf das Konto einer falschen Ernährung. Auch der stetigen Zunahme von Depressionen könnte man mit einer gesünderen Ernährung und einem geringer stressbelasteten Lebensstil vorbeugen. Asiaten, die den westlichen Ernährungsstil mit viel Fleisch- und Getreideproduckten sowie Fastfood adaptiert haben, erkranken zunehmend an denselben Krankheiten, die für den Westen typisch sind. Das sollte uns zu denken geben.

# Vegane Ernährung schützt vor Brustkrebs

*Eines der überzeugendsten Argumente für eine Ernährung auf pflanzlicher Basis ist die Tatsache, dass sie eine weite Bandbreite von Krankheiten verhindert.*

Colin Campbell, *China Study*

Die Angst, an Brustkrebs zu erkranken, löst bei vielen Frauen mehr Panik aus als die Vorstellung einer anderen Erkrankung. Häufig werden familiäre sowie genetische Faktoren als Hauptrisiko für eine Brustkrebserkrankung genannt.

Die meisten Frauen wissen leider nicht, dass auch falsche Ernährung ein wesentlicher Risikofaktor ist.

Die *China Study* ist die bislang umfassendste wissenschaftliche Studie zum Thema Ernährung. Sie wurde unter der Leitung von Dr. Colin Campell durchgeführt und belegt, dass der Konsum von tierischen Proteinen die Bildung und Wachstum von Krebszellen herbeiführen kann. Laut Dr. Campell fördert unter anderem das Protein Casein, das zu 87 Prozent in Kuhmilch enthalten ist, das Wachstum von Krebszellen. Eine Ernährung mit einem hohen Anteil an tierischen Nahrungsmitteln sowie raffinierten Kohlenhydraten ist für das Brustkrebsrisiko von großer Bedeutung.

So beeinflussen tierische Nahrungsmittel von früher Kindheit an die reproduktive Lebensphase (Zeitraum von der Menarche bis zur Beendigung der Fruchtbarkeitsphase). Das bedeutet, ein früher Eintritt der ersten Menstruation und der Pubertät sowie eine späte Menopause werden durch tierische Nahrungsmittel gefördert. Der in dieser reproduktiven Lebensphase hohe Anteil an weiblichen Sexualhormonen wird als wesentlicher Risikofaktor genannt – insbesondere der hohe Östrogenspiegel.

Wenn dann durch falsche Ernährungsweise der Cholesterinwert dauerhaft erhöht ist, steigt die Gefahr, an Brustkrebs zu erkranken, weiter an. Eine Ernährung, die arm an tierischen Proteinen und Fetten, aber reich an vollwertigen pflanzlichen Nahrungsmitteln ist, reduziert erhöhte Östrogen- sowie Cholesterinspiegel und schützt vor Brustkrebs.

Wenn Sie also erhöhte Östrogen- und Cholesterinspiegel haben, sollten Sie zunächst die Ursachen dafür hinterfragen. Die Lösung sind nicht die Einnahme pharmazeutischer Präparate (z. B. Tamoxifen), die als Antiöstrogene bezeichnet werden, oder Cholesterinsenker, die mit weiteren gesundheitlichen Risiken aufwarten. Tamoxifen ist eines der populärsten Arzneimittel zur Vorbeugung von Brustkrebs. Der langfristige Nutzen ist allerdings umstritten. Durch die Einnahme von Tamoxifen erhöhen sich die Risiken von Schlaganfall, Gebärmutterkrebs, Venenthrombosen und Lungenembolie. Deshalb könnte sich der tatsächliche Nutzen von Tamoxifen nur auf Frauen mit einem extrem hohen Östrogenspiegel beschränken.

Sie haben es selbst in der Hand, mit einer bewussten Ernährung präventiv das Krebsrisiko zu senken. Eine konsequente Nahrungsumstellung – weg von tierischen Nahrungsmitteln wie Fleisch und Milchprodukten, hin zu einer vollwertigen pflanzlichen Ernährung – kann das Brustkrebsrisiko signifikant minimieren.

Lassen Sie sich von meinem Buch inspirieren, damit auch Sie unbeschwert durch die Wechseljahre kommen und gesund bleiben. Mit Hilfe meiner Ernährungsempfehlungen und viel Freude an Sport halten Sie sich mental und körperlich fit. Im Hauptteil des Buches (Seite 89) bekommen Sie eine ausführliche Beschreibung über die Wirkung von vollwertiger veganer Ernährung. Darüber hinaus finden Sie viele schöne Rezepte (ab Seite 179), die die Nahrungsumstellung erleichtern.

Seien Sie achtsam und hören Sie auf Ihren Körper! Mit der richtigen Ernährung und Fitness können Sie sich mit 50 tatsächlich körperlich und mental besser fühlen als mit 25!

### Lektüretipp

Ich empfehle folgende Bücher, wenn Sie das Thema „Wechseljahre" aus medizinischer Sicht vertiefen möchten:

Christiane Northrup: *Weisheit der Wechseljahre. Selbstheilung, Veränderung und Neuanfang in der zweiten Lebenshälfte.* Goldmann, München 2010

Colin Campbell, Thomas M. Campbell: *China Study. Die wissenschaftliche Begründung für eine vegane Ernährungsweise.* Systemische Medizin, Bad Kötzting 2011

# Hormontherapien und meine vegane Alternative

Mit der vollwertigen veganen Ernährung und ausreichend Bewegung werden Sie sich fit und schlank fühlen statt krank – ganz ohne Hormontherapie. Bringen Sie Ihr Wohlbefinden durch die richtige Ernährung wieder in die Balance.

## Hormonersatztherapie und ihre Risiken

Die Schulmedizin war lange davon überzeugt, dass mit der Hormonersatztherapie alle klimakterischen Beschwerden zuverlässig beseitigt werden können. Den Frauen wurde eingeredet, mittels Hormongabe keine Wechseljahrbeschwerden mehr durchleben zu müssen. Man betonte, dass sie dann beschwerdefrei ihr Leben weiterleben und ihre Jugendlichkeit und Sexualität erhalten könnten.

Dies änderte sich, nachdem zahlreiche wissenschaftliche Studien gezeigt hatten, dass die Vorteile, die man sich von den Hormongaben erhoffte, ein Trugschluss waren. Es stellte sich heraus, dass die Hormone vielmehr gesundheitsgefährdende Auswirkungen mit sich brachten, etwa Herzinfarkt- und Krebsrisiken (vor allem Brustkrebs). Zudem verzögert eine Hormonbehandlung den natürlichen Prozess unnötig hinaus. Man sollte also wissen, welche Risiken man eingeht, wenn man die Einnahme von synthetischen Hormonen in Form einer Hormonersatztherapie in Erwägung zieht.

## Alternative Hormontherapie

Eine Alternative zur herkömmlichen Hormonersatztherapie ist die natürliche Hormontherapie mit bioidentischen Hormonen. Sie zielt darauf ab, die Hormone auf natürliche Weise wieder ins Gleichgewicht zu bringen. Die biochemischen Strukturen der hierbei verwendeten Hormone sind identisch mit körpereigenen Hormonen.

Ein Speicheltest ist die beste Methode, um seinen Hormonstatus zu ermitteln. Er hat eine höhere Aussagekraft als die üblichen Blutuntersuchungen. Dieser Test legt dar, welche Hormone noch ausreichend vorhanden sind und bei welchen einen Mangel vorliegt. Die Therapie erfolgt dann meist durch die Herstellung einer passenden Creme, Gel oder Zäpfchen – jeweils individuell dosiert.

Einige deutsche Apotheken sind auf die Herstellung der Creme spezialisiert. Sie wird äußerlich auf Hautregionen aufgetragen, die sich durch eine besonders dünne Beschaffenheit der Haut auszeichnen (z. B. Innenseite der Beine und Arme). Der Vorteil ist, dass auf diese Weise der Verdauungstrakt und das Entgiftungsorgan Leber umgangen werden und eine geringe Hormonmenge bereits ausreicht. Regelmäßige Speicheltests sind nötig, um den Hormonbedarf zu kontrollieren. Der Speicheltest und die darauffolgende Therapie sollten immer von erfahrenen Ärzten oder Heilpraktikern durchgeführt werden.

## Lektüretipp

Michael E. Platt: *Die Hormon Revolution*. VAK, Kirchzarten 2014

Annelie Scheuernstuhl, Anne Hild: *Natürliche Hormontherapie*. Aurum, Bielefeld 2014

Hormony. *Der natürliche Weg*: http:// www.hormony.de (zuletzt abgerufen am 2.05.2016)

# Vegane Ernährung als Alternative zu Hormonen

*Je älter Sie sind, desto eher ist der Arzt bereit, Ihnen Pillen zu verschreiben, statt Ihnen eine Änderung Ihres Lebensstils ans Herz zu legen. Das Leben ist ein Zyklus. Ich kann zwar mein Alter nicht ändern, doch dass ich in der zweiten Hälfte meines Lebens stehe, heißt ja noch lange nicht, dass der beste Teil nicht noch kommt.*

Mimi Kirk, *Rohköstlich Leben*

Die Wechseljahre gehören zum Lebenslauf einer Frau. Wer diese Phase akzeptiert und positiv definiert, wird sie leichter durchleben. Achtet man auf eine vollwertige Ernährung ohne tierisches Eiweiß, wird man schnell merken, wie sich heftigste Beschwerden bessern oder gar verschwinden. Die Umstellung auf vegane Ernährung wirkt sich positiv auf Ihren Körper aus. Sie werden feststellen, dass nicht nur Wechseljahrbeschwerden gelindert werden, sondern das gesamte Lebensgefühl profitiert. Energiegeladener, leistungsfähiger und mit einem klareren Geist werden Sie auch ihr Wohlfühlgewicht leichter erreichen. Mit unterstützenden Maßnahmen aus der Phytotherapie und der Homöopathie lassen sich Beschwerden zusätzlich eindämmen. Lesen Sie dazu entsprechende Fach literatur oder fragen Sie einen erfahrenen Homöopathen.

Trotz der Empfehlungen meiner behandelnden Ärzte habe ich mich ganz klar gegen eine Hormonersatztherapie entschieden. Das damit verbundene Risiko, an Brustkrebs zu erkranken, war mir einfach zu hoch. Zunächst habe ich mich mit der natürlichen Hormontherapie zugewandt. Ich musste feststellen, dass mir das ständige Eincremen bald auf die Nerven ging. Man wird dabei täglich an die Wechseljahre und ihre hormonellen Probleme erinnert – der Kopf wird nicht frei. Darüber hinaus sind die ständigen Speicheltests, die zur Anpassung der Hormongaben nötig sind, sehr kostenintensiv.

Als der Erfolg ausblieb, suchte ich nach neuen Lösungen und stellte meine Ernährung langsam, aber stetig auf vegane Küche und Rohkost um. Für mich war es eine sensationelle Erfahrung, wie positiv ich durch die Ernährungsumstellung auf meine Wechseljahre einwirken konnte. Ich fühlte mich deutlich fitter. Die lästigen Wechseljahrbeschwerden – vor allem Hitzewallungen und Kopfschmerzen – besserten sich enorm. Mit Hilfe von Akupunktur und Homöopathie konnte ich die Nahrungsumstellung positiv begleiten. Mein Wohlfühlgewicht, von dem ich glaubte, es in diesem Leben nie mehr zu erreichen, stellte sich von selbst ein.

Für mich steht fest: Man kann mit nichts besser auf seine Gesundheit einwirken als mit nährstoffreicher veganer Ernährung!

# Wissen ist Macht

*Eine der größten menschlichen Errungenschaften ist unser Urteilsvermögen. Wir können aber nichts beurteilen, sind zu keinem Urteil fähig, wenn wir nichts wissen; und wir können nichts wissen, solange wir nichts lernen.*

Norman W. Walker, Arzt, Ernährungsforscher und Autor in den USA (1886–1985)

Je mehr gut fundierte Fachliteratur und populärwissenschaftliche Bücher Sie lesen, desto mehr erfahren und lernen Sie. Am Anfang werden Sie Fachausdrücke oft verwirren und verunsichern. Haben Sie davor keine Angst. Auch dafür gibt es Lösungen wie erklärende Literatur und das Internetlexikon *wikipedia*.

## Machtmonopol von Ärzten und Pharmaindustrie

*Das Gesundheitssystem ist so aufgebaut, dass es von chemischen und chirurgischen Eingriffen profitiert. Ernährung nimmt nach wie vor eine unbedeutende Stellung weit hinter Medikamenten und Operationen ein.*

T. Colin Campbell, *China Study*

Interessengruppen wie Ärzte und Pharmaindustrie beanspruchen das Machtmonopol gerne exklusiv für sich. Aufgeklärte informierte Patienten, die ihre Gesundheit selbst in die Hand nehmen, sind bei Ärzten und Heilpraktikern nicht sonderlich beliebt. Sie werden belächelt, zurechtgewiesen oder einfach ignoriert. Damit müssen Sie rechnen und sich arrangieren. Das derzeitige Gesundheitssystem ist auf Gewinnmaximierung und Effizienz ausgerichtet. Der Patient muss in möglichst kurzer Zeit durchgeschleust werden. Ausnahmen bestätigen die Regel: Es gibt auch sehr verständnisvolle Ärzte, Heilpraktiker und Therapeuten, die die berechtigten Sorgen und Nöte ihrer Patienten teilen. Manche nehmen sich einfach die Zeit, die sie brauchen.

## Die Gesundheit selbst in die Hand nehmen

Aufgrund zunehmender, ganz unterschiedlicher Beschwerden hatte ich irgendwann so viele Arztbesuche hinter mir, dass ich mir gesagt habe: „So kann es nicht weitergehen!" Die unzähligen kostspieligen Therapieversuche und Medikamente haben nichts gebracht. Der Grund hierfür war unter anderem auch, dass nur Symptome behandelt wurden und nicht nach den wahren Ursachen gesucht wurde. Frustriert, aber auch voller Enthusiasmus habe ich irgendwann entschieden, in Eigenregie etwas für meine Gesundheit zu tun – meine Gesundheit selbst in die Hand zu nehmen. Ich begann damit, Fachliteratur zu lesen und informierte mich über die Themen, die meine eigenen Beschwerden betrafen.

Die Schilddrüse hatte ich schon länger im Verdacht, da ich diesbezüglich familiär vorbelastet war. Nachdem ich mich ausführlich über die Funktionen der Schilddrüse informiert hatte, ließ ich sie von einem Facharzt untersuchen.

Meine Vermutung wurde bestätigt: Die Diagnose lautete Hashimoto-Thyreoiditis. Meine Schilddrüse war in die Unterfunktion (Hypothyreose) geraten und konnte ihrer Aufgabe nicht mehr gerecht werden. Somit erklärten sich auch das frühe Eintrittsalter in die Wechseljahre und mein damaliger schlechter Zustand, der mich fast in den Burnout getrieben hätte.

Ebenso quälte mich ein unentwegtes Brennen auf der Zunge. Um der Ursache auf den Grund zu gehen, wurden zahlreiche Blutuntersuchungen durchgeführt, die alle ergebnislos blieben. Dann folgten kostspielige und sinnlose Allergietests, falsche Diagnosen und hilflose Therapieversuche. Erst, als ich einen Artikel in der Zeitschrift *Natur & Heilen* über Histaminunverträglichkeit gelesen hatte, brachte ich mich schließlich selbst auf den richtigen Weg. In diesem Artikel war von einer Auslassdiät die Rede, die mir dabei half, Nahrungsmittel aus meiner Ernährung herauszufiltern, die mir nicht gut taten und die für die brennende Zunge verantwortlich waren. Die lästigen Hautausschläge und Kopfschmerzen, die durch Histamin ausgelöst wurden, verschwanden durch Ernährungsumstellung. Des Rätsels Lösung war: Nur bestimmte Lebensmittel konsequent wegzulassen.

Ich kam schon Ende 30 in die Wechseljahre – mit allen damit einhergehenden Symptomen, die das Leben belasten. Der Therapievorschlag meiner Therapeuten lautete, meine Wechseljahrebeschwerden mittels synthetischer Hormone zu lindern. Aufgrund der bestehenden Risiken kam für mich eine Hormonersatztherapie nicht in Frage. So begann ich damit, viele Bücher über alternative Therapieformen, Homöopathie, Phytohormone und Ernährung zu lesen. Diese Informationen zeigten mir den richtigen Weg. Letztendlich führte meine Ernährungsumstellung zum durchschlagenden Erfolg!

Ich hoffe, dass Sie in meinem Buch gute und wichtige Anregungen für sich finden werden, um positiv auf ihre Gesundheit einzuwirken, um Ihre Wechseljahresymptome in den Griff zu bekommen.

# Beschwerden abklären

Es gibt zahlreiche Krankheiten, Unverträglichkeiten und Symptome von Mangelzuständen, die zu Beschwerden führen können, die auch häufig in den Wechseljahren auftreten. Aus diesem Grund sollten zunächst häufige Mangelzustände erkannt und behandelt und mögliche andere Erkrankungen ausgeschlossen werden.

## Krankheiten ausschließen

*Bei genauerem Hinsehen stellt man fest, dass Ärzte nur herzlich wenig über Ernährung wissen. Man schreibt ihnen in dieser Hinsicht Kompetenzen zu, die sie gar nicht besitzen. Es ist ja schließlich auch nicht ihr Fachgebiet.*

John Robbins, *Ernährung für ein neues Jahrtausend*

Die meisten Ärzte verschreiben bei ernährungsbedingten Krankheiten schnell Medikamente. Nur wenige Ärzte nehmen sich wirklich Zeit für ein ausführliches Gespräch und informieren sich über die Ernährungs- und Lebensgewohnheiten ihrer Patienten, um ihnen eventuell eine Ernährungsumstellung anzuraten.

Außerdem ist unter den Ärzten die Meinung sehr weit verbreitet, dass sich Patienten grundsätzlich nicht mit ihrer Ernährung auseinandersetzen wollen. Der Patient wird schließlich nicht von Seiten der Ärzte über wirkungsvolle Alternativen informiert. Daher wird er auch, selbst wenn er solche angeboten bekommt, nicht positiv darauf reagieren, sondern blind einer Medikation vertrauen. So kann der Arzt immer sagen, der Patient sei nicht interessiert. Dieses System lässt sich aber ganz einfach durchschauen.

Blutdrucksenker, Lipidsenker, Antidepressiva, Entwässerungstabletten oder Magensäureblocker sind nur einige Medikamente, die bei ernährungsbedingten Krankheiten verordnet werden. Oft rufen diese Medikamente mit ihren Nebenwirkungen weitere Probleme hervor. Der Patient begibt sich in einen Teufelskreis der Abhängigkeit. Viel besser wäre es, auf diese Medikamente zu verzichten und stattdessen seine Ernährungs- und Lebensgewohnheiten umzustellen. Darüber hinaus empfiehlt es sich, mit Hilfe der Pflanzenheilkunde gesund und glücklich zu leben. Statt sich vom Arzt auf Medikamente „einstellen zu lassen", sollten Sie sich selbst „einstellen" – und zwar auf „Gesundheit ohne Medikamente".

Ein Patient der oft allzu schnell für chronisch krank erklärt wird, ist wie eine Kuh, die man ewig melken kann – das ist finanziell profitabler als Aufklärung. In Industriestaaten sterben viele Menschen an den Folgen ihrer schlechten Ernährungsgewohnheiten, durch Stress, Nebenwirkungen von Medikamenten und an resistenten Keimen. Der pharmazeutischen Forschung geht es nicht darum, uns einen gesünderen Lebensstil zu vermitteln. Vielmehr liegt ihr daran, immer neue lukrative Wege zu finden, die Menschen medikamentös in ihrem ungesunden Lebensstil von der Wiege bis zur Bahre zu begleiten und in einer dauerhaften Abhängigkeit zu halten.

Steigen Sie aus diesem System aus, indem Sie nicht mehr krank werden! Sie haben es selbst in der Hand, schaufeln Sie nicht mit Messer und Gabel Ihr eigenes Grab!

Schilddrüsenerkrankungen und Brustkrebs nehmen vor allem bei Frauen rapide zu. Diabetes mellitus ist weltweit auf dem Vormarsch.

Nahrungsmittelunverträglichkeiten und deren fatale Folgen, depressive Verstimmungen, Burnout, Herz- und Kreislauferkrankungen sowie hoher Blutdruck sind meist das Ergebnis von schlechten Ernährungs- und Lebensgewohnheiten.

Um ihre Wechseljahrebeschwerden vollständig abzuklären und einzugrenzen, sind gegebenenfalls noch einige weitere Diagnosen zu stellen, um entsprechende Therapien einzuleiten oder ernährungsbedingte Krankheiten auszuschließen. Den hippokratischen Grundsatz „Lebensmittel sollen unsere Heilmittel sein" sollten Sie beherzigen. Pflanzliche Nahrungsmittel schützen vor Krankheiten und können sogar Krebs vorbeugen. Übermäßiger Stress und zu viel schlechtes Essen machen krank!

## Schilddrüsenunterfunktion und Hashimoto-Thyreoiditis

Fühlen Sie sich müde, antriebslos und haben Sie das Gefühl, kurz vor einem „Burnout" zu stehen? Dann denken Sie auch an Ihre Schilddrüse!

Die Schilddrüse ist ein kleines, aber sehr wichtiges Organ, das die Form eines Schmetterlings hat. Sie befindet sich im Hals unterhalb des Kehlkopfes und ist an zahlreichen Stoffwechselvorgängen im Körper beteiligt. Liegt eine Schilddrüsenunterfunktion vor (Hypothyreose), wirkt sich das negativ auf den Stoffwechsel aus. Dies beeinflusst extrem das Wohlbefinden – gerade auch in den Wechseljahren.

Arbeitet die Schilddrüse nicht richtig, kann es zu vielfältigen Beschwerden kommen. Müdigkeit, körperliche Erschöpfung, Konzentrationsschwäche, depressive Verstimmung, Haarausfall, trockene schuppige Haut, plötzliche starke Gewichtszunahme, Zyklusstörungen, unerfüllter Kinderwunsch, Verdauungsstörungen, Druckgefühl am Hals, Kloß im Hals, häufiges Räuspern und Hüsteln, heisere belegte Stimme, Zahnfleischprobleme und Augenbeschwerden sind nur einige der Symptome, die auf eine Unterfunktion der Schilddrüse hinweisen können. Menschen, die unter Schilddrüsenunterfunktion leiden, haben meist ein geschwächtes Immunsystem. Darüber hinaus leiden viele Betroffene unter einer schlechten Verdauung, die häufig in Begleitung einer Candidainfektion (Pilzinfektion) auftritt. Schilddrüsenerkrankungen nehmen vor allem bei Frauen rapide zu. In den Wechseljahren werden Hitzewallungen und Nachtschweiß normalerweise mit den Östrogenschwankungen in Verbindung gebracht. Sie können aber auch mit der Schilddrüse zusammenhängen.

Hashimoto-Thyreoiditis ist eine Autoimmunerkrankung der Schilddrüse, die zur Unterfunktion führen kann. Ursache ist eine Fehlregulation des Immunsystems. Körpereigene Zellen greifen die Schilddrüse an und es kommt zu einer Entzündung des Schilddrüsengewebes. Im weiteren Verlauf ergibt sich eine Unterfunktion und Verkleinerung der Schilddrüse. Im Extremfall wird die Schilddrüse komplett zerstört.

Der japanische Arzt Dr. Hakaru Hashimoto berichtete erstmals 1912 über diese Krankheit und stellte fest, dass vorwiegend Frauen in den Wechseljahren von der Krankheit betroffen sind. Jedoch weiß man heute, dass Hashimoto-Thyreoiditis unabhängig von Alter und Geschlecht vorkommt.

Die Ursachen für diese Krankheit sind vielfältig. Zum einen kann eine genetische Veranlagung vorliegen. Das bedeutet, in Familien, in denen Vater oder Mutter an einer Schilddrüsenfehlfunktion leiden, kann man eine Häufung der Erkrankungen bei Kindern und Enkelkindern beobachten. Darüber hinaus ist eine besondere Anfälligkeit in den Lebensphasen einer hormonellen Umstellung (Pubertät, Schwangerschaft, Wechseljahre) festzustellen. Doch der stetige

Anstieg der Zahl der Erkrankungen lässt sich nicht nur hierauf zurückführen.

Eine weitere Ursache für die Entwicklung eines Autoimmunprozesses kann eine erhöhte Durchlässigkeit des Darmes (Leaky-Gut-Syndrom) sein. Viele Hashimoto-Patienten leiden unter Verdauungsproblemen. Nicht selten unter einem Leaky-Gut-Syndrom, das zwangsläufig zum Nährstoffmangel führt. *(Mehr zu diesem Thema im Kapitel „Leaky-Gut-Syndrom", S. 46).*

Auslöser für Hashimoto-Thyreoiditis können Infektionen, Jodbelastung, Selenmangel, Hormonveränderungen, Stress und vor allem seelische Belastungen sein. Menschen, die sich in einem Zustand der Ausweglosigkeit und völligen Überforderung befinden, sind potentiell gefährdet. Ungelöste Probleme in Partnerschaft und Familie, finanzielle Überforderung, Unzufriedenheit am Arbeitsplatz sowie der Verlust von Partnern oder Angehörigen sind Faktoren, die eine große Rolle für die Entwicklung der Erkrankung spielen. Werden die Probleme oder Überlastungen beseitigt, der seelische Konflikt gelöst, tritt meist auch eine Besserung ein.

## Diagnose und Therapie

Hashimoto-Thyreoiditis ist relativ leicht zu diagnostizieren, sofern man rechtzeitig einen kompetenten Arzt findet, der sich mit dem Krankheitsbild auskennt und dann die richtigen Untersuchungen veranlasst. Die Betroffenen haben häufig einen langen Leidensweg hinter sich. Wie bereits beschrieben, können die Krankheitssymptome vielfältig sein. Oft werden alle möglichen Untersuchungen veranlasst aber leider wird nichts gefunden. Die Patienten werden von ihrem Hausarzt nicht selten als Hypochonder abgestempelt. Da ich selbst an Hashimoto-Thyreoiditis erkrankt bin, spreche ich aus eigener Erfahrung. Erst aufgrund meiner eigenen Initiative und Unnachgiebigkeit landete ich bei einem Spezialisten, der die Diagnose Hashimoto-Thyreoiditis stellte – meine jahrelange

Odyssee sollte endlich ein Ende finden.

Für die Erstellung der Diagnose sind eine Blutuntersuchung und die richtige Bewertung der Laborbefunde notwendig. Am besten wendet man sich hierfür an einen erfahrenen Internisten oder Endokrinologen. Entscheidend ist die Bestimmung der Schilddrüsenwerte TSH, T3/fT3, T4/fT4. Achtung! Auch bei normalen Werten kann Hashimoto-Thyreoiditis vorliegen. Zur weiteren Labordiagnostik gehören unbedingt die Bestimmung der TPO-AK (TPO-Antikörper), TG-AK, TRAK. In der Regel findet man bei Hashimoto-Thyreoiditis erhöhte TPO-Antikörper-Werte.

Um die Größe, Struktur und Veränderung der Schilddrüse im Laufe der Zeit festzuhalten sowie zur Feststellung von Zysten und Knoten ist eine Ultraschalluntersuchung nötig. Bei Hashimoto-Thyreoiditis erscheint das Ultraschallbild uneinheitlich und echoarm – erkennbar an den dunklen Flächen.

In seltenen Fällen wird eine Szintigraphie gemacht, um autonome Knoten auszuschließen. Die Szintigraphie ist ein nuklearmedizinisches Verfahren, das Erkenntnisse über die Aktivität des vorhandenen Schilddrüsengewebes liefert und zur Identifikation heißer und kalter Knoten sowie zur Diagnose von Schilddrüsenkrebs dienlich ist.

Je früher man Hashimoto-Thyreoiditis diagnostiziert, desto besser sind die Heilungschancen. Eine Schilddrüse mit erhaltener Funktion, die geschwächt und trotz Entzündung noch ihren Tagesbedarf deckt, lässt sich gut mit individuell angepassten Schilddrüsenhormonen (L-Thyroxin) behandeln. Durch die Wirkung der Tablette wird die Eigenproduktion von Schilddrüsenhormonen zurückgefahren und die Schilddrüse dadurch entlastet, was rasch zur Besserung der Beschwerden bis hin zur Heilung der Schilddrüse beiträgt. Geht die Anzahl der Antikörper zurück, hat sich die Situation beruhigt. Dann kann die Schilddrüse wieder einen stabilen Funktionszustand erreichen. Die Dosis wird mit der Zeit verringert und in manchen Fällen sogar ganz abgesetzt.

Ist die Erkrankung fortgeschritten und ist nicht mehr genügend Schilddrüsengewebe vorhanden, um ausreichend Hormone bilden zu können, kommt es meist zur starken Unterfunktion der Schilddrüse. Eine individuelle Therapie mit Schilddrüsenhormonen ist unabdingbar. Nicht jeder verträgt dieses Medikament gleich gut. Manche Menschen entwickeln zunächst starke Symptome einer Überfunktion, beispielesweise Herzrasen, Nervosität, Schlaflosigkeit und Bluthochdruck. Solche Menschen reagieren meistens auch empfindlich auf Jod.

Neben der Behandlung mit L-Thyroxin besteht die Möglichkeit, natürlichen Schilddrüsenextrakt einzunehmen. Der Extrakt wird aus der Schilddrüse von Schweinen aus konventioneller Haltung gewonnen, gefriergetrocknet und in Kapseln verpackt. Die Dosis wird nach Rezept für den Patienten individuell hergestellt. Die Behandlung mit Schilddrüsenextrakt kann nur durch einen erfahrenden Therapeuten durchgeführt und kontrolliert werden, da die Blutwerte anders zu beurteilen sind als bei einer Substitutionstherapie mit L-Thyroxin. Für Menschen, die tierische Substanzen ablehnen, kommt eine Behandlung mit Schilddrüsenextrakt von Schweinen nicht in Frage. Unbedingt sollte man bei schweren Verlaufsformen von Hashimoto-Thyreoiditis weitere Faktoren abklären. Dazu gehören Nebennierenschwäche, Vitamin D-Mangel, Eisenmangel und Serotoninmangel. Liegen Defizite vor, sollten diese behandelt werden.

Von großer Bedeutung ist die Verlaufskontrolle. Die Dosierung der Schilddrüsenhormone muss anhand einer Blutuntersuchung und vor allem unter Berücksichtigung der individuellen Symptome stetig angepasst werden. Je besser Sie informiert sind und je mehr Sie die Blutwerte selbst nachvollziehen und beurteilen können, desto größer ist das Erfolgserlebnis. Betrachten Sie die ärztlichen Befunde kritisch und hören Sie auf Ihren Körper. Blutwerte spiegeln nicht immer Ihr Wohlbefinden wieder. Nur Sie selbst können beurteilen, wie Sie sich wirklich fühlen und ob die medikamentöse Einstellung mit Schilddrüsenhormonen optimal, zu hoch oder zu niedrig ist.

Mit Homöopathie, Schüssler-Salzen, Schilddrüsenmassage, Wickeln oder Akupunktur kann man das Immunsystem zusätzlich stärken und so die Heilung der Schilddrüse und das eigene Wohlbefinden unterstützen. Viele Schilddrüsenpatienten haben beispielsweise häufig mit sehr trockenen Augen zu kämpfen. Homöopathische Augentropfen und Schüssler Salz Nr. 8 können hier wunderbare Abhilfe schaffen. Auch Augenauflagen mit Leinsamen (siehe S. 315) können Beschwerden lindern. Informieren Sie sich über die richtigen Anwendungen durch entsprechende Fachliteratur und besprechen Sie unterstützende Behandlungsmethoden mit einem erfahrenen Homöopathen oder Heilpraktiker.

### Risikofaktor Jod

Studiendaten aus Ländern mit gesetzlich verpflichtender Jodierung von Salz und Viehfutter zeigen, dass es nach der Einführung zu einem Anstieg von autoimmunen Schilddrüsenerkrankungen gekommen ist. Jod gilt als Risikofaktor für Hashimoto-Thyreoiditis. Verzichten Sie daher bei Vorliegen dieser Krankheit auf die Zufuhr von Jod, das heißt auf jodhaltige Nahrungsergänzungsmittel und jodiertes Speisesalz und kontrollieren Sie soweit möglich den Jodgehalt von Lebensmitteln. Exzessive Jodzufuhr durch jodhaltige Röntgenkontrastmittel, Arzneimittel oder Tinkturen (werden z. B. bei gestörter Wundheilung in der Zahnmedizin gerne eingesetzt) kommt als Auslöser für eine autoimmune Schilddrüsenerkrankung wie Hashimoto-Thyreoiditis oder Morbus Basedow in Frage.

Durch die Jodierung von Futtermittel sind auch tierische Nahrungsmittel wie Milchprodukte, Fleisch-, und Wursterzeugnisse sowie Eier zu meiden oder zumindest deren Verzehr einzuschränken. Wer solche Produkte konsumiert, nimmt ein Vielfaches des empfohlenen täglichen Jodbedarfs zu sich. Außerdem sollten Sie jodhaltige Algen meiden. Unproblematisch sind dagegen geringe Mengen an Jod, wie sie natürlicherweise in pflanzlichen Nahrungsmitteln vorkommen.

## Mineralstoffe bei Hashimoto-Thyreoiditis

Das Spurenelement Selen ist dafür zuständig, dass Schilddrüsenhormone, die durch die Schilddrüsentabletten zugeführt werden, im Schilddrüsengewebe ankommen. Selen unterstützt die Umwandlung von T4 in T3. Studien zeigen, dass ausreichende Selenzufuhr die Befindlichkeit der Betroffenen verbessert, was anhand der sinkenden TPO-Antikörper (um 30 bis 40 Prozent) im Blutbild nachvollzogen werden kann. Bei einer autoimmunen Schilddrüsenerkrankung kann man von einem erhöhten Selenbedarf ausgehen.

## Krank durch Jod?

Seit 1985 findet eine vom Gesundheitsministerium propagierte Jodsalzprophylaxe statt. Durch entsprechende Werbemaßnahmen ist der Begriff „Jodmangel" in den Köpfen der deutschen Bürger stark verankert. Viele Bäcker und Metzger verwenden daher Jodsalz. Außerdem enthalten Milchprodukte sowie Fleischerzeugnisse und Eier durch die Verwendung von jodierten Futtermitteln einen erhöhten Jodgehalt. Durch jodhaltige Düngemittel sind auch pflanzliche Erzeugnisse wie Obst und Gemüse betroffen.

Inzwischen gibt es viele kritische Stimmen aus den Reihen verantwortungsbewusster Ärzte, die von der generellen Zwangsjodierung ganzer Bevölkerungen abraten. Nicht jede Regierung geht mit der Jodierung von Lebensmitteln so fahrlässig um wie Deutschland. In Frankreich ist die Jodierung von Lebensmitteln sogar wegen der Gesundheitsgefährdung verboten. Laut Aussagen der französischen Lebensmittelsicherheitsbehörde AFSSA setzt die systematische Verwendung von jodiertem Salz in verarbeiteten Lebensmitteln die Bevölkerung einer Überschreitung der oberen Sicherheitsgrenzen für Jod aus. In anderen Ländern muss die Verwendung von Jodsalz deklariert werden. Auch wenn seit 2005 die Tierfutterjodierung verringert wurde, besteht weiterhin die Gefahr einer Jodbelastung durch den Verzehr von tierischen Nahrungsmitteln.

Bei Menschen mit Veranlagung zu einer Funktionsstörung der Schilddrüse kann die erhöhte Jodzufuhr Schilddrüsenerkrankungen begünstigen oder verschlimmern. Durch flächendeckende Jodierung von Lebensmitteln in Deutschland erhöht sich das Risiko für Schilddrüsenerkrankungen wie Hashimoto-Thyreoiditis und Morbus Basedow. Diese Krankheiten zählen fast schon zu den Volkskrankheiten.

Hashimoto-Thyreoiditis tauchte vor Einführung der Jodierung nur sehr selten auf. Da es in Deutschland keine Jod-Deklarierungspflicht gibt, die den Verbraucher über den Jodgehalt der einzelnen Lebensmittel aufklärt, steht ein jodempfindlicher Mensch vor großen Herausforderungen. Durch vegane nährstoffreiche Ernährung und Verzicht auf tierische und jodierte Lebensmittel sowie Jodsalz, kann man wenigstens zum Teil Einfluss darauf nehmen, wieviel Jod man seinem Körper zumutet.

Daher wird Hashimoto-Thyreoiditis-Patienten frühzeitig die tägliche Einnahme von 200 Mikrogramm Selen (Tabletten) empfohlen.

Auch die ausreichende Versorgung mit Eisen ist wichtig. Aus diesem Grund sollte man den Ferritin-Wert (Speichereisen) bestimmen lassen, um einen eventuellen Mangel ausschließen zu können. Mit der richtigen nährstoffreichen Nahrung kann einem Mangel vorgebeugt werden bzw. ein bereits bestehender Mangel ausgeglichen werden. Zusätzlich kann man mit täglich fünf Tabletten Schüssler-Salz Nr. 3 (*Ferrum phosphoricum* D12) den Eisen-Spiegel günstig beeinflussen.

Für Hashimoto-Patienten ist es ebenso wichtig, den Kupfer- und Zink-Status im Körper auf optimalem Level zu halten. Dies lässt sich mit einer ausgewogenen, abwechslungsreichen und vollwertigen Ernährung bewerkstelligen – vorausgesetzt, Sie sorgen für eine gute Darmgesundheit. Chia-Samen sind eine hervorragende Quelle für Eisen, Zink, Kupfer, Selen und viele andere Mineralstoffe und Vitamine. Mit dem Verzehr von 2 EL Chia-Samen täglich versorgen Sie ihren Körper mit vielen wichtigen Mineralstoffen.

Wenn Sie sich für Supplemente entscheiden, empfiehlt es sich, auf die Qualität zu achten. Präparate, die in Drogeriemärkten angeboten werden, sind oft zu niedrig dosiert und haben viele Zusatzstoffe, die zu Unverträglichkeiten führen können. Die Produkte der Firma Pure en-

capsulations sind besonders verträglich, da sie hypoallergen sind und weder Gluten noch Milcheiweiß oder andere Trägerstoffe enthalten.

## Vitamin D

Vitamin D-Mangel ist in unserer Gesellschaft weit verbreitet und längst keine Seltenheit mehr. Besonders bei Hashimoto-Patienten wird häufig ein signifikant niedriger Vitamin D-Spiegel beobachtet. Lassen Sie deshalb die Vitamin D-Konzentration unbedingt mit einer Blutuntersuchung bestimmen. Bei Werten unter 40 ng/l 25(OH)D liegt ein solcher Mangel vor. Die regelmäßige konsequente Einnahme von Vitamin D3 ist dringend zu empfehlen. Bei Hashimoto-Patienten sollte der Vitamin D-Spiegel im oberen Normbereich liegen (60 bis 80 ng/l). Vitamin D schützt die Knochen, weshalb man vor allem in den Wechseljahren den Vitamin D-Spiegel im Auge behalten sollte, da der Östrogenspiegel stark abfällt und das Osteoporose-Risiko ansteigt. Mehr Informationen rund um das Thema Vitamin D erhalten Sie im Kapitel *Mangelerscheinungen* auf Seite 58.

## Blutzucker

Bei vielen Hashimoto-Patienten liegt eine gestörte Kohlenhydrattoleranz vor. Das bedeutet, dass nach der Zufuhr von Kohlenhydraten der Blutzucker zu schnell und zu hoch ansteigt. Dies wiederum führt zur übermäßigen Freisetzung von Insulin. Lassen Sie deshalb Ihren Blutzuckerspiegel kontrollieren. Achten Sie darauf,

## Selenmangel ausgleichen

Durch den täglichen Verzehr von selenhaltigen pflanzlichen Nahrungsmitteln (z.B. Chiasamen, Paranüsse und viele Gemüse- und Obstsorten) wird man ausreichend mit Seelen versorgt, sodass die zusätzliche Einnahme von Selen-Tabletten zu einer ungesunden Überdosierung führen kann. Auf Empfehlung meines Arztes nahm ich Selen in Form von Tabletten ein. Nach längerer Einnahmezeit zeigte ein Laborwert einer durchgeführten Vollblutanalyse eine Selen-Überdosierung. Ich konnte Dank meiner nährstoffreichen und selenhaltigen Ernährung die Tabletten weglassen. Dies belegt abermals, wie man mit einer gezielten, richtigen Ernährung die notwendigen Nährstoffe zuführen und Mangelerscheinungen vermeiden kann.

diesen im grünen Bereich zu halten, um Blutzuckerschwankungen zu vermeiden. Eine kohlenhydratbewusste Ernährungsform ist sinnvoll, um den Blutzuckerspiegel stabil zu halten. Fett und Proteine verbrennen langsamer als Kohlenhydrate. Besonders problematisch sind die sogenannten „leeren Kohlenhydrate" wie Zucker, zuckerhaltige Lebensmittel, Softdrinks, Weißmehlprodukte (Nudeln und Weißbrot), weißer Reis und Mais. Vorsicht auch bei Fructose (Fruchtzucker). Wer zuviel Früchte, Trockenfrüchte und Fruchtsäfte konsumiert, lässt seinen Blutzuckerspiegel kräftig ansteigen.

Vollwertige Kohlenhydrate, etwa in Vollkornbrot, Hirse, Quinoa, Amaranth oder Vollkornreis, lassen den Blutzuckerspiegel nur langsam ansteigen und versorgen Ihren Körper über einen langen Zeitraum mit Energie. Vollwertige Kohlenhydrate enthalten alle wichtigen Nährstoffe und sind für eine ausgewogene Ernährung unabdingbar. Wer sich nach einem niedrigen glykämischen Index (GI) ernährt, reguliert seinen Blutzuckerspiegel, verbessert den Cholesterinspiegel, ist länger satt und erlebt seltener Heißhungerattacken.

Durch einen ausgeglichenen Blutzuckerspiegel werden ein erhöhtes Energieniveau und eine höhere Leistungsfähigkeit erreicht. Das Erkrankungsrisiko für Diabetes, Krebs und Herzerkrankungen sinkt und die Gewichtsabnahme wird positiv beeinflusst. Man sollte sich allerdings nicht zu sehr vom GI und irgendwelchen Tabellen beeinflussen lassen. Nahrungsmittel mit einem höheren oder hohen GI sind nicht grundsätzlich ungesund. Es kommt eben nur auf die Menge an, die man davon verzehrt.

Von extremen Low-Carb-Diäten rate ich ab, da sie zu Mangelerscheinungen führen können und sogar lebensgefährliche Auswirkungen mit sich bringen. Die Bezeichnung „Low-Carb" ist inzwischen eingedeutscht, kommt aber ursprünglich aus dem Englischen und bedeutet

## Glykämischer Index

Der glykämische Index (GI) vergleicht den Blutzuckeranstieg von 50 Gramm effektiv enthaltenen Kohlenhydraten eines bestimmten Lebensmittels mit 50 Gramm Glukose (=100). Je höher der glykämische Index eines Lebensmittels ist, desto höher ist nach dem Verzehr dieses Produktes der Blutzuckergehalt und umso mehr Insulin wird von der Bauchspeicheldrüse ausgeschüttet.

Eine Tabelle über Lebensmittel nach dem glykämischen Index finden Sie unter www.glyx-tabelle.de oder in entsprechender Fachliteratur.

„wenig Kohlenhydrate". Die kohlenhydratarme Diät besteht aus viel Protein, umfasst meist tierische Produkte wie Fleisch und Milcherzeugnisse. Von der extrem fleischlastigen Atkins-Diät wird abgeraten.

## Verzicht auf Gluten und Soja

Zahlreiche internationale Studien zeigen eine enge Beziehung zwischen Glutenintoleranz und Hashimoto-Thyreoiditis auf. Daher ist es vorteilhaft, den Konsum glutenhaltiger Nahrungsmittel einzuschränken oder ganz darauf zu verzichten. Um zu testen, ob Sie eine Glutenunverträglichkeit aufweisen, führen Sie am besten eine Eliminationsdiät durch, wie ich sie im Kapitel *Glutenunverträglichkeit* S. 51 beschreibe. Hashimoto-Patienten wird geraten, sich möglichst glutenfrei zu ernähren, da dies erstaunliche Verbesserungen der Schilddrüsenwerte und der Befindlichkeiten hervorbringt.

Nahrungsmittel wie Sojabohnen (Tofu, Sojasaucen usw.) können Schilddrüsenhormone aus dem Blut entfernen und im Darm binden. Anstatt im Körper an die richtige Stelle zu gelangen und so ihre Funktion zu erfüllen, werden sie ausgeschieden. Vom übermäßigen Verzehr von Sojaprodukten ist daher abzuraten. Verzichten Sie gerade zum Frühstück nach der Einnahme der Schilddrüsentablette auf Soja (Soja-Milch und Joghurt), um eine geregelte Aufnahme der Schilddrüsenhormone sicher zu stellen.

## Die Gallenfunktion

Ist die Funktion der Galle gestört, belastet dies auch die Schilddrüse, da beide Organe in enger Beziehung zueinander stehen. Der Ausdruck „mir kommt die Galle hoch" kommt nicht von ungefähr. Wut und Ärger sind ein Thema der Galle – viele traditionelle medizinische Systeme vertreten seit Jahrtausenden diese Ansicht.

Schilddrüse und Galle beeinflussen sich gegenseitig. Beide Organe sind am Eisenstoffwechsel beteiligt. Lassen Sie Ihren Eisenstoffwechsel kontrollieren. Eisenmangel lässt sich im Blut nachweisen und kann ein Hinweis auf eine Störung der beiden genannten Organe sein. Um die Heilung einer Hashimoto-Thyreoiditis zu fördern, sollte man unbedingt die Gallenfunktion untersuchen lassen. Eine gestörte Galle kann heftige Symptome hervorrufen wie beispielsweise starke Schmerzen im rechten Oberbauch nach dem Essen.

Die richtige Ernährung und die Einnahme von Bitterstoffen in Form von Tee oder Tropfen wirken sich positiv auf die Gallengesundheit und die Verdauung aus. Nähere Informationen hierzu erhalten Sie auf Seite 72.

## Toxine meiden

Tagtäglich wird unser Körper mit zahlreichen Toxinen (Giftstoffen) bombardiert, die über Luft, Wasser, Nahrung, Putzmittel, Körperpflegeprodukte, Gebrauchsgegenstände und vieles mehr in unseren Organismus gelangen. Halogenide wie Bromid, Chlorid und Fluorid verursachen Entzündungen, sorgen für das Absterben von Schilddrüsenzellen und lassen die TPO-Antikörper-Konzentration ansteigen.

Verzichten Sie auf fluoridhaltige Zahnpasta oder konventionelle Reinigungs- und Waschmittel. Schädigende chemische Substanzen und Xenoöstrogene (Fremdöstrogene) gelangen mühelos über die Haut in den Körper. Um Ihren Körper nicht unnötig zu belasten, sollten Sie auf natürliche biologische Körperpflegeprodukte zurückgreifen. Inzwischen gibt es eine große Auswahl an Naturkosmetik, die alle Ansprüche abdeckt. Die Verwendung von Heilerde zur Reinigung von Haut und Haaren, hochwertige Pflanzenöle wie Kokosöl oder Sesamöl sind die besten Alternativen zu herkömmlichen Pflegeprodukten. Sie sind frei von Toxinen, pflegen Ihren Körper auf natürliche Weise, verwöhnen Sie von Kopf bis Fuß und fördern nicht zuletzt durch ihren wunderbaren Duft Ihr körperliches Wohlbefinden.

## Gallenproblemen den Garaus machen!

Früher habe ich oft unter Gallenschmerzen gelitten. Ich musste ständig darauf achten, bloß nichts Falsches zu essen. Fettreiche Speisen und schwer Verdauliches wie tierisches Protein machten es der Galle nicht leicht. Ärger und Stress sind weitere Faktoren, die die Galle negativ beeinflussen. Durch meine Nahrungsumstellung auf eine vegane nährstoffreiche Ernährung, Achtsamkeit und die Einnahme von Bitterstoffen zur Unterstützung einer guten Verdauung, habe ich nur noch selten mit Gallenproblemen zu kämpfen.

## Pilze und Parasiten

Hashimoto-Patienten leiden häufig unter ständig wiederkehrenden Pilzinfektionen beispielsweise durch *Candida albicans:* Ein Hefepilz, der sich gerne im Darm einnistet. Mit einer Antipilzkur, bestehend aus Grapefruitkernextrakt, können Sie *Candida spp.* hervorragend bekämpfen. Die Antipilzkur ist im weiteren Verlauf des Buches (S. 70) genau beschrieben.

Bei Parasitenbefall durch Würmer können Papayasamen Abhilfe schaffen. Werfen Sie also Papayasamen niemals weg, denn auch präventiv erzielen sie eine große Wirkung. Getrocknet lassen sie sich wie Pfeffer aus der Mühle verwenden. Ihr Geschmack ist recht scharf und erinnert an Kresse. Darüber hinaus beugt ein gesunder Darm einer Pilzinfektion sowie Parasitenbefall vor. Wie Sie ihren Darm erfolgreich sanieren, erfahren Sie im Kapitel *Die Darmflora* auf S. 66.

## Eigeninitiative ist gefragt

Sie können den Erkrankungsverlauf in Eigenregie günstig beeinflussen, wenn Sie Ihren Organismus mit ausreichend Antioxidantien und Vitamin D versorgen, Ihren Jodkonsum im Blick behalten und Nahrungsmittelunverträglichkeiten in Ihrem Speiseplan berücksichtigen (z. B. Gluten, Fructose, Lactose, Soja, Histamin). Sorgen Sie auch für eine gesunde Darmflora. Ein gesunder Darm und ein gesundes Immunsystem bedingen einander. Wirken Sie durch den bewussten Umgang mit Zucker und zuckerhaltigen Lebensmitteln Blutzuckerschwankungen entgegen. Lassen Sie unbedingt Ihren Vitamin D-Spiegel kontrollieren, da zwischen Vitamin D-Mangel und Autoimmunthyreoiditis (Hashimoto) ein Zusammenhang besteht. Darüber hinaus sollten Sie ein möglichst entspanntes Leben führen. Dann haben Sie gute Chancen, ihre Lebensqualität erheblich zu verbessern.

Nichts ist einfacher in der Umsetzung und wirkt sich besser auf die Gesundheit aus als eine gesunde Ernährung, die Krankheiten präventiv entgegenwirkt. Da es sich bei Hashimoto-Thyreoiditis um eine Autoimmunerkrankung handelt, die zur Entzündung der Schilddrüse führt, ist ein gesunder Lebensstil unabdingbar. Vollwertige vegane Ernährung bekämpft Entzündungen im Körper und unterstützt die Schilddrüse optimal. Auf Alkohol und Nikotin sollte man bei dieser Erkrankung im besten Fall ganz verzichten. Nachweislich lässt sich durch den völligen Verzicht auf glutenhaltige Nahrungsmittel der Autoimmunprozess positiv beeinflussen. Manche Menschen reagieren überempfindlich auf Soja oder Casein, das in Milchprodukten steckt, aber auch auf Protein, das in Eiern enthalten ist. Aus diesem Grund empfiehlt es sich, im Hinblick auf diese Stoffe Unverträglichkeitstests durchzuführen zu lassen.

Entzündungshemmende Nahrungsmittel lassen sich wunderbar in den täglichen Speiseplan integrieren. So hemmt beispielsweise Kurkuma Schilddrüsenentzündungen und gleicht belastende Hormonschwankungen aus. Dieses besonders heilkräftige Gewürz peppt den morgendlichen Frühstücksbrei oder einen gesunden Smoothie hervorragend auf. Fügen Sie dann noch ein wenig frischen Ingwer und schwarzen Pfeffer dazu und schon erzielen Sie mit diesen schmackhaften Zutaten einen heilenden Effekt.

## Mit Hashimoto-Thyreoiditis leben

Mit der Diagnose Hashimoto-Thyreoiditis muss man nicht gleich den Kopf in den Sand stecken. Versinkt man in einer Lethargie, wird man keine Besserung der Symptome erwarten können. Verstecken Sie sich nicht hinter dieser Krankheit, um einer Eigeninitiative aus dem Weg zu gehen. Sich nur auf die therapeutischen Maßnahmen des behandelnden Arztes und Medikamente zu verlassen, halte ich für einen großen Fehler. Sie haben erfahren, wie man mit einer gelassenen Lebenseinstellung und vor allem mit der richtigen Ernährung den Verlauf der Krankheit positiv beeinflussen kann. Zusätzlich können Sie Ihre Schilddrüse bestens durch Yoga und die im Yoga beschriebenen Atemübungen unterstützen. Auch Singen fördert die Durchblutung im Kehlkopfbereich und sorgt für gute Stimmung.

Ich persönlich vermeide seit meiner Diagnose gluten- und lactosehaltige sowie jodierte Nahrungsmittel. Mit meiner vollwertigen veganen Ernährung, dem weitgehenden Verzicht auf Zucker und der völligen Absage an Alkohol konnte ich mein Wohlbefinden und meine Darmgesundheit enorm steigern. Meine anfänglich hohe Zahl an TPO-Antikörpern ist jetzt im Normbereich, was für eine beruhigte Situation der Schilddrüse spricht. Die Dosis der Schilddrüsenhormone konnte ich damit reduzieren. Mein leicht erhöhter Blutdruck bewegt sich jetzt im Normalberreich und mein Schlaf ist ruhiger und erholsamer geworden. Eine positive Lebenseinstellung, ein gesunder Lebensstil mit regelmäßigen sportlichen Aktivitäten und ausreichenden Entspannungsphasen zahlen sich aus. Das Immunsystem wird dadurch gestärkt und es kann so die Schilddrüsenfunktion optimal unterstützen. Meine persönlichen Erfolge sind der beste Beweis und ich bin sicher, dass das auch andere Betroffene schaffen können.

## Lektüretipp

Eberhard J. Wormer: *Hashimoto*. Mankau, Murnau 2014

Leveke Brakebusch und Armin Heufelder: *Leben mit Hashimoto-Thyreoditis*. Zuckschwerdt, München 2016

Datis Kharrazian: *Schildrüsenunterfunktion und Hashimoto anders behandeln*. VAK, Kirchzarten 2010

Berndt Rieger: *Hashimoto Healing: Die ganzheitliche Behandlung der Hashimoto-Thyreoditis*. Mvg, München 2015

Izabella Wentz: *Hashimoto im Griff: Endlich beschwerdefrei mit der richtigen Behandlung*. VAK, Kirchzarten 2015

Margrit Sulzberger: *Schlank mit dem glykämischen Index*. AT, Aarau 2004

Dagmar Braunschweig-Pauli: *Die Jod-Lüge. Das Märchen vom gesunden Jod*. Herbig, München 2013

## Kurkuma bei Hashimoto-Thyreoiditis

*Curcuma longa*, die aus Asien stammende Gelbwurzel, ist nicht nur ein wunderbares Gewürz, das zu vielen Gerichten passt, sondern hat darüber hinaus eine große Tradition in der Naturheilkunde.

Internationale Studien zeigen, dass Kurkumin als stark entzündungshemmendes und schmerzstillendes Antioxidans genauso wirksam ist wie pharmazeutische Medikamente – und das ganz ohne Nebenwirkungen. Studienergebnisse bestätigen die positive Wirkung von Kurkuma auf die Schilddrüse mit hypothyreoter Hormonlage (Schilddrüsenunterfunktion). Neben der Substitutionstherapie mit Schilddrüsenhormonen gilt die regelmäßige Verwendung von Kurkuma als unterstützende Therapie, um die fortschreitende Entzündung der Schilddrüse aufzuhalten und Hormonschwankungen auszugleichen. In Kombination mit schwarzem Pfeffer wird die Wirkung von Kurkuma noch verstärkt, da dieser ein Synergist ist.

## Diabetes Typ 2 als Folge von Übergewicht

*Die meisten Ärzte haben keine Erfahrung damit, Krankheiten auf natürliche Art mit einer hochwertigen Ernährung zu behandeln, und einige schlecht informierte Ärzte sind davon überzeugt, dass es nicht möglich ist.*

Dr. Joel Fuhrmann, *Eat to Live*

Es gibt zwei Arten von Diabetes: Diabetes mellitus Typ 1 und Diabetes mellitus Typ 2 – auch „Altersdiabetes" genannt.

Bei Diabetes mellitus Typ 1 produziert der Körper überhaupt kein Insulin. Diese meist im Kindes- oder Jugendalter auftretende Krankheit betrifft 10 bis 15 Prozent aller Diabetiker. Man geht davon aus, dass Typ-1-Diabetes eine Autoimmunerkrankung ist, die zur Zerstörung der Insulin produzierenden Zellen (Betazellen) in der Bauchspeicheldrüse führt. Es gibt eine erbliche Veranlagung, wobei auch Umweltfaktoren eine Rolle spielen können. Der Patient muss ein Leben lang Insulin spritzen.

An Diabetes mellitus Typ 2 leiden etwa 80 Prozent aller Diabetiker. Bei Diabetes mellitus Typ 2 muss differenziert werden zwischen Diabetes mellitus Typ 2a, dem nicht insulinabhängigen Diabetes und Diabetes mellitus Typ 2b, dem insulinabhängigen Diabetes mit Übergewicht (inklusive Adipositas). Die Erkrankung tritt überwiegend erst nach dem 30. Lebensjahr auf, betrifft aufgrund ungesunder Ernährungsgewohnheiten aber auch immer mehr Kinder und Jugendliche. Zu Diabetes mellitus Typ 2 kommt es durch eine verminderte Ausschüttung des Hormons Insulin nach einer Belastung mit Glukose sowie durch nachlassende Wirksamkeit von Insulin bis zur Insulinresistenz.

Diabetes mellitus Typ 2 entwickelt sich sehr langsam und ruft zunächst kaum typische Beschwerden hervor. Aus diesem Grund wird die Erkrankung in der Regel zufällig bei einer Blutuntersuchung entdeckt. Symptome wie allgemeine Leistungsschwäche, vermehrter Durst und Harndrang, Heißhunger, Sehstörungen, Kopfschmerzen, Infektanfälligkeit und häufige Hautpilzerkrankungen können ein Hinweis auf eine Diabeteserkrankung sein.

Zucker oder stärkehaltige, zuckerbildende Lebensmittel regen die Insulinausschüttung der Bauchspeicheldrüse an. Insulin schleust den Blutzucker in die Zellen, die diesen zur Energiegewinnung brauchen. Extrem zuckerhaltige Ernährung führt zur übermäßigen Insulinbildung der Bauchspeicheldrüse, und in der Folge kommt es zum schnellen Blutzuckeranstieg. Das wirkt sich dauerhaft negativ auf den Blutzuckerspiegel aus. Insulinspitzen fördern eine Insulinresistenz, die häufig in einen Diabetes mellitus Typ 2 mündet.

Kommt es kurz nach einer kohlenhydratreichen/zuckerhaltigen Mahlzeit zur Heißhungerattacke, die in Begleitung von typischen Unterzucker-Symptomen wie Schwindel oder Zittrigkeit auftritt, greift man zu schnell verfügbarer Energie, etwa einem Schokoriegel. Dies führt zum raschen Anstieg des Blutzuckerspiegels, der ebenso schnell wieder abfällt – und die nächste Heißhungerattacke lässt nicht lange auf sich warten! Ein Teufelskreis.

Das ständige „Auf" und „Ab" führt letztlich zur Insulinresistenz. Die Bauchspeicheldrüse schüttet immer mehr Insulin aus, die Zellen sprechen nicht mehr auf das Insulin an und der überschüssige Zucker wird als Fett gespeichert. Dies verursacht Übergewicht, Adipositas und Diabetes mellitus Typ 2. Eine Insulinresistenz wirkt sich auch auf den Hormonhaushalt aus und führt bei Frauen zu Östrogenüberschuss, der wiederum Brustkrebs fördert.

Die üblichen schlechten Essgewohnheiten begünstigen den explosionsartigen Anstieg von Diabeteserkrankungen und Übergewichtigkeit.

Unter Diabetes mellitus Typ 2 leiden heute auch übergewichtige Kinder. Der Zuwachs an Adipositaspatienten nimmt erschreckende Ausmaße an. Etwa acht Millionen Deutsche leiden inzwischen an Diabetes mellitus Typ 2 – Tendenz steigend. Nur selten werden betroffene Patienten rechtzeitig und umfassend darüber informiert, dass Diabetes durch konsequente Ernährungsumstellung verhindert oder sogar geheilt werden kann. Ärzte wählen stattdessen den einfachen Weg, der jährlich Millionen in die Kassen der Pharmaindustrie spült: lebenslang Medikamente.

Diabetes beschleunigt nicht nur den Alterungsprozess, sondern begünstigt auch Herz-Kreislauf-Erkrankungen wie Bluthochdruck, erhöht die Lipidwerte (Cholesterin und Triglyceride) und ist die Hauptursache für Erblindung bei Erwachsenen. Folgeschäden wie Amputationen, schmerzhafte Nervenschäden in den Beinen und Nierenversagen sind keine Seltenheit.

Um frühzeitig handeln zu können, sollte man regelmäßig den Blutzucker kontrollieren lassen. Sobald sich dieser am oberen Limit bewegt, besteht ein Risiko für eine Diabeteserkrankung. Mit vollwertiger veganer Ernährung, die einen hohen Rohkostanteil, viele grüne Säfte und Salate beinhaltet, kann man einen Typ-2-Diabetes günstig beeinflussen. Basische pflanzenreiche Nahrung lässt Blutzuckerspitzen ausbleiben. Das macht länger satt. Diäten waren gestern!

Mit dieser Ernährung halten Sie Ihr Gewicht spielend und nehmen wahrscheinlich sogar noch ab, ohne sich zu quälen. Allerdings sollte man den Konsum von Fruchtzucker im Auge behalten. Zu viel süßes Obst, Trockenfrüchte und mit Fruchtzucker gesüßte Getränke und Fertiggerichte sind ungesund und wirken sich negativ auf den Blutzuckerspiegel aus. Viele greifen gerne zu süßen Früchten (Bananen, Mangos, Trockenfrüchten usw.) und treiben so ihren Blutzuckerspiegel in die Höhe. Nicht selten begüns-

tigt erhöhter Zuckerkonsum eine *Candida-*Erkrankung (Pilzbefall), da Pilze Zucker lieben.

Vermeiden Sie zuckerbildende Nahrungsmittel wie Weißbrot, Teigwaren, Nudeln, Fertiggerichte und vor allem raffinierten Zucker in jeglicher Form, braunen oder Rohrzucker.

## Das metabolische Syndrom

*Die Überzeugung, dass spezifische, identifizierbare Gene die Grundlage für Adipositas sind (z. B. „es liegt in unserer Familie"), erlaubt uns auch, die Schuld fatalerweise einer Ursache zu geben, die wir nicht beeinflussen können. Wir können die Ursache beeinflussen. Sie liegt auf unserer Gabel.*

T. Colin Campbell, *China Study*

In den vergangenen zehn Jahren konnte man bei Menschen mit Herz-Kreislauf-Erkrankungen vor allem in den Industrieländern einen dramatischen Anstieg weiterer Gesundheitsprobleme feststellen. Man nennt diesen Problemkomplex Syndrom X oder metabolisches Syndrom.

Die Erkrankung entwickelt sich meist aus einem schlechten Lebensstil heraus: eine permanente Überernährung mit den falschen Nahrungsmitteln und Bewegungsmangel. Die dadurch ausgelöste Fettleibigkeit führt zur Insulinresistenz. Die Bauchspeicheldrüse kann einen erhöhten Insulinspiegel temporär ausgleichen (Hyperinsulinämie), um eine normale Stoffwechsellage aufrechtzuerhalten (Plasma-Glukosekonzentrationen bis zu 100mg/dl, Nüchternwert). Ist der Insulinspiegel dauerhaft zu hoch, führt das zum Wirkverlust des Zuckerhormons und es kann eine Insulinresistenz entstehen, die sich zum Typ-2-Diabetes ausweiten kann. Parallel dazu verändern sich die Blutfettwerte. Typisch sind ein niedriger HDL-Cholesterin Spiegel sowie eine hohe Konzentration an Triglyceriden und LDL- Cholesterin.

## Metabolisches Syndrom: Kennzeichen

Treten die folgenden Symptome kombiniert auf, könnte ein metabolisches Syndrom vorliegen. Die angeführten Symptome unterliegen alle dem Hyperinsulinismus, der durch einen gestörten Kohlenhydratstoffwechsel hervorgerufen wird.

• Insulinresistenz (Diabetes mellitus Typ 2)

• Hypoglykämie (Unterzuckerung)

• Hoher Blutdruck

• Niedrige HDL-Werte

• Hohe Triglyceridwerte (Hypertriglyceridämie)

• Übergewicht

Die Therapie des metabolischen Syndroms setzt an den auslösenden Faktoren an: Ernährung, Bewegung, Entgiftung und Entspannung spielen eine wichtige Rolle. Kein Medikament, keine Nahrungsergänzungsmittel und keine Vitamintabletten können die Gesundheit so stark beeinflussen wie die nährstoffreiche vegane Ernährung.

Für Menschen, die an einem metabolischen Syndrom leiden oder diesem vorbeugen möchten, empfiehlt sich eine kohlenhydratereduzierte Ernährung, die den Blutzucker drosselt. Kohlenhydrate sind für den Organismus und den Stoffwechsel ebenso wichtig wie Vitamine, Mineralstoffe, Aminosäuren, Fettsäuren und Spurenelemente. Allerdings erfüllen nur die „richtigen" Kohlenhydrate diesen Zweck und nicht die „leeren" wie Zucker oder Nudeln und Brot aus Weißmehl. Vollwertige Nahrungsmittel mit komplexen Kohlenhydraten und wertvollen Ballaststoffen sind beispielsweise Gemüse, Obst oder Vollkorngetreide. Sie liefern dem Körper alle nötigen Nährstoffe. Hafer nimmt in der Behandlung des metabolischen Syndroms eine besondere Stellung ein, da er die Zuckeraufnahme verzögert. Bevor synthetisches Insulin für die Behandlung von Diabetes entwickelt wurde, hat man erhöhte Blutzuckerwerte durch die regelmäßige Einnahme von Hafer therapiert. Diese Methode kann auch bei Patienten mit einer Glutenunverträglichkeit angewendet werden, da Hafer hier eine gute Verträglichkeit aufweist.

Jeder hat ein individuelles Stoffwechselprofil und muss somit seine ganz persönliche Ernährungsform finden, um den Körper mit allen wichtigen Nährstoffen zu versorgen. Man sollte ein gutes Gefühl für sich selbst entwickeln und spüren, welche Nahrungsmittel gut und welche schlecht verträglich sind. Wenn Sie ständig unter Heißhungerattacken leiden und den Drang verspüren, Süßes zu essen, sollten Sie ihre Ernährung überdenken. Mit einer kohlenhydratreduzierten veganen Ernährung, die aus viel Gemüse und pflanzlichen Proteinen aus Nüssen, Mandeln, Samen und Ölsaaten (z. B. Chia, Leinsamen, Sonnenblumenkerne) besteht, lässt sich der Blutzuckerspiegel positiv beeinflussen. Zusätzlich sollte man den Körper gezielt entgiften, sich ausreichend bewegen und Sport treiben. Das beugt dem metabolischen Syndrom vor.

## Reizdarmsyndrom durch psychische Belastungen

Bei Patienten mit Verdauungsstörungen wird häufig ein „Reizdarmsyndrom" diagnostiziert. Schwieriger als die Diagnosestellung ist es, die konkrete Ursache festzustellen, weil die Symptome vielfältige Auslöser haben können. Nur mit einer ausführlichen Ausschlussdiagnose lässt sich das Krankheitsbild „Reizdarm" eingrenzen. Schmerzen, Krämpfe, Blähungen und häufige Stuhlentleerungen mit wechselnder Konsistenz sind die Hauptbeschwerden bei einem

Reizdarmsyndrom. Diese Beschwerden können auf eine Schwäche der Bauchspeicheldrüse, Nahrungsmittelallergien, einer Lactose-, Fructose-, Gluten- und Histaminunverträglichkeit hindeuten – was die Diagnose Reizdarm erschwert.

Ein Reizdarm macht nachts kaum Probleme, aber im Tagesverlauf wird er immer gereizter und empfindlicher. Stress und psychische Belastungen sowie verdrängte Emotionen im privaten oder beruflichen Umfeld tragen dazu bei, dass der Darm permanent durch eine gestörte Verdauung irritiert wird. Viele Menschen sind privat oder beruflich überfordert und stehen kurz vor dem Burnout. Aussagen wie „das schlägt mir auf den Magen" oder „Ich bin total sauer" unterstreichen die Verbindung zwischen Magen, Darm und Psyche. Meistens bessern (oder verschlechtern) sich die Symptome während stressfreier Phasen – beispielsweise am Wochenende oder im Urlaub.

Menschen mit einem gereizten Darm sind viel sensibler. Sie geraten schnell aus dem Gleichgewicht. Man spricht von einer Hypersensibilität der Eingeweide oder einer Störung des vegetativen Nervensystems. Zwischen dem Magen-Darm-Trakt und dem Gehirn besteht eine Verbindung, die auch als *brain-gut-axis* (Hirn-Darm-Achse) bezeichnet wird. Unser sogenanntes „Bauchhirn" beeinflusst das zentrale Nervensystem durch die Produktion des Glückshormons Serotonin und sorgt damit für „Schmetterlinge im Bauch". Serotoninmangel kann Reizdarmsymptome verstärken.

Eine vielfältige Darmflora ist von großer Bedeutung für die Darmgesundheit. Ein gestörtes Gleichgewicht der Darmbakterien führt zu Verdauungsbeschwerden. Da durch Einnahme von Antibiotika wichtige Bakterienstämme vernichtet werden, sollte man die Darmflora unbedingt nach einer solchen Behandlung wieder aufbauen. Wie Sie ihre Darmflora positiv beeinflussen können, lesen Sie auf S. 66.

Sobald die Diagnose Reizdarm feststeht und andere Störungen wie Nahrungsmittelunverträglichkeiten ausgeschlossen wurden, sollten Sie vor allem an naturheilkundliche Therapiemaßnahmen denken. Die konventionelle Medizin behandelt nur die Symptome und behilft sich dabei mit Abführ-, Durchfall- und Entschäumungsmitteln sowie krampflösenden Medikamenten. Reizdarm ist aber eine Störung des vegetativen Nervensystems und wird als psychosomatische Erkrankung eingestuft. Häufig werden Psychopharmaka verordnet, die manchmal durch verschiedenste Nebenwirkungen weitere Probleme nach sich ziehen. Die Ursache wird so nicht erfolgreich behandelt.

## Igel-Stachelbart bei Reizdarmproblemen

Igel-Stachelbart (Hericium erinaceus) lindert Reizdarm-Symptome. In der traditionellen chinesischen Medizin hat der Pilz einen festen Platz. Er wird hauptsächlich zur Therapie von Beschwerden und Erkrankungen im Magen-Darm-Trakt verwendet. Aufgrund seiner stimulierenden Wirkung auf das Nervensystem eignet er sich besonders zur Behandlung des Reizdarms.
Igel-Stachelbart wirkt präbiotisch, entzündungshemmend und regeneriert die Darmschleimhaut. Der Pilz ist als Pulver oder in Form von Tabletten erhältlich. Seine Wirkstoffe werden noch besser kombiniert mit Vitamin C aufgenommen. Pulverisiertes Pilzpulver kann man wunderbar in Müsli oder in Smoothies mischen.

Naturheilkundliche Therapien helfen dabei, Symptome zu lindern und sind das Mittel der Wahl. So wirkt Magnesium bei Krämpfen und Verstopfungen, Pfefferminze ist krampflösend und Johanniskraut wird als Antidepressivum eingesetzt. Auch die Homöopathie bietet viele Therapiemöglichkeiten, die Sie mit einem Heilpraktiker auf Ihre Bedürfnisse abstimmen können. Das Wichtigste ist, dass Sie Ihre Lebenssituation überdenken und zur Ruhe kommen.

Gerade Frauen haben durch die hormonelle Umstellung in den Wechseljahren mit Verdauungsstörungen und Unverträglichkeiten zu kämpfen. Kommen dann noch depressive Verstimmungen dazu, gerät man schnell in einen Teufelskreis, der mit widersprüchlichsten Diagnosen gespickt ist. Durch die Behandlung der Symptome wird man vielleicht kurzfristig eine Besserung spüren. Auf lange Sicht werden verdrängte Probleme aber verstärkt. Sorgt man für Ruhe und Ausgeglichenheit, bringt man seine Psyche und Lebensumstände in Ordnung. Dann bessern sich die Beschwerden nachhaltig. Eine gesunde pflanzenreiche Kost, viel Bewegung an der frischen Luft, Yoga und Meditation tragen dazu bei, dass Sie mit einem gesunden Darm glücklich durch die Wechseljahre gehen.

## Leaky-Gut-Syndrom

Was ist ein Leaky-Gut-Syndrom? *Leaky-Gut* stammt aus dem Englischen und bedeutet „durchlässiger Darm". Unverdaute Nahrungspartikel, Giftstoffe, Krankheitserreger, Bakterien und Hefepilze gelangen ungehindert über geschädigte Darmschleimhaut in den Blutkreislauf und können hier verschiedene Beschwerden auslösen – etwa extremen Nährstoffmangel, der das Immunsystem schwächt. Es entwickeln sich gesundheitliche Störungen wie entzündliche Darmerkrankungen, chronischer Durchfall, Verstopfung und Hauterkrankungen. Kopfschmerzen, ständige Müdigkeit und Konzentrations-

schwäche sind begleitende Symptome. Selbst schwerwiegende Autoimmunerkrankungen wie Hashimoto-Thyreoiditis, Zöliakie, Multiple Sklerose und rheumatoide Arthritis können durch ein Leaky-Gut-Syndrom ausgelöst werden.

Falsche Ernährung, häufige Antibiotika-Gaben und Infektionskrankheiten bringen die Bakterienbesiedelung der Darmschleimhaut aus dem Gleichgewicht. Sie kann somit ihre Aufgabe nicht mehr richtig erfüllen. Aus diesem Grund stellen die drei genannten Faktoren die Hauptursachen für die Entstehung des Leaky-Gut-Syndroms dar. Wenn die krankmachenden Bakterien überhandnehmen, kann dies zu Entzündungen der Darmschleimhaut führen. Verlaufen solche Entzündungen chronisch, kommt es zur massiven Schädigung der Darmschleimhaut. Sie wird dann durchlässiger. Chronisch entzündliche Darmerkrankungen wie Morbus Crohn, Colitis ulcerosa, Zöliakie oder Nahrungsmittelunverträglichkeiten wie Lactose- und Glutenintoleranz schädigen die Darmschleimhaut und erzeugen einen porösen Darm.

Deshalb ist der Verzicht auf industriell hergestellte Lebensmittel, die mit chemischen Substanzen versetzt sind, unabdingbar. Farb- und Konservierungsstoffe, Transfettsäuren, Zucker, Geschmacksverstärker wie Glutamate, befinden sich in vielen Lebensmitteln und fördern Entzündungen im Darm. Deshalb sollte man möglichst auf glutenhaltige Nahrungsmittel verzichten. Mittlerweile gibt es gute glutenfreie Alternativen für Brot, Backwaren und Pasta. Mehr dazu erfahren sie im Kapitel *Glutenunverträglichkeit und Zöliakie* auf S. 51. Auch eine starke Pilzinfektion kann eine Durchlässigkeit des Darmes hervorrufen. Über dieses Krankheitsbild und die möglichen Therapieformen informieren ausführlich S. 70. Medikamente, die die Darmschleimhaut angreifen sowie die Einnahme von Antibiotika, die sich sehr negativ auf die Darmflora auswirken, sollte man möglichst meiden.

Die Therapie des Leaky-Gut-Syndroms ist langwierig und erfordert Geduld. An erster Stelle steht die Darmsanierung, auf die eine Ernährungsumstellung sowie eine optimale Therapiemaßname folgen, um die Darmflora wieder aufzubauen. Viele Anregungen für die Pflege einer gesunden Darmflora und deren Heilung sowie Tipps für eine gute Verdauung finden Sie im weiteren Verlauf des Buches.

# Nahrungsmittelunverträglichkeiten

Die Ursachen von Nahrungsmittelunverträglichkeiten können vielfältig sein. Sie entstehen in erster Linie durch eine krankhafte Veränderung der Darmflora. Auch psychische Belastungen wie innere Unruhe oder chronischer Stress können Nahrungsmittelunverträglichkeiten hervorrufen. Häufig leiden Patienten gleichzeitig an mehreren Nahrungsunverträglichkeiten und -allergien.

Die Stellung der richtigen Diagnose stellt für Ärzte und Heilpraktiker häufig eine große Herausforderung dar. Oft werden keine Zusammenhänge zwischen den einzelnen Unverträglichkeiten erkannt. Dementsprechend einseitig fällt die Behandlung aus. Ärzte verordnen häufig kostspielige Allergietests, die meist keine eindeutigen Ergebnisse liefern. Schnell ist die Diagnose Reizdarmsyndrom gestellt. Therapiemaßnahmen wie eine Auslassdiät (Weglassen von bestimmten Nahrungsmitteln für einen längeren Zeitraum) mit anschließender Ernährungsumstellung schlagen Ärzte nur selten vor.

Um einer Nahrungsmittelunverträglichkeit wirklich auf den Grund zu gehen, ist Eigeninitiative gefragt. Nur die konsequente Auslassdiät mit anschließendem Provokationstest bringt stichhaltige Ergebnisse. Bei einem Provokationstest werden verdächtige Nahrungsmittel nach einer längeren Karenzzeit wieder gegessen. So kann man eine direkte Reaktion auf das jeweilige Nahrungsmittel beobachten. Manchmal verträgt der Körper bestimmte Nahrungsmittel nach einer längeren Karenzzeit wieder.

Andere Nahrungsmittel wiederum rufen nach wie vor Unverträglichkeitsreaktionen hervor und müssen weiterhin gemieden werden. Mittels dieser Verfahren konnte ich meine Histaminunverträglichkeit sowie meine empfindliche

Reaktion auf Gluten selbst herausfinden. Auf den folgenden Seiten werden verschiedene Krankheitsbilder vorgestellt, die auf Nahrungsmittelunverträglichkeiten und Nahrungsmittelallergien basieren. Anhand der detailliert beschriebenen Symptome können Sie selbst eine Nahrungsmittelunverträglichkeit ausschließen oder feststellen und gegebenenfalls therapieren.

## Histaminunverträglichkeit

Was ist los, wenn Rotwein, gereifter Käse oder Tomaten Magenbeschwerden, Verdauungsprobleme, Kopfschmerzen, Hautjucken, Atemnot und Herzrhythmusstörungen auslösen? Dies kann ein Hinweis auf eine massive Histaminunverträglichkeit sein. Zunehmend mehr Frauen ab 40 und in den Wechseljahren vertragen plötzlich viele Nahrungsmittel nicht mehr, die vorher nie oder kaum Probleme bereitet haben.

Histamin gehört zu den sogenannten biogenen Aminen. Es kommt in pflanzlichem, tierischem und menschlichem Gewebe vor. Histamin ist bei wichtigen biologischen Prozessen beteiligt und spielt eine große Rolle bei allergischen Reaktionen. Im menschlichen Körper wird Histamin in den Mastzellen gespeichert, wo es auf seine Freisetzung wartet. Histamin wird vom Körper selbst gebildet, aber auch mit der Nahrung aufgenommen. Im richtigen Maß ist Histamin sogar lebenswichtig und für Vorgänge und Funktionen im Organismus nötig. Histamin sorgt für unseren Appetit, regt die Bildung von Magensaft und die Peristaltik des Verdauungstraktes an. Es ist an der Wundheilung, Abwehr körperfremder Stoffe und am Zellwachstum beteiligt,

### Symptome bei Histaminunverträglichkeit

- Asthma
- Blähungen, vorgewölbter Blähbauch
- Brechreiz und Erbrechen
- Gesichtsrötung
- Heißhungeranfälle
- Herzrhythmusstörungen
- Kopfschmerzen, Migräne
- Nasenlaufen, ständiger Schnupfen
- Roter, juckender Hautausschlag
- Schlafstörungen
- Schwindel
- Vermehrte Magensäure
- Zungenbrennen

Die Beschwerden können sofort und bis zu zwei Stunden nach einer histaminreichen Mahlzeit auftreten und viele Stunden anhalten.

beeinflusst unseren Schlaf-Wach-Rhythmus. Histamin spielt bei der Regulation des Blutdrucks, der Körpertemperatur, der Schmerzempfindung und der Hormonbildung eine Rolle.

Ein Ungleichgewicht zwischen anfallendem Histamin und der Möglichkeit, es abzubauen, führt zur Histaminunverträglichkeit oder Histaminintoleranz. Das Enzym Diaminoxidase baut Histamin ab. Ist diese Funktion eingeschränkt, kann es durch die Histaminbelastung zu allergischen Reaktionen kommen. Für Symptome wie Rötungen, Juckreiz, Nesselausschlag, Schleimhautschwellung bis hin zu Atembeschwerden kann überschüssiges Histamin verantwortlich sein. Frauen ab 40 Jahren sind häufiger betroffen als Männer. Eine Erklärung dafür ist die hormonelle Umstellung, die in den Wechseljahren stattfindet.

Histamin ist in geringen Mengen in vielen Nahrungsmitteln enthalten. Jedoch enthalten einige Nahrungsmittel eine besonders hohe Konzentration des Stoffs. Auch körperliche Anstrengung, Stress, Hormonschwankungen, akute Magen-Darm-Infekte und ein chronisch entzündeter Darm können den Anstieg von Histamin im Körper hervorrufen. Viele Medikamente enthalten histaminfreisetzende oder diaminoxidasehemmende Wirkstoffe. Antibiotika, Blutdrucksenker, Rheuma- und Asthmamittel, Röntgenkontrastmittel, Antidepressiva und Schmerzmittel sind nur einige von vielen Medikamenten, die Histamin ansteigen lassen.

Der wichtigste Grund für Histaminintoleranz ist die Zufuhr von histaminreichen Nahrungsmitteln und solchen, die zu den Histaminliberatoren zählen. Als Histaminliberatoren bezeichnet man Lebensmittel, die das in den Körperzellen gebundene Histamin freisetzen und somit Beschwerden auslösen können, die nicht nur auf den Verdauungstrakt beschränkt sind, sondern den gesamten Organismus betreffen. Alkohol ist beispielsweise ein sehr bedeutender Histaminliberator. Tomaten, Erdbeeren, Kiwis, Ananas, Birnen und Zitrusfrüchte sorgen für eine Freisetzung von Histamin und verstärken die Symptome einer Histaminunverträglichkeit.

Warum leiden immer mehr Menschen an Histaminunverträglichkeit? Der Trend zu Fertignahrung mit künstlichen Konservierungsstoffen, Geschmacksverstärkern, Glutamaten und Farbstoffen verschärft dieses Problem. Hat man sich lange genug falsch ernährt und sich dadurch eine Histaminunverträglichkeit angefuttert, verträgt man auf einmal viele und auch gesunde Lebensmittel nicht mehr. Wenn Sie beim Verzehr von stark histaminhaltigen Lebensmitteln wie Rotwein, gereiftem Käse, Fischkonserven oder Tomaten eine Reaktion verspüren, sollten Sie an eine Histaminunverträglichkeit denken.

Mit Laboruntersuchungen und dem klassischen Pricktest (Allergietest) lässt sich eine Histaminunverträglichkeit nur schwer nachweisen. Um festzustellen, ob die auftretenden Symptome vom Verzehr histaminhaltiger Nahrungsmitteln ausgelöst werden, empfiehlt sich die bereits erwähnte Auslassdiät. Dazu müssen Sie konsequent vier Wochen lang alle histaminhaltigen und histaminfreisetzenden Lebensmittel von Ihrem Speiseplan streichen. Mit anschließenden Provokationstests können Sie ermitteln, welche Nahrungsmittel Sie vertragen oder nicht. Verspüren Sie nach wie vor eine Reaktion auf bestimmte Produkte, bleibt das jeweilige Lebensmittel tabu. Wenn man lange genug auf histaminhaltige Nahrungsmittel in der Ernährung verzichtet, lässt sich die Unverträglichkeit oft rückgängig machen.

Grundsätzlich gilt: Alle Lebensmittel, die nicht in dieser Übersicht zu finden sind, müssen auf ihre individuelle Verträglichkeit getestet werden. Das bedeutet nicht, dass Ihr Speiseplan dadurch sehr eingeschränkt wäre. In Anbetracht der Vielfalt des heutigen Lebensmittelangebots sollte man sich bei einer Histaminunverträglich-

# Lebensmittel bei Histaminintoleranz

## Weniger geeignete Lebensmittel mit hohem Histamingehalt und Histaminliberatoren

Sämtliche Produkte mit Hefe oder Hefeextrakt (fast alle herkömmlichen Fertigprodukte enthalten Hefeextrakt), Weizen und vegane Fleischersatzprodukte aus Weizengluten (Eiweißprotein aus Weizen), alle mit Semmelbröseln panierten Speisen und Fastfood sollte man bei vorliegender Histaminintoleranz unbedingt meiden!

• Käse: Bergkäse (besonders lange gereifte Sorten), Camembert, Emmentaler, Parmesan, Rohmilchkäse, Roquefort

• Fermentierte Sojaprodukte: Miso, Tempeh, Tofu, Sojadrinks, Soja-Joghurt, Sojamehl

• Gemüse: Auberginen, Avocado, Bohnen, Champignons, Erbsen, eingelegte und milchsauervergorene Gemüsesorten, Linsen, Sauerkraut, Spinat, Steinpilze, Tomaten (auch Ketchup, Tomatenmark)

• Obst: Ananas, Bananen, Birnen, Erdbeeren, Himbeeren, Kiwis, Papaya, Zitrusfrüchte

• Nüsse und Samen: Cashewnüsse, Erdnüsse, Haselnüsse, Kakao (alle kakaohaltigen Produkte wie Schokolade), Walnüsse

• Fisch: Dunkle Fischsorten wie Makrele, geräucherter und getrockneter Fisch, Hering, auch Fischkonserven sind extrem ungeeignet, nicht fangfrischer Fisch (je älter der Fisch, desto höher der Histamingehalt)

• Wurstwaren: Alle Arten von Wurst (insbesondere Schinken), geräucherte (Speck) sowie gepökelte Wurstwaren

• Essig (jeglicher Art)

• Scharfe Gewürze

• Getränke: Rotwein, besonders lange gereifte Weine, Champagner, Sekt, Bier (vor allem Weizenbier), milchsauervergorene Gemüsesäfte, Tomatensaft, Kakaogetränke, schwarzen und grünen Tee sowie Kaffee sollte man austesten.

• Zusatzstoffe: Glutamat, Farbstoffe, Sulfite, Nitrit, Benzoesäure

## Geeignete vegane Lebensmittel

• Getreide: Kuchen und Gebäck sowie Getreide-Pops und Flocken aus den nachfolgenden Getreidesorten sind erlaubt: Amaranth, Dinkel, Hafer, Hirse, Mais, Quinoa, Reis, Reisnudeln, Wildreis

• Gemüse: Blattsalate (grün), Blumenkohl, Brokkoli, Fenchel, Gurke, Karotten, Kartoffeln, Kohlrabi, Kürbis, Lauch, Mangold, Paprika, Radieschen, Rote Bete, Spargel, Süßkartoffeln, Zucchini, Zuckererbsen, Zwiebeln

• Obst: Äpfel, Aprikosen, Heidelbeeren, Johannisbeeren, Kakis, Kirschen, Melonen, Pfirsiche, Rhabarber, Stachelbeeren, Weintrauben (grün)

• Kräuter (frisch)

• Pflanzenöle: Alle hochwertigen kaltgepressten Pflanzenöle wie Hanföl, Kokosöl, Kürbiskernöl, Leinöl, Olivenöl, Rapsöl, Sonnenblumenöl

• Nüsse/Samen: Chia-Samen, Hanfsamen, Kastanien, Kokos, Kürbiskerne, Leinsamen, Mandeln, Mohnsamen, Pinienkerne, Sonnenblumenkerne, Sesamsamen, Zedernkerne

• Süßungsmittel: Agavensirup, Kokosblütenzucker

• Getränke: Dinkelmilch, Frucht- und Gemüsesäfte mit den oben genannten Früchte- und Gemüsesorten, Haferdrink, Kokosmilch, Kräutertees, Mandelmilch, Reismilch, Wasser; Kaffee und Tee müssen ausgetestet werden.

keit nicht frustrieren lassen. Es gibt zahlreiche Möglichkeiten, stark histaminhaltige Lebensmittel zu umgehen. Achten Sie darauf, dass Sie alle Lebensmittel so frisch wie möglich zubereiten und zu sich nehmen. Vermeiden Sie das Aufwärmen von Speisen – je öfter etwas aufgewärmt wurde, desto höher fällt der Histamingehalt aus. Essen Sie keine konservierten Nahrungsmittel oder Fertiggerichte und halten Sie sich am besten an die geeigneten Lebensmittel in der Liste auf der linken Seite.

Trinken Sie ausreichend viel Wasser – Histamin erhöht sich bei Wassermangel. Das Bioflavanoid Quercetin und Vitamin C hemmen die Freisetzung von Histamin. Darüber hinaus können Sie den Abbau von Histamin durch die Einnahme von Vitamin B6 beschleunigen. Sie sollten jedoch ihre Grenzen selbst austesten. Testen Sie, wieviel Histamin Ihr Körper verträgt, denn Sie spüren selbst am besten, was Ihnen gut tut und was nicht.

Ich habe mein Histaminproblem gut im Griff. Es hat lange gedauert, bis ich eine Erklärung für meine brennende Zunge fand – viele Blutuntersuchungen blieben ergebnislos. Nach vielen kostspieligen Allergietests und hilflosen Therapieversuchen brachte mich ein Artikel über Histaminunverträglichkeit in der Naturheilkunde Zeitschrift *Natur & Heilen* auf die richtige Spur. Ich führte die beschriebene Auslassdiät durch und konnte so Nahrungsmittel aus meiner Ernährung herausfiltern, die mir nicht gut taten und die für die brennende Zunge verantwortlich waren.

Durch meine Ernährungsumstellung verschwanden plötzlich lästige Hautausschläge, Kopfschmerzen und Schlafstörungen. Einige meiner favorisierten Nahrungsmittel konnte ich durch die bereits erwähnten Provokationstests herausfiltern und wieder in meinen Speiseplan aufnehmen. Manche Lebensmittel vertrage ich inzwischen wieder in kleinen Mengen, auf an-

dere muss ich weiterhin ganz verzichten. Da es mir wesentlich besser geht, wenn ich auf die Wahl der von mir konsumierten Lebensmittel achte, hat sich meine Lebensqualität erheblich verbessert. Mehr Lebensqualität steht bei mir an erster Stelle, weshalb mir der Verzicht auf das eine oder andere Produkt nicht schwer fällt.

Meine Entscheidung für eine genussvolle vegane Ernährung war richtig und hat neben vielen anderen positiven Effekten auch mein Histaminproblem gelöst. Wenn auch Sie viele histaminhaltige Nahrungsmittel nicht mehr vertragen und darunter leiden, lassen Sie den Kopf nicht hängen: Sie werden sehen, nach einiger Zeit läuft die histaminarme Ernährung ganz automatisch. Seien Sie kreativ und toben Sie sich in der Küche aus!

# Glutenunverträglichkeit und Zöliakie

Was haben Weizenbrot, Hafermilch, Bier und Pizza gemeinsam? Sie enthalten Gluten!

Das Kleberweiß Gluten ist in allen Getreidesorten vorhanden. Er steckt in Weizen, Dinkel, Roggen, Grünkern, Gerste, Emmer, Einkorn, Kamut (Khorasan-Weizen), Hartweizen und Hafer. Der westliche Ernährungsstil ist extrem glutenhaltig, da er viele Weizenprodukte beinhaltet, die den Hauptlieferanten für Gluten darstellen. Alle Lebensmittel, die mit Getreide hergestellt werden, enthalten Gluten: Pizza und Pasta, Brot, Kuchen, Getreidemüsli und natürlich auch Bier. Wer unter einer Glutenunverträglichkeit leidet, muss nach dem Verzehr von glutenhaltigen Lebensmitteln mit gesundheitlichen Problemen rechnen.

William Davis, der Autor des Bestsellers *Weizenwampe* bezeichnet Weizen als moderne Droge – davon loszukommen, gleicht dem Entzug eines Rauchers. Sie werden vielleicht schon festgestellt haben, welch große Befriedigung der

Genuss von Pizza oder Pasta und Co. mit sich bringen kann – darauf zu verzichten, fällt vielen schwer. Immer mehr Menschen reagieren überempfindlich auf Gluten. Glutensensitivität, Glutenunverträglichkeit oder Zöliakie sind ähnliche Krankheitsbilder, die allerdings differenziert betrachtet werden müssen.

Eine genetisch bedingte Glutenunverträglichkeit bezeichnet man als Zöliakie. Hier sind die Verdauungsenzyme nicht in der Lage, das Gluten aus der aufgenommenen Nahrung zu verdauen. Das unverdaute Gluten führt schließlich zu starken Entzündungen im Darm. Der Dünndarm kann dann nicht mehr genügend Nährstoffe aufnehmen und es kommt zu Mangelerscheinungen sowie chronischen Entzündungen. Die durch die Verdauung entstehenden Gase verursachen Durchfälle, Bauchschmerzen, Müdigkeit, Unwohlsein und sogar Anämie (Blutarmut). Bei der Diagnose „klassische Zöliakie" besteht das absolute Verbot von glutenhaltigen Lebensmitteln, um die Beschwerden zu lindern. Schon kleinste Brotkrümel können schwerste Reaktionen hervorrufen.

Weitaus mehr Patienten leiden unter einer Glutenunverträglichkeit. Betroffene weisen ähnliche Symptome wie Zöliakie-Erkrankte auf, jedoch zeigen sich auch Symptome im restlichen Körper – und Darmbeschwerden können ausbleiben. Auch Nerven-, Muskel- und Gelenkschmerzen, Erkrankungen der Haut, Herz-Kreislauf-Beschwerden, Angstzustände, Depression oder chronische Kopfschmerzen können eine Folge des Getreidekonsums sein. Gluten kann auch zu Insulinresistenz und Diabetes führen. Bei einer Glutenunverträglichkeit besteht im Gegensatz zur Zöliakie nach einer längeren Auslassphase von glutenhaltigen Lebensmitteln die Möglichkeit einer Heilung.

Die genetische Komposition des heute angebauten, überzüchteten Weizens hat sich gegenüber früheren Kulturen stark verändert – noch vor 50 Jahren war der Glutenanteil viel geringer. Die sogenannten Hochleistungsweizensorten bringen höhere Erträge, sind aber auch der Grund, warum viele Menschen Weizen nicht mehr vertragen. David Perlmutter, Neurologe und Ernährungsmediziner aus Florida, bezeichnet in seinem Buch *Dumm wie Brot* Weizen als „Killerkorn". Würde man wieder zu alten, weniger ertragreichen Weizensorten zurückkehren, könnte man das Problem der Weizenunverträglichkeit zumindest eindämmen.

Ein reduzierter Konsum von Getreideprodukten fördert auch Ihre Gesundheit. Schon jetzt können Sie auf biologisch angebaute, weniger ertragreiche Getreidesorten wie Dinkel, Einkorn oder Emmer umsteigen. Machen Sie einen großen Bogen um Aufback Baguettes oder derartige Brötchen. Diese Produkte enthalten extra zugesetztes Gluten, um ein besseres Backergebnis zu erzielen. Auch Seitan, das in Form von veganen Fleischersatzprodukten angeboten wird, ist nicht zu empfehlen. Es besteht aus reinem Weizenprotein (Eiweiß), das heißt, Sie haben es mit Gluten in reinster Form zu tun! Der tägliche Konsum solcher Produkte führt früher oder später zwangsweise zur Glutenunverträglichkeit.

Ich reagiere sehr empfindlich auf Gluten. Nach jahrelangem Weizenverzehr habe ich mir diese Unverträglichkeit „angefuttert". Esse ich weizenhaltige Lebensmittel, geht mein Blutdruck unverzüglich in die Höhe und Hitze steigt mir in den Kopf. Die Folge sind Kopfschmerzen und Verdauungsstörungen. Eine Auslassdiät lieferte mir die Bestätigung für meinen Verdacht der Glutenunverträglichkeit. Darauf habe ich reagiert und ohne glutenhaltigen Weizen geht es mir wesentlich besser. Heute kann ich kleine Mengen an glutenhaltigen Lebensmittel in Form von Vollkorngetreidesorten wie Dinkel, Emmer oder Roggen vertragen, da sie im Gegensatz zu Weizen weitaus weniger Gluten enthalten. Glutenfreie Produkte sind mir dennoch am liebsten.

Wie Sie dem Rezeptteil (S. 179) entnehmen können, ist meine Ernährung speziell darauf abgestimmt.

Wenn auch Sie unter einer Glutenunverträglichkeit leiden, sollten Sie bei ihrer Ernährungsumstellung darauf achten, viel Gemüse, Salat, Obst, Hülsenfrüchte, Samen und Nüsse in Ihren Speiseplan einzubauen – was sich bei einer veganen Ernährung sowieso automatisch ergibt. Statt dem üblichen Getreide können Sie auf glutenfreie Mehlsorten umsteigen: Hirse-, Quinoa-, Amaranth-, Buchweizen-, Kastanien-, Reis- und Maismehl sind wunderbare glutenfreie Alternativen. Im Biofachhandel gibt es inzwischen hervorragende Backmischungen oder fertige glutenfreie Brotsorten. Die meisten Brot- und Nudelsorten bestehen aus kohlenhydratreichem Mais- und Reismehl. Um nicht an Gewicht zuzulegen, sollte man solche Produkte nur in Maßen zu sich nehmen.

Meiden Sie Fertigprodukte wie veganen Fleisch- oder Wurstersatz. Sie bestehen oft aus Weizeneiweiß, das häufig als Weizenprotein deklariert wird. Auch so mancher veganer Brotaufstrich enthält verstecktes Gluten. Es lohnt sich immer, die Zutatenliste genauer zu studieren. Wenn Sie unterwegs sind, sollten Sie doppelt wachsam sein: Schnell beim Bäcker ein Brötchen kaufen, könnte Probleme schaffen. Besser ist, Sie nehmen sich Ihre eigenen Snacks mit. Hier empfehlen sich Nüsse und Mandeln, glutenfreies Kräckerbrot und natürlich Obst oder Gemüse. So gehen Sie unangenehmen Überraschungen aus dem Weg. Im Flugzeug mache ich mir mittlerweile einen kleinen Spaß daraus, meine selbst mitgebrachten Vollwertleckereien aufzutischen, während die Sitznachbarn lustlos mit der Fertignahrung aus ihrer Plastikschachtel kämpfen.

Sollten Sie kein Problem mit Gluten haben, müssen Sie auf keinen Fall auf gesunde Vollkorngetreideprodukte verzichten. Ein knuspriges Vollkornbrot schmeckt nicht nur gut, sondern hat auch viele gesundheitliche Vorteile. Sie können sich trotzdem von meinen delikaten glutenfreien Rezepten inspirieren lassen – und damit nicht nur Ihren Speiseplan bereichern, sondern auch gleichzeitig einer Unverträglichkeit vorbeugen. Probieren Sie doch einmal meine leckeren glutenfreien Kräckerbrote und die knusprigen Brötchen. Die sind wirklich eine überzeugende Alternative zu den üblichen Brotsorten!

## Lactoseunverträglichkeit

Tierische Proteine, wie sie in der Milch vorkommen, sind schwer zu verdauen. Inzwischen ist erwiesen, dass Erwachsene Milch schlecht vertragen. Grund hierfür ist, dass der Körper mit zunehmenden Alter Lactose (Milchzucker) immer schlechter aufspalten kann. Wenn der Magen grummelt und schmerzt, Übelkeit, schmerzhafte Blähungen und Durchfälle an der Tagesordnung sind, dann sollte man den Konsum von Milchprodukten überdenken.

Die Zahl der Menschen, die an Lactoseunverträglichkeit leiden, steigt stetig. Die vielen lactosefreien Nahrungsmittel in den Supermarktregalen bestätigen diese Entwicklung. Milchprodukte haben einen hohen Gehalt an gesättigten Fettsäuren. Diese beschleunigen die Zellalterung und lassen den Cholesterinspiegel ebenso in die Höhe schnellen wie die Anzahl der Kilos auf Ihren Hüften. Milchprodukte können Verdauungsprobleme wie Durchfall oder Blähungen verursachen und die Atemwege verschleimen. Im Darm verhindert die Schleimschicht die Aufnahme von wichtigen Nährstoffen. Müdigkeit und Allergien sind nur eine Folge davon. Inzwischen ist es wissenschaftlich belegt, dass tierische Proteine die Entstehung von Krebs fördern können. Unter anderem ist das Protein Casein, das zu 87 Prozent in Kuhmilch enthalten ist, mitverantwortlich für das Wachstum von Krebszellen.

In der Darmschleimhaut befindet sich unter anderem ein Enzym, das Lactase genannt wird. Es spaltet die mit der Nahrung aufgenommene Lactose auf, sodass die Aufnahme im Körper gewährleistet werden kann. Ist dieses Enzym nicht vorhanden oder wurde zu wenig davon gebildet, wird nur eine geringe Menge von Lactose vertragen.

Wenn Sie nach dem Verzehr von Milchprodukten Verdauungsprobleme wie Blähungen, Durchfall und Übelkeit verspüren und Ihnen Kopfschmerzen, eine verstopfte Nase oder eine starke Verschleimung der Atemwege zusetzen, dann leiden Sie wahrscheinlich an einer Lactoseunverträglichkeit. Ein Verzicht auf Milchprodukte aller Art und Nahrungsmittel wie Milcheis, milchhaltige Desserts sowie Medikamente, die Lactose enthalten, wird ihre Lebensqualität verbessern.

Ich habe mein Frühstück früher nie besonders gut vertragen. Heute weiß ich warum: Ich habe es immer mit Milch oder Joghurt, Getreide und Früchten zubereitet. Die Verbindung aus Kohlenhydraten, Fructose und Lactose verursachte unangenehme Verdauungsstörungen. Nachdem ich mein Frühstücksmüsli durch meine leckere gluten- und lactosefreie Variante ersetzt habe, konnte ich die Früchte hervorragend vertragen und wurde beschwerdefrei. Darüber hinaus macht mein neues Frühstück sehr lange satt! Von Käse und Joghurt konnte ich mich nur schwer trennen. Zum Schluss gab es nur Ziegenfrischkäse, aber auch danach ging meine Nase zu und mein Rachen verschleimte.

Erst, als ich alle Milchprodukte konsequent aus meinem Speiseplan verbannt habe, verschwanden auch all die genannten Symptome wie durch Zauberhand. Eine gute Alternative zu Milch und Milchprodukten sind die vielfältigen veganen Varianten wie Hanfmilch, Mandelmilch, Reismilch, Kokosmilch, Sojamilch, Sojasahne, Kokosjoghurt und Nusskäse. Besonders schmackhaft sind meine veganen Milch-Drinks und mein Kokos-Nuss-Joghurt. Die einzelnen Rezepte finden Sie im Rezeptteil auf S. 179.

Weitere aufschlussreiche Infos über Milch und zur Milchproduktion erhalten Sie in *Die Kalziumlüge* auf S. 80.

## Fructoseunverträglichkeit

Wenn ein Apfel, ein Stück Obst oder ein Glas Saft Probleme bereiten und für einen aufgetriebenen Leib mit Völlegefühl, Blähungen und Durchfall sorgen, lässt das auf Fructoseunverträglichkeit schließen. Fructose wird nur langsam im Darm aufgenommen. Ist dieser Aufnahmeprozess gestört oder stark verlangsamt, kommt es zur Fructoseunverträglichkeit. Es handelt sich dabei nicht um eine Allergie. Ein kleiner Prozentsatz der Bevölkerung leidet darunter, wobei einige trotzdem mit kleineren Mengen Fructose fertig werden. Das heißt, man muss nicht immer völlig auf Obst, Saft und Trockenfrüchte verzichten. Auch hier kommt es auf die Menge an. Durch einen Test, bei dem eine größere Menge Fructose verabreicht wird, lässt sich die Fructoseunverträglichkeit feststellen. Der sogenannte „Wasserstoffatemtest" bringt noch genauere Ergebnisse.

Die *erworbene* Fructoseunverträglichkeit darf nicht mit einer *angeborenen* Fructoseunverträglichkeit verwechselt werden. Bei Letzterer handelt es sich um einen genetisch bedingten Stoffwechseldefekt und nicht um eine Darmaufnahmestörung. Ein fehlendes Enzym, das die vom Körper aufgenommene Fructose nicht weiterverarbeitet, führt zum Anstieg der Fructose im Blut. Glukose (Blutzucker) wird dadurch verdrängt und es stellen sich Symptome einer Unterzuckerung ein, die bis hin zum Schock führen können. Bei Verdacht auf erbliche Fructoseunverträglichkeit wird von einem Test abgeraten.

Zu beachten gilt, dass neben Fruchtzucker auch

gewöhnlicher Haushaltszucker der Auslöser einer Unverträglichkeit sein kann. Zuckerrüben enthalten zur Hälfte Glukose und zur anderen Hälfte Fructose. Da viele Lebensmittel und Fertigprodukte Zucker enthalten, sollte man darauf achten, was man konsumiert. Menschen, die keine Fructose vertragen, reagieren häufig empfindlich auf Sorbit. Zuckerfreie Produkte werden meistens mit Sorbit gesüßt (z. B. zuckerfreie Kaugummis, Diät- und Lightprodukte) und können starke Blähungen verursachen. Aus diesem Grund sollte man auch hiervon Abstand nehmen.

Leidet man unter einer Fructoseunverträglichkeit, besteht die einzig erfolgreiche Therapie darin, Fructose komplett aus dem Speiseplan zu eliminieren. Nahrungsmittel, die pro 100 Gramm weniger als 1 Gramm Fructose enthalten, sind meist unbedenklich – in Abhängigkeit der Ausprägung der Unverträglichkeit. Meiden sollte man vor allem Früchte und aus Früchten hergestellte Lebensmittel wie Säfte und Marmeladen. Bei Trockenfrüchten ist der Fructosegehalt besonders hoch. Süßigkeiten wie Fruchtgummis, Schokolade, Bonbons und Eiscreme enthalten Zucker und Fructose. Auch auf Honig, fertige Salatdressings und Tomatenketchup sollte man verzichten.

Die meisten Gemüsesorten sind relativ fructosearm. Hier gilt folgende Regel: Je süßer eine Gemüsesorte ist, desto mehr Fructose enthält sie. Wenn man sich an Gemüse- und Obstsorten mit einem geringen Fructosegehalt hält, muss man keinen Vitamin- und Mineralstoffmangel befürchten. Um sicher zugehen, kann ein Bluttest über einen möglichen Vitamin- oder Mineralstoffmangel Aufschluss geben. Die Vollblutanalyse ist in diesem Fall aussagekräftiger als die übliche Serumblutuntersuchung. Gewiss ist: Mit einer ausgeklügelten Ernährungsumstellung bekommt man seine Lebensqualität wieder zurück.

## Glutamate und Zusatzstoffe

*Die Industrie beziehungsweise wir selbst haben uns auf künstliche Aromen konditioniert. Wir halten inzwischen den künstlichen Geschmack für den natürlichen.*

Michael Nehls, *Die Methusalem-Strategie*

Wer sich hauptsächlich von Fertigprodukten ernährt, bombardiert seinen Körper mit chemischen Lebensmittelzusätzen. An vorderster Front steht GLUTAMAT!

Glutamat macht krank, da gibt es keinen Zweifel. Inzwischen nennt man die krankhaften Folgen von glutamathaltigen Speisen „Das Chinarestaurant-Syndrom". Glutamat – genauer gesagt Mononatriumglutamat – sorgt auf Dauer für schwerwiegende Verdauungsstörungen und steht im Verdacht, bei der Entstehung von Alzheimer, Parkinson und Epilepsie eine Rolle zu spielen. Nach dem Verzehr von glutamathaltigen Speisen kann es zu angeschwollenen Lippen, Juckreiz, Atemnot, Herzrasen, Schwindelgefühl, Mundtrockenheit, Durchfall und Nackensteifigkeit kommen. Auch wenn Sie nicht direkt eine Reaktion nach dem Verzehr von glutamathaltigen Produkten verspüren, können sich hierdurch auf Dauer viele Allergien entwickeln. Die Glutamate E620 bis E625 sind die am meisten verwendeten Geschmacksverstärker.

Fertigprodukte wie Tiefkühlkost, Tütensuppen, Brühwürfel, Kartoffelchips und Knabbergebäck warten in der Regel mit jeder Menge Geschmacksverstärkern und Konservierungsstoffen auf. Nehmen Sie sich doch bei Ihrem nächsten Einkauf eine Tüte Asia-Knabbergebäck zur Hand und lesen Sie die Liste der Inhaltsstoffe aufmerksam durch. Vergessen Sie hierfür die Lupe nicht, denn der absichtlich auffallend klein geschriebene Text ist sonst nicht zu entziffern. Sie werden viele E-Nummern finden, deren chemische Zusammensetzung und Wirkung gesundheitsschädlich sein kann. Viele dieser Stoffe stehen unter Verdacht, krebserregende Wirkungen zu haben.

Häufig werden minderwertige Nahrungsmittel mit Geschmacksverstärkern aufgepeppt. Aber auch unappetitlich riechendes Fleisch oder stinkender Fisch wird gerne kurz vor der Verwertungsgrenze mit einem Cocktail aus Geschmacksverstärkern und Konservierungsstoffen wieder in Schuss gebracht! Der verwirrte und getäuschte Geschmackssinn ist dann kaum mehr in der Lage, ein klares Urteil zu fällen und tappt in die Falle.

Die Lebensmittelchemie ist eine boomende Branche und unterstützt die Nahrungsmittelindustrie tatkräftig dabei, wertloses Kunst- und Designfood an die Kunden zu bringen. Viele haben durch den Verzehr von überwiegend industriell verarbeiteten Nahrungsmitteln ihren Geschmackssinn vollständig ruiniert oder im schlimmsten Fall im Kindesalter erst gar nicht richtig ausgebildet. Sie empfinden natürlich zubereitete und gewürzte Speisen als geschmacklos und greifen schnell zu fertigen Saucen und Dressings, die ihr Essen „verfeinern". Glutamat wirkt wie eine Droge. Ist man angefixt, hilft nur noch der Entzug!

Auch in der Biobranche wird gerne getrickst. Zu viel Salz, Zucker oder andere Süßungsmittel wie Agavensirup und vor allem Hefeextrakt dienen ebenso als „natürliche" Geschmacksverstärker. Viele reagieren darauf mit Unverträglichkeit.

Wer sich seine Gesundheit nicht durch die tägliche Nahrungsaufnahme ruinieren möchte, sollte genau darauf achten, was er konsumiert. Mit nährstoffreicher veganer Ernährung, hält man seinen Körper, Geist und Seele gesund. Sind die Geschmacksknospen erst einmal wieder auf den natürlichen, unverfälschten Genuss getrimmt, kann man mit Glutamat verseuchtes Essen nicht mehr ertragen und schätzt wieder die Geschmacksvielfalt der Natur.

## Nahrungsmittelallergien

Wenn sich nach dem Verzehr bestimmter Nahrungsmittel immer die gleichen Beschwerden einstellen, könnte es sich um eine Nahrungsmittelallergie handeln.

Sollten Sie schon an einer Pollenallergie leiden, liegt der Verdacht nahe, dass eine Allergie auf bestimmte Nahrungsmittel vorliegt. Symptome wie das Anschwellen der Schleimhäute, Atemnot, Durchfall, Bauchkrämpfe und Erbrechen können nach dem Verzehr allergieauslösender Nahrungsmittel Probleme bereiten. Haben Sie einen Verdacht, sollten Sie sich durch einen Allergietest Klarheit verschaffen. Allerdings ist ein Allergietest nicht immer aussagekräftig. Sich selbst zu beobachten und eventuell über einen bestimmten Zeitraum ein Ernährungstagebuch zu führen, wird Ihnen genauere Ergebnisse liefern.

Reagieren Sie auf bestimmte Lebensmittel oder Pollen allergisch, besteht die Möglichkeit, dass Sie auch Allergien auf andere Lebensmittel haben. Trifft dies zu, spricht man von Kreuzallergien. Ein Beispiel für Kreuzallergien: Liegt eine Erdnussallergie vor, ist eine allergische Reaktion auf andere Nüsse, Steinobst, Soja und Kichererbsen vorstellbar.

Bei Birke-, Hasel- oder Erlenpollen-Allergien empfiehlt es sich, während der Pollenzeit auf Äpfel, Steinobst, Kiwis, Sellerie, Karotten, Himbeeren und alle Arten von Nüssen zu verzichten, um Beschwerden zu lindern. Im Sommer fliegen dann die Gräser- und Getreidepollen, die sich wiederum nicht mit Soja, Erdnüssen, Pfefferminze, Getreidemehle aus Roggen, Weizen, Hafer und Gerste vertragen. Wenn Sie ihre Ernährung darauf abstimmen und einige Gesetzmäßigkeiten beachten, bekommen Sie auch ihre Nahrungsmittelallergie in den Griff.

Inzwischen ist die Sojaallergie in Deutschland weit verbreitet. Zum einen ist das auf die zunehmende Zahl an veganen sojahaltigen Nahrungsmitteln zurückzuführen (Soja-Drinks, Soja-Joghurt, Tofu, Tempeh, Miso, Sojasauce), zum anderen liegt der Grund darin, dass Soja vielen Nahrungsmitteln zugesetzt wird, ohne dass es der Verbraucher bemerkt. Der Konsum von Sojaprodukten ist enorm angestiegen.

Wer gegen Birkenpollen allergisch ist, reagiert auch häufig auf Sojaeiweiß empfindlich. Das Spektrum der Symptome bei Sojaallergie ist breit gefächert. Deutliche Reaktionen einer Unverträglichkeit zeigen sich in erster Linie in der Mundhöhle und im Rachen durch pelzige Lippen, Brennen und Schwellungen im Mund, Juckreiz oder Kratzen im Rachenraum. Auch Rötungen im Gesicht, geschwollene Augenlieder sowie Übelkeit, Bauchschmerzen oder sogar Nesselfieber und Atemnot können auftreten.

# Mangelerscheinungen und Risikofaktoren ausschließen

Um Ihre Gesundheit optimal zu unterstützen, sollten Sie einige Mangelerscheinungen und Risikofaktoren ausschließen. Vitamin D- und Vitamin B12-Mangel kann schwerwiegende gesundheitliche Folgen haben. Auch eine unausgewogene Mineralstoffbalance kann schwere gesundheitliche Probleme erzeugen.

Die Bestimmung des Cholesterinwertes ist wichtig, wird zum Teil aber stark überbewertet. Im Gegensatz dazu wird der Homocysteinwert oft erst gar nicht untersucht. Um Ihren Vitamin B12- oder Vitamin D-Spiegel zu messen, müssen Sie nicht unbedingt zum Arzt. Sie können auch direkt in ein medizinisches Labor in Ihrer Nähe gehen und den Test vor Ort durchführen lassen. Inzwischen gibt es auch Selbsttests für Zuhause (z. B. www.cerascreen.de), die online angeboten werden. Diese Tests werden dann im Labor ausgewertet und der Kunde erhält danach einen ausführlichen Ergebnisbericht.

## Blutwerte selbst bestimmen lassen

Grundsätzlich kann jeder ein medizinisches Fachlabor aufsuchen – auch ohne vorherigem Besuch beim Arzt oder Heilpraktiker. Das geht schnell und problemlos. Vereinbaren Sie einen Termin mit einem medizinischen Labor in ihrer Nähe und lassen Sie nur das bestimmen, was Sie möchten. So ersparen Sie sich lange Wartezeiten in vollen Wartezimmern und die Blutprobe wird sachgerecht gelagert. Wird der Test in einer Arztpraxis durchgeführt, ist eine Lagerung bei optimaler Temperatur nicht immer gewährleistet. Teilweise dauert der Transport von der Arztpraxis zum Labor zu lange, weil die Blutprobe eventuell mit der Post in ein Speziallabor verschickt wird. Dies kann die Ergebnisse verfälschen.

Die Blutwerte sind auf dem Laborbericht immer so angegeben, dass man genau ablesen kann, ob sie im Referenzbereich liegen – das heisst, sie geben darüber Auskunft, ob ein Mangel vorliegt oder nicht. Wenn Sie die einzelnen Werte und Bezeichnungen besser verstehen möchten, empfehle ich Ihnen, entsprechende Fachliteratur zu Rate zu ziehen. So eignen Sie sich ein gewisses Grundverständnis an.

Wenn Sie eine Blutabnahme selbst in Auftrag geben, entspricht der Service einer Privatleistung. Das bedeutet, Sie müssen die Rechnung natürlich auch selbst bezahlen. Da die Kosten zur Bestimmung einiger wichtiger Blutwerte wie unter anderem Vitamin D, Homocystein, Vitamin B12 meist nicht von den Krankenkassen übernommen werden, spielt das ohnehin keine Rolle.

**Tipp:** Besonders ausführliche Blutuntersuchungen bieten Spezial-Labore für ganzheitliche Medizin an.

## Vitamin D

*Vitamin D ist ureigenster Bestandteil der menschlichen Biologie, ein in Jahrtausenden optimiertes evolutionäres Erbe. Es ist ein ganzheitlicher Gesundheitsfaktor, seit der Mensch existiert.*

Eberhard J. Wormer, *Vitamin D*

Ein weit verbreitetes Problem unserer Zeit ist, dass fast jeder einen gravierenden Vitamin D-Mangel aufweist. Das hängt damit zusammen, dass die Menschen sich kaum mehr oder zu wenig mit nackter Haut im Freien und in der Sonne aufhalten. Wir leben in Deutschland in den nördlichen Breiten und erhalten so in den Wintermonaten von Oktober bis März fast keine UV-B-Strahlung. Mehr Sonnenlicht bedeutet mehr Vitamin D für den Menschen. Wenn man Tiere beobachtet, wird man feststellen, dass sie häufig in der Sonne dösen, um instinktiv Vitamin D aufzunehmen. Warum tun wir es ihnen nicht gleich?

Die Angst vor Hautkrebs hält uns von der Sonne fern und Sonnenschutzcremes mit hohem Lichtschutzfaktor verhindern die Produktion von Vitamin D. Wohldosierte Sonnenbäder – maximal eine halbe Stunde in der Mittagssonne mit viel nackter Haut, ohne Sonnenschutz – helfen dabei, den Vitamin D-Status zu optimieren. Zögern Sie nicht und verbringen Sie Ihre Mittagspause im Freien! Das wird Ihnen gut tun!

Nimmt man zu wenig vom Sonnenhormon Vitamin D über die Haut auf, kann es zu schwerwiegenden Folgen kommen. Eine Unterversorgung mit Vitamin D kann zu vegetativen Beschwerden wie Konzentrationsstörungen, Müdigkeit, Schlafstörungen, Kopf und Rücken- und Gelenkschmerzen, Kreislaufbeschwerden mit Schwindel oder Herzklopfen bis hin zu depressiven Verstimmungen und Burnout führen. Vitamin D bewirkt viel Nützliches im ganzen Körper – einschließlich der Vorbeugung gegen Krebs und Autoimmunerkrankungen. Es ist wichtig zur Erhaltung unseres knöchernen Skeletts. Chronischer Mangel begünstigt Osteoporose. Vitamin D wird im Körper unter dem Einfluss von Sonnenstrahlung gebildet. Wichtig: Tierisches Eiweiß (Protein) hat die Tendenz, die Produktion von aktivem Vitamin D zu hemmen.

Mit einem Labortest lässt sich ihr Vitamin D-Wert im Blut ganz einfach bestimmen. Und man kann einen eventuellen Mangel ermitteln. Das sollten Sie bei der Laboruntersuchung beachten: Wichtig ist es, den richtigen Laborwert bestimmen zu lassen. Es gibt den Wert 25(OH)D (Langzeitwert), die Vorläuferform von Vitamin D und den Wert 1,25(OH)D (Kurzzeitwert), der die aktive Form des Vitamins anzeigt. Für die Bestimmung des relevanten Status ist nur der Wert 25(OH)D aussagekräftig. Die Kosten müssen Sie selbst tragen, da die Untersuchung keine Kassenleistung ist. Sie sind allerdings überschaubar und belaufen sich auf etwa 30 Euro. Der Wert 1,25 (OH)D wird nur in seltenen Fällen bestimmt und kostet erheblich mehr.

Wie kann man einen Vitamin D-Mangel beheben? Regelmäßige Sonnenbäder sind gut, aber was macht man in den Wintermonaten? Durch die Nahrung kann man sich nur unzureichend mit Vitamin D versorgen. Zudem müsste man tierische Produkte wählen, also auf Milch, Eier, Fleisch und Fisch zurückgreifen, die nur sehr geringe Mengen an Vitamin D enthalten. Die Höhe des Vitamin D-Gehalts hängt aber auch hier davon ab, wie häufig sich die Tiere im Freien aufhalten. Bei Massentierhaltung muss dem Futter künstlich Vitamin D zugefügt werden.

Bei einer veganen Ernährung fällt diese Zufuhr von Vitamin D durch tierische Lebensmittel weg. Am sinnvollsten ist in jedem Fall die Supplementierung von Vitamin D durch entsprechende Präparate. Es gibt sie in Tabletten- oder Kapselform und als Tropfen. Wie viel Sie täglich supplementieren sollten, richtet sich nach Ihrem Laborwert. Der allgemein empfohlene Vitamin D-Wert im Blut von mindestens 30 ng/ml 25-OH-Vitamin D ist eher die untere Grenze. Erstrebenswert ist ein Wert von 40 bis 50 ng/ml, um ausreichend mit dem Sonnenvitamin versorgt zu sein. Bei einem Mangel ist eine tägliche Gabe von mindestens 1000 IE empfehlenswert. Aktuelle Expertenempfehlungen sprechen eher für 4000 bis 6000 IE Vitamin D3 aus, um von den Gesundheitswirkungen des Vitamins zu profitieren.

Durch die Einnahme von Vitamin D3 konnte ich meine Dosis der Schilddrüsenhormone reduzieren. Es wirkte sich zudem positiv auf mein Immunsystem und meine Stimmung aus.

### Lektüretipp

Eberhard J. Wormer: *Vitamin D.* Kopp, Rottenburg 2015

Jörg Spitz: *Superhormon Vitamin D: So aktivieren Sie Ihren Schutzschild gegen chronische Erkrankungen.* Gräfe und Unzer, München 2011

T. Colin Campbell, Thomas M. Campbell: *China Study. Die wissenschaftliche Begründung für eine vegane Ernährungsweise.* Systemische Medizin, Bad Kötzting 2011

## Vitamin B12

Bei einer veganen Ernährungsform sollten Sie Ihren Vitamin B12-Spiegel regelmäßig beim Arzt oder direkt im Labor kontrollieren lassen. Besteht ein Vitamin B12-Mangel, steigt der Homocysteinspiegel im Blut an. Das gilt als Risikofaktor für Arteriosklerose und Thrombose.

Auch bei einer Ernährung mit ausreichend tierischen Lebensmitteln kann es zu einem Vitamin B12-Mangel kommen. Gründe können hier eine verminderte Aufnahmefähigkeit oder zu viel Stress sein.

Vitamin B12 wird hauptsächlich in den Leberzellen und zum geringeren Teil in Muskelzellen gespeichert. Die Halbwertszeit liegt bei bis zu maximal 24 Monaten – ohne Zufuhr von Vitamin B12 halbiert sich der Bestand. Bei einer Umstellung auf vegane Ernährung kann es einige Zeit dauern, bis es zu einem Mangel kommt. Deshalb sollte man besonders auf die Zufuhr von Vitamin B12 achten.

### Vitamin B12-Mangel

Vitamin B12-Mangel kann sich akut durch Erschöpfung und Leistungsminderung äußern. Darüber hinaus kann er zu Depressionen und Burnout führen und damit die Lebensqualität stark beeinträchtigen. Langfristig drohen etwa Arteriosklerose, schwere Blutbildveränderungen, Nervenschäden (Neuropathie) und kognitive Störungen bis hin zur Demenz.

### Wertvolles Kokoswasser

Kokoswasser hat einen höheren Kaliumgehalt als isotonische Sportdrinks. Das Kokoswasser der Trinkkokosnüsse steckt voller wertvoller Nährstoffe. Kokoswasser gibt es inzwischen auch abgefüllt zu kaufen. Frische Trinkkokosnüsse findet man in Asia-Shops oder im Internet. Dort werden auch Bio-Kokosnüsse in bester Qualität angeboten (siehe „Bezugsquellen" im Anhang, S. 350). Mehr über Trinkkokosnüsse erfahren Sie im Kapitel *Nährstoffreiche Lebensmittel für die gesunde, vegane Küche*, S. 105).

Vitamin B12 ist für den Menschen in relevanten Mengen fast ausschließlich in tierischen Lebensmitteln enthalten. Die Vorstufe von B12 findet sich in vielen Pflanzen wie Chlorella-Algen und fermentierten Lebensmitteln – sie weisen allerdings nur geringe Mengen Vitamin B12 auf. Bei einer rein veganen Ernährung sollte man zu Vitamin B12-Präparaten in ausreichender Dosierung greifen. Hierbei ist darauf zu achten, dass man sich für ein qualitativ hochwertiges Präparat entscheidet. Es ist von Vorteil, Vitamin B12 kombiniert mit Folsäure einzunehmen, um eine gute Bioverfügbarkeit zu gewährleisten. Alternativ wäre zu überlegen, ob man die nicht 100-prozentig vegane Ernährungsweise wählt und ab und zu ein vitamin-B12-reiches Bio-Ei isst.

## Elektrolyte und andere wichtige Mineralstoffe

Elektrolyte sind für den Wasserhaushalt und den Organismus insgesamt lebenswichtig. Sie spielen eine bedeutende Rolle im Stoffwechsel. Der Sammelbegriff „Elektrolyte" bezieht sich auf die elektrische Leitfähigkeit von Teilchen in wässriger Lösung. Elektrolyte sind für den Wasserhaushalt und die Aktivität von Muskeln und Nervenzellen verantwortlich. Sie befinden sich überwiegend in den Zellen (intrazellulär), zirkulieren aber auch im Plasma (Blutflüssigkeit) außerhalb der Zellen (extrazellulär). Durch die Zellmembran findet ein Austausch von Stoffen und Informationen statt, der eine ausreichende Zellernährung ermöglicht.

Der Körper stellt die Elektrolyte nicht selbst her. Sie müssen täglich mit der Nahrung zugeführt werden. Das richtige Verhältnis der Elektrolyte zueinander ist wichtig. Verschiebungen im Mineralstoffhaushalt bringen den Zellstoffwechsel und den Säure-Basen-Haushalt aus dem Gleichgewicht. Eine ausgewogene Ernährung und eine ausreichende Flüssigkeitszufuhr stellen weitgehend sicher, dass genügend Elektrolyte aufgenommen werden. Leider verfügen unsere heutigen Nahrungsmittel nicht mehr über den gleichen Nährstoffgehalt wie vor 50 Jahren. Auch hier wirken sich die Folgen des Missbrauchs in der modernen Landwirtschaft aus. Monokulturen und die ausgelaugten Böden sowie der Einsatz von Kunstdünger und Pestiziden machen die Pflanzen schwach und nährstoffarm.

Es gibt unterschiedliche Ursachen für einen Mineralstoffmangel. Im Organismus entsteht ein Mangel unter anderem durch einen nährstoffarmen und ungesunden Ernährungsstil, Diäten, Alkoholismus und durch chronische Erkrankungen. Menschen im höheren Lebensalter weisen häufig einen Mineralstoffmangel auf. Ein Verlust an Mineralstoffen kann durch starkes Schwitzen, Erbrechen, Durchfall, Nierenerkrankungen und die Einnahme von Entwässerungsmitteln (Diuretika) hervorgerufen werden. Ein erhöhter Bedarf an Mineralstoffen ergibt sich bei schwerer körperlicher Arbeit, Hochleistungssport, Fieber, Erkältungs- und Infektionskrankheiten.

Anhand der im Folgenden beschriebenen Symptome können Sie selbst feststellen, ob bei ihnen ein Mineralstoffmangel vorliegt. Es besteht die Möglichkeit durch eine Blutuntersuchung den Mineralstoffmangel zu ermitteln. Elektrolyte werden in der Regel im Blutserum untersucht. Einige Therapeuten wählen auch die Vollblutanalyse, um den Elektrolyteanteil in der Zelle mitzubestimmen. Eine gleichzeitige Durchführung einer Vollblut- sowie einer Serumuntersuchung lässt optimale Schlüsse über den Zellstoffwechsel zu und wird deshalb empfohlen.

Die vier wichtigsten Mineralstoffe für unseren Körper sind Calcium, Kalium, Magnesium und Natrium.

• Calcium ist der am stärksten vertretene Mineralstoff im menschlichen Organismus. Es sorgt für Stabilität und Festigkeit. Hauptsächlich wird es in den Knochen und Zähnen gelagert. Ein verminderter Calciumspiegel kann durch falsche Ernährung, verminderte Leber- und Nierenaktivität sowie durch Vitamin D-Mangel entstehen. Die Entfernung der Nebenschilddrüse führt zu Parathormonmangel, der eine vermehrte Calciumausscheidung über die Nieren hervorruft. Eine chronische Darmerkrankung oder akute Bauchspeicheldrüsenentzündung (Pankreatitis) verringert die Calciumaufnahmefähigkeit.

Magnesium ist der Gegenspieler von Calcium. Beide Mineralstoffe sollten im ausgewogenen Verhältnis zueinander stehen. Calcium ist wichtig für den Erhalt von Knochen und Zähnen. Bei mangelhafter Calciumzufuhr holt sich der Körper das Calcium aus seinen eigenen Vorräten, die im Knochengewebe lokalisiert sind. Nur so kann eine stabile Calciumkonzentration im Blut gewährleistet werden. Da vegane Ernährung basisch ist, wirkt man damit diesem Vorgang entgegen und schützt so die Knochen vor Osteoporose (Knochenschwund).

Die häufig propagierte Aufnahme von Calcium über Milchprodukte wurde inzwischen durch zahlreiche Studien widerlegt. Wer glaubt, Milch und Milchprodukte seien unverzichtbar für die Calciumversorgung, sollte unbedingt *Die Calciumlüge* auf S. 80 lesen.

Bioverfügbares Calcium befindet sich in großen Mengen in grünem Blattgemüse wie z. B. Grünkohl oder Brokkoli. Mit einer ausgewogenen veganen Ernährung wird Ihr Körper optimal mit Calcium versorgt. Man muss wissen, dass Calcium nur in Verbindung mit Magnesium verstoffwechselt werden kann. Damit das Calcium optimal im Organismus gespeichert wird, ist Vitamin D nötig – entweder durch ein tägliches Sonnenbad oder durch Vitamin D3-Supplementierung. Für eine gute Knochendichte sorgt der zusätzliche Verzehr von Nahrungsmitteln, die Magnesium und Kieselsäure enthalten.

• Kalium ist für den Elektrolyt- und Säure-Basen-Haushalt wichtig. Es hat darüber hinaus eine zentrale Bedeutung im Stoffwechsel der Nerven und Muskeln. Kalium sorgt für eine ausgewogene Flüssigkeitsbalance in den Zellen, ist mitverantwortlich für die Produktion von Eiweiß und den Abbau von Kohlenhydraten. Kalium und Magnesium sind essentiell für die rhythmische Herzarbeit sowie für die ordnungsgemäße Kontraktion der Herzmuskelzellen und die Blutdruckregulation. Der Mineralstoff ist wichtig, um Konzentrationsmangel und depressiven Ver-

## Nahrungsergänzungsmittel

Bei einer zusätzlichen Mineralstoffversorgung durch Nahrungsergänzungsmittel wie Magnesiumcitrat, Kaliumcitrat oder Calciumcitrat sollte man auf reine Substanzen achten, die eine maximale Verträglichkeit für sensible Personen und Allergiker gewährleisten.

stimmungen entgegenzuwirken. Zu hoher Salzkonsum kann Kaliummangel hervorrufen. Besonders Fertigprodukte, Wurst und Käse enthalten häufig viel Salz, weshalb diese Nahrungsmittel nur in Maßen verzehrt werden sollten. Darüber hinaus können starkes Schwitzen, Durchfall sowie die Einnahme von Entwässerungstabletten und Kortison ebenfalls Mangelerscheinungen verursachen.

Essen Sie am besten reichlich kaliumreiche Nahrungsmittel, Gemüse und Obst. Mit einer ausgewogenen veganen Ernährung ist Ihr Körper wunderbar mit Kalium versorgt. Integrieren Sie Chia-Samen in Ihren täglichen Speiseplan. Das Superfood enthält neben reichlich Eisen auch enorm viel Kalium. Ganze 600 Milligramm Kalium stecken in 100 Gramm Chia-Samen. Datteln sind die kaliumreichsten Früchte überhaupt. So enthalten 100 Gramm Datteln etwa 670 Milligramm Kalium.

• Magnesium ist für Stoffwechsel, Herz, Knochen, Zähne sowie die Muskulatur notwendig und zählt zu den wichtigsten Mineralstoffen. Es hat darüber hinaus eine große Bedeutung für den Kohlenhydrat-, Eiweiß- und Fettstoffwechsel. Durch schlechte, nährstoffarme Ernährung lässt sich der Magnesiumbedarf nicht decken. „Magnesiumräuber" schlagen unbarmherzig zu und begünstigen eine Unterversorgung. Geistiger und körperlicher Stress, ein übersäuerter Körper, übertriebener Kaffeegenuss, unsinnige Diäten, Fast-Food, regelmäßiger Alkoholkonsum, starkes Schwitzen, Glutenunverträglichkeit und entzündliche Darmerkrankungen rauben dem Körper förmlich das Magnesium.

Magnesiummangel kann schwerwiegende Folgen für das Herz-Kreislauf-System haben. Es kann zu Herzrhythmusstörungen, Gefäßverengung, Durchblutungsstörungen, Herzrasen, hohem Blutdruck und Thromboseanfälligkeit kommen. Fehlt Magnesium im Körper, können Muskelkrämpfe, Muskelverspannungen, Zuckungen des Augenlids, Taubheitsgefühle oder Kribbeln in Händen und Füßen, Nacken-, Schulter- und Rückenverspannungen, Magen- und Darmkrämpfe, sowie Fibromyalgie auftreten. Magnesium beruhigt das Nervensystem. Gerade bei Stressanfälligkeit, Kopfschmerzen, Migräne, innerer Unruhe, Nervosität, Konzentrationsmangel, Schlafstörungen und depressiver Verstimmung ist Magnesium unverzichtbar.

Mit einer vitalstoffreichen veganen Ernährung und viel magnesiumhaltigem Gemüse, Obst, Samen und Nüssen versorgen Sie Ihren Körper mit ausreichend Magnesium. Allerdings kommt ein erhöhter Magnesiumbedarf häufig vor. Um diesen auszugleichen, kann man Magnesiumpräparate einnehmen. Hohe Dosierungen rufen manchmal Unverträglichkeiten und Durchfall hervor. Bei oraler Magnesiumversorgung durch Nahrungsergänzungsmittel sollte man reine Substanzen, etwa Magnesiumcitrat, bevorzugen.

## Gesundheitstipp

Eine gute Ergänzung zur gängigen veganen Ernährung sind Superfoods. Dabei handelt es sich um besonders nährstoffreiche pflanzliche Nahrungsmittel wie Moringa, Chlorella- und Spirulina-Algen, Chia-Samen, Leinsaat, Sprossen und Keime, Brennnessel, Acai-Beere, Heidelbeeren, Maca-Wurzel, Heil- und Vitalpilze. Im Kapitel *Nährstoffreiche Lebensmittel für die gesunde, vegane Küche* (S. 105) bekommen Sie viele nützliche Informationen über Superfoods und den Anbau von Sprossen und Keimen.

Laut wissenschaftlicher Studien ist die Magnesiumversorgung durch eine transdermale Magnesiumtherapie besonders empfehlenswert. Da hier Magnesiumöl (Magnesium-Sole) über die Haut in den Organismus gelangt, handelt es sich bei dieser Therapie um eine neuartige Form der Magnesiumzufuhr. Die ersten Wirkungsnachweise erbrachte der Arzt Norman Shealy. Er konnte darlegen, dass durch transdermale Anwendung von Magnesium ein Magnesiummangel in kürzester Zeit beseitigt werden kann. Besonders für Menschen, die stark schwitzen oder viel Sport treiben, ist diese Art der Magnesiumversorgung optimal. Frauen, die in den Wechseljahren vermehrt unter Kopfschmerzen, Krämpfen, Hitzewallungen mit starkem Schwitzen leiden, können eine solche Behandlung in Erwägung ziehen. Im Kapitel *Transdermale Magnesiumtherapie* auf S. 313 erfahren Sie mehr zu diesem Thema.

• Natrium (Natriumchlorid) kommt in Form von Salz in unseren Nahrungsmitteln vor und wird auch gerne als „Salz des Lebens" bezeichnet. Kochsalz (Speisesalz) ist der am meisten konsumierte Mineralstoff. Der tägliche Salzbedarf liegt bei 3 bis 6 Gramm. Maximal sollten 20 Gramm verzehrt werden. Salz bzw. Natrium ist an sehr vielen lebenswichtigen Vorgängen im Körper beteiligt. Natrium ist für Zellstoffwechsel, Verdauung, Blut und Nierenfunktion von großer Bedeutung. Es aktiviert Nerven und Muskeln, ist für die Knochenbildung nötig, reguliert den Wasserhaushalt und ist wichtig für das Säure-Basen-Gleichgewicht.

Bei einem (seltenen) extremen Natriummangel kann es zu Übelkeit, Erbrechen, Verwirrtheit, Kopfschmerzen, Muskelschwäche- und Krämpfen kommen. Ein niedriger Natriumspiegel kann durch Nierenfunktionsstörungen, erhöhte Stressfaktoren oder die Einnahme von Entwässerungsmedikamenten sowie Schmerzmitteln entstehen. Leider nehmen die meisten Menschen durch stark salzhaltige Ernährung viel zu viel Salz auf. Daher liegt nur selten ein Natriummangel vor. Vielmehr haben die meisten mit einem erhöhten Natriumspiegel zu kämpfen, der laut verschiedenster Studien ein hohes Gesundheitsrisiko darstellt. Die Folgen des chronisch erhöhten Natriumspiegels können Herz-Kreislauf-Erkrankungen und Blutdruckhochdruck sein. Salz ist wichtig, aber in der richtigen Dosierung. Mehr über Salz und Wasser erfahren Sie in *Grundprinzipien meiner biologischen, vollwertigen, veganen Ernährung* auf S. 89.

## Cholesterin und Homocystein

*Der Mensch ist so alt wie seine Gefäße.*
Rudolf Virchow, Pathologe (1821–1902)

Cholesterin wird gerne als gefährlicher Bösewicht dargestellt, dabei ist es für den menschlichen Organismus lebenswichtig. Der Körper benötigt Cholesterin – allerdings wohl dosiert. Ohne Cholesterin wären viele Stoffwechselvorgänge nicht möglich wie etwa die Produktion von Vitamin D. Cholesterin ist für den Hormonstoffwechsel notwendig und verantwortlich für die Bildung von Gallensäure, damit die Verdauung richtig funktioniert.

Es wird mit der Nahrung aufgenommen, aber auch im Körper selbst gebildet und ist ein wichtiger Bestandteil jeder Körperzelle, da es für die Stabilität der Zellwand sorgt. Cholesterin ist ein wichtiges Antioxidans, das vor freien Radikalen schützt und somit Krebs, Herzinfarkt oder Schlaganfall vorbeugt.

Regel für Cholesterinwerte: Je höher der LDL-Cholesterinwert ist, desto schneller lagert sich das Cholesterin an den Zellwänden ab. Aus diesem Grund bezeichnet man LDL-Cholesterin als das „schlechte" Cholesterin. Je höher der HDL-Cholesterinwert ist, desto mehr Cholesterin wird aus den Blutkreislauf und den Arterienwänden wieder herausgeholt, um es dann in der Leber abzubauen. Deshalb wird der HDL-Wert als das „gute" Cholesterin betrachtet.

Die Meinungen zum Thema Cholesterin gehen auseinander. Neueste Erkenntnisse werden dabei oft systematisch ignoriert. Ärzte und Pharmaindustrie propagieren unermüdlich, dass lediglich ein erhöhter Cholesterinwert für den rasanten Anstieg von Herz-Kreislauf-Erkrankungen verantwortlich sei – allen voran Arteriosklerose, Herzinfarkt und Schlaganfall. Für die Pharmaindustrie ist das ein lukratives Geschäft: Cholesterinsenkende Medikamente zählen zu den meist verkauften Arzneien überhaupt, obwohl die Nebenwirkungen gravierend und zahlreiche Wechselwirkungen nachweisbar sind. Nebenwirkungen können unter anderem Haarausfall, Schwindel, Schlafstörungen oder sogar Gedächtniseinschränkungen, Demenz, Hirnblutungen, Muskelschmerzen, Schilddrüsenunterfunktion, erektile Dysfunktion und ein erhöhtes Krebsrisiko sein.

Nur selten liegt ein genetisch bedingter hoher Cholesterinwert (Hypercholesterinämie) vor, der eine Behandlung erfordert. Wissenschaftliche Studien belegen schon seit mehr als 20 Jahren, dass Cholesterin bei Herz-Kreislauf-Erkrankungen eine untergeordnete Rolle spielt. Trotz millionenfacher Verschreibung von Cholesterinsenkern (z. B. Statine) sterben fast 50 Prozent der Bevölkerung an Herz-Kreislauf-Erkrankungen. Genauso viel Beachtung sollte vor allem den Faktoren Homocystein, Diabetes, Übergewicht, Bluthochdruck, schlechte Ernährung,

Vitamin D- und Vitamin B12-Mangel, Rauchen, Bewegungsmangel sowie Stress geschenkt werden.

Die Grundlage jeder vernünftigen Cholesterinsenkungstherapie sollte die richtige Ernährung sein. Statt Cholesterinsenker einzunehmen, sollte man primär die Ernährung umstellen. Den Verzehr von Fleisch, vor allem Wurstwaren und allen anderen tierischen Nahrungsmitteln gilt es einzuschränken – im besten Fall verzichtet man auf diese Nahrungsmittel. Eine Senkung des Cholesterinspiegels um bis zu 100 Punkte und mehr ist so problemlos möglich – nebenwirkungsfrei! Gefährliche Transfettsäuren erhöhen den Cholesterinspiegel und heben vor allem den LDL-Wert an. Sie entstehen, wenn Pflanzenöle gehärtet werden, etwa bei der Herstellung von Margarine und bei starker sowie mehrfacher Erhitzung von Ölen (z. B. beim Frittieren). Transfettsäuren sind auch in Backwaren, Süßigkeiten und Milchfett versteckt. In der gesunden Ernährung haben sie nichts verloren!

Darüber hinaus wird der Cholesterinspiegel durch überschüssiges Insulin im Blut beeinflusst. Dieser Umstand wird als Hyperinsulinämie bezeichnet. Insulin lagert sich nicht nur in den Fettzellen, sondern auch in der Leber ab, wo es dann wiederum in Fett umgewandelt wird. Menschen mit einem hohen LDL-Spiegel, niedrigen HDL-Werten und einem zusätzlich erhöhten Triglycerid-Spiegel leiden unter dem Syndrom X. (Im Kapitel *Das metabolische Syndrom* auf S. 43

## Gut zu wissen: Blutplasma und Blutserum

• „Blutplasma" oder kurz „Plasma" bezeichnet den flüssigen Teil unseres Blutes. Er besteht zu 90 Prozent aus Wasser und aus zu 10 Prozent darin gelösten Substanzen.

• „Blutserum" oder kurz „Serum" wird der flüssige Anteil des Blutes genannt, den man erhält, wenn man geronnenes Blut zentrifugiert. Das Serum entspricht also dem Plasma – nur ohne die Gerinnungsfaktoren. In der Regel wird zur Blutanalyse das Serum verwendet. Durch den Stoff Bilirubin ist das Serum nicht mehr blutrot, sondern leicht gelblich gefärbt.

wird näher auf diese Erkrankung eingegangen.) Um den Insulinspiegel stabil zu halten, sollte man alle Nahrungsmittel einschränken, die den Insulinspiegel in die Höhe treiben. Dazu gehören Alkohol, leere Kohlenhydrate aus Weißmehl wie Brot, Nudeln, Kuchen, Süßigkeiten und Softdrinks. Im Kapitel *Diabetes Typ 2 als Folge von Übergewicht* auf Seite 42 finden Sie weitere wichtige Informationen zum Thema Insulin.

Interessant ist, dass Veganer, die sich vollwertig ernähren, selten zu hohe Cholesterin-Werte haben. Jedoch kann auch eine vegane Ernährung ungünstig wirken, wenn sie aus überwiegend ungesunden Nahrungsmitteln besteht und Fertigprodukte, Fleischersatz aus Seitan (reines Gluten), Frittiertes, gehärtetes Fett in Form von Margarine, Backwaren, die Transfettsäuren enthalten und zu viele leeren Kohlenhydrate integriert. Der Begriff „vegan" ist also nicht als Synonym für „gesund" anzusehen. Auch bei dieser Ernährungsweise muss man auf einen gesunden Speiseplan achten und entsprechende Produkte konsumieren. Mit frischem grünem Gemüse, Pflanzenölen mit wertvollen Omega-3-Fettsäuren wie Hanföl, Rapsöl, Leinöl sowie Nüssen und Ölsaaten, Pseudogetreiden (Quinoa, Amaranth, Hirse) und dem bewussten Umgang mit Kohlenhydraten regulieren Sie Ihren Cholesterinwert optimal. Vollwertige vegane Ernährung führte bei mir zu einer Senkung meines Gesamtcholesterinwert in den unteren Bereich – auf 159 mg/dl (Referenzbereich 150–280). Das ist die beste Therapie!

Der Homocysteinwert gilt als einer der wichtigsten und zuverlässigsten messbaren Faktoren zur Beurteilung des Arteriosklerose-Risikos. In der wissenschaftlichen Forschung gilt der Wert sogar als gleichwertiger Risikofaktor wie Cholesterin. Diese Tatsache wird von der Medizin ignoriert. Nur wenige Ärzte lassen bei ihren Patienten den Homocysteinwert bestimmen, da sie lediglich den Cholesterinwert fokussieren.

Einen erhöhten Homocysteinwert kann man übrigens sehr einfach und kostengünstig durch entsprechende Vitaminsupplementierung beeinflussen. Meist reicht schon die regelmäßige Einnahme von Vitamine B6, B12 und Folsäure. Für die Pharmaindustrie ist das finanziell völlig uninteressant. Aus diesem Grund werden solche Präparate in der Regel auch nicht von Ärzten verordnet.

Homocystein ist ein Eiweißbaustein, der üblicherweise im Blut vorkommt. Es entsteht im Eiweißstoffwechsel der essentiellen Aminosäure Methionin. Homocystein bezeichnet man als giftiges Zwischenprodukt, das vom gesunden Organismus durch Vitamin B6, B12, und Folsäure in die Aminosäure Cystin umgewandelt wird. Erhöhte Homocysteinwerte im Blut schädigen vor allem die Innenschicht der Arterien, verursachen Gefäßschäden und fördern Entzündungsprozesse. Homocystein gilt als Risikofaktor für Arteriosklerose (Gefäßverkalkung), erhöht die Thrombosegefahr und kann sogar die Entstehung von lebensbedrohlichen Aneurysmen fördern. Darüber hinaus werden neurodegenerative und psychiatrische Erkrankungen wie Depression oder Alzheimer mit einem erhöhten Homocysteinwert in Verbindung gebracht.

Die Homocysteinmessung im Blut sollte prinzipiell nüchtern und am Morgen erfolgen. Der sachgemäße Umgang mit der Blutprobe ist auch hier entscheidend. Nach der Blutabnahme kommt es zur temperatur- und zeitabhängigen Freisetzung von Homocystein, die im Umgang mit der Probe berücksichtigt werden muss. Bei Raumtemperatur steigt Homocystein um ca. 5 bis 15 Prozent pro Stunde an. Wird die Probe bei einer Temperatur von 2 bis 8 Grad gelagert, ist sie etwa eine Woche stabil.

Direkt nach der Blutabnahme sollte das Plasma vom Serum getrennt werden, da Serumproben generell etwas höhere Werte als Plasmaproben ergeben. Kommt bei Ihrer Blutuntersuchung ein extrem hoher Homocysteinwert heraus, sollten Sie diesen durchaus in Frage stellen und unbedingt eine weitere Untersuchung in Auftrag geben. Auch besteht die Möglichkeit, die Blutentnahme direkt im Labor durchführen zu lassen. Der Vorteil liegt hier darin, dass Sie sich vor Ort über den Umgang mit der Probe erkundigen können.

Der in Arzt- oder Heilpraktiker-Praxen teilweise unbedarfte Umgang mit Blutproben ist erschreckend. Gerade der Versand in weit entfernte Speziallabors erfolgt häufig mit der Post. Das bedeutet, die Proben werden unkontrollierbaren Temperaturschwankungen ausgesetzt. Bedenken Sie immer, dass Ihnen aufgrund von falschen Blutwerten irrtümlicherweise Medikamente verordnet werden, die Sie vielleicht für den Rest Ihres Lebens einnehmen sollen. Das stellt ein enormes Problem dar!

Einen erhöhten Homocysteinwert kann man problemlos behandeln. Die Vitamine B6 und B12 senken kombiniert mit Folsäure den Homocysteinspiegel zuverlässig. Selbst bei fleischlastiger Ernährung muss die ausreichende Aufnahme von Vitamin B12 nicht automatisch gewährleistet sein. Der tatsächliche Mangel wird allgemein nicht nur unterschätzt, sondern meist ganz ignoriert. Dabei ist gerade Stress, dem heute viele Menschen täglich ausgesetzt sind, ein enorm starker Vitamin B-Räuber. Er frisst den Vitamin B12-Vorrat regelrecht auf.

Ich empfehle daher insbesondere Veganern und Vegetariern, Vitamin B12 zu supplementieren. Ein Ei pro Monat tut es aber auch. Eine gesunde Verdauung ist immer Voraussetzung, um eine gute Aufnahme der Vitamine zu gewährleisten.

### Lektüretipp

Lothar Ursinus: *Mein Blut sagt mir … Labor ganzheitlich*. Schirner, Darmstadt 2015

Olaf Stanger: *Homocystein: Grundlagen, Klinik, Therapie, Prävention*. Maudrich, Wien 2004

# Die Darmflora

Unser Darm ist ein phänomenales Organ: Er schlängelt sich acht Meter lang in einem ausgeklügeltem System in unserem Körper. Seine Oberfläche erreicht eine Größe von bis zu 400 Quadratmetern. Er ist von unzähligen Mikroorganismen und Bakterienstämmen besiedelt, die für uns lebensnotwendig sind. Etwa 500 verschiedene Bakterienarten leben in und auf unserem Körper – viele davon im Darm. Die im Darm ansässigen Bakterienarten können im Laufe des Lebens variieren. Unabhängig von der Ernährungs- oder Lebensweise können sie auf bis zu 1000 Arten anwachsen. Eine intakte Darmflora schützt die Darmschleimhaut vor schädlichen Stoffen und sorgt dafür, dass wichtige Nährstoffe in die Blutbahn gelangen. Der Darm scheidet schädliche Stoffe aus und hält somit das Abwehrsystem intakt.

Viele Menschen machen es ihrem Darm nicht leicht. Durch Stress, hastiges Herunterschlingen von schlechter Nahrung, Fastfood, Fertiggerichte mit vielen chemischen Zusatzstoffen, Genussgifte wie Alkohol und Nikotin reizen sie ihren Darm permanent. Wer eine ungesunde Lebensweise pflegt, schwächt logischerweise seine Immunabwehr. Ist die Darmschleimhaut geschädigt, spricht man auch vom *Leaky-Gut-Syndrom* (siehe S. 46), dem sogenannten „durchlässigen Darm". Wenn Toxine, schädliche Bakterien und Stoffwechselprodukte über geschädigte Darmschleimhaut in den Organismus gelangen, kann es zu chronischen Erkrankungen, Nahrungsmittelunverträglichkeiten und Allergien kommen.

Ohne Bakterien kein Leben! Für eine gesunde Darmflora sind ausreichend viele gute Bakterien nötig. Lactobazillen und Bifidobakterien sollten in der Überzahl vorhanden sein, um schädliche Bakterien wie Colibakterien oder Clostridien in Schach zu halten. Gerät das

Darmmilieu durch eine schlechte Ernährung und die Einnahme von Medikamenten wie Antibiotika, Kortison oder Hormonpräparate aus dem Gleichgewicht, haben die guten Bakterien schlechte Lebensbedingungen. Kommen noch Stress und psychische Belastungen dazu, bereitet man den schädlichen Bakterien einen günstigen Nährboden und die Immunabwehr wird negativ beeinträchtigt.

Ein Ungleichgewicht der im Darm angesiedelten Bakterien sorgt für übermäßige Fäulnis- und Gärungsprozesse. Das führt zu Blähungen, Verstopfung, Durchfall oder entzündlichen Darmerkrankungen. Tierisches Eiweiß, denaturierte, industriell verarbeitete Lebensmittel, ein Übermaß an „leeren" Kohlenhydraten wie Produkte aus Weizenmehl (Brot und Nudeln) sowie kohlensäurehaltige, gezuckerte Getränke und Alkohol machen den Körper sauer. Ein saurer pH-Wert verändert das Darmmilieu und die Lebensbedingungen für die guten Darmbakterien werden verschlechtert.

Um die Ursache einer Dysbiose (Fehlverteilung der Darmbakterien) zu beheben, müssen sinnvolle Maßnahmen ergriffen werden, um wieder eine gesunde Darmflora aufzubauen. Befindet sich das bakterielle Ökosystem im Gleichgewicht, zeigt sich das nicht nur an einem wohligen Gefühl, sondern auch an der Beschaffenheit des Stuhls. Er sollte möglichst geruchsarm und kompakt sein, weder an der Keramik der Toilette haften oder die Verwendung von meterweise Toilettenpapier erfordern. Mit einer richtigen, darmbakterienfreundlichen, nährstoffreichen veganen Ernährung sorgen Sie automatisch für eine gute Darmflora.

• Ballaststoffe stehen an erster Stelle und dienen als „Futter" für die guten Bakterien. Leider ist die „moderne Ernährung", die häufig aus stark industriell verarbeiteten Lebensmitteln besteht, extrem ballaststoffarm. Allgemein wird zwischen isolierten, unlöslichen und löslichen Ballaststoffen unterschieden.

Isolierte Ballaststoffe wie Kleie sind ungünstig, da sie den Darm belasten. Kleie ist ein Rückstand, der bei der Getreideproduktion ensteht. Bei unzureichender Flüssigkeitszufuhr führt Kleie zu Verstopfung.

Unlösliche Ballaststoffe sind in Vollkorn, Hülsenfrüchten, Gemüse und Obst enthalten. Sie werden nur teilweise von den Darmbakterien verwertet, erfüllen aber eine sehr wichtige Aufgabe. Mit ihren Faserstoffen vergrößern sie das Stuhlvolumen und sorgen somit für eine schnellere Ausscheidung sowie einen besseren Stuhlgang. Flohsamen haben eine hervorragende Wirkung, da sie ein enormes Quellvermögen besitzen. Sie lösen abgelagerte Schlacken im Darm und schützen die Darmschleimhaut vor Reizungen. Die Quellfähigkeit von Flohsamen wird allerdings nur bei ausreichender Flüssigkeitszufuhr gewährleistet.

Die löslichen Ballaststoffe erfüllen die wichtigste Aufgabe im Darm. Sie sorgen dafür, dass sich die guten Lactobazillen und Bifidobakterien besonders wohl fühlen. Lösliche Ballaststoffe quellen im Darm auf und können große Mengen an Wasser binden. Somit kurbeln sie die Verdauung an und reinigen gleichzeitig den Darm. Sie wirken präbiotisch und fördern das Wachstum der Mikroorganismen im Dickdarm. Zur Kategorie der löslichen Ballaststoffe gehören Pektin, Pflanzenschleim, Inulin und Fructooligosaccharide. Sie finden sich in frischem Gemüse und Obst. Wenn man es reichlich und möglichst roh verzehrt, wird das Wachstum der guten Bakterien im Dickdarm angeregt. Wer sich allerdings bisher ballaststoffarm ernährt hat und eventuell an einem geschädigten Darm leidet, sollte den Verzehr von Ballaststoffen allmählich steigern. So kann sich der Darm langsam an die Ballaststoffe gewöhnen und wird nicht überfordert.

• Probiotika bauen die geschädigte Darmflora wieder auf. Sie verdrängen schädliche Fäulnisbakterien, Pilze (*Candida spp.*) und Toxine, um die guten Darmbakterien zu schützen und deren Wachstum zu fördern. Probiotische Nahrungsmittel wie Sauerkraut und milchsauer vergorenes Gemüse, vegane Kefir- oder Joghurtvarianten aus Kokos- oder Nussmilch sollten in keinem Speiseplan fehlen. Steht es um die Darmflora besonders schlecht, z. B. nach einer Antibiotikakur, sollte man auch auf hochwertige probiotische Nahrungsergänzungsmittel zurückgreifen und eine Darmsanierung durchführen. Allerdings kommen die meisten zugeführten Bakterien niemals im Darm an, da sie von der Magensäure sofort vernichtet werden.

Einige Hersteller probiotischer Nahrungsergänzungsmittel beachten diese Tatsache nicht. Achten Sie daher darauf, Darmbakterien nur in magensaftresistenter Kapselform einzunehmen. Weiterhin gilt es zu beachten, dass die Einnahme von Probiotika völlig sinnlos ist, wenn man die Voraussetzungen nicht schafft, dass sich die Bakterien erfolgreich ansiedeln können. Geben Sie also den bereits vorhandenen guten Bakterien genügend Nahrung in Form einer ballaststoffreichen veganen Ernährung. So können sie sich optimal vermehren. Ein Verzicht auf tierisches Eiweiß (Fleisch und Milchprodukte) und Alkohol, hilft dem Darm dabei, sich selbst zu regenerieren.

• Eine professionell durchgeführte Hydro-Colontherapie (Darmspülung) kann zusätzlich zur Darmsanierung beitragen.

• Auch Bitterstoffe regen die Verdauung an, beruhigen den Magen und unterstützen Leber, Galle und Bauchspeicheldrüse. Bitterstoffe findet man in vielen Gemüse- und Salatsorten wie Artischocken, Mangold, Endiviensalat, Radicchio, Löwenzahn. Gewürze und Kräuter wie Fenchel-, Kümmel-, Anissamen, Kurkuma oder Ingwer wirken durch ihre heilenden und protektiven Wirkeigenschaften positiv auf die Darmgesundheit. Sie lassen sich in viele Rezepte integrieren oder auch wunderbar als Tee zubereiten.

• Eine halbe Stunde vor dem Essen eingenommen, sorgen auch Heilkräuter wie Wermut, Wegwarte, Enzian oder Kamille in Form von Kräuterbitter oder Tee für ein besseres Wohlbefinden.

• Ebenso unterstützt Grüne Heilerde die Verdauung hervorragend und sorgt so für einen guten Stuhlgang.

• Vermeiden Sie hastiges Essen, denn gut gekaut ist halb verdaut. Werden die Speisen ordentlich gekaut und somit bestens eingespeichelt, kommen sie schon leicht „vorverdaut" im Magen an, was die Weiterverarbeitung erleichtert. Das gilt auch für Säfte und Smoothies. Diese sollten man nicht nur einfach trinken, sondern noch etwas hin und her spülen oder gar „kauen", um sie damit einzuspeicheln, so sind sie leichter zu verdauen.

• Bewegung und Sport ist nicht nur wichtig, um fit und beweglich zu bleiben. Bewegung hält auch Ihren Darm auf Trab. Wer sich nicht bewegt, hat meistens auch einen trägen Darm. Ausreichend viel Sport, vor allem an der frischen Luft, trägt erheblich zur Darmgesundheit bei.

Meine nährstoffreiche vegane Ernährung ist die beste Vorsorge für Ihren Darm und schafft eine solide Grundlage, damit sich Ihre guten Darmbakterien freuen und fleißig vermehren können. Sie werden sich durch eine gute Verdauung leichter und leistungsfähiger fühlen und vielen Krankheiten und Allergien keine Chance mehr geben. Mit einem gesunden Darm lebt es sich nicht nur länger, sondern auch glücklicher!

## Stuhlprobe

Geht man wegen Verdauungs- oder Reizdarmbeschwerden zum Hausarzt, wird statt einer ausführlichen Stuhluntersuchung oft eine Magen-Darm-Spiegelung beim Gastroenterologe verordnet. Eine Gastroskopie (Magenspiegelung) und die Koloskopie (Darmspiegelung) sind aussagekräftige Untersuchungen, die zur Erkennung von Magen- oder Darmgeschwüren, Dickdarmdivertikeln sowie Krebsgeschwüren beitragen. Darmspiegelungen sind allerdings mit Risiken verbunden, über die sich die Patienten meist nicht im Klaren sind.

Ab einem bestimmten Alter wird grundsätzlich zur routinemäßigen Darmspiegelung geraten. Wenn Sie einen gesunden Ernährungs- und Lebensstil pflegen und nicht zu einer speziellen Risikogruppe gehören, sollten Sie Nutzen und Risiko immer abwägen und selbst entscheiden, was in Ihrem Fall notwendig ist. Eine Magen-Darm-Spiegelung kann mit der Krankenkasse abgerechnet werden. Hingegen kann eine spezielle, ausführliche Stuhluntersuchung das Budget der Laborleistungen sprengen. Aus diesem Grund wird sie von Ärzten häufig nur als Privatleistung angeboten. Deshalb unterziehen sich viele Patienten lieber einer Darmspiegelung.

Je nach Symptomatik kann eine ausführliche Stuhldiagnostik wesentlich aufschlussreicher sein. Deshalb sollten Sie bei unklaren Beschwerden immer auch diese informationsreiche Untersuchung in Betracht ziehen und keine Kosten scheuen – schließlich geht es um die eigene Gesundheit. Nur die gezielte Diagnostik und darauf ausgerichtete therapeutische Maßnahmen können Menschen mit ständigen oder chronischen Darmproblemen wirklich helfen.

Spezielle Fachlabors für Mikroökologie bieten Untersuchungen der Stuhlflora an. Sie können hier selbst bestimmen, was Sie untersuchen lassen möchten. Sprechen Sie diese Möglichkeit mit Ihrem Arzt oder Heilpraktiker durch. Sie können die benötigten Unterlagen auch direkt bei einem Fachlabor für Mikroökologie anfordern und schließlich die Stuhlprobe eigens beim Labor einreichen. Anschließend erhalten Sie direkt vom Labor eine genaue Stuhldiagnose mit Therapievorschlägen.

Untersucht wird der Stuhl unter anderem auf Konsistenz, pH-Wert, Verdauungsrückstände, Fette und Fettsäuren. So kann man feststellen, ob eine Verdauungsstörung vorliegt. Die Anzahl der schlechten Bakterien (aerobe Leitkeime) und der guten Bakterien (anaerobe Leitkeime), Hefepilze (*Candida spp.*) sowie Schimmelpilze werden im Zuge der Stuhluntersuchung ermittelt. Entzündungsmarker geben Aufschluss über die Darmschleimhaut. Mit dem Laborwert der Pankreas-Elastase (Elastase-1) lässt sich eine Bauchspeicheldrüsenschwäche erkennen oder ausschließen. Zudem kann der Stuhl auf *Heliobacter pylori*-Präsenz (Bakterium, das Geschwüre im Magen und Zwölffingerdarm verursachen kann) untersucht und eine Zöliakiediagnostik durchgeführt werden, um alle Risikofaktoren auszuschließen.

Wenn Sie Ihre Diagnose erhalten haben, können Sie gegebenenfalls mit Ihrem Arzt oder Heilpraktiker über eine Therapie und Maßnahmen zur Nahrungsmittelumstellung sprechen. Aus eigener Erfahrung kann ich nur dazu raten, selbst tätig zu werden und den Meinungen von Ärzten kritisch gegenüber zu stehen. Ziehen Sie deshalb zusätzlich entsprechende Fachliteratur zu Rate. In der Bibliographie S. 352 finden Sie Lektüre zum Thema.

### Speziallabore: Magen-Darm-Diagnostik

Ganzimmun Diagnostics AG
D-55128 Mainz, Hans-Böckler-Straße 109, Tel +49-06131-7205-0, info@ganzimmun.de, www.ganzimmun.de

Medizinisches Versorgungszentrum Institut für Mikroökologie GmbH
D-35745 Herborn, Auf den Lüppen 8,
Tel +49-2772-981-0, info@mikrooek.de, www.mikrooek.de

## Pilzinfektion abklären

Pilze sind in jeder normalen Darmflora vorhanden. Darüber braucht man sich keine Gedanken zu machen, solange sie nicht überhand nehmen. Sind die Keimzahlen bestimmter Pilzbesiedelungen jedoch zu hoch, können sie viele unangenehme Symptome und Krankheiten verursachen. Der Grund für eine Pilzinfektion (Mykose) kann eine Aufnahmestörung des Darms sein, die die Ansiedelung schlechter Bakterien und eben auch von Pilzen wie der Hefepilzspezies *Candida albicans* begünstigen. Darüber hinaus kann eine ausgeprägte Immunschwäche das Wachstum der Pilze fördern. Der schlechte Ernährungsmodus vieler Menschen lässt die Nahrungsmittelunverträglichkeiten ansteigen, die wiederum für eine schlechte Darmflora verantwortlich sind. Sind Immunsystem und Darm geschwächt, ist die Gefahr groß, an einer Pilzinfektion zu erkranken.

Zuckerhaltige Nahrung begünstigt das Wachstum von *Candida albicans*. Zucker bildet Hefe im Körper – die ideale Nahrungsgrundlage für diese Pilzart. Ist das Immunsystem geschwächt, breitet sich der Pilz mehr und mehr aus, bis es schließlich zur *Candida albicans*-Infektion kommt. Symptome eines Pilzbefalls im Darm und in den inneren Organen sind unter anderem belegte Zunge, Blähungen, Durchfall, Menstruationsbeschwerden, Konzentrationsschwäche, Energiemangel, Akne, Migräne,

### Schwarzkümmel als Antipilzmittel

Die kurmäßige Einnahme von Schwarzkümmelöl wirkt gegen Hautpilz, Darmpilz und Scheidenpilz. Darüber hinaus hat es entzündungshemmende, blutdrucksenkende und verdauungsfördernde Wirkungen.

Antipilzkur: 1 Teelöffel Schwarzkümmelöl, drei Wochen lang drei Mal täglich.

Allergien oder Darmentzündung. Hefepilzinfektionen der Haut und Schleimhäute, am After, in der Vagina, unter der Brust, an Hand- und Fußnägeln sind keine Seltenheit. Ein Zungenabstrich oder eine Stuhluntersuchung geben Aufschluss darüber, wie stark der Befall ist.

Hat sich der Pilz erst festgesetzt, wird man ihn nur schwer wieder los. Wenn man die Pilzinfektion nur mit dem Antimykotikum Nystatin bekämpft, kommt er in der Regel nach vier bis sechs Wochen wieder zurück. Deshalb ist es besser, zunächst abzuklären, ob eine Aufnahmestörung des Darms vorliegt. Wenn ja, überlegt man, wie die Darmflora wieder aufgebaut werden kann, damit sich die guten Bakterien wie (z. B. Lactobazillen und Bifidobakterien) ansiedeln können, die die Ausbreitung von *Candida albicans* eindämmen. Grundsätzlich sollte man konsequent alle zuckerhaltigen/-bildenden

### Antipilzkur mit Grapefruitkernextrakt

Anwendung und Dosierung bei *Candida albicans*-Infektion:

1. Woche: 3 bis 9 Tropfen Grapefruitkernextrakt verdünnt in 1 Glas Wasser, ein Mal täglich.

2. Woche: 3 bis 9 Tropfen Grapefruitkernextrakt verdünnt in 1 Glas Wasser, zwei Mal täglich.

3. Woche: 3 bis 9 Tropfen Grapefruitkernextrakt verdünnt in 1 Glas Wasser, drei Mal täglich.

Nahrungsmittel komplett aus dem Speiseplan streichen, um dem Pilz die Nahrung zu entziehen. Zu den zuckerbildenden Nahrungsmitteln gehören vor allem glutenhaltige Getreidearten wie Weizen und die daraus hergestellten Back- und Teigwaren sowie Alkohol. Zuckerhaltige Nahrungsmittel und Süßigkeiten sind ohnehin ungesund und sollten bei einer Antipilzdiät absolut gemieden werden.

Essen Sie viel Gemüse in Form von Rohkost, das wirkt präbiotisch. Nehmen Sie probiotische Nahrungsmittel zu sich, um Ihre Darmflora wieder aufzubauen. Süße Früchte haben sehr viel Fructose und sollten während der Kur auch eher gemieden werden. Saure Früchte sind allerdings erlaubt. Eine Colon-Hydro-Therapie (Darmspülung) reinigt den Darm und fördert die Heilung. Bewegung und Sport versorgen Ihren Körper mit viel Sauerstoff, was sich ebenfalls positiv auf die Darmflora auswirkt. Bedenken Sie, dass die Einnahme von Antibiotika die komplette Darmflora zerstört, das fördert die Wachstumsbedingungen für *Candida albicans* enorm.

## Grapefruitkernextrakt als Antibiotikum und Antimykotikum

Grapefruitkernextrakt ist ein natürliches Mittel gegen *Candida spp.* Der Extrakt hat antivirale, antibakterielle und pilzhemmende Wirkeigenschaften. Innerlich eingenommen, kann er die Antipilzkur wirkungsvoll unterstützen. Verwenden Sie nur Extrakt in Bioqualität, da andere Produkte häufig schadstoffbelastet sind und dies Ihrer Gesundheit schaden kann.

Die Dosierung kann auf bis zu 15 Tropfen erhöht werden. Eine langsame Erhöhung der Dosierung ist sinnvoll, denn durch das Absterben der Pilze werden starke Toxine freigesetzt, die zu Schwindel, Kopfschmerzen und Unwohlsein führen können. Die Behandlung kann je nach Schwere des Pilzbefalls ein bis zwei Monate durchgeführt werden. In Kombination mit

der pflanzlichen zuckerfreien Diät bestehen gute Erfolgschancen, dem Pilz den Garaus zu machen. Zusätzlich wird die Einnahme von Chlorella-Algen in Bioqualität empfohlen. Die chlorophyllreiche Alge sorgt für einen guten Abtransport der Toxine und wirkt stark entgiftend. Grüne Heilerde und Flohsamen entfalten auch eine positive Wirkung auf die Darmflora.

Bitte achten Sie darauf, nach Einnahme genügend Wasser zu trinken, um die Ausscheidung der Giftstoffe über die Verdauungsorgane zu unterstützen. Grapefruitkernextrakt, Chlorella sowie Heilerde sollten nicht gleichzeitig mit Medikamenten eingenommen werden, um möglichen Wechselwirkungen vorzubeugen. Ein Abstand von mindestens zwei Stunden ist empfehlenswert.

## Weitere Anwendungen von Grapefruitkernextrakt

Zahnbürste und Zungenreiniger sollten von Zeit zu Zeit mit einigen Tropfen Grapefruitkernextrakt in einem Glas Wasser desinfiziert werden – am besten über Nacht. Mit etwas Geduld hilft der Extrakt verdünnt aufgetragen auch bei Nagelpilz. Der Grapefruitkernextrakt schafft hervorragende Abhilfe bei Entzündungen im Mundraum sowie bei bakterieller Zahnfleisch- und Halsentzündung. Bakterielle Durchfallerkrankungen, Erkältungen und virale Grippeinfektionen lassen sich damit kurieren. Aus meiner Hausapotheke ist der Extrakt nicht mehr wegzudenken.

Sofern eine Allergie gegen Zitrusfrüchte vorliegt, wird vom Gebrauch des Extrakts abgeraten. Der Grapefruitkernextrakt (auch der Verzehr der Frucht) kann Arzneimittelinteraktionen verursachen. Zu nennen sind in diesem Zusammenhang vor allem Antibiotika, Herz-Kreislauf-Mittel, Krebsmittel und Lipidsenker.

Im Laufe meines Lebens hatte ich häufig

Probleme mit *Candida albicans*. Allerdings haben sich diese vollständig gelegt, seitdem ich mich konsequent vollwertig vegan und gluten-arm ernähre. Mein Speiseplan enthält viel Roh-kost, zahlreiche grüne, chlorophyllreiche Ge-müsesäfte und sehr wenig zuckerhaltige Nah-rungsmittel. Unterstützend nehme ich zeitweise Grapefruitkernextrakt und Schwarzkümmelöl als Nahrungsergänzungsmittel ein. So hat der Pilz keine Chance mehr bei mir!

### Lektüretipp

Shalila Sharamon, Bodo J. Baginski: *Das Wun-der im Kern der Grapefruit. Die Geheimnisse des Citrus paradisi.* Windpferd, Oberstdorf 2010

Sylvia Luetjohann: *Das Schwarzkümmel Heil-buch.* Windpferd, Oberstdorf 2012

## Verdauungshelfer

Helfen Sie Ihrem Darm mit nützlichen Heilmit-teln aus der Natur dabei, in Schwung zu bleiben. Probieren Sie Bitterstoffe, Flohsamen, Heilerde, Kaffeekohle, Lapachotee und Schwarzkümmel-öl.

• Bitterstoffe regen die Basenbildung an und wirken Übersäuerung entgegen. Sie stimulieren Magen, Leber, Galle und Bauchspeicheldrüse und sorgen so für eine gute Verdauung. Darüber hinaus reduzieren Bitterstoffe das Verlangen nach Süßem und sorgen für eine schnellere Sättigung. So machen Bitterstoffe schlank!

Man findet sie in vielen Gemüsesorten, Kräutern, Wildkräutern und Gewürzen. Gemüse-sorten mit vielen Bitterstoffen sind Artischocken, Endivie, Chicorée, Zuckerhutsalat, Rucola, Ra-dicchio und Rosenkohl – um nur einige zu nen-nen. Sie sollten regelmäßig auf Ihrem Speise-plan stehen. Verdauungsfördernde Kräuter kann

### Anwendungen von Heilerde

Heilerde kann sowohl innerlich als auch äußerlich angewendet werden.

• Innerliche Anwendung: Innerlich wird Heilerde zur Darmreinigung und bei Verdauungsstörungen, Blähungen, Verstopfung und Durchfall eingesetzt. Sie hilft bei Magengeschwüren, Sodbrennen, Mundgeruch und Zahnfleischentzündungen. Durch ihren hohen Mineralstoffgehalt gleicht sie Mineral-stoffmangel aus und begünstigt die Linderung von Allergien, Kopfschmerzen sowie Migräne. Erhöhte Blutfettwerte können durch Heilerde positiv beeinflusst werden.

Achten sie darauf, reine naturbelassene, sonnengetrocknete Heilerde zu verwenden, die nicht bestrahlt oder erhitzt wurde. Die Einnahmeempfehlung liegt bei 1 bis 2 TL Heilerde ein bis drei Mal pro Tag vor den Mahlzeiten, aufgelöst in stillem Wasser. Wenn man zu Durchfällen oder weichem Stuhl neigt, kann man die Heilerde auch direkt im Mund einspeicheln und dann mit Wasser hinunter-spülen – das ist zwar sehr wirkungsvoll, aber etwas gewöhnungsbedürftig.

• Äußerliche Anwendung: Äußerlich kann man Heilerde bei Ekzemen, Entzündungen, Akne, Neuro-dermitis, Schuppenflechte, Sonnenbrand und Insektenstich einsetzen. Auch bei Sportverletzungen, Knochenbrüchen und Gelenkschmerzen wirkt Heilerde gut. Braune Heilerde eignet sich wunderbar zur schonenden Reinigung von Haaren. Weiße sowie grüne Heilerde sind angenehm zur Hautreini-gung von Gesicht und Körper.

man gut als Tee zu sich nehmen. Ich empfehle aus eigener, sehr guter Erfahrung eine Teemischung aus Löwenzahnwurzel, Kamille, Schafgabe, Mariendistelkraut, Tausendgüldenkraut, Enzianwurzel, Wermut und Wegwarte zu gleichen Teilen. Aus dem Reich der Gewürze kann ich Ihnen besonders Ingwer, Zimt, Kurkuma, Kümmel, Fenchel, Anis und Gewürznelken ans Herz legen. Sie sind reich an Bitterstoffen und sorgen für eine reibungslose Verdauung. Viele dieser Kräuter und Gewürze sind in hochwertigen Kräuterbittern oder Teemischungen enthalten, die eine halbe Stunde vor den Mahlzeiten getrunken am besten ihre Wirkung entfalten.

• Flohsamen setzte schon Hildegard von Bingen bei Darmträgheit erfolgreich ein. Sie sind ein hervorragender Quellballaststoff, der Schlacken im Darm löst und gleichzeitig die Darmschleimhaut schützt. Flohsamen sorgen für genügend Füllanreiz, vergrößern durch die Ballaststoffe das Stuhlvolumen und garantieren eine gute Darmpassage. Mit reichlich Flüssigkeit eingenommen quillt die Schleimhülle der Samen auf und kleidet die Darmwand aus. Flohsamen regeln nicht nur die Verdauung bei Verstopfung, sondern wirken auch sehr gut bei Durchfall, da die Flüssigkeit im Darm durch die Quellung aufgesaugt wird.

Flohsamen reinigen den Darm von Fäulnisstoffen und Darmgasen, die vor allem bei einer tierischen Eiweißkost (Fleisch und Milchprodukte) entstehen. Darüber hinaus fördern sie das Wachstum darmfreundlicher Bakterien, senken erhöhtes Cholesterin und Blutzuckerspiegel und verhindern die Bildung von Gallensteinen. Flohsamen sind als ganze Samen oder als Flohsamenschalen erhältlich. Flohsamenschalen lassen sich gut im Müsli, Reis, Nussmilch oder Smoothies integrieren. Sie eignen sich ebenso gut zum Andicken von Pudding, Brei und Suppen oder machen Frucht- und Gemüsewraps elastisch. Ich rühre jeden Morgen einen

Esslöffel Flohsamenschalen in mein Müsli und beginne so den Tag mit einer Wohltat für meinen Darm.

• Heilerde entgiftet, entschlackt und stärkt das Immunsystem. Schon vor 3000 Jahren nutzten die Menschen die Heilwirkung von Lehm, Löss und Ton. Heilerde hat bis heute ihren festen Platz in der Naturheilkunde. Ihre Wirksamkeit ist längst wissenschaftlich anerkannt. Die grüne Heilerde ist eine reine naturbelassene, mineralreiche Tonerde, die aus eiszeitlichen Lössablagerungen gewonnen und zu Pulver verarbeitet wird. Grüne Heilerde setzt sich aus verschiedenen Mineralstoffen und Spurenelementen zusammen. Sie ist reich an Silicium, Calcium, Eisen, Kalium, Magnesium, Natrium, Mangan, Phosphor, Chrom, Kupfer, Kobalt und Lithium. Grüne Heilerde besitzt die Eigenschaft, Giftstoffe und Gase mit ihrer Mineralstruktur an sich zu binden und aus dem Körper auszuleiten. Diese Eigenschaft wirkt sich besonders regulierend auf den Säure-Basen-Haushalt aus. Heilerde wirkt antibakteriell, bindet Säuren, Fette und Gase. Sie ist zur inneren Reinigung, Entschlackung und Entgiftung hervorragend geeignet.

• Medizinische Kaffeekohle (*Coffeae carbo*) wird aus stark gerösteten grünen Kaffeebohnen verschiedener Kaffeesorten hergestellt. Zu Pulver vermahlen hat sie einen aufsaugenden Effekt. Kaffeekohle ist ein hervorragendes Durchfallmittel. Sie wird häufig kombiniert mit Myrrhe und Kamille bei Reizdarmsymptomatik verabreicht. Überschüssige Flüssigkeit, Toxine und Gärungsprodukte des Darms sowie krankmachende Keime, Bakterien, Viren und Pilze werden durch die Einnahme von Kaffeekohle gebunden und ausgeschieden.

Die entzündungshemmenden Eigenschaften der Kaffeekohle wirken sich nicht nur positiv auf die Darmgesundheit aus, sondern entfalten im gesamten Organismus ihre positive Wirkung. Bei akuten Beschwerden kann man vier Mal täglich 1 gestrichenen Teelöffel zusammen mit etwas Wasser einnehmen. Bevorzugen Sie pures Kaffeekohlepulver, da es besonders verträglich ist (*Carbo Königsfeld* der Fa. Müller Göppingen ist ein solches Produkt). Speziell bei Durchfall hat sich alternativ auch Birkenholzkohle bewährt – gerne in Verbindung mit Kamille.

• Lapachotee, auch „Tee vom Baum des Lebens" genannt, wird seit Jahrhunderten von den Ureinwohnern Südamerikas wegen seiner enormen Heilkraft geschätzt. Heute findet man in Mittel- und Südamerika Lapachoprodukte in fast allen Apotheken oder Kräuterläden. Der Lapachobaum (*Tabebuia impetiginosa*) wächst in den tropischen Regenwäldern Mittel- und Südamerikas. Er kann bis zu 700 Jahre alt werden und erreicht Wuchshöhen bis zu 20 Meter. Seine Rinde ist innen rotbraun und riecht leicht nach Vanille. In ihr stecken viele heilende Substanzen. Ein Teil der äußeren Rinde wird ein bis zwei Mal im Jahr abgetragen, um an den begehrten inneren Teil der Rinde zu kommen. Dieser wird geraspelt und getrocknet. Das Schälen schadet dem Baum nicht, da die Rinde innerhalb eines Jahres wieder nachwächst.

Die Heilkraft des Lapachobaums ist vielfältig und bietet eine breites therapeutisches Spektrum. Die Rinde ist reich an lebenswichtigen Mineralstoffen wie Kalium, Calcium, Magnesium, Natrium, Phosphor und Spurenelementen, Chrom, Eisen, Fluor, Jod, Kobalt, Kupfer, Mangan, Selen, Silicium und Zink. Seine bekannte heilkräftige Substanz ist die antibiotisch wirkende Naphthochinonverbindung (Lapachol, Lapachon).

Der Tee fördert die Wundheilung und wirkt gegen Darmpilzinfektionen. Er beeinflusst chronische Krankheiten wie Diabetes positiv. Lapachotee stärkt das Immunsystem und regt Darmtätigkeit und Verdauung an. Er unterstützt die Entgiftungsvorgänge in der Leber und trägt zur Entsäuerung und Entwässerung des Körpers bei. Der Tee sollte auf keinen Fall in einer Metalldose aufbewahrt werden – besser eignet sich Keramik.

Teezubereitung: 1 Esslöffel Rinde auf 1/2 Liter kochendes Wasser geben, ca. 5 Minuten aufkochen und anschließend 15 bis 20 Minuten ziehen lassen. So werden die Inhaltstoffe am besten aus der Rinde gelöst. Lapacho ist in erster Linie ein Heiltee und sollte nicht im Übermaß getrunken werden.

• Schwarzkümmelöl verwendeten schon vor mehr als 3000 Jahren die Leibärzte des ägyptischen Königs Tutanchamun, um Husten zu lindern. Bereits im 10. Jahrhundert v. Chr. gebrauchte die sagenumwobene Königin von Saba das wertvolle Öl zur Schönheitspflege. Nofretete und Cleopatra nutzten ebenfalls die pflegenden Eigenschaften von Schwarzkümmelöl für ihre Schönheit.

Hippokrates schätzte die starke heilkräftige Wirkung von Schwarzkümmelöl – und selbst in der Bibel findet diese Erwähnung. Das dunkle, würzige Schwarzkümmelöl enthält mehr als 100 wertvolle Inhaltstoffe. Es bietet ein breites Spektrum an Anwendungen. Schwarzkümmelöl kann unter anderem bei Erkrankungen des Magen-Darm-Trakts, Verdauungsbeschwerden, Gallenkoliken, Blähungen, Nierensteinen, erhöh-

## Hausmittel bei Durchfall

Gegen Durchfall hilft ein geriebener Apfel, den man vor der Einnahme etwas stehen lässt, bis er oxidiert (Braunfärbung). Mit Zimt und Kokosflocken verfeinert, schmeckt die heilkräftige Kost gleich doppelt gut. Ebenso gut helfen bei Durchfall getrocknete Heidelbeeren.

tem Cholesterinspiegel und bei Pilzinfektionen im Darm (*Candida albicans*) eingesetzt werden.

Laut neuesten wissenschaftlichen Erkenntnissen hilft Schwarzkümmelöl aufgrund seiner entzündungshemmenden Wirkung bei rheumatischen Erkrankungen. Darüber hinaus wurden ihm blutdruck- und blutzuckersenkende Eigenschaften attestiert. Nachgewiesen ist ebenfalls die lindernde Wirkung bei Asthma. Äußerlich angewendet wirkt Schwarzkümmelöl bei allergisch bedingten Hauterkrankungen (Dermatitis und Ekzeme).

Anwendung zur Stabilisierung des Immunsystems: 1 TL Schwarzkümmelöl, zwei bis drei Mal täglich für drei Wochen. Danach 1 TL ein Mal täglich für vier bis sechs Monate.

• Süßholzwurzel (*Glycyrrhiza glabra*) ist eine Wurzel mit besonderer Heilkraft. Sie wirkt entzündungshemmend, schleimhautschützend, antibiotisch und auswurffördernd – nicht nur bei Erkrankungen der oberen Atemwege wie Husten und Bronchitis. Süßholzwurzel hat eine positive Wirkung auf die Magentätigkeit und hilft bei Gastritis und Magengeschwüren. Sie wird gerne Magen-Darm-Tees beigemischt, lässt sich aber auch einzeln als wohlschmeckender Tee zubereiten.

Lakritze wird aus Süßholz hergestellt und ist sozusagen eine gesunde Leckerei. Bevorzugen Sie Produkte ohne Zucker und sonstige Zusatzstoffe, essen Sie nicht zu viel davon, da übermäßiger Verzehr den Blutdruck erhöhen kann.

## Säurereflux wirksam bekämpfen

Viele Menschen leiden unter Reflux und nehmen Magensäureblocker ein, um „essen zu können, was sie wollen". Die Einnahme von Magensäureblockern kann zu Nährstoffmangel führen. Wie der Name schon vermuten lässt, unterdrückt der Säureblocker die Bildung von Magensäure, die für die Aufspaltung von Nährstoffen und für die Verdauung notwendig ist. Wird zu wenig Magensäure produziert, verschlechtert sich die Verdauungsqualität, was eine verminderte Nährstoffaufnahme zur Folge hat.

Dauerhafter Nährstoffmangel führt zu chronischer Müdigkeit, Haarausfall und im schlimmsten Fall zu Eisenmangel oder Anämie. Nährstoffmangel kann sogar neurologische Probleme verursachen. Durch den Verzicht auf Alkohol, Milchprodukte, „leere" Kohlenhydrate, Fast-Food und die starke Einschränkung von Zucker bekommt man den Reflux am besten in den Griff.

Eine vegane basische Ernährungsweise ist die beste Entscheidung, wenn Sie unter Säurereflux leiden. Zusätzlich kann man mit Heilerde, Bitterstoffen und Flohsamen nebenwirkungsfrei gegen den Reflux ankämpfen. Bewährt hat sich in der Naturheilkunde auch die Einnahme von Wacholderbeeren, die zudem die Verdauung unterstützen. Jedoch sollten die Beeren nur in kleinen Mengen und nicht über einen längeren Zeitraum konsumiert werden, da sie sonst Magenreizungen hervorrufen können. Wacholder ist in getrockneter Form erhältlich oder kann wild gesammelt und selbst getrocknet werden.

# Krank und übergewichtig trotz veganer Ernährung

Bitte denken Sie immer daran: Vegane Ernährung ist nicht gleichzusetzen mit gesunder Ernährung, nur weil Sie auf tierische Produkte oder Inhaltstoffe verzichten.

Es gibt leider ein zunehmend wachsendes Angebot an industriell hergestellten veganen Fertigprodukten, die alles andere als gesundheitsfördernd sind. Sie bedienen unseren Hang zur Bequemlichkeit und geben vor, Zeit zu sparen. Unterwerfen Sie sich nicht dem toxischen Ernährungsumfeld von Fertigprodukten und Süßigkeiten. Bedenken Sie, je mehr teure Werbung für ein Produkt gemacht wird, desto fraglicher ist oft die Qualität der Inhaltstoffe. Massenhafte Produktion ist immer an Gewinnoptimierung gekoppelt – und wo kann man zuerst sparen? Genau, an den Zutaten!

## Industrielle Nahrungsmittel und Fertigprodukte

In der veganen Küche werden oft zu viele „leere" Kalorien wie Weißmehl aus Weizen, schlechtes Fett und Zucker verwendet. Das vegane Angebot von Fertigprodukten und Snacks wächst stetig, weil sich damit viel Geld verdienen lässt. Also erfindet die Nahrungsmittelindustrie ständig neue Kreationen, um die „Fleischgelüste" der neuen veganen Fangemeinde zu stillen. Burger, Gyros, Schnitzel, Würstchen in veganer Form und vieles mehr überflutet die Kühlregale der Supermärkte.

Wer glaubt, dass diese Produkte uneingeschränkt gesund seien, sollte sich die Zutatenliste genauer ansehen. Viel gehärtetes Fett, Transfette, Gluten (meist beschönigend als „Weizeneiweiß" oder „Weizenprotein" bezeichnet) und reichlich Zusatzstoffe – unter anderem Hefeextrakt, der Allergien auslösen kann – zieren die Zutatenliste. Auch der übermäßige Verzehr von Soja kann zu Unverträglichkeit führen. Wer sich so ernährt, übersäuert seinen Körper und wird früher oder später krank und übergewichtig.

## Zucker und Gluten im Übermaß

Alles was süß ist, schmeckt! Das wussten wir schon als Kind. Deshalb wird in vielen Fertigprodukten (auch im Biobereich) häufig Zucker als natürlicher Geschmacksverstärker eingesetzt, um damit die Produkte besser zu verkaufen. Wer sich sein Essen versüßen lässt, muss die Konsequenzen tragen. Übermäßiger Zuckerkonsum fördert Fettleibigkeit, Bluthochdruck und Diabetes. „Bio-Rohrohrzucker" klingt zwar gesünder, ist aber auch nur reiner Zucker und nicht besser als weißer Zucker.

Um den Blutzuckerspiegel nicht zu stark in die Höhe schnellen zu lassen, empfehlen sich alternative Süßungsmittel wie Stevia, Xylit (wird auch als Birkenzucker bezeichnet), Kokosblütenzucker/-sirup oder Agavensirup. Bestimmte Speisen kann man auch mit Trockenfrüchten süßen. Ein übermäßiger Verzehr der genannten alternativen Süßungsmittel beeinflusst den Blutzucker ebenso und sorgt auch für unnötige Kalorien. Generell sollten Sie versuchen, nach und nach immer weniger süß zu essen. Es dauert vielleicht eine Zeit lang, aber Ihr Geschmacksinn gewöhnt sich daran und plötzlich ist Ihnen alles zu süß.

Auch Alkohol treibt den Insulinspiegel hoch und verlangsamt zudem den Stoffwechsel sowie die Fettverbrennung. Wenn Sie abnehmen wollen, sollten Sie auch hier zurückhaltend sein. Ihre Leber und Bauchspeicheldrüse werden es Ihnen danken. Die Leber ist unser großes Entgiftungsorgan und hat ohnehin mit vielen Umweltgiften zu kämpfen, da sollte man ihr nicht noch zusätzlich zusetzen.

Vergessen Sie nicht, dass glutenhaltige Nahrungsmittel (insbesondere Hochleistungsweizen) den Blutzuckerspiegel enorm in die Höhe treiben. Um ein Gefühl dafür zu entwickeln, empfehle ich Ihnen, ein Stück Brot ganz langsam zu kauen. Sie werden feststellen, dass der Geschmack auf Ihrer Zunge immer süßer wird. Gluten ist verantwortlich für die Glutenunverträglichkeit, die zu Reizdarmsyndrom, Zöliakie und vielen Allergien führen kann. Eine glutenarme oder glutenfreie Ernährung beugt vielen Krankheiten und letztlich auch Darmkrebs vor.

Sie müssen nicht gleich komplett auf Brot verzichten, aber greifen Sie lieber zu glutenarmen Getreidesorten wie Dinkel, Einkorn, Emmer oder Roggen. Glutenfreie Brotsorten aus den Pseudogetreidesorten Hirse, Quinoa, Amaranth und Buchweizen sind eine gute Alternative. Ich persönlich esse gerne gelegentlich eine Scheibe Dinkel- oder Roggen-Vollkornbrot, habe aber meinen Speiseplan mit meinem selbstgemachten Kräckerbrot aufgepeppt. Das Kräckerbrot enthält kein Getreide, sondern besteht lediglich aus Ölsaaten, Mandeln und Pseudogetreide. Es ist damit glutenfrei, kohlehydratarm und macht

sehr lange satt. Ideal, wenn man abnehmen möchte! Im Rezeptteil finden Sie einige meiner leckeren Kräckerbrot-Varianten (S. 248).

Letztendlich gilt: Je naturbelassener unsere Nahrung ist, desto besser nährt sie uns. Wer sein Essen selbst und immer frisch zubereitet, ist auf der sicheren Seite!

# Irreführende Ernährungsmythen

Es würde den Rahmen dieses Buches sprengen, detailliert die gezielte Desinformationspolitik und die vielfältigen Tricks von bestimmten Interessensgruppen offenzulegen, die vorgeben, sich um unsere gesunde Ernährung zu sorgen. Wir, die Verbraucher, sollen ihnen blind glauben und nichts hinterfragen. Wir sollen Produkte konsumieren, deren gesundheitlicher Nutzen oft genug mit wissenschaftlichen Argumenten untermauert wird, die teils überholt sind, oder auf Unwahrheiten, Mythen und Lügen basieren.

## Der Protein-Mythos

*Die Geschichte des Proteins ist zum Teil wissenschaftlich, zum Teil kulturell bedingt und basiert zu einem großen Teil auf einem Mythos.*

T. Colin Campbell, *China Study*

Der Mythos und Werbespruch „Fleisch ist ein Stück Lebenskraft" ist bis heute bei den meisten Menschen fest im Gehirn eingebrannt. Die penetrante Propaganda der Fleisch-, Milch- und Eierindustrie droht geradezu mit der Gefahr, einen gesundheitsschädlichen Eiweißmangel zu erleiden, würde man auf ihre Produkte verzichten. Auch der Irrglaube, tierisches Eiweiß sei höherwertiger als Pflanzeneiweiß, wurde inzwischen von zahlreichen Studien widerlegt. Eine der besten und umfangreichsten Studien, die je zu diesem Thema gemacht wurden, ist die *China Study* des renommierten US-Ernährungswissenschaftlers T. Colin Campbell.[1] Die Studie belegt die Zusammenhänge zwischen einer tiereiweißreichen Ernährung und der Entstehung von chronischen Erkrankungen bis hin zu Krebs.

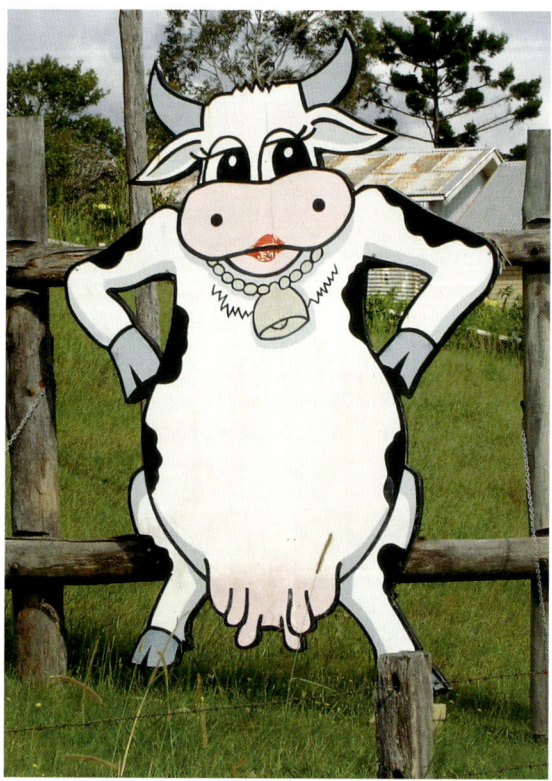

**Meine Milch gehört meinem Kalb!**

In letzter Zeit häufen sich die Warnungen über die gesundheitlichen Risiken eines hohen Fleisch- und Milchproduktekonsums. Herz-Kreislauf-Erkrankungen, Brustkrebs, Dickdarmkrebs, Rheuma und Diabetes sind nicht die einzigen Krankheiten, die der Verzehr von Fleisch und Milchprodukten mit sich bringen kann. Auch Claus Leitzmann aus Gießen hat schon vor 20 Jahren mit einer großen Studie bewiesen, dass der Verzehr von Fleisch die Entwicklung von Krebs fördert und Vegetarier länger leben. Die Studie ist überzeugend dokumentiert. Campbell geht noch einen Schritt weiter und plädiert konsequent für eine rein vegane Ernährung.

Die aussagekräftigen Studien von Caldwell Esselstyn zu den Auswirkungen von Tierprotein auf die Herzkranzgefäße zeigen unter anderem anhand von drei vergleichbaren Gruppen herzkranker Menschen, wie dramatisch sich das Schicksal durch Ernährung beeinflussen lässt.[2] Die erste Gruppe behielt ihre typische, mit tierischen Proteinen belastete Ernährung bei. Die Teilnehmer erlitten mehrere Herzanfälle und hatten eine signifikant kürzere Lebenserwartung. Im Vergleich dazu ließ die zweite Gruppe bis auf einen Joghurt alle tierischen Proteine weg. Das Risiko für Herzanfälle war deutlich reduziert und die Lebenserwartung war verlängert. Die dritte Gruppe erlebte etwas bisher Unvorstellbares: Ein mit keiner üblichen Therapieform geglücktes Wunder. Durch das gänzliche Weglassen von tierischen Lebensmitteln und Proteinen öffneten sich die verstopften Arterien. Geschädigte koronare Arterien regenerierten sich und die Lebenserwartung und Lebensqualität der Teilnehmer stieg deutlich an. Die Ergebnisse der Studie waren derart aussagekräftig und signifikant, dass auch Laien von ihren Erkenntnissen überzeugt waren. Der ehemalige US-Präsident Bill Clinton entschied sich aufgrund dieser Studienergebnisse für eine vegane Ernährung und verkündete das vor laufender Kamera. Eine Sensation und ein Schlag ins Gesicht der Fleisch- und Milchindustrie! Durch diese Aktion erfuhr die vegane Welle in den USA einen enormen Auftrieb, der inzwischen auch Europa erreicht hat.

Im kalifornischen Loma Linda gibt es seit vielen Generationen Veganer, die gemäß ihrer Tradition den Adventisten folgen und strikt vegan leben. Sie zählen zu den gesündesten Menschen der Welt – mit der längsten Lebenszeit. Ihr Lebensstil ist durch Langzeitstudien dokumentiert.

Diese Forschungsergebnisse und viele weitere Studien über tierisches Protein haben zur Folge, dass die vegane Bewegung, wie wir sie gerade erleben, weiteren Zulauf bekommt. Die Beweislast in Bezug auf tierisches Protein ist erdrückend. Immer mehr Menschen entscheiden sich für die vegane Lebensweise – weil sie das humanitäre und ökologische Desaster nicht länger mittragen wollen oder weil sie das Unrecht an Tieren nicht mehr ertragen und vor allem ein gesünderes Leben führen möchten.

Ich lehne jede Form von Dogmatismus ab, jeder kann für sich selbst entscheiden, ob er tierisches Protein verzehrt oder nicht. Aber jeder hat auch ein Recht darauf zu erfahren, unter welchen Umständen die massenhafte Fleisch- und Milchproduktion abläuft, damit er sich selbst ein Bild machen kann. Die Lobby der Milch- und Fleischindustrie ist zu mächtig, um eine Aufklärung durch Politik und Medien zu erwarten. Nehmen Sie sich die Zeit, kritische Fachliteratur zu lesen. Ihre Gesundheit wird es ihnen danken!

## Zeit zum Umdenken

Wussten Sie, dass für die Produktion von 1 Kilogramm Rindfleisch 16 Kilogramm Soja und Getreide verfüttert werden, 20 000 Liter Trinkwasser benötigt werden, 50 Quadratmeter Regenwald vernichtet werden und mehr Treibhausgase erzeugt werden als bei einer 250 Kilometer langen Autofahrt? Bedenken Sie, wie viele Menschen man mit 1 Kilogramm Rindfleisch ernähren kann und wie viele mit 16 Kilogramm Getreide satt werden könnten.

Die Angst, ohne tierisches Eiweiß keine guten körperlichen und geistigen Leistungen erbringen zu können, sitzt tief – vor allem bei Männern. Zum Glück gibt es heutzutage genügend Beispiele aus dem Hochleistungssport. Vegane Sportler und Sportlerinnen, die mit ihrer veganen Ernährungsweise genauso gute oder sogar bessere Leistungen erbringen als vorher. Der kanadische Triathlet und Ironman Brendan Brazier ist nur ein überzeugender Vertreter und der Beweis dafür, wie man mit einer vollwertigen veganen Ernährung körperliche und mentale Höchstleistungen erzielen kann.

Es ist erwiesen, dass der Mensch viel geringere Proteinmengen benötigt als bisher angenommen. Auch ist dargelegt, dass man mit rein pflanzlichen Proteinquellen seinen täglichen Bedarf hervorragend decken kann. Schon die Entscheidung, weniger Fleisch- und Milchprodukte zu konsumieren und das möglichst nur noch aus biologischer Erzeugung, ist der richtige Weg. Wenn man die Bestätigung dafür erhält, wie positiv man mit einer pflanzenreichen Ernährung auf die eigene Gesundheit einwirken kann, hat man schon gewonnen. Gute pflanzliche Proteinquellen sind alle Getreidesorten, Hülsenfrüchte, Gemüse, Obst, Nüsse und Samen. Mit einer ausgewogenen und vollwertigen veganen Ernährung müssen Sie keinen Eiweißmangel erleiden – ganz im Gegenteil! Sie können präventiv auf ihre Gesundheit einwirken und werden Ihr Wohlbefinden erheblich steigern.

# Die Calciumlüge

Die meisten Menschen glauben immer noch an den Spruch „Die Milch macht's" und halten wegen des vermeintlich lebensnotwendigen Calciums an Milchprodukten fest. Medizin und Wissenschaft sind sich schon lange darüber einig, dass übermäßiger Milchkonsum schaden kann. Milcheiweißallergien sowie Milchzuckerunverträglichkeiten nehmen seit Jahren dramatisch zu. Sie verursachen unter anderem Verdauungsprobleme und das Reizdarmsyndrom. Darüber hinaus verschleimen Milch, Milchprodukte und Käse die Atemwege. Asthmatiker sollten Milchprodukte generell meiden, da sie die manchmal lebensbedrohlichen Symptome enorm verstärken können. Hautprobleme wie Akne und Neurodermitis verschlechtern sich durch den Verzehr von Milchprodukten. Kuhmilch weist im Vergleich zu Sojamilch neunmal so viel gesättigte Fettsäuren auf. Der Konsum von Milchprodukten trägt zweifellos zu den stetig zunehmenden Herz-Kreislauf-Erkrankungen bei.

Der Glaube, mit dem Calciumgehalt in Milch und Käse könnte man vorsorglich gegen Osteoporose ankämpfen, ist inzwischen mehrfach wissenschaftlich widerlegt. Die Studie *Worldwide incidence of hip fracture in elderly women: relation to consumption of animal and vegetable foods* stammt aus dem Jahr 2000 und belegt, dass in den Ländern, wo der Verbrauch von

## Gesund mit Calcium

Blattgemüse wie Grünkohl, Brokkoli, Fenchel, Chinakohl, Mandeln, Amaranth, Sesam und Chia-Samen enthalten reichlich bioverfügbares Calcium. Damit der Körper das Calcium gut speichern kann, ist Vitamin D nötig. Dieses kann dem Körper entweder durch ein kurzes tägliches Sonnenbad oder durch Supplementierung zugeführt werden. Neben Calcium sorgen auch Nahrungsmittel, die Magnesium und Kieselsäure enthalten, für eine optimale Knochendichte. Beachten Sie, dass Alkohol und Nikotin starke Calciumräuber sind. Der Verzicht auf diese Genussmittel beugt unter anderem Osteoporose und vielen weiteren calciummangelbedingten Erkrankungen vor.

Kuhmilch und Milcherzeugnissen am höchsten ist, die meisten Knochenbrüche auftreten. Darüber hinaus war hier der durchschnittliche Knochenstatus am schlechtesten.[3]

Zu den bedeutendsten und aussagekräftigsten Langzeitstudien zählen die *Nurses' Health Study*, die *Health Professionals Follow-Up Study* und die *European Prospective Investigation into Cancer and Nutrition (EPIC) Study*.[4] In diesen Studien wurde der Schwerpunkt auf die Gesundheit von Frauen gelegt. In den Jahren 1976, 1989 und 2010 nahmen die Forscher in drei aufeinanderfolgenden Studien das Leben und die Ernährungsgewohnheiten der Teilnehmerinnen unter die Lupe. Noch heute erhalten die Probandinnen alle zwei Jahre Fragebögen. Mehr als 20 Jahre lang wurde der Zusammenhang von Ernährung und Krebs und weiterer Krankheiten bei rund 520 000 Teilnehmern untersucht. Die Studien belegten unter anderem, dass ein erhöhter Milchkonsum keine positiven Auswirkungen auf das Osteoporoserisiko und die Knochendichte hat. Sogar das Gegenteil ist nachweislich der Fall: Die weltweit bedeutendste Langzeitstudie EPIC belegt, dass jene Frauen, die drei oder mehr Portionen Milchprodukte am Tag verzehrten, eine höhere Anzahl an Frakturen aufwiesen als die Frauen, die keine Milchprodukte zu sich genommen hatten.

Den Forschungsergebnissen der Studie *Diet and osteoporosis* aus dem Jahr 1963 zufolge verursacht tierisches Protein im Gegensatz zu pflanzlichem Protein einen Säureüberschuss im Körper.[5] Der Organismus versucht dann, die Säure-Basen-Balance mittels Calcium wiederherzustellen. Hierfür bedient er sich unter anderem an den Calciumdepots der Knochen oder Zähne. Durch den Calciumverlust in der Knochenmasse steigt das Risiko von Knochenbrüchen und Osteoporose.

Einige andere Studien belegen den Zusammenhang zwischen Milchkonsum und einem vermehrten Knochenbruchrisiko ebenfalls. Leider sind die wirtschaftlichen Interessen und das Machtmonopol der Milchwirtschaft so groß, dass die Aufklärung der Verbraucher auf der Strecke bleibt. Uns wurde vom Säuglingsalter an eingetrichtert, ohne Milch würden wir krank und die Knochen schwach. Schenken Sie diesem Mythos keinen Glauben mehr! Inzwischen wurde mehrfach bewiesen, dass der tägliche Calciumbedarf eines Erwachsenen problemlos mit pflanzlicher Ernährung abgedeckt werden kann. Zur besseren Aufnahme sollte ausreichend Vitamin D im Blut zur Verfügung steht.

Eine artgerecht gehaltene Kuh steht auf der Weide und frisst faserreiches, frisches grünes Gras, das sie dann durch ihre vier Mägen und stetiges Wiederkäuen verdaut. Die profitorientierte Milchindustrie will möglichst viel, schnell und billig produzieren. Die sogenannten modernen Hochleistungskühe stehen dicht an dicht im Stall, bekommen billiges, jodiertes Kraftfutter (und meist genmanipuliertes Getreide, Mais und Soja). Das sorgt zwar für eine größere Milchproduktion, verursacht aber bei der Kuh Verdauungsbeschwerden und hat einen veränderten Stoffwechsel zu Folge. Durch nicht artgerechte Haltung ist die Kuh krankheitsanfällig und leidet häufig an Euterentzündungen, die mit dauerhaften Antibiotikagaben bekämpft werden.

Eine solche Hochleistungskuh wird mit Hormonen künstlich im Zustand der Dauerschwangerschaft gehalten – nur schwangere Tiere produzieren Milch! – und schafft es höchstens fünf Jahre, diese Tortur durchzuhalten, dann ist sie „ausgemolken". Danach folgt der Gang zum Schlachthof. Dass diese Milch, die mit Hormonen, Antibiotika und Jod belastet ist, nicht besonders gesundheitsfördernd sein kann, versteht sich von selbst. Die ständigen Hormongaben sorgen zudem für gefährlich hohe Mengen an Östrogensulfaten, die Brustkrebs, Prostata-, und Hodenkrebs fördern können. Dies belegt eine

Studie der Harvard Universität.

Der ständige Antibiotikamissbrauch in der Massentierhaltung im Allgemeinen sowie in der industriellen Milchwirtschaft beschleunigt die Antibiotikaresistenzentwicklung bei Mensch und Tier. Antibiotikaresistenz ist inzwischen zum globalen Problem avanciert, gegen das wir machtlos sind.

Laut Aussagen des renommierten Ernährungswissenschaftlers T. Colin Campbell verursacht der Verzehr von Milcheiweiß Diabetes, Bluthochdruck und Krebs. Seine bereits erwähnte *China Study* zeigt unter anderem die Zusammenhänge zwischen Zivilisationskrankheiten und dem Verzehr von Milch und Milchprodukten auf.[1] In Asien fällt die Brustkrebsrate signifikant geringer aus als in der westlichen Welt. Der Grund hierfür liegt in der milcharmen Ernährungsweise der asiatischen Bevölkerung. Die zahlreichen wissenschaftlichen Erkenntnisse auf diesem Feld zeigen, dass es dringend an der Zeit ist, Aufklärungsarbeit hinsichtlich einer präventiven, gesunden Ernährung zu leisten. Man sollte annehmen, dass derartige alarmierende Erkenntnisse in das Gesundheitssystem einfließen – weit gefehlt! Die Lobby der milliardenschweren Milchindustrie und die damit einhergehenden politischen Verflechtungen verhindern die gezielte Aufklärung der Bevölkerung.

Die beste Entscheidung im Sinne Ihrer Gesundheit ist der Verzicht auf Milch und Milchprodukte oder zumindest ein eingeschränkter Konsum dieser Lebensmittel. So können Sie obendrein als Verbraucher indirekt positiv gegen die Massentierhaltung aktiv werden.

Kuhmilchfreie Alternativen, die dazu noch köstlich schmecken, sind Mandel-, Hafer-, Dinkel-, Reis-, Kokos- oder Sojamilch. Sogar veganer Joghurt lässt sich hervorragend ohne tierische Milch herstellen. Vegane Käsespezialitäten lassen sich sehr gut aus Nüssen und Mandeln herstellen. Durch den Fermentierungsprozess mit probiotischen Kulturen kann man ganz einfach veganen Käse selbst produzieren. Von veganen Industriekäseprodukten rate ich ab, da sie außer einem hohen Öl- und Fettgehalt kein wesentlicher Beitrag zur gesunden Ernährung sind und häufig auch nicht besonders gut schmecken.

**Anmerkungen**

1 Campbell TC, Campbell TM: *China Study. Die wissenschaftliche Begründung für eine vegane Ernährungsweise.* Systemische Medizin, Bad Kötzting 2011

2 Esselstyn CB Jr: *Foreward changing the treatment paradigm for coronary artery disease. Am J Cardiol 82 (1998);* Esselstyn CB Jr et al.: *A strategy to arrest and reverse coronary artery disease: a 5-year longitudinal study of a single physician's practice. J Family Practice 41 (1995);* Esselstyn CB Jr: *Introduction: more than coronary artery disease. Am J Cardiol 82* (1998) 5T–9T

3 Frassetto L et al.: *Worldwide incidence of hip fracture in elderly women: relation to consumption of animal and vegetable foods.* J Gerontol 55v (2000) M585–M592

4 Charlton BM, Rich-Edwards JW, Colditz GA et al.: Harvard Nurses' Health Study. BMJ 31 (2014) 349

5 Wachsman A, Bernstein DS: *Diet and osteoporosis.* Lancet May 4 (1968) 958–959

**Lektüre- und Filmtipp**

T. Colin Campbell, Thomas M. Campbell: *China Study. Die wissenschaftliche Begründung für eine vegane Ernährungsweise.* Systemische Medizin, Bad Kötzting 2011

John Robbins: *Food Revolution – Bio.* Hans Nietsch, Freiburg 2003

John Robbins: *Ernährung für ein neues Jahrtausend.* Hans Nietsch, Freiburg 1995

Brendan Brazier: *Vegan in Topform.* Unimedica, Kandern 2014

*Gabel statt Skalpell* (2012). Lee Fulkerson (Drehbuch und Regie). DVD, 92 Minuten, USA: Polyband

**Probieren Sie mal meinen veganen Kokos-Cashew-Joghurt! Rezept auf Seite 188.**

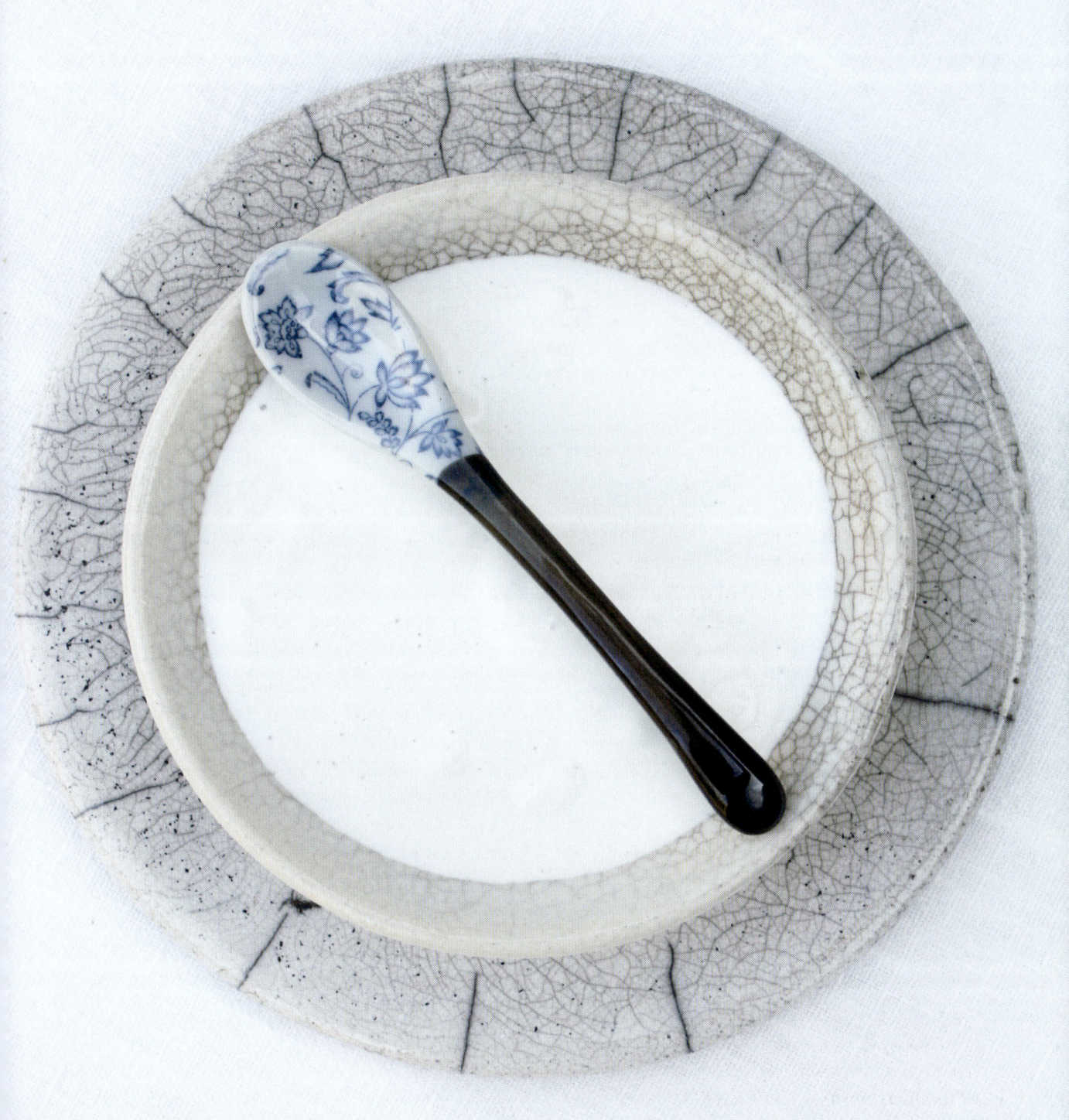

# Umstellung auf vegane Kost

*Wer kein Ziel hat, wird auch nirgendwo ankommen.*
Volksweisheit

*Der Kontakt zu Menschen, die Hürden im Leben gemeistert haben, die uns noch unüberwindlich erscheinen, kann eine große Hilfe sein.*
Patanjali, *Yogasutra*

Ich koche und esse schon immer leidenschaftlich gerne. Dabei habe ich recht früh damit begonnen, nur gute und hochwertige Lebensmittel zu verwenden. Für mich wäre es undenkbar gewesen, diese Gaumenfreuden, die ich bei einem leckeren Essen empfinde, aufzugeben, nur um mich vegan zu ernähren. Ehrlich! Da ich meinen Ernährungsstil aber langsam umgestellt habe, konnte ich ausprobieren, experimentieren und neue ungeahnte Genüsse entdecken. Dies hat mir zusätzlich Kraft gegeben, die alten Gewohnheiten loszulassen und mich auf meinen Weg mit dem Ziel, auf vegan umzustellen, beflügelt.

Seinen Lebensstil zu ändern, kostet viel Kraft. Alte Gewohnheiten sind bequem, einen neuen Weg zu gehen kann mühsam sein. Viele leben vor sich hin und lassen die Chancen verstreichen. Ohne Mut zur Veränderung und die dazu notwendige Disziplin entwickeln wir uns nicht weiter. Disziplin kennen und akzeptieren wir in der Ausbildung, im Beruf, beim Sport und im Umgang mit unseren Mitmenschen. Warum also verhalten wir uns bei unseren Essgewohnheiten oft so uneinsichtig und undiszipliniert?

Dafür gibt es viele Gründe, die Sie sich bewusst machen sollten. Wissen ist Macht – auch das Wissen über Ihre eigenen bewussten und unbewussten Verhaltensweisen. Unsere Ernährungsweisen werden zunächst durch äußere Faktoren bestimmt: Kulturkreis, Religion, Mythen, Traditionen, Natur oder Werbung. Alles, was Sie essen oder trinken, hat in irgendeiner Form Auswirkungen auf Ihren Körper und ihre Psyche. Bislang ist der Darm ausschließlich ein Thema der Gastroenterologie gewesen, heute spricht man in diesem Zusammenhang auch von Neurogastroenterologie – Neurologie des Verdauungsapparates.

Zu Recht ist von der „Intelligenz des Darms" oder dem „Darmhirn" die Rede. Gemeint ist damit das enterische Nervensystem. Es steuert die nervösen Funktionen des Verdauungsapparates. Der Darm beeinflusst das Gehirn und umgekehrt. Wir müssen wieder lernen, was unserem Darm wirklich gut tut. Es gibt Nahrungsmittel, die zwar Balsam für unsere Psyche sind, dem Darm aber nicht bekommen. Wenn Sie beispielsweise eine Tafel Schokolade essen, steigt der Blutzucker und Ihre Stimmung hellt sich auf. Endorphine werden ausgeschüttet. Sie fühlen sich wohl. Lässt die Wirkung der Schokolade nach, signalisiert das Verdauungssystem dem Hirn, dass es mehr davon möchte und das löst bei Ihnen Gelüste aus. Sie wollen mehr, immer mehr!

So geraten Sie schnell in eine Abhängigkeit. Deshalb sollten Sie wieder lernen, in sich hineinzuhorchen und bewusst auf die Reaktionen Ihres Darms zu achten. Eine ausgewogene und gesunde Ernährungsweise bedeutet auch, darauf zu hören, was dem Darm wirklich gut tut. Zwischen dem jeweiligen Umgang mit unserem „Darmhirn" und unserem psychischen Wohlbefinden gibt es einen Zusammenhang. Wenn Sie auf eine gesunde Kost umstellen, verlangt ihr Darmhirn nicht mehr nach ungesunden, sondern nach gesunden Nahrungsmitteln. Und ich kann Ihnen aus eigener Erfahrung sagen, dass es sich genauso verhält! Wenn Sie diesen Weg erst einmal geschafft haben, wollen Sie nie wieder umkehren.

Das Erfolgserlebnis, wenn man einen Berg hochgeradelt ist, eine schwierige Yogaübung plötzlich kann oder im Beruf weiterkommt, ist mit großer Freude und Euphorie verbunden. Ebenso empfindet man dieses Glücksgefühl, wenn man sich durch vollwertige, vegane Ernährung zunehmend besser fühlt, lebensfroher und energiegeladener wird. So wird man für sein diszipliniertes Verhalten belohnt und das macht wirklich großen Spaß!

# Entgiftungserscheinungen und Verdauungsstörungen

*Für den Unbeherrschten gibt es keine Weisheit, die Macht der Konzentration bleibt ihm verwehrt.*
*Bhagavad Gita* (Textepos des Hinduismus)

Die Umstellung auf eine neue Ernährungsweise benötigt Zeit. Eine 4-Wochen-Diät oder „4-Wochen-Challenge", wie es heute gerne genannt wird, kann man gerade noch so durchhalten. Danach kehren aber die meisten wieder zu ihren alten Essgewohnheiten zurück. Das liegt daran, dass eine sofortige totale Umstellung auf eine

vegane Ernährung zu radikal ist – sowohl für den Körper, als auch für die Psyche. Zudem wissen die meisten zu Beginn nicht, was sie essen sollen. Alles erscheint kompliziert und genussfeindlich. Eine ganzheitliche Nahrungsumstellung verlangt Einsicht, Zeit und Durchhaltevermögen.

Sie sollten wissen, dass eine Nahrungsumstellung meist von mehr oder weniger starken Entgiftungserscheinungen begleitet wird. Eventuell fühlt man sich anfangs schlechter statt besser. Keine Angst, das ist völlig normal! Geben Sie Ihrem Körper Zeit, sich auf die veränderte Ernährung einzustellen. Die Leber regeneriert sich und Schlacken im Körper werden ausgeleitet, was Schwindelgefühle mit sich bringen kann. Unangenehme Verdauungsstörungen wie Durchfall, Blähungen und Verstopfungen verschlechtern zunächst das Wohlbefinden. Ihre Darmflora ist jetzt dabei, sich zu verändern: Gute Darmbakterien müssen die schlechten bekämpfen und verdrängen. Der Körper benötigt etwa ein halbes Jahr, bis er auf die richtige Bahn gebracht ist. Wie gesagt, es lohnt sich, behutsam mit der Umstellung zu beginnen, erst nach und nach tierische Nahrungsmittel aus dem Speiseplan zu entfernen und durch pflanzliche zu ersetzen.

Mich hat der Umstellungsprozess zwei Jahre beschäftigt. Erst, als ich das tierisches Eiweiß in Form von Fleisch und vor allem Milchprodukte ganz weggelassen habe, fühlte ich mich so richtig super. Jetzt, da ich bei einer vollwertig veganen Ernährung angekommen bin, bin ich sehr glücklich darüber, nicht aufgegeben zu haben. Dieses Glück ist auch für Sie erreichbar!

# Den Fokus ändern

*Die Probleme des Lebens sind für jeden verschieden, und jeder braucht ein anderes Mittel, um sie zu lösen. Jeder muss daher seine eigene*

*Methode finden. Wenn man nur imitiert, macht man unweigerlich Fehler. Man muss selbst schöpferisch sein.*

Taisen Deshimaru Roshi, Japanischer Zen-Meister (1914–1982)

Sie haben keine Zeit? Die Zeit, die Sie jetzt für die Auseinandersetzung mit einer neuen Ernährungsform aufwänden, verbringen Sie später nicht beim Arzt oder im Krankenhaus. Richten Sie ihren Fokus auf das Wesentliche – auch wenn die Umstellung anfangs nicht gleich gelingt. Geben Sie nicht auf!

Mit viel Achtsamkeit werden Sie Ihr Ziel erreichen. Schon mit schrittweisem Weglassen von tierischen Lebensmitteln helfen Sie nicht nur Ihrem Körper, sondern Sie schärfen auch Ihr Bewusstsein für die Umwelt – den Klimawandel und $CO_2$-Belastungen können Sie mit Ihren Essgewohnheiten beeinflussen. Denken Sie nicht zuletzt an die Tiere, denen Sie unerträgliches Leid ersparen. Disziplin und Durchhalten lohnen sich! Gehen Sie es an!

# Zellgifte meiden

*Der mächtigste Krieger ist der, der sich selbst besiegt.*

Konfuzius, Philosoph (551–479 v. Chr)

Die folgenreiche Entscheidung, gesünder zu leben und gefährliche Genussgifte ganz zu meiden, kann Ihnen niemand abnehmen. Die müssen Sie selbst für sich treffen. Nehmen Sie sich Menschen zum Vorbild, die es geschafft haben, sich zu ändern. Lassen Sie sich von deren Erfolg ermutigen! Wenn Sie den festen Willen haben, gibt es einen Weg.

## Alkohol

Die Grenze vom Genuss zur Genusssucht ist schleichend und fließend. Zweifellos ist Alkohol ein Zellgift. Auch ist bekannt, dass sich ver-

mehrter Alkoholgenuss negativ auf die Gesundheit auswirkt. Er übersäuert den Körper, belastet die Leber, lässt die Haut schneller faltig werden und ist ein Risikofaktor für Krebs.

Das Argument, ein Glas Rotwein wirke sich positiv auf Herz und Kreislauf aus, ist eine willkommene Ausrede. Allerdings bleibt es selten bei einem Glas, weil Rotwein eben so gut schmeckt. Die stimulierende Wirkung von Alkohol wird oft zur Gewohnheit. Gerade gestresste Menschen greifen gerne abends zu Wein und Bier, um „runterzukommen". Alkohol ist die Volksdroge Nummer Eins.

Statistisch betrachtet trinken immer mehr Menschen regelmäßig Alkohol – vor allem jene, die überdurchschnittlich viel arbeiten. Wird der Alkohol als „Problemlöser" eingesetzt, hat die Sucht schon begonnen – unabhängig von Geschlecht und Gesellschaftsschicht. Viele sind sich dessen nicht bewusst oder verdrängen die unangenehme Wahrheit. An den kompletten Verzicht auf Alkohol wird oft nicht gedacht. Das ist unpopulär und nicht gesellschaftsfähig. Viele haben Angst als „Spaßbremse" geoutet zu werden. Bleiben Sie konsequent, es geht schließlich um Ihre eigene Gesundheit. Ich persönlich finde es eine Unsitte, selbst nach freundlicher, dankender Ablehnung weiterhin genötigt zu werden, „nur ein Gläschen" mit zu trinken.

Viele verhalten sich, als wären sie unsterblich, nach dem Motto: Treffen tut es immer nur die anderen. Wenn dann aber doch eine schwere Krankheit diagnostiziert wird, ist der Jammer groß. Alkohol erhöht den Blutzuckerspiegel, hemmt die Fettverbrennung, erschwert die Verdauung und sorgt für eine ordentliche Wampe! Bauchfett ist gefährlich und öffnet Herz- Kreislauf Erkrankungen wie Blutdruckhochdruck Tür und Tor und erhöht das Risiko für Schlaganfall. Viele Menschen erleiden dadurch einen frühen schmerzvollen Tod oder bleiben bis zum Lebensende behindert.

Die gute Nachricht ist: Es ist nie zu spät für eine positive Veränderung! Selbst eine Fettleber kann sich wieder völlig regenerieren. Der maßvolle Umgang mit Alkohol ist in jeder Lebensphase wichtig. Allerdings wirkt sich Alkohol in den Wechseljahren besonders negativ auf alle vegetativen Beschwerden wie Hitzewallungen, Schlafstörungen und Herzrasen aus. Alkohol ist ein starker Energieräuber.

Wenn Sie gesund bleiben wollen, Ihre Wechseljahre unbeschwert erleben und abnehmen möchten, sollten Sie sich nicht vom Alkohol abhängig machen und am besten ganz darauf verzichten – oder ihn wirklich nur zu besonderen Anlässen maßvoll genießen.

## Nikotin

Rauchen ist für 55 Prozent aller Herz-Kreislauf-bedingten Todesfälle bei Frauen unter 65 Jahren ein ursächlicher Faktor. Die bereits erwähnte *Nurses' Health Study* zeigt, dass Herzkrankheiten bei Raucherinnen gegenüber den Nichtraucherinnen um das Vierfache häufiger auftreten können.[1] Bei den Frauen, die mit dem Rauchen aufhörten, sank das Risiko, an Herzkrankheiten zu erkranken, signifikant. Rauchen ist auch für viele Krebserkrankungen ein Risikofaktor. Seit 1984 führt Lungenkrebs neben Brustkrebs die Liste der krebsbedingten Todesfälle bei Frauen an. Auch ließ sich nachweisen, dass Nikotin negative Auswirkungen auf die Knochendichte hat, was Osteoporose begünstigt.

Haben Sie einen starken Willen und seien Sie entschlossen, dann werden auch Sie es schaffen, mit dem Rauchen aufzuhören. Lassen Sie sich ihren Mut nicht von ihrem Umfeld, Freunden und Partner nehmen! Identifizieren Sie sich mit der Rolle der Nichtraucherin. Finden Sie einen Ausgleich, wenn Sie sich erst einmal in einen gesunden Lebensstil verliebt haben, fällt es Ihnen bestimmt leichter. Akupunktur und viel Sport können bei der Entwöhnung unterstützend wirken. Auch das im Handel erhältliche Nikotinpflaster könnte hilfreich sein.

Wenn Ihr Organismus nicht mehr gegen das Zellgift Nikotin ankämpfen muss, wird Ihre Haut jünger und frischer aussehen. Im Sport geht Ihnen nicht so schnell die Puste aus. Schönheit kommt von Innen. Als aktive Nichtraucherin werden Sie Ihre Gesundheit und Jugendlichkeit sicherlich länger bewahren.

**Anmerkung**

1 Charlton BM, Rich-Edwards JW, Colditz GA et al.: *Harvard Nurses' Health Study.* BMJ Oct 31 (2014) 349; weiterführende Informationen zur Studie erhalten Sie auch unter www.nurseshealthstudy.org.

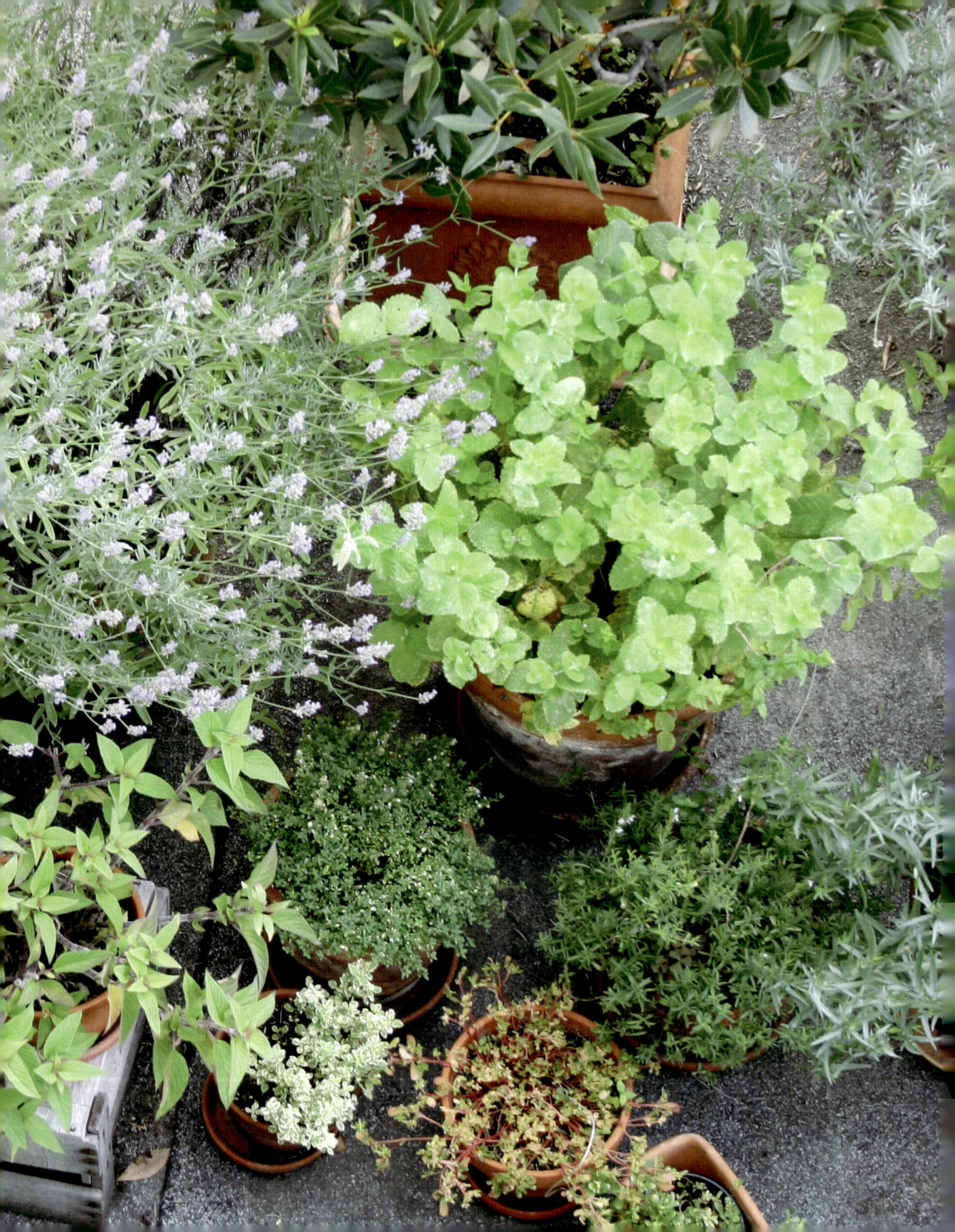

# Die Grundprinzipien meiner veganen Ernährung

**Meine vegane Ernährung basiert auf sieben Prinzipien:**

- **Biologisch**
- **Vollwertig**
- **Nährstoffreich**
- **Vitaminreich**
- **Mineralstoffreich**
- **Naturbelassen**
- **Viel Rohkost**

Revolution und Glücksgefühle auf dem Teller! Erfahren Sie alles über meinen inspirierenden veganen Lebensstil. Lernen Sie, wie Sie Tag für Tag gesunde Vielfalt auf Ihren Teller zaubern können. Vegane Ernährung bringt Ihnen die Lebensenergie und Power Ihrer Jugend zurück.

Darüber hinaus ist vegane Kost human, friedvoll und ethisch korrekt. Sie versorgt den Körper mit allen Nährstoffen und beugt vielen Krankheiten vor. Wer pflanzliche Produkte kreativ in der Küche einsetzt, wird weder Fleisch noch Milchprodukte vermissen. Sogar das Gegenteil ist der Fall! Sie werden plötzlich die Vielfalt an den uns dargebotenen Lebensmitteln entdecken, zusätzliche Zubereitungsarten kennenlernen und bisher unbekannte Gaumenfreuden genießen.

Machen Sie sich auf den Weg in dieses fantastische Abenteuer! Veganer, die sich mit vitaler Pflanzenkost ernähren, sprechen durchweg von einem besseren Lebensgefühl und einer enormen Leistungssteigerung. Durch das inzwischen vielfältige Angebot an veganen und rohköstlichen Lebensmitteln sowie Superfoods fällt die Nahrungsumstellung leicht. Revolutionieren Sie Ihre Esskultur!

## Die Umstellungsphase

Damit der Körper mit allen wichtigen Nährstoffen versorgt wird und die Ernährungsumstellung problemlos verkraftet wird, gilt es, einige Regeln zu beachten.

Sofern Ihr Verdauungssystem intakt ist, steht einer zügigen Nahrungsumstellung auf ausschließlich vegane Kost nichts im Weg. Leider ist dies aber meist nicht der Fall. Viele Kandidaten leiden aufgrund von schlechten Essgewohnheiten (zu viel zucker- und glutenhaltige Produkte sowie tierische Lebensmittel) unter Reizdarm und Nahrungsmittelunverträglichkeiten. Hier empfiehlt sich die behutsame Umstellung.

Generell ist es vorteilhaft, die Umstellung mit einer Darmsanierung zu kombinieren. Achten Sie auch darauf, dass der Rohkostanteil anfänglich vorwiegend aus Gemüse und Salat besteht und der Fruchtanteil einen kleineren Anteil hat. Früchte können Verdauungsprobleme verursachen, gerade wenn die Verdauung noch nicht an Rohkost gewöhnt ist.

Wie auf S. 68 zum Thema Darmflora erörtert wurde, lässt sich die Darmgesundheit erfolgreich mit Flohsamen, Heilerde, magensaftresistenten Probiotika und Bitterstoffen unterstützen. Sorgt man zudem mit pflanzlicher Nahrung für ein gutes Säure-Basen-Gleichgewicht, ist der erste Schritt getan. Auf diese Weise wird der Körper nach und nach entgiftet und von Altlasten gereinigt.

## Achtsam essen

*Durch Mäßigung wird ein Mensch die gesamte Kraft und Vitaliät, die in ihm ruht, erfahren.*
Patanjali, *Yogasutra*

Bereiten Sie Ihr frisches Essen in Ruhe zu und nehmen Sie sich vor allem Zeit zum anschließenden Genuss. Im heutigen Fastfood-Zeitalter wird das viel zu sehr vernachlässigt. Während der Nahrungsaufnahme wird getwittert, telefoniert, Auto gefahren, Emails werden beantwortet oder man schlingt die Speisen vor dem Fernseher in sich hinein. Doch nicht nur das Essensritual wird vernachlässigt, auch die Qualität des Essens scheint nicht mehr von Bedeutung zu sein. Solange es satt macht, ist es scheinbar egal, was man seinem Körper zuführt. Aus diesem Grund klagen viele Menschen über Sodbrennen, Magenschmerzen und Verdauungsprobleme. Tatsache ist: Qualitativ minderwertiges Essen und schlechte Essgewohnheiten schlagen auf den Magen.

Achtlose Ernährung ist der Hauptgrund von Übergewicht. Da helfen auch keine Diäten weiter. Ich betone abermals: Räumen Sie sich genügend Zeit ein – betrachten Sie es als Investition für eine gute Lebensgrundlage und als Energiequelle für Ihren Körper und Ihren Geist, um den Alltag besser meistern zu können. Schlingt man das Essen herunter, wird meistens viel mehr als nötig gegessen, da sich das Sättigungsgefühl verzögert. Das bringt schnell ein paar Kilo mehr auf die Hüften. Denken Sie daran: Langsames Essen und gründliches Kauen erleichtern den Verdauungsprozess und machen schneller satt.

Wann und wie oft Sie essen, hängt davon ab, wie Sie die Signale ihres Körpers verstehen und welche Ernährungsform Sie wählen. Wenn Sie einen hohen Rohkostanteil in Ihre Ernährung integrieren, können Sie über den Tag verteilt mehrere kleine Mahlzeiten einnehmen. Pflanzliche Nahrung hat weniger Kalorien und wird schneller verdaut. Abhängig von der körpereigenen Verbrennung sollte man eine Sensibilität dafür entwickeln, ob man lediglich Gemüse, Salat und Obst oder überwiegend fettreichere pflanzliche Proteine benötigt.

Beginnen Sie morgens am besten immer mit einem leicht verdaulichen Frühstück. Obst, Müsli, Brei aus Ölsaaten wie Chia-Samen und Leinsaat oder ein sättigender Smoothie sind ideal. Wenn Sie ungerne früh am Morgen frühstücken, dann nehmen Sie Ihr Frühstück mit zur Arbeit und genießen Sie es zu einem späteren Zeitpunkt. Smoothies oder beispielsweise Chia-Pudding mit Obst lassen sich prima in Einmachgläsern mitnehmen. Zum Mittagessen empfehle ich eine leichte Mahlzeit. So fallen Sie nicht ins Leistungstief. Reichhaltiger Salat oder leicht verdauliches Gemüse eignen sich wunderbar für diesen Zweck. Nachmittags sind Nüsse und Mandeln oder ein selbstgemachter Energieriegel ein willkommener Snack. Zum Abendessen gönnen Sie sich am besten leicht Verdauliches, bis Sie richtig satt sind – damit Sie nicht hungrig zu Bett gehen müssen.

Achten Sie darauf, dass Sie das Abendessen nicht zu spät einnehmen, damit Sie gut schlafen können. Falls sich vor dem Schlafengehen nochmals der kleine Hunger meldet, empfehle ich Mandeln. Sie stillen das Hungergefühl und entspannen durch den hohen Magnesiumgehalt Herz, Muskeln und Nerven.

# Wasser und Salz

Wasser ist eine begrenzte Ressource, über die sich die meisten Menschen nur wenig Gedanken machen. Für die Landwirtschaft und vor allem für die Viehzucht werden 70 Prozent des Trinkwassers verwendet. Die monströse Massentierhaltung trägt zudem zu einer enormen Grundwasserverschmutzung bei. Laut *Animal Rights Watch* haben schon heute weltweit zwei Milliarden Menschen keinen Zugang zu sauberem Trinkwasser. Für die Produktion von einem Kilogramm Fleisch muss mehr Wasser aufgewendet werden als jeder von uns in einem Jahr zum Duschen braucht: 20 000 Liter!

Wasser ist ein kostbares Lebenselixier. Der menschliche Körper besteht zu zwei Dritteln aus Wasser und kann schnell dehydrieren. Er verliert täglich bis zu drei Liter davon durch Atmen, Schlafen, Schwitzen und Ausscheidung von Verdauungsresten. Um den Wasserhaushalt stabil zu halten, sollten Sie möglichst zwei bis drei Liter über den Tag verteilt trinken. Stilles Wasser, frischgepresste Gemüse- und Obstsäfte sowie Kräutertees sind die beste Wahl, um ihren Körper ausreichend zu versorgen. Trinkt man zu wenig, dehydriert der Körper, Kopfschmerzen und Schwindel können die Folgen sein. Morgens vor dem Frühstück ein Glas warmes Wasser getrunken, eventuell mit einer Prise Salz, kurbelt die Verdauung an und der Magen fühlt sich nicht mehr leer an.

Die Frage, ob man zum Essen trinken sollte, kann man weder mit „nein", noch mit „ja" beantworten. Nimmt man eine auf Wasser basierende Mahlzeit wie eine Suppe oder einen Smoothie zu sich, erübrigt sich das Beigetränk. Ich kann Ihnen nur wieder raten: Hören Sie auf Ihren Körper und entwickeln Sie ein natürliches Durstgefühl, ohne sich allzu strengen Regeln zu unterwerfen! Ich trinke beispielsweise gerne Kaffee mit Reismilch zum Frühstück und einen Tee oder stilles Wasser zu anderen Mahlzeiten.

Zum Überleben benötigt der Mensch nicht nur Wasser und Sauerstoff, sondern auch Salz. Es hilft dem Organismus dabei, den Wasser-Elektrolyt-Haushalt im Gleichgewicht zu halten. Der tägliche Salzbedarf eines Erwachsenen liegt bei 3 bis 6 Gramm. Salz ist für viele lebenswichtige Körperfunktionen und den Zellstoffwechsel von großer Bedeutung. Es regelt den Wasserhaushalt und die Verdauung, ist wichtig für die Nierenfunktion, das Blut und die Knochenbildung. Muskeln und Nerven benötigen Salz für ihre Aktivität.

Darüber hinaus steigert Salz die Geschmackswahrnehmung – ohne Salz wäre unser Essen langweilig und fade. Überhöhter Salzkonsum ist gefährlich und lässt den Blutdruck ansteigen. Leider essen viele Menschen zu salzhaltig. Fertigprodukte, Käse- und Wurstwaren enthalten oft neben unnötigem Zucker jede Menge Salz. Industriell verarbeitetes Tafelsalz ist mineralstoffarm und zudem chemisch verändert. Zusatzstoffe wie Aluminiumoxid, Silikate und Ferrocyanide sollen eine gute Rieselfähigkeit gewährleisten. Künstlich zugesetztes Fluorid soll die Zahngesundheit fördern, wirkt aber bei übermäßigem Verzehr toxisch. Verzichten Sie auch auf Jodsalz und ziehen Sie naturbelassene Salze wie hochwertiges Meersalz, Steinsalz oder Himalaya-Kristallsalz vor.

# Nahrungsmittel richtig kombinieren

Konventionelle Ernährung führt häufig zu Blähungen, Unwohlsein und Gewichtszunahme. Der Grund hierfür liegt unter anderem in falschen Kombinationen von Nahrungsmitteln. Kohlenhydrate sollten möglichst nicht zusammen mit tierischem Eiweiß, Fett und Zucker verzehrt werden. So vermeidet man Fäulnisprozesse bei der Verdauung. In der üblichen Hausmannskost wird aber gerade diese Kombination praktiziert.

## Kohlenhydrate ja – aber die richtigen!

Kohlenhydrate haben ein negatives Image. Werden sie doch von den meisten Modediäten wie Paleo-Diät, Low-Carb-Diät usw. als Dickmacher bezeichnet. Auf die sogenannten leeren Kohlenhydrate trifft dies auch zu. Weißmehlprodukte wie Nudeln, Weißbrot, Toast, Kuchen, Pizza und weißer Reis erhöhen nicht nur den Blutzucker übermäßig, sondern auch das Gewicht. Kohlenhydrate sind aber wichtig für unsere körperliche und geistige Leistungsfähigkeit. Menschen, die sich bewusst kohlenhydratarm ernähren, leiden oft unter ständigem Hungergefühl.

Wenn Sie abnehmen und sich gesund ernähren möchten, sollten Sie unbedingt auf vollwertige Kohlenhydrate setzen. Vollkorngetreide wie Roggen, Dinkel, Emmer und Einkorn oder bei glutenfreier Ernährung Vollkornreis, Wildreis, Hirse, Mais, Buchweizen, Quinoa und Amaranth sind die Produkte der Wahl. Ein 100-prozentiges Roggenbrot aus Natursauerteig ist sehr bekömmlich, lässt den Insulinspiegel nur sehr langsam ansteigen und macht anhaltend satt. Durch die lange Gärung des Sauerteigs wird das Korn besser aufgeschlossen und kann leichter verdaut werden.

## Antioxidantien

Antioxidantien schützen unsere Zellen vor freien Radikalen. Freie Radikale greifen unsere Zellen an und schädigen so betroffene Organe. Es sind instabile Moleküle, weil ihnen in ihrer chemischen Struktur ein Elektron fehlt. Um diesen Zustand auszugleichen, bedient sich das Molekül an Elektronen eines intakten Moleküls, der Zellmembran oder DNA. Das „beraubte" Molekül wird so ebenfalls zum freien Radikal.

Den beschriebenen „Elektronenraub" nennt man Oxidation. Sobald dieser Prozess ein erträgliches Ausmaß übersteigt, spricht man von oxidativem Stress. Diese gefährliche Kettenreaktion fördert eine hohe Konzentration von freien Radikalen, die den Körper massiv schädigen. Augenprobleme, Krampfadern, hoher Blutdruck, Schlaganfall, Demenz, Gelenkbeschwerden oder Krebs sind mögliche Folgen von oxidativem Stress. Schützen Sie ihre Zellen durch Antioxidantien, die aufgrund ihrer Aktivität auch Radikalenfänger genannt werden. Sie unterbrechen diese Kettenreaktion und verhindern weitere Zellschäden.

Mit einem bestimmten Testverfahren ist es möglich, die jeweilige antioxidative Aktivität eines Nahrungsmittels in ORAC-Einheiten zu messen. ORAC ist die Abkürzung für Oxygen radical absorbance capacity, die Fähigkeit von Antioxidantien, freie Radikale abzufangen und unschädlich zu machen. Nahrungsmittel wie Gemüse, Salate, Kräuter, Obst, Sprossen und Keime trumpfen mit jeder Menge Antioxidantien auf.

Die wichtigsten mit der Nahrung aufgenommenen Antioxidantien sind Vitamin C und E, essentielle Spurenelemente wie Selen, Eisen und Zink und sekundäre Pflanzenstoffe wie die große Gruppe der Polyphenole, Anthocyane, Phytoöstrogene und Carotinoide. Mit einer vernünftigen veganen Ernährung führen Sie Ihrem Körper reichlich Antioxidantien zu und beugen zahlreichen Erkrankungen vor.

Brot wird mit Käse und Wurst gegessen, Nudeln zu Fleisch serviert, weißer Reis dient als Beilage für frittierten Fisch. Diese Mahlzeiten machen müde und träge, weil der Verdauungsapparat überfordert ist.

Leichter verdaulich ist tierisches Eiweiß, das ohne die Beigabe von Kohlenhydraten konsumiert wird – also Trennkost. Grünes Blattgemüse wird innerhalb von 30 Minuten verdaut. Bei einem Steak werden hierfür ganze acht Stunden benötigt. Das gibt Ihnen eine Vorstellung davon, welche Herausforderung die Verwertung von Fleisch für den Organismus ist.

Bei der veganen Ernährung fallen die tierischen Proteine weg, was – wie gesagt – die Verdauung deutlich erleichtert. Allerdings kann ein Übermaß an Früchten (Fruchtzucker) kombiniert mit Kohlenhydraten Verdauungsprobleme verursachen und es können sich unangenehme Gärungsprozesse im Darm abspielen. Verzehrt man dazu noch reichlich Fett, wird der Verdauungsprozess verlangsamt – Müdigkeit und Kopfschmerzen können die Folge sein. Ein Salat mit kaltgepresstem Öl, vielleicht noch ein paar Nüsse und Samen dazu, und mit Kräckerbrot aus Ölsaaten serviert, ist eine ideal kombinierte Mahlzeit.

Was der eine verträgt, verursacht bei anderen Probleme. Kombinieren Sie, was Ihnen schmeckt, damit Sie nicht die Lust am Essen verlieren. Hören Sie dabei auf Ihren Körper und achten Sie darauf, wie Ihre Verdauung auf bestimmte Nahrungsmittelkombinationen reagiert. So finden Sie die für Sie individuell abgestimmten, optimalen Kombinationen leicht heraus.

# Besonders wohltuende Nahrungsmittel

Häufig wird versucht, Nährstoffmangel durch völlig übeteuerte und meist nutzlose Vitaminta-bletten auszugleichen. Vitamintabletten können aber nur begrenzt Nährstoffe und sekundäre Pflanzenstoffe liefern. Pflanzliche Nahrungsmittel wie beispielsweise ein Apfel enthalten das volle Spektrum an wertvollen Stoffen, die der Körper optimal aufnehmen kann. Ein Apfel kostet weniger als eine Packung Vitamintabletten, macht satt und sorgt mit seinen Ballaststoffen für eine gute Verdauung.

Etwa 100 000 verschiedene sekundäre Pflanzenstoffe sind bisher bekannt. Nährstoffreiche pflanzliche Nahrungsmittel enthalten von Natur aus zahlreiche Antioxidantien, die gegen freie Radikale wirken. Sie halten die Blutgefäße „sauber" und schützen nachweislich gegen viele Krebsarten. Wenn Sie die Kraft von Antioxidantien für sich nutzen wollen, sollten Sie eine Kombination mit Milchprodukten vermeiden, da Milcheiweiß deren Aufnahme verhindert. Genießen Sie Erdbeeren deshalb besser ohne Sahne!

Obst und Gemüse sind ideale Energielieferanten, die mit Hilfe des Sonnenlichts (Photosynthese) wertvolle Kohlenhydrate bereitstellen. Sie sind Nervennahrung und versorgen das Gehirn. Obst und Gemüse sind reich an essentiellen Fettsäuren, Mineralstoffen und Spurenelementen, wasserlöslichen und fettlöslichen Vitaminen.

Nahrungsmittel mit einer hohen Nährstoffdichte schenken unserem Körper viel Energie und alle Nährstoffe, um gesund und vital zu bleiben. Gemessen werden die Nahrungsmittel auch an ihrer Energiebilanz. Das heißt, die Höhe der Nährstoffdichte wird anhand der Verdauungszeit bestimmt. Grünes Blattgemüse und Obst haben beispielsweise eine höhere Nährstoffdichte als ein Steak. Werden dem Körper genügend vollwertige Nährstoffe zugeführt, bekommt er ausreichend viel Energie und braucht im Endeffekt weniger Nahrung, um das Hungergefühl zu stillen.

# Rohkost und schonend gegarte Nahrung

*Nichts ist so gut wie frische, saftige, rohe Pflanzenkost. Nichts macht uns so sexy und so lebendig.*

Mimi Kirk, *Röhköstlich leben*

Vegane Rohkost bedeutet nicht, dass man gelangweilt auf einer Karotte herumkauen muss. Für den gesundheitsbewussten Menschen bietet die rohköstliche Zubereitung der Nahrungsmittel eine optimale Nährstoffversorgung, ohne den Körper unnötig zu belasten, was zu einem besseren Wohlbefinden und mehr Energie führt. Integrieren Sie möglichst viel Rohkost in Ihren Speiseplan. Nicht zuletzt, weil sie sehr kalorienarm ist. Rohkost wird auch als „lebendige Nahrung" bezeichnet. Sie ist besonders reich an Vitaminen, Mineralstoffen und wertvollen sekundären Pflanzenstoffen, die das Immunsystem stärken.

Rohkost enthält viele unlösliche Ballaststoffe, die für die normale Verdauung von essentieller Bedeutung sind. Unlösliche Ballaststoffe findet

## Enzyme

In unserem Körper befinden sich unzählige körpereigene Enzyme. Enzyme sind Eiweiße, die im menschlichen Körper als Katalysatoren fungieren, biochemische Reaktionen ermöglichen und beschleunigen. Sie sind am Stoffwechsel beteiligt und erschließen Grundbausteine aus der Nahrung. Die wohl wichtigste Aufgabe übernehmen die Verdauungsenzyme. Sie sind für die Zerlegung der aufgenommenen Nahrung in die Grundbausteine wie Aminosäuren, Fettsäuren und Zuckermoleküle zuständig. Diese Bausteine werden über das Blut und die Schleimhäute aufgenommen und im Stoffwechsel verwertet oder gespeichert.

Die bedeutendsten Verdauungsenzyme sind Peptidasen, Glykosidasen, Lipasen, Nukleasen und Lactasen. Eine weitere wichtige Rolle spielt das Enzym Lactatdehydrogenase. Es kommt vor allem in der Leber, den roten Blutzellen und den Muskeln vor. Ist dieses Enzym vermehrt vorhanden, deutet dies auf eine Blutarmut hin. Alkalische Phosphatase (AP) gehört zu einer Gruppe von Enzymen, die bestimmte biochemische Reaktionen im Stoffwechsel fördern. Stauungen im Bereich von Leber und Galle sind unter anderem die häufigste Ursache für erhöhte AP-Werte.

Wichtige Enzyme, die der Körper selbst nicht herstellen kann, müssen mit der Nahrung zugeführt werden. Enzyme sind in Gemüse, Salat, Obst und Nüssen enthalten. Besonders reich an Enzymen sind Brokkoli, Tomaten und Zucchinis, Kiwis, Ananas, Papaya, Feigen, Birnen und Bananen. Ananas beinhaltet beispielsweise das stark entzündungshemmende Enzyme Bromelain. Enzymreiche Nahrungsmittel sind das perfekte Lebenselixier. Sie stärken die Selbstheilungskräfte und das Immunsystem, entgiften den Körper, bekämpfen freie Radikale, beseitigen Krankheitsherde und helfen dabei, Entzündungen zu heilen.

Enzyme kurbeln die Zellerneuerung an und wirken so gegen vorzeitiges Altern. Ohne Enzyme kann die Nahrung nicht aufgeschlossen werden. Sie verhelfen Vitaminen, Mineralstoffen und Spurenelementen erst zu ihrer Wirkung. Durch Hitze werden die Enzyme in unserer Nahrung zerstört. Rohes Obst und Gemüse ist reich an Enzymen und sollte deshalb regelmäßig auf dem Speiseplan stehen. Auch frischgepresste Säfte, Smoothies, Sprossen und Keime sind hervorragende Enzymlieferanten.

man in Vollkorn, Hülsenfrüchten, Gemüse und Obst. Ballaststoffe quellen im Magen auf, infolgedessen wird man schneller satt. Diesen Effekt sollte man unbedingt nutzen, wenn man abnehmen möchte. Darüber hinaus sorgen Ballaststoffe für eine schnellere Ausscheidung. Dadurch wird der Körper von lästigen Schlacken befreit und der Darm kann die Nährstoffe, die in der Nahrung enthalten sind, besser aufnehmen.

Frisches Obst und Gemüse, Samen, Nüsse und gekeimte Hülsenfrüchte enthalten jede Menge Antioxidantien, die wie Anti-Aging-Mittel wirken. Es empfiehlt sich, dem Körper möglichst viele Antioxidantien wie Vitamin C, E und Beta-Carotin zuzuführen, um die körpereigene Abwehr gegen freie Radikale zu unterstützen und dem Alterungsprozess entgegenzuwirken. Alle Sorten von Beeren zählen zu den absoluten Top-Antioxidantien-Lieferanten. Nummer Eins unter ihnen sind die Goji-Beeren. Sie liegen nicht grundlos im Trend, denn nur 20 Gramm decken den täglichen Antioxidantien-Bedarf ab.

Als Rohkost bezeichnet man Nahrungsmittel, die gar nicht oder nicht über 42 °C erhitzt wurden. Somit bleiben alle wichtigen Enzyme und Vitamine erhalten. Bevor der Körper gekochte Nahrung verdauen kann, muss er mit einem großen Energieaufwand die dafür nötigen Enzyme erst produzieren, um eine gute Verdauung zu gewährleisten. Die Eigenproduktion der Enzyme lässt mit zunehmendem Alter nach, ebenso wie die Hormonproduktion. Deshalb ist der Körper erst recht in den Wechseljahren darauf angewiesen, dass genügend Enzyme mit der Nahrung aufgenommen werden. Sie helfen freie Radikale zu bekämpfen, stärken das Immunsystem, fördern die Selbstheilungskräfte und wirken Entzündungsprozessen entgegen. Darüber hinaus kurbeln diese Enzyme die Zellerneuerung an, was für eine schöne straffere Haut und eine vitale Ausstrahlung sorgt.

Enzyme sind außerordentlich hitzeempfindlich. Schon ab 42 °C werden sie irreversibel zer-

stört. Wird die Nahrung gekocht oder industriell verarbeitet, zerfallen sie. Sorgen Sie aus diesem Grund unbedingt für die ausreichende Zufuhr „lebendiger" Enzyme – das heißt rohe, nicht erhitzte Nahrungsmittel, damit Körperfunktionen wie Verdauung und Stoffwechsel ihre Aufgaben optimal erfüllen können. Ein Rohkostanteil von 50 bis 70 Prozent ist erstrebenswert. Wenn Sie etwa die Hälfte Ihrer pflanzlichen Lebensmittel roh verzehren, haben Sie schon eine optimale Nährstoffdichte erreicht.

Bis zu 80 Prozent der Vitamine, Mineralstoffe und sekundären Pflanzenstoffe gehen durch Kochen der Lebensmittel verloren. Wird Fett und Öl stark erhitzt, verwandeln sich essentielle Fettsäuren in gefährliche Transfettsäuren, die krebserregende Stoffe bilden und Entzündungsprozesse in Gang setzen können.

Wenn Sie häufig gegrilltes Fleisch mit Pommes und Ketchup essen, sollten Sie bedenken, was Sie ihrem Körper damit antun. Auch beim Backen von ölsaatenhaltigem Kräckerbrot oder Energieriegeln sollte man darauf achten, dass die Ofentemperatur nicht über 150 °C beträgt. So können sich keine krebserregenden Stoffe bilden. Eine vorzügliche Methode für die Zubereitung der genannten Waren ist das Dörren bei 42 °C. Zum Braten in der Pfanne empfiehlt sich

## Gesundheitstipp

Sprossen und Keime sind kleine Wunder der Natur. Sie sind regelrechte kleine „Vitalstoffbomben" an Vitaminen, Mineralstoffen, Spurenelementen, Chlorophyll und insbesondere an Enzymen. Sie regen den Stoffwechsel an und liefern dem Körper Nährstoffe in einer hoch bioverfügbaren Form. Sie wirken sich positiv auf den Säure-Basen-Haushalt aus. Sprossen und Keime lassen sich auf jeder Fensterbank ganz einfach kultivieren. Wie das geht, erfahren Sie im weiteren Verlauf des Buches.

kaltgepresstes Kokosöl, da es auf höhere Temperaturen (Rauchpunkt 234°C) erhitzt werden kann, ohne gefährliche Transfette zu bilden.

Gekochte Nahrung ist nährstoffärmer und kalorienreicher als Rohkost. Wenn Sie ihr Gewicht reduzieren möchten, ist ein hoher Rohkostanteil unverzichtbar. Rohkost fördert die Gesundheit, verhilft zu mehr Vitalität, schafft einen klaren Geist, steigert die körperliche Leistungsfähigkeit, fördert den erholsamen Schlaf, verbessert das Sehvermögen und hilft, Allergien sowie Nahrungsmittelunverträglichkeiten in den Griff zu bekommen. Dennoch fällt es gerade im Winter schwer, auf gekochte bzw. schonend gegarte Speisen zu verzichten. Jeder Körper hat andere Bedürfnisse. Entscheiden Sie selbst, wie viel Rohkost Ihnen gut tut.

Nicht alle Gemüsesorten sind roh genießbar. Süßkartoffeln kann man im Gegensatz zu den üblichen Kartoffeln ungekocht genießen. Ich verwende sie besonders gerne in der Küche, da man sie vielseitig zubereiten kann. Darüber hinaus können einige Gemüsesorten wie beispielsweise Brokkoli oder andere Kohlsorten roh verzehrt Verdauungsprobleme erzeugen.

Doch auch hier gibt es eine Lösung: Durch verschiedene Zubereitungsarten kann man die Verträglichkeit bestimmter Gemüsearten verbessern. Zerkleinern, Pürieren oder Marinieren bricht die Zellstruktur auf. Das hilft bei der Verdauung. Auch bei Nüssen, Mandeln und Samen, die Enzymhemmer besitzen, kann man in die Trickkiste greifen, um sie besser verdaulich zu machen. Durch Einweichen und Keimen werden sie verträglicher (siehe hierzu S. 129).

Hat man die Vorzüge der rohköstlichen Zubereitungsarten am eigenen Körper erkannt, integriert man Rohkost unglaublich gerne in den täglichen Ernährungsplan. Unterschiedliche Zubereitungsarten wie Mixen, Entsaften, Trocknen, Dörren, Marinieren, Gefrieren, Fermentieren und Keimen bieten viel Raum für Kreativität. Lässt man Samen, Getreide und Nüsse keimen, bekommt man wunderbare Sprossen voller wertvoller Enzyme, Vitamine und Mineralstoffe. Fermentierte Lebensmittel wie Sauerkraut, vergorenes Gemüse, Kefir und Joghurt aus Getreide oder Nussmilch enthalten wichtige Vitamine und probiotische Kulturen für eine gute Darmgesundheit.

Die Anschaffung nützlicher Küchenhelfer wie Hochleistungsmixer, Saftpresse, Dörrautomat, Spriralschneider und Gemüsehobel erleichtert die Zubereitung vegan-rohköstlicher Gerichte und sorgt für ein optimales Ergebnis. Aber auch mit einem guten Küchenmesser und einem einfachen Stabmixer lassen sich vegane Rohkostgerichte kinderleicht zubereiten. Wenn Sie Spaß an der Rohkost-Zubereitung gefunden haben, schaffen Sie sich bestimmt nach und nach neue nützliche Geräte an. Sie erleichtern nicht nur die Arbeit, sondern machen Lust, neue Arten der Zubereitung zu entdecken. Entscheidet man sich für eine warme Zubereitung, bieten sich schonendes Garen und Dämpfen an. Schmoren, Rösten, Grillen und Frittieren sollte man aus gesundheitlichen Gründen möglichst einschränken.

# Basische Ernährung

Sauer macht leider nicht lustig, sondern krank. Eine auf tierischem Eiweiß basierende Ernährung und viel Stress machen den Körper sauer. Der pH-Wert des Blutes sollte bei 7,35 liegen – gemessen an einer Skala von pH 1 (stark sauer) bis pH 15 (stark basisch). Zeigt das Blut noch einen optimalen pH-Wert an, kann das umgebende Gewebe dennoch übersäuert sein. Aus naturheilkundlicher Sicht ist eine ausgewogene Säuren-Basen-Balance äußerst wichtig. Ist der Körper übersäuert, leistet das vielen Erkrankungen Vorschub.

Menschen mit Übersäuerung klagen über Müdigkeit, Muskelverspannungen, hohen Blutdruck und erhöhte Blutzuckerspiegel. Viren und Bakterien haben in einem übersäuerten Milieu leichtes Spiel. Sodbrennen ist ein typisches Symptom von Übersäuerung. Ist der Körper auf Dauer sauer, steigt das Risiko an Rheuma, Gicht und Osteoporose zu erkranken. Säureüberschuss fördert Nierensteine und den Abbau von Muskelgewebe. Überschüssige Säuren werden gerne in Binde- und Fettgewebe eingelagert, so dass es zu der von allen Frauen gefürchteten Cellulite kommt. Eine massive Übersäuerung lässt den gesamten Organismus schneller altern. Ich bin mir sicher, genau das wollen Sie so wenig wie ich.

Für die Stabilität der Knochen ist ein ausgeglichener Säure-Basen-Haushalt von großer Bedeutung. Ein lebensnotwendiger Mechanismus des menschlichen Körpers ist es, das Blut immer pH-neutral zu halten. Ist der Körper ständig durch denaturierte Nahrung sowie durch zu viel tierisches Eiweiß aus Fleisch und Milchprodukten übersäuert, holt er sich Calcium aus den Knochen, um einen Ausgleich zu schaffen. Calcium ist das am stärksten basische Element in unserem Körper. Wirkt man einer Übersäuerung nicht durch basische Ernährung oder andere ausgleichende Maßnahmen (Trockenbürsten, basische Bäder, Bewegung, Meditation usw.) entgegen, schwächt man auf Dauer den Körper. Die Knochen werden porös und es kommt zu Osteoporose.

Calcium in Form von konventionellen Nahrungsergänzungsmitteln zu konsumieren, ist keine Lösung, da es nur schlecht vom Körper resorbiert wird. Besser ist es, mit basischer Ernährung dauerhaft den Säure-Basen-Haushalt in Balance zu halten. Bioverfügbares Calcium steckt in allen grünen Blattgemüsen und vielen weiteren Gemüse- und Obstsorten. Frische Vitalkost mit Gemüse und Obst bietet die perfekte Grundlage um den Säure-Basen-Haushalt zu regulieren. Eine ausgewogene Ernährung sollte aus 20 Prozent Säurebildern und 80 Prozent basischen Nahrungsmitteln bestehen.

Vegane Ernährung schließt stark säurebildende tierische Lebensmittel aus und ist grundsätzlich basisch, sofern man auf eine nährstoffreiche Kost achtet. Industriell hergestellte Nahrungsmittel wirken extrem stark säurebildend und haben in einer gesunden Ernährungsform nichts zu suchen. Gleiches gilt für synthetische Zusatz-, Farb-, und Süßstoffe sowie für Zucker und Weißmehlprodukte.

Saure Lebensmittel wie Zitrusfrüchte schmecken sauer, wirken im Körper aber basisch. Generell bieten Obst und Gemüse eine solide Grundlage für eine basische Ernährung. Chlorophyllhaltige Gemüsesorten und Algen wirken stark alkalisch und gleichen eine Übersäuerung aus. Sie versorgen den Körper darüber hinaus mit Calcium. Grüne Heilerde reguliert den Säure-Basen-Haushalt auf natürliche Weise und sorgt zudem für eine gute Verdauung.

Um eine optimale Calciumaufnahme aus der Nahrung zu gewährleisten, ist zusätzlich ausreichend Vitamin D nötig. Das holt man sich am besten durch 15 Minuten Sonnenbaden oder durch die Einnahme von Vitamin D3.

# Basenbildende Nahrungsmittel

**Obst** Ananas, Äpfel, Aprikosen, Avocado, Bananen, Birnen, Heidelbeeren, Brombeeren, Clementinen, Datteln, Erdbeeren, Feigen, Grapefruits, Himbeeren, Honigmelonen, schwarze und rote Johannisbeeren, Kirschen, Kiwis, Limetten, Mandarinen, Mangos, Melonen, Mirabellen, Nektarinen, Orangen, Papayas, Pfirsiche, Pflaumen, Quitten, Stachelbeeren, Wassermelonen, Weintrauben, Zitronen, Zwetschgen und viele weitere…

**Trockenfrüchte** Ananas, Bananen, Datteln, Feigen, Goji-Beeren, Mango, Papaya, Rosinen und viele weitere…

**Gemüse und Salate** Algen, Artischocken, Auberginen, Bataviasalat, Blumenkohl, Bohnen (grün), Brokkoli, Chicorée, Chinakohl, Eichblattsalat, Eisbergsalat, Erbsen, Feldsalat, Fenchel, Friséesalat, Frühlingszwiebeln, Grünkohl, Gurken, Kartoffeln, Kohlrabi, Kopfsalat, Kürbis, Mangold, Karotten, Paprikaschoten, Pastinaken, Petersilienwurzeln, Porree, Radicchio, Radieschen, Rettich, Romanesco, Rotkohl, Rote Bete, Rosenkohl, Schwarzwurzeln, Sellerie, Spargel, Spinat, Süßkartoffeln, Tomaten, Weißkohl, Wirsing, Zucchini, Zwiebeln und viele weitere…

**Pilze** Austernpilze, Champignons, Kräuterseitlinge, Morcheln, Pfifferlinge, Shiitake, Steinpilze, Trüffel und viele weitere…

**Frische Kräuter und Gewürze** Basilikum, Bohnenkraut, Borretsch, Brunnenkresse, Dill, Ingwerwurzel, Kapuzinerkresse, Kerbel, Koriander, Kurkumawurzel, Liebstöckel, Majoran, Melisse, Petersilie, Pfefferminze, Rosmarin, Salbei, Sauerampfer, Schnittlauch, Thymian, Wildkräuter und viele weitere…

**TIPP:** Ein Kräutertee aus frischen Kräutern wirkt sehr basisch!

**Sprossen und Keime** Sprossen aus Alfafa, Brokkoli, Kresse, Rucola, Keimlinge aus Braunhirse, Quinoa, Kichererbsen, Sonnenblumenkerne, Getreide und viele weitere…

**Basisch wirkende Nüsse** Erdmandeln, Mandeln, Maronen, Kastanien

**TIPP:** Alle weiteren Nüsse, Samen und Ölsaaten gehören zu den leicht (guten) säurebildenden Nahrungsmitteln, lässt man sie über Nacht einweichen, vermindert man das Säurepotenzial. Lässt man sie keimen, wirken sie stark basisch.

**Getränke** Kräutertees, selbst gemachte ungesüßte Gemüse- und Obstsäfte und Smoothies, Rooibostee, stilles Mineralwasser

**Sonstige Nahrungsmittel** Naturtrüber Apfelessig, Bio-Tofu, Miso, Tempeh, Süßungsmittel Stevia

# Leicht basenbildende bis neutrale Nahrungsmittel

**Getrocknete Gewürze** Cayennepfeffer, Chili, Curry, Ingwer, Kardamom, Koriander, Kreuzkümmel, Kümmel, Kurkuma, Muskat, Piment, Pfeffer, Safran, Schwarzkümmel, Vanille, Zimt und viele weitere…

**Speiseöl und Fett** Ghee, Butter, kaltgepresste Pflanzenöle wie Hanföl, Kokosöl, Kürbiskernöl, Leinsamenöl, Rapsöl, Olivenöl, Sonnenblumenöl und viele weitere…

## Leicht säurebildende Nahrungsmittel

Bei den „leicht säurebildenden Nahrungsmitteln" handelt es sich um sehr gesunde und nahrhafte pflanzliche Nahrungsmittel, die für die vegane Ernährung eine wichtige Rolle spielen.

**Hülsenfrüchte** Bohnen, Erbsen, Linsen, Kichererbsen, Lupinensamen, Sojabohnen

**Nüsse und Ölsaaten** Cashewkerne, Chia-Samen, Erdnüsse, Hanfsamen, Haselnüsse, Kokosnüsse, Kürbiskerne, Leinsamen, Macadamianüsse, Mohn, Paranüsse, Pekanüsse, Pinienkerne, Pistazien, Sesam, Sonnenblumenkerne, Walnüsse, Zedernkerne

**Pseudogetreide und Naturreis** Amaranth, Braunhirse, Buchweizen, Canihua, Hirse, Quinoa, Mais (Polenta), Naturreis, Wildreis

**Vollkorngetreide** Dinkel, Einkorn, Gerste, Grünkern, Hafer, Haferflocken, Kamut, Roggen, Weizen (Vollkornbrot aus diesen Getreidesorten)

**Getränke** grüner Tee, Trinkschokolade aus rohköstlichem Kakaopulver, vegane Nussmilchvarianten wie Mandelmilch, Hanfmilch, Sojamilch, Reismilch und alle weiteren Nussmilchsorten

## Stark säurebildende Nahrungsmittel

Diese Nahrungsmittel sollten Sie möglichst wenig konsumieren!

**Tierische Nahrungsmittel** Eier, Fisch und Meeresfrüchte, Fleisch (Geflügel, Kalb, Rind, Schwein, Schaf, Ziege, Wild), Fleischbrühe, Schinken, Wurstwaren

**Milchprodukte aus Kuh-, Schaf- und Ziegenmilch** Alle Käsesorten (Camenbert, Hartkäse, Hüttenkäse, Streichkäse und weitere…), Buttermilch, Joghurt, Kefir, Milch, Quark, Sahne, saure Sahne

**Getreideprodukte aus Weizen (Auszugsmehl)** Couscous, Frühstückscerealien (Cornflakes, gesüßte Fertigmüslis, Crispies, Crunchys), Gebäck, Fertigprodukte aus Weizengluten (Seitan, vegane Wurst-waren und Fleischersatz), Kuchen, Knäckebrot, Nudeln, Pizza, Toastbrot, Weißbrot, Zwieback

**Getränke** Alkohol, Cola, Eistee, Früchtetee gesüßt, Kaffee, Kakao, Limonade, Mineralwasser mit Kohlensäure, schwarzer Tee

**Sonstige Nahrungsmittel** Chips, Eis, Essig, Fertigprodukte jeglicher Art, Ketchup, Margarine, raffinierte Fette und Öle, Schokolade, Senf, Süßigkeiten, weißer Reis, Süßstoff, Agavennektar, Soja- und Weizen-protein-Isolat, Zucker

Stress und alle physischen Belastungen übersäuern den Körper ebenfalls. Deshalb empfiehlt es sich, in stressigen Phasen des Lebens möglichst viel grüne Säfte und Smoothies zu konsumieren. Grundsätzlich sollte man den Stress natürlich abbauen. Übertriebene körperliche Anstrengung bei hoher Herzfrequenz und schlechter Sauerstoffversorgung führen zum Milchsäureüberschuss. Besser ist es, bewusst und regelmäßig Sport zu treiben, ohne den Körper zu sehr an seine Grenzen zu bringen. Nicht nur mit der Ernährung kann man auf den Säure-Basen-Haushalt positiv einwirken. Ausreichend viel Bewegung an der frischen Luft, Yoga, Herz-Kreislauf-Training, basische Entspannungsbäder sowie weniger Stress und genügend Entspannungsphasen bringen den Körper wieder in die Balance und sind das Fundament für ein gesundes und langes Leben.

## Pflanzliches Protein

Für die meisten Menschen stellt sich sofort die Frage, ob man mit veganer Ernährung den Körper mit genügend Proteinen versorgen kann. Die Antwort ist ganz klar: Ja! Dies ist mehrfach wissenschaftlich belegt. Wer etwas anderes behauptet, hat Unrecht. Alle Pflanzen enthalten Proteine, vor allem grünes Blattgemüse, Grünkohl, Spinat, Rucola, Petersilie und Brokoli haben einen Proteingehalt von 35 bis 50 Prozent! Weitere hervorragende Proteinquellen sind Samen und Nüsse. Hanfsamen, Chia-Samen und Mandeln enthalten besonders viel Protein und sind deshalb sehr beliebt bei veganen Hochleistungssportlern. Pflanzliche Proteine sind extrem wertvoll, da sie acht essentielle Aminosäuren (Eiweißbausteine) in hoher Konzentration enthalten. Essen Sie abwechslungsreich, dann ist Ihr Körper mit genügend Proteinen und allen wichtigen Nährstoffen optimal versorgt.

## Biologische Lebensmittel

Es stellt sich die Frage, ob wir uns die gesundheitlichen Konsequenzen, die konventionell erzeugte Lebensmittel mit sich bringen, überhaupt noch leisten können. Biologisch produzierte Produkte sind qualitativ hochwertiger und nährstoffreicher als ihre konventionell erzeugten „billigeren" Konkurrenten. Wer auf Bio umsteigt, investiert in seine Gesundheit. Biologische Lebensmittel sind nachhaltig und leisten einen Beitrag zur Erhaltung der Umwelt. Bio zahlt sich in jeder Hinsicht aus.

## Chlorophyll

Chlorophyll gibt den Pflanzen ihre wunderschöne grüne Farbe und wird gerne als „Pflanzenblut" bezeichnet. Es ermöglicht die Photosynthese, in der Sonnenenergie in nährstoffreiche Energie für die Pflanze umgewandelt wird. Chlorophyllhaltiges Gemüse und Obst verbessern die Sauerstoffversorgung und tragen so zur Blutbildung und Zellerneuerung bei. Darüber hinaus hat Chlorophyll blutreinigende Eigenschaften und sorgt für die Ausleitung von Toxinen, die sich durch ungesunde Ernährung und schädliche Umwelteinflüsse angesammelt haben. Chloropyll sorgt für eine gute Säure-Basen-Balance. Integrieren Sie viel grünes Blattgemüse in Ihre Ernährung, um positiv auf Ihre Gesundheit einzuwirken.

Biologische Landwirtschaft steht für den respektvollen Umgang mit natürlichen Ressourcen, schont Böden und Gewässer und bereitet im wahrsten Sinne des Wortes den Boden für eine nachhaltige Nutzung. Der konventionelle Ackerbau vergiftet Böden und Grundwasser durch den massiven Einsatz von Pestiziden, Kunstdünger und Fungiziden. Nicht alle Pestizide lassen sich von Gemüse oder Früchten abwaschen. Giftige Fungizide lagern sich in den Pflanzen ein.

Biologisch angebaute Lebensmittel schmecken besser, sind nährstoffreicher, frei von krebserregenden Pestiziden und chemischen Rückständen. Kaufen Sie am besten regionales Saisongemüse und Obst in Bioqualität. Damit unterstützen Sie die Landwirte vor Ort und gleichzeitig werden lange Transportwege vermieden. Achten Sie bei importierten Bioprodukten auf Biosiegel, die strenge Kontrollen garantieren. Setzen Sie auf Bio, Ihr Körper und die Umwelt werden es Ihnen danken.

Sicher sind Sie auf einer Lebensmittelverpackung oder in der Gemüseabteilung schon einmal auf die Bezeichnung „aus kontrolliertem Anbau" gestoßen. Diese Aussage vermittelt den Eindruck, das jeweilige Produkt wäre gemäß den Bio-Richtlinien erzeugt. Fallen Sie nicht auf diese Masche herein! Wenn Bio drin ist, steht in der Regel auch „Bio" in Form eines Biosiegels drauf. Alle anderen Bezeichnungen sind ein Hinweis darauf, dass das Produkt definitiv nicht biologisch erzeugt wurde.

# Hände weg von gentechnisch veränderten Lebensmitteln

Chemiekonzerne und Biotech-Firmen versuchen, die Nahrungsmittelproduktion global zu kontrollieren. Sie treiben Landwirte und sogar ganze Anbauländer weltweit in den Ruin. Gentechnisch veränderte Nahrungsmittel sind auf dem Vormarsch. Welche gesundheitlichen Auswirkungen solche Lebensmittel auf den menschlichen Organismus haben, ist bisher nicht ausreichend untersucht. Allerdings sind die bereits vorliegenden wissenschaftlichen Erkenntnisse hierüber höchst alarmierend. Ein Wandel in der Landwirtschaftspolitik ist dringend notwendig – zum Wohl der Konsumenten.

Tiere, die mit gentechnisch manipuliertem und mit Pestiziden belastetem Futter ernährt

## Aminosäuren

Zellgewebe wird täglich abgestoßen und erneuert. Proteine sind für die Regeneration der Zellgewebe und für die allgemeine Regulierung des Stoffwechsels nötig. Da der Körper Proteine nicht direkt aufnehmen kann, werden sie in Aminosäuren aufgespalten. Direkt verwertbare Aminosäuren, die durch die Nahrung aufgenommen werden, beschleunigen den Regenerationsprozess sowie die Zellerneuerung. Die acht essentiellen Aminosäuren sind Isoleucin, Leucin, Lysin, Methionin, Phenylalanin, Threonin, Tryptophan und Valin. Obstsorten wie Papaya, Ananas, Äpfel, Granatapfel (um nur einige zu nennen) sowie Gemüsesorten wie grünes Blattgemüse, Karotten, Oliven, Avocados sowie Hanfsamen und Sprossen aus Samen, Hülsenfrüchte und Pseudogetreide haben den höchsten Anteil an Aminosäuren und sollten täglich im Wechsel verzehrt werden.

wurden, zeigten Leberschäden, Missbildungen, Blutungen im Verdauungstrakt sowie Organversagen. In Europa müssen genetisch veränderte Lebensmittel als solche deklariert werden – es fragt sich, wie lange das noch so vorgeschrieben sein wird. Konventionell erzeugtes Fleisch ist ebenfalls kontaminiert, da es von Tieren stammt, die mit Hormonen und gentechnisch manipuliertem Futter gemästet wurden. Wenn Sie nicht auf Fleisch- und Milchprodukte verzichten möchten, greifen Sie deshalb unbedingt zu Produkten in Bioqualität.

# Richtige Lagerung von Lebensmitteln

Kaufen Sie nur frisches und knackiges Gemüse. Lagern Sie Gemüse nicht zu lange – maximal eine Woche im Gemüsefach Ihres Kühlschranks. Möchte man bei Obst den Reifeprozess verzögern, eignet sich auch hier die Aufbewahrung im Kühlschrank. Tomaten und Bananen sollten auf keinen Fall in den Kühlschrank.

Setzt man Obst Sonnenlicht aus, verdirbt es schneller. Um die Reifung bei unreifem Obst zu beschleunigen, ist Sonnenlicht förderlich. Bananen und Äpfel entwickeln Ethylengas, das den Reifeprozess von anderen Früchten anregt, die im Umfeld aufbewahrt werden.

Gemüse mag weder zu viel noch zu wenig Feuchtigkeit. Salat und Blattgemüse bewahrt man am besten im Gemüsefach des Kühlschranks auf, eventuell noch zusätzlich in einem speziellen Salatsack aus Frottee. Manche Gemüsesorten bewahre ich auch in schadstofffreien Plastikboxen oder Porzellan- und Glasdosen auf.

Getreide, Nüsse, Samen, Pseudogetreide, Trockenfrüchte usw. lagert man trocken, dunkel, möglichst kühl in verschließbaren Gläsern. Ich fülle immer kleinere Mengen zum direkten Verbrauch ab und stelle sie griffbereit ins Küchenregal, um nicht immer alles umständlich aus dem Schrank kramen zu müssen. Direkte Sonne kann diesen Produkten schaden.

Nüsse und Samen, die schnell ranzig werden, wie Pinienkerne, Zedernnüsse, Macadamianüsse und Hanfsamen, bewahre ich in gut verschließbaren Behältern im Kühlschrank auf. Getreide und Mehl werden gerne von Motten befallen. Aus diesem Grund empfehle ich, den Vorrat so gering wie möglich zu halten. Dichte Behälter bieten Schutz vor Insekten.

## Küchentipp

Motten in Lebensmitteln wie Müslimischung, Getreide, Mehl und Trockenfrüchten können hin und wieder vorkommen. Beim Anblick der ersten Motte sollten Sie sofort reagieren, alles genau durchsuchen und befallene Lebensmittel konsequent entsorgen. Zur vollkommenen Beseitigung der Motten kann eine Lebensmittel-Mottenfalle hilfreich sein. Lassen Sie diese so lange in Gebrauch, bis einige Tage lang keine Motte mehr hängen bleibt. Den besten Schutz vor Ungezieferbefall bieten luftdichte Schraubgläser.

Ich verwende je nach Inhalt ganz unterschiedliche Gläser und Gefäße zur Aufbewahrung.

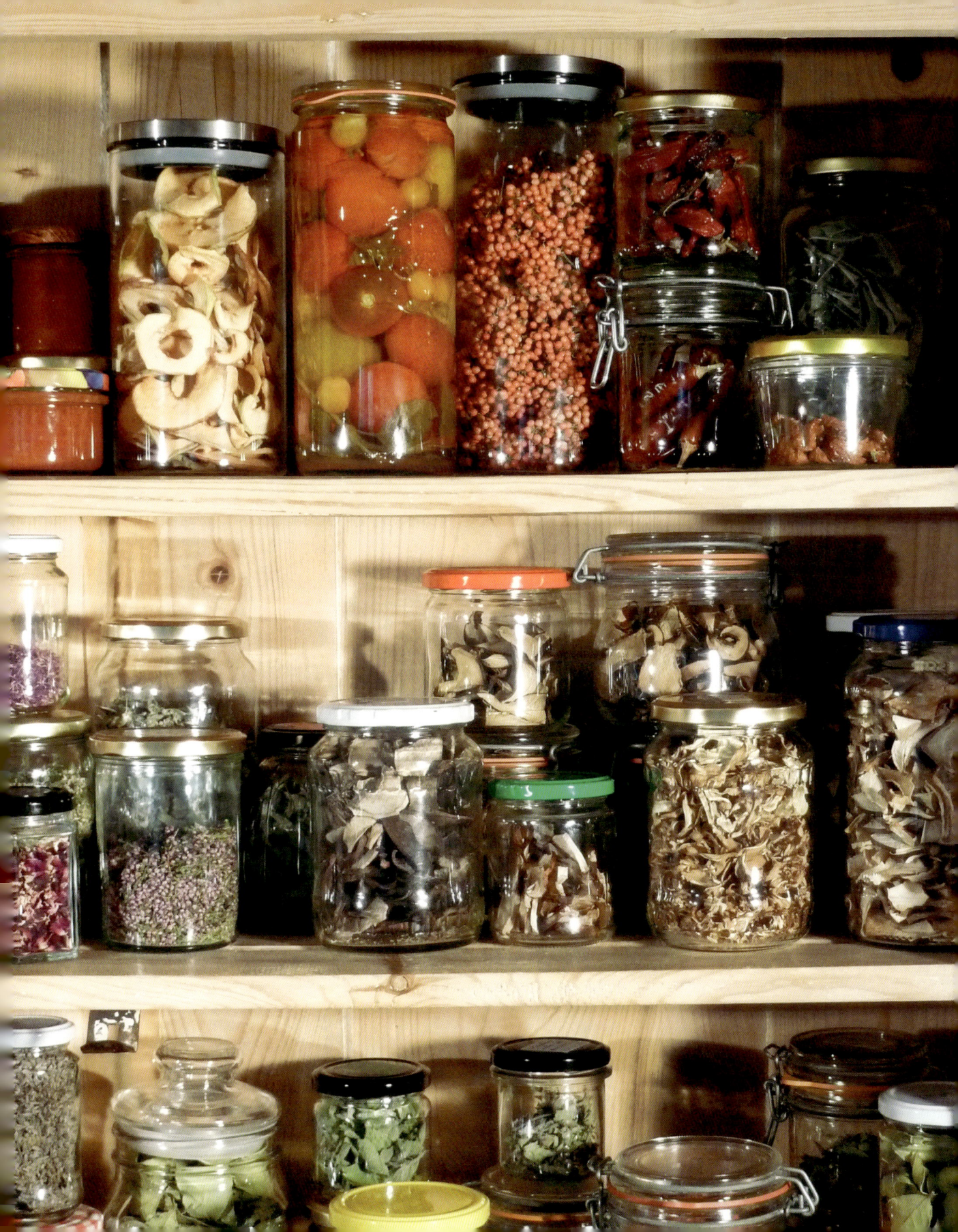

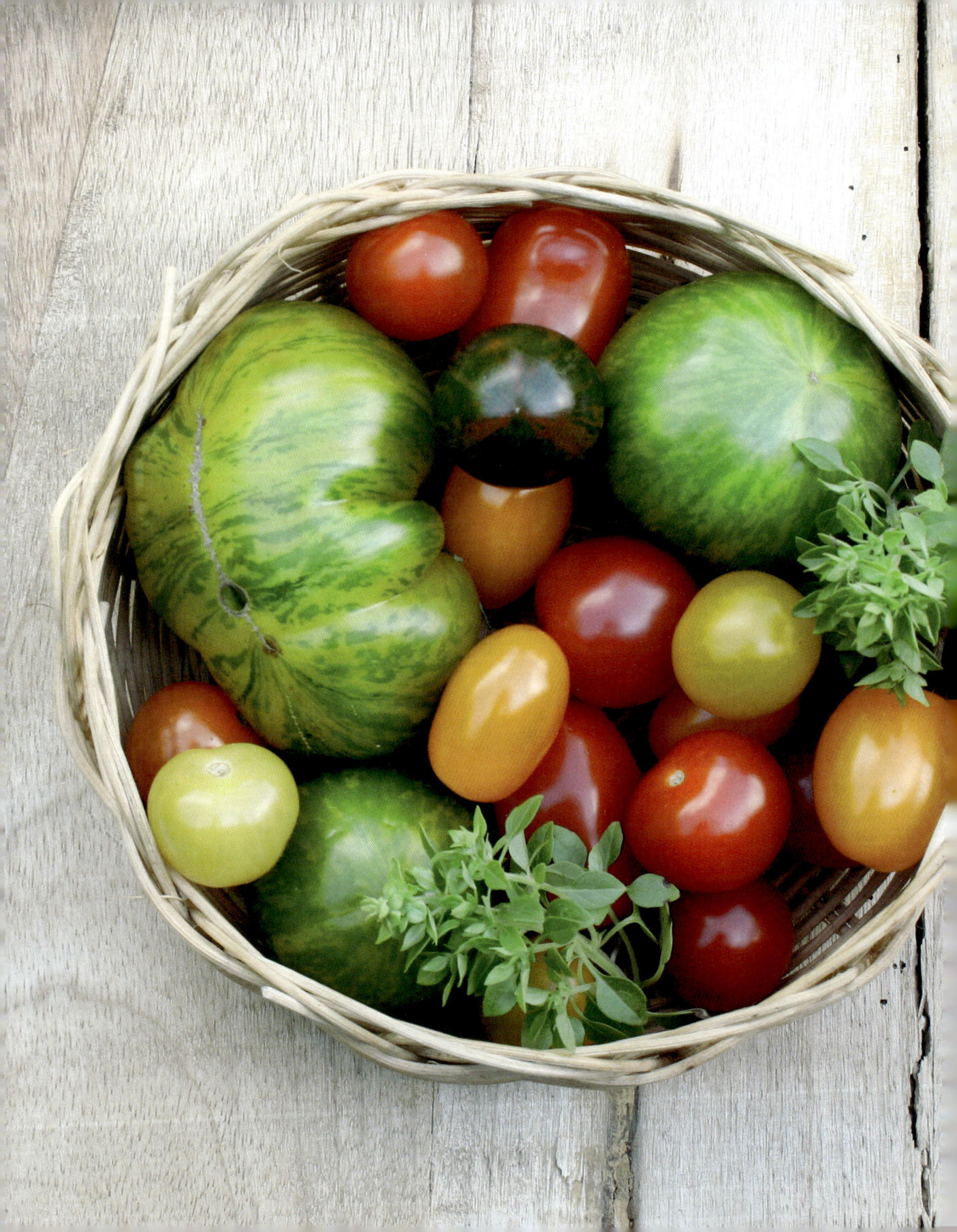

# Nährstoffreiche Lebensmittel für die gesunde vegane Küche

*Es gibt keinen anderen Weg, die Zellen und Gewebe unseres Körpers zu erneuern, als durch das, was wir essen und trinken.*

Norman W. Walker, Arzt, Ernährungsforscher und Autor in den USA (1886–1985)

Manche der hier vorgestellten Lebensmittel werden Ihnen vielleicht noch unbekannt sein oder haben bisher noch keinen Platz in Ihrem Speiseplan gefunden. Solche Produkte sind im Biofachhandel oder über das Internet bei Rohkostspezialisten erhältlich. Mit ein wenig Recherche kann man auch in schwierigen Fällen Bezugsquellen ausfindig machen. Im Anhang (S. 350) finden Sie eine Liste mit zuverlässigen Lieferanten, die vegane Produkte in hervorragender Qualität anbieten.

Lassen Sie sich nicht von den Preisen abschrecken. Insbesondere Superfoods, Trockenfrüchte, Samen, Nüsse, Mandeln und exotische Gaumenfreuden wie frische Trink-Kokosnüsse in Rohkostqualität sind nicht ganz billig. Allerdings sollten Sie stets bedenken, dass Sie nicht nur in Geschmack, sondern auch in Ihre Gesundheit investieren, wenn Sie sich solche exklusiven Produkte leisten.

Besonders spannend sind Vegan- und Veggi-Messen. Hier kann man aufregende Lebensmittel entdecken. Auf Bio-Gartenmessen präsentieren Biogärtnereien besonders schmackhafte traditionelle Gemüse- und Obstsorten und seltene Kräuter, die Sie auf dem Balkon oder im Garten selbst kultivieren können. Vergessen Sie nicht den Wochenmarkt, Bauernmarkt oder das Hoflädchen in ihrer Nähe. Frischer und vielfältiger kann man Bioprodukte nicht einkaufen.

## Starkes Gemüse

Die geschmackliche Vielfalt diverser Gemüsesorten ist eine wahre Bereicherung für die vegane Küche. Grünes Blattgemüse wie Grünkohl ist nicht nur kalorienarm, sondern auch sehr schmackhaft. Blattgemüse weisen eine bemerkenswerte Nährstoffdichte auf und enthalten wie andere Gemüsesorten jede Menge Proteine.

Grünes Gemüse macht außerdem stark! Hätten Sie gedacht, dass Brokkoli mehr Proteine pro 100 Kalorien enthält als ein Steak, oder dass Grünkohl über mehr Calcium verfügt als Milch? Spitzensportler, die sich ausschließlich vegan ernähren, sind der beste Beweis dafür, wie kraftvoll die vegane Ernährungsweise ist. Nutzen auch Sie die Vitalkräfte der Natur!

Nehmen Sie möglichst viele verschiedene Gemüse- und Salatsorten in Ihren Speiseplan auf. Kaufen Sie am besten regional und saisonal ein und achten Sie stets auf frische Ware. Die nachfolgend vorgestellten Gemüsesorten sind nur eine kleine Auswahl aus dem reichhaltigen Gemüseangebot, das uns zur Verfügung steht.

**Alte Tomatensorten, geerntet auf meinem Garagendach.**

# Grüne Fitmacher: Salate, Kräuter und Blattgemüse

Essen Sie so viele grüne Fitmacher wie möglich, die grüne Farbe kommt vom enthaltenen Chlorophyll und das ist gespeicherte Sonnenenergie pur! Am besten roh geniessen, denn Rohkost bietet alle wichtigen Enzyme, Vitamine und Mineralstoffe, die ihr Körper benötigt. Ein reichhaltiger Salat mit vielen Kräutern, Samen und Nüsse macht satt und gibt Energie.

## Endiviensalat

Endiviensalat enthält viele Alkaloide (Bitterstoffe), die die Gallensekretion anregen und so für eine gute Verdauung und Fettverbrennung sorgen. Sie wirken antibakteriell, antiviral und antifungal. Darüber hinaus hat Endiviensalat blutdrucksenkende und entwässernde Wirkung. Er ist reich an Kalium, Vitamin A und C und Carotin. Endiviensalat ist besonders köstlich, wenn man ihn in feine Streifen geschnitten, mit Nüssen und Saaten serviert.

## Feldsalat

Feldsalat ist ein hervorragender Magnesiumlieferant. Wer regelmäßig Feldsalat isst, sorgt für einen ausgewogenen Magnesiumhaushalt. Feldsalat enthält viel Eisen, das den Zellstoffwechsel und die Blutbildung aktiviert und das Herz stärkt. Ein weiterer Komponente von Feldsalat ist Beta-Carotin. Es beeinflusst die Schleimhäute und das Immunsystem günstig. Allerdings wird es vom Organismus nur in Verbindung mit Fett aufgenommen. Essen Sie Feldsalat deshalb immer mit etwas Öl!

Feldsalat hat im Winter Saison. Am besten schmecken Freilandzüchtungen. Er wächst übrigens auch wild auf dem Feld, daher sein Name. Sie können Wildwuchs bedenkenlos ernten, sofern sich der Standort fernab von hochfrequentierten Wegen und konventionellen, mit Pestiziden belasteten Feldern befindet.

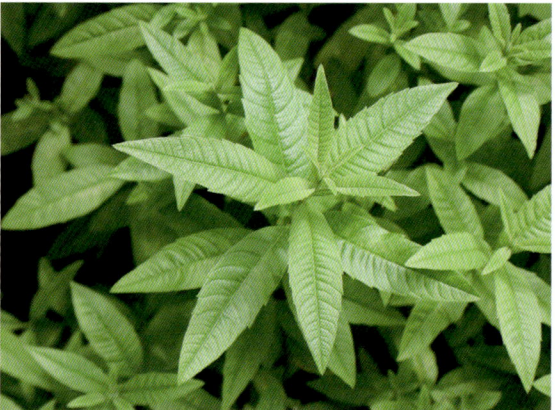

**Zitronenverbene ist ein tolles Kraut für Salate und Tees.**

Wie alle wild wachsenden Salate und Kräuter besticht wilder Feldsalat durch seinen außerordentlich intensiven Geschmack. Mit Zwiebeln, Nüssen, Mandarinen oder Äpfeln schmeckt Feldsalat besonders delikat.

## Kopfsalat

Es gibt roten und grünen Kopfsalat. Rote Sorten sind reicher an immunstärkendem Carotin. Roter Kopfsalat enthält darüber hinaus jede Menge Folsäure, die gut für das Blut ist und die Eiweißaufnahme im Körper verbessert. Grüner Kopfsalat ist sehr chlorophyllhaltig und punktet mit einem hohen Magnesiumgehalt. Das wirkt nervenstärkend und fördert die Konzentration. Gleiches gilt für andere Salatsorten wie Bataviasalat, Eisbergsalat, Eichblatt, Romana. Auch hier gibt es rote und grüne Varianten. Ich mische meist beide, wenn ich einen Salat mache, weil es sehr hübsch aussieht.

## Salatkräuter

Verwenden Sie möglichst oft Garten- und Wildkräuter. In ihnen steckt reichlich Chlorophyll. Kräuter sind tolle verdauungsfördernde Nährstoffpakete, die viele Vitamine und Mineralstoffe enthalten. Sie verleihen jedem Gericht eine besondere Note – vor allem Salaten. Dekorieren Sie Ihren Salat mit vitaminreichen Blüten wie

Kapuzinerkresse, Gänseblümchen oder Borretsch-Blüten. Das ist nicht nur gesund, sondern sieht einfach toll aus. Mehr über Kräuter lesen Sie in meinem Kapitel über *Heilkräftige Gewürze und Kräuter,* S.137.

## Mangold

Mangold enthält viele Ballaststoffe. Sie wirken entgiftend und sorgen für eine gute Verdauung. Das leichte Gemüse ist vitamin- und mineralstoffreich, enthält viel Folsäure, Vitamin C, A, Eisen und Magnesium. Mangold senkt den Blutfettspiegel, belebt das Herz und wirkt sich positiv auf den Gehirnstoffwechsel aus. Der hohe Anteil an Calcium stärkt Knochen und Zähne. Meist kennt man Mangold nur warm zubereitet. Er schmeckt aber auch toll, wenn er ganz fein geschnitten als Salat zubereitet wird.

## Rucola

Rucola ist sehr reich an Chlorophyll und Alkaloiden (Bitterstoffe), enthält viele Spurenelemente, Zink, Mangan, Selen, Eisen, Kupfer sowie Vitamin A und Carotin, das vor allem die Schleimhäute schützt. Rucola wirkt antiviral, antibakteriell und antifungal, belebt den Stoffwechsel, entwässert und fördert die Fettverbrennung. Rucola macht sich durch seinen würzigen Geschmack sehr gut als Salat. Kombiniert mit Tomaten ist er ein Hochgenuss.

## Spinat

Spinat enthält sehr viel Magnesium, das günstig auf Muskeln und Herz wirkt. In ihm stecken jede Menge Vitamin C, E, B3, Biotin, Kupfer, Eisen, Mangan, Kalium und Calcium. Spinat wirkt sich regenerierend auf die Darmgesundheit aus, stärkt Immunsystem, Zähne, Zahnfleisch, Haut, Haare und Nägel. Er entwässert und sorgt für eine gute Ausscheidung von schädlichen Schlacken. Der hohe Eisenanteil fördert Blutbildung und Zellatmung. Spinat ist als Salat in roher Form besser verträglich. Aus diesem Grund eignet er sich wunderbar für die Zubereitung von Smoothies. Blanchiert, gebraten oder gekocht sollte man den Spinat nur in kleinen Mengen genießen. Die im Spinat enthaltene Oxalsäure wird durch Erwärmen anorganisch und kann die Nierensteinbildung fördern. Rezept auf Seite 225.

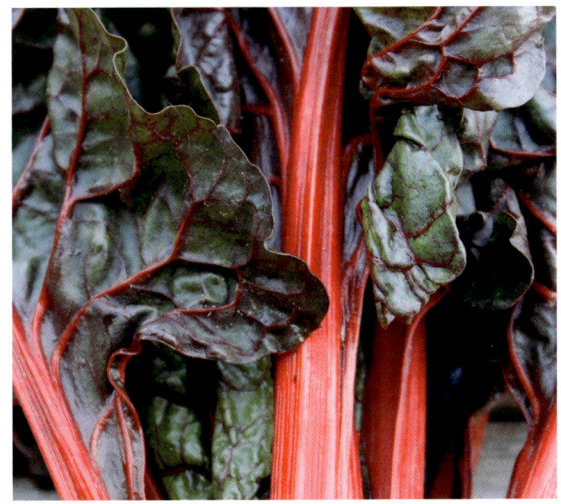

**Roter Mangold**

## Satt und fit mit Salat

Essen Sie so oft und so viel Salat wie möglich. Rohkost versorgt Sie mit wichtigen Enzymen, Vitaminen und Mineralstoffen. Ein Salat mit vielen Kräutern, Samen und Nüssen macht satt und fit. Kopfsalat, Eichblattsalat oder Romanasalat schmecken im Sommer am besten. Aber auch im Winter gibt es schmackhafte nährstoffreiche Alternativen wie Endiviensalat und Feldsalat. Grünkohl schmeckt als Salat zubereitet herrlich.

## Kohl-Power

Aus allen Kohlsorten lassen sich schmackhafte, deftige Gerichte zaubern. Kohl schmeckt auch als Rohkost sehr gut. Integrieren Sie möglichst viele Kohlvariationen in Ihren Speiseplan.

### Brokkoli

Brokkoli ist ein guter Magnesiumlieferant, enthält viel Vitamin C, Kalium, Eisen und Protein. Er stärkt Herz, Muskeln und Nerven. Durch das Kalium wirkt Brokkoli blutdrucksenkend und entwässernd. Er kurbelt den Stoffwechsel an und vitalisiert. Seine vielen Ballaststoffe sorgen für eine gute Darmflora. Brokkoli schützt die Schleimhäute. Wenn Sie Brokkoli roh verzehren, ist das besonders gesund, weil alle Enzyme und Vitamine erhalten bleiben.

### Grünkohl

Grünkohl ist nicht zu toppen! Er ist reich an Chlorophyll, den Vitaminen C, A, E und B (außer B12), Mineralstoffen und Spurenelementen. Grünkohl ist kalorienarm und wartet mit reichlich sekundären Pflanzenstoffen auf, die krebshemmende Wirkung haben. Aufgrund des hohen Calciumanteils beeinflusst er die Knochen günstig. Grünkohl sorgt für eine gesunde Darmflora und ist ein potentes immunstärkendes Wintergemüse. Sie sollten Grünkohl möglichst oft in ihren Speiseplan integrieren. Häufig wird er „tot gekocht" und als Beilage zu Würsten serviert. Dabei schmeckt Grünkohl vorzüglich als Rohkostsalat kombiniert mit Nüssen und Äpfeln. Mein Grünkohlsalatdressing (Rezept siehe S. 233) gibt dem Ganzen den letzten Schliff. Als kleine Knabberei sind Grünkohlchips der Hit (Rezept siehe S. 285)!

### Sauerkraut

Sauerkraut ist eine Vitalstoffbombe. Fein geschnittener, milchsauer vergorener Weißkohl wird zu Sauerkraut. Im Zuge des Fermentierungsprozesses entwickelt sich das lebenswichtige Vitamin B12, das sonst nur in tierischen Lebensmitteln enthalten ist. Darüber hinaus enthält Sauerkraut die Vitamine B6, B3, B5 und Vitamin C, Kalium, Eisen, Magnesium und Zink. Sauerkraut sollten Sie am besten roh verzehren, so bleiben alle Enzyme und Nährstoffe erhalten. Aufgrund der vielen Vitalstoffe und probiotischen Bakterien stärkt es die Darmgesundheit und das Immunsystem. Übrigens: Alle milchsauer vergorenen Gemüsesorten haben diese gesundheitsfördernde Wirkung.

### Kohl ist gesund und lecker

• Andere Kohlsorten wie Blumenkohl, Chinakohl, Kohlrabi, Rosenkohl, Rotkohl, Schwarzkohl, Spitzkoh und Wirsing, gehören zur Familie der Kreuzblütengewächse und sind hervorragende Quellen vieler wichtiger Nährstoffe.

• Zur besseren Bekömmlichkeit und zur Vorbeugung von Blähungen, sollte man den Gerichten reichlich verdauungsfördernde Kräuter und Gewürze beigeben. Wacholderbeeren verfeinern nicht nur Sauerkraut, sondern fördern gleichzeitig die Verdauung. Auch mit Kümmel, Fenchel, Anis, Kurkuma und Senf kann man Kohlgerichte wunderbar verfeinern. Gegen Blähungen hilft Tee aus Heilkräutern wie Kümmel, Anis, Fenchel oder Minze. Am besten trinkt man ihn vor der Kohlspeise. Weitere Anregungen finden Sie unter *Verdauungshelfer*, S. 72.

## Weißkohl

Weißkohl ist ein außerordentlich gesundes Gemüse. Er ist reich an schwefelhaltigen Schutzstoffen, Folsäure, Vitamin C, B-Vitaminen (außer B12), der Aminosäure Tryptophan, Mangan, Selen und Kalium. Wie alle anderen Kohlsorten hat auch Weißkohl eine krebshemmende Wirkung. Zudem aktiviert er den Kohlenhydratstoffwechsel, ist kalorienarm und wirkt unterstützend bei Schlankheitskuren. Sogar eine nervenberuhigende und schlaffördernde Wirkung wird Weißkohl zugesprochen. Er ist nicht nur schmackhaft, sondern lindert, äußerlich als Auflage angewendet, Gelenkentzündungen und Rheuma.

**Bio-Wildwuchs-Anti-EU-Norm-Karotten**

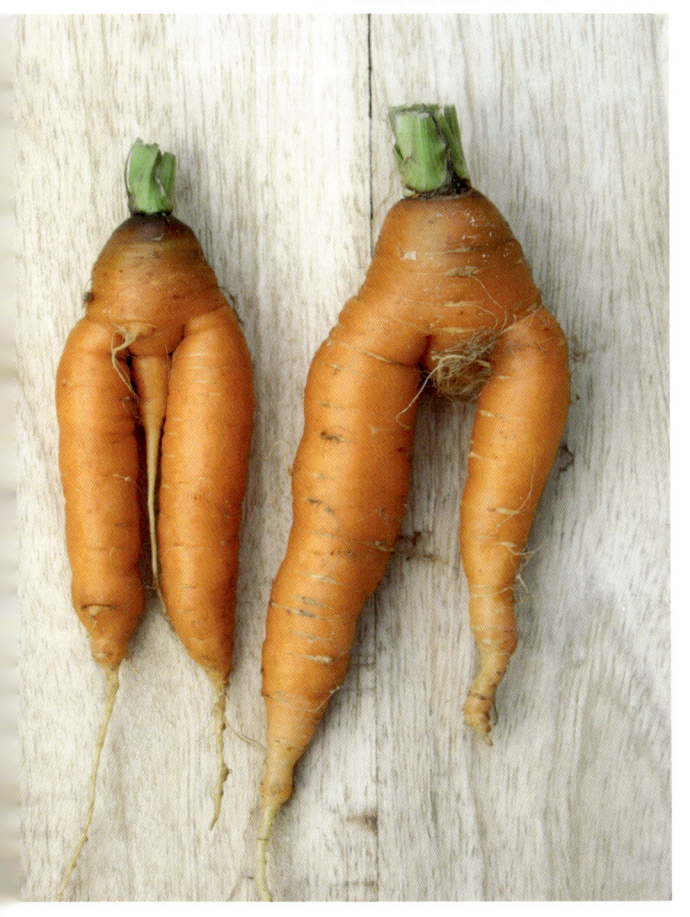

## Wurzelgemüse: Energie aus der Erde

Tief in der Erde wachsen Wurzelgemüse still und heimlich zu wahren Energiepaketen heran. Je besser die Bodenqualität ist (am besten „bio"), umso mehr Vitamine und Mineralstoffe sammeln sich in der Wurzel oder Knolle an. Insbesondere die vegane Küche schätzt Wurzelgemüse, die Sie in vielen schmackhaften Variationen zubereiten können.

### Karotte

Die Karotte gehört zur Familie der Doldengewächse. Ihre orangene Farbe hat sie dem Pflanzenfarbstoff Beta-Carotin zu verdanken, der eine Vorstufe von Vitamin A ist. Sie punktet mit einem hohen Selengehalt, das die Körperzellen schützt und gegen freie Radikale wirkt. Karotten sind reich an Vitamin A, B, C, D, K und Mineralstoffe wie Natrium, Calcium, Magnesium und Eisen. Karotten verbessern das Sehvermögen, stärken Herz und Kreislauf. Greifen Sie am besten auf alte, samenfeste Karottensorten zurück, die schmecken am besten. Gesunde Inhaltsstoffe der Karotte werden nur kombiniert mit Fett (Öl) aufgenommen. Probieren Sie meine abwechslungsreichen, schmackhaften Rohkostvariationen aus Karotten im Rezeptteil S. 179.

### Kartoffeln

Was täten wir nur ohne Kartoffeln? Sie sind eines der vielseitigsten Nahrungsmittel überhaupt. Die Knollen sind nährstoff- und stärkereich – und je nach Zubereitungsart kalorienarm. Sie enthalten viele Mineralstoffe und Spurenelemente wie Kalium, Magnesium, Natrium und Calcium. Kartoffeln weisen auch eine hohe Konzentration von Vitamin C auf. In der Schale sind B-Vitamine, Folsäure, Zink und Niacin verborgen. Aus diesem Grund lohnt es sich, junge Bio-Kartoffeln mitsamt der Schale zu verzehren. Das in der Kartoffel enthaltene Kalium senkt den Blutdruck und reguliert den Wasserhaushalt.

## Küchentipp

Die jungen Blätter von Wurzelgemüse, Rote Bete, Sellerie, Karotten und Kohlrabi sind zum Wegwerfen viel zu schade! Sie liefern viele gesunde Nährstoffe und lassen sich in Salat oder gehackt über das Gemüse gestreut verzehren.

Es gibt viele unterschiedliche Sorten. Probieren Sie unbedingt die leckeren Bamberger Hörnchen, eine festkochende knubbelige Kartoffelsorte mit außerordentlich gutem Geschmack. Mit ihrem länglichen, knubbeligen Wuchs trotzt sie jeder von EU-Bürokraten vorgegebenen Norm. Kartoffeln machen satt, schmecken als Pell-, Salz- oder Ofenkartoffeln, lassen sich in pfannengerührtes Gemüse integrieren und zu cremigem Kartoffelbrei verarbeiten. Ein besonderer Genuss sind knusprig braune Bratkartoffeln. Wer seine Gesundheit und seine Figur nicht gefährden möchte, sollte jedoch auf frittierte Kartoffelzubereitungen wie Pommes Frittes oder Chips verzichten.

Hinweis: Kartoffeln werden am besten im Dunkeln gelagert. Grüne Stellen an den Kartoffeln enthalten das Alkaloid Solanin, das toxisch wirken kann. Achten Sie beim Kauf darauf.

### Pastinaken und Petersilienwurzel

Pastinaken und Petersilienwurzel gehören wie die Karotte zu den Doldenblütlern und weisen ebenfalls eine hohe Nährstoffdichte auf. Wurzelgemüse eignet sich hervorragend für pfannengerührte Gemüsegerichte und Suppen. Auch als Zutat für Kräckerbrot sind Pastinaken und Petersilienwurzeln ideal. Ein Saft aus Karotten, Petersilienwurzel, Fenchel und Stangensellerie wirkt günstig auf die Blutgefäße: der Blutdruck sinkt und der Blutfluss wird verbessert. Damit können Sie Ihre Herzgesundheit fördern.

### Rettich

Heilkräftige schwefelhaltige Senföle machen den Rettich scharf und gesund. Es gibt weißen, schwarzen und roten Rettich. Auch Radieschen zählen zu den Rettichen. Senföle wirken antibakteriell, pilzhemmend und helfen bei Blähungen und Durchfall. Rettich ist reich an Kalium, Natrium, Eisen und Magnesium, wirkt cholesterinsenkend, harntreibend und entwässernd. Gallen-, Nieren- und Blasensteine lassen sich mit Rettich vorbeugen. Bei Erkältungen, Stirn- und Nebenhöhleninfektionen ist Rettich aufgrund seiner schleimlösenden Eigenschaften empfehlenswert.

### Rote Bete

Die Rote Bete ist ein kleines Powerpaket, das sich durch einen hohen Nährstoffgehalt auszeichnet. Sie ist reich an Vitamin A, C, D, E, K, B1, B2, B3, B5, B6, B7 sowie Folsäure. Rote Bete enthält viele wichtige Mineralstoffe, darunter Natrium und Kalium. Die Wunderknolle aktiviert die Produktion von roten Blutkörperchen und sorgt für mehr Sauerstoff in den Zellen. Sie reguliert den Blutdruck, schützt Herz und Gefäße, reinigt Leber, Galle und Nieren.

Rote Bete lässt sich wunderbar zu Saft und zu Rohkostsalaten verarbeiten. Besonders hübsch ist, wenn man Rote Bete mit dem Spiralschneider in feine „Spaghetti" schneidet. Werfen Sie die schönen jungen Blätter nicht weg, sondern geben Sie diese auch beispielsweise in Salat. Ein ganz besonderer kulinarischer Genuss sind *Rote-Bete-Chips*.

### Sellerie

Sowohl Knollensellerie als auch Stangensellerie haben cholesterin- und blutdrucksenkende sowie entzündungs- und krebshemmende Eigenschaften. Sellerie bekämpft Bakterien und Pilze im Darm, enthält viel Calcium, Kalium, Natrium, Vitamin C und den Vitamin B-Komplex, (außer Vitamin B12). Er liefert viele Nährstoffe und hat eine positive Wirkung für Augen, Haut und

Haare, ist gut für Nieren sowie Harnwege und bewährt sich bei Blasenschwäche. Stangensellerie lässt lässt sich zusammen mit Äpfeln, Karotten und Fenchel zu einem köstlichen Saft verarbeiten. Knollensellerie kann man in feine Würfel zerkleinern und mit Äpfeln und Nüssen einen schmackhaften Salat daraus zaubern. Fein geraspelt kann man ihn zu einem rohköstlichen Kräckerbrot verwandeln.

### Süßkartoffeln

Süßkartoffeln enthalten viel Vitamin A und B6 und sind reich an Ballaststoffen. Die orangefarbene Knolle lässt sich ähnlich vielseitig wie die Kartoffel verwenden. Da man sie aber auch, im Gegenssatz zur Kartoffel, roh verzehren kann, lassen sich daraus wunderbare knusprige Rohkost Chips herstellen, die absolut gesund und vor allem fettarm sind (Rezept siehe S. 286).

**Reiche Chili-Ernte in meinem Garten**

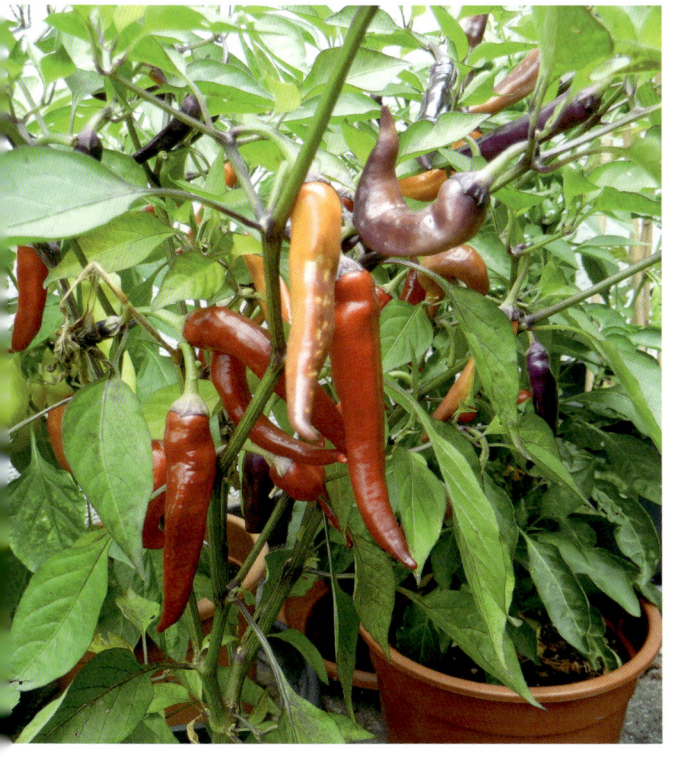

## Bunte Gemüsevielfalt: Vitamine pur

Einige Gemüsesorten sind regelrechte Schlankmacher und sorgen zudem für gute Laune. Dabei trumpfen sie gleichzeitig mit jeder Menge Nährstoffen auf. Es gibt aber auch besondere Delikatessen wie Spargel, Artischocke oder Pilze, die jedem Gericht einen exklusiven Touch verleihen. Nicht zu unterschätzen sind so verbreitete Gemüse wie Tomaten, Paprika und Chili, sie sind Bestandteil vieler Rezepte, gerade in der mediteranen Küche. Nachfolgend eine kleine Auswahl meiner Favoriten.

### Artischocke

Artischocke enthält den Bitterstoff Cynarin, der eine gallentreibende und leberreinigende Wirkung hat. Er kurbelt die Fettverbrennung an, wirkt cholesterinsenkend und beugt Gallensteinen vor. Darüber hinaus sind Artischocken reich an Vitaminen und Mineralstoffe – vor allem Eisen und Magnesium. Die Wirkung der Artischocke wird auch medizinisch genutzt, was man an den vielen Nahrungsergänzungsmitteln und pharmazeutischen Präparaten erkennen kann. Schlagen Sie zu, wenn Sie frische Artischocken beim Gemüsehändler entdecken und bereichern Sie Ihre Mahlzeit mit diesem köstlichen und sehr anmutigem Gemüse. In Salzwasser gegart und mit einem leckeren Dip verzehrt, sind sie Blatt für Blatt eine Offenbarung.

### Chicorée

Chicorée ist eine Sprosse, die aufwändig ohne Lichteinfluss kultiviert wird. In Dunkelheit und Wärme treibt die Pflanze große weiße Sprossen aus. Da Chicorée ein Nachtschattengewächs ist, enthält er kein Chlorophyll. Die Sprossen enthalten jede Menge Ballast- und Bitterstoffe, die für optimale Verdauung sorgen. Chicorée wirkt cholesterin- und blutdrucksenkend, entgiftet den Darm, stärkt die Darmflora und reguliert den Wasserhaushalt. Er ist meist das ganze Jahr über erhältlich und lässt sich vielfältig als Salat zubereiten. Vor allem kombiniert mit Früchten und Nüssen ist er ein Gedicht. Auch gedünstet als Gemüse mit Öl und Nüssen verfeinert, ist Chicorée äußerst delikat.

## Chilischoten

Chilischoten verdanken ihre Schärfe dem Wirkstoff Capsaicin. Mit zunehmendem Capsaicingehalt steigt auch ihr Schärfegrad. Capsaicin ist ein hervorragendes Heilmittel bei Durchblutungsstörungen, stärkt Herz und Kreislauf, lindert Kopfschmerzen und Migräne. Capsaicin erhöht die Körperwärme und bringt den Stoffwechsel auf Touren, was sich positiv auf die Kalorien- und Fettverbrennung auswirkt. Wenn Sie es scharf mögen, dann sparen Sie also nicht an Chili! Chilis gibt es in den unterschiedlichsten Schärfegraden und Formen. Sie lassen sich hervorragend auf dem Balkon oder im Garten anbauen und sehen dazu auch noch dekorativ aus. Für den winterlichen Vorrat lassen sich die Schoten sehr gut trocknen. Wenn Sie trockene Schoten mit dem Mörser oder Hochleistungsmixer fein zermahlen, haben Sie Ihr hausgemachtes Chilipulver.

## Fenchel

Fenchel ist ein bewährtes Gemüse, das eine beruhigende Wirkung hat. Er hilft bei Blähungen und Verdauungsstörungen, entgiftet den Darm, entwässert, senkt den Blutfettspiegel. Die ätherischen Öle haben schleimlösende Wirkung und lindern Husten und Schnupfen. Fenchel ist reich an Aminosäuren, Spurenelementen, Ballaststoffen, Kalium und Vitamin C. Mit kochendem Wasser aufgegossene Fenchelsamen ergeben einen beruhigenden Magen- und Darmtee. In größere Stücke geschnitten ist die weiße Knolle ein willkommener Snack für unterwegs oder zwischendurch. Fein geschnitten schmeckt er bestens als Salat. Den ganzen Fenchel mit seinen grünen Stängeln kann man hervorragend auspressen und zusammen mit Karotten, Stangen-

sellerie und Apfel in einen köstlichen Saft verwandeln.

## Gurken

Gurken sind wasserreich, erfrischend und kalorienarm. Sie wirken gewichtsreduzierend und enthalten reichlich Silicium (Kieselsäure), weshalb sie für schöne Haut, Haare und Nägel zuständig sind. Das Enzym Erepsin wirkt darmreinigend und hemmt Wurmbefall sowie Bakterien. Äußerlich angewendet, lindert Gurkensaft Sonnenbrand. Eine Maske aus Gurkenscheiben entspannt die gestresste Gesichtshaut. Die Gurke ist auch ein guter Begleiter für das Pausenbrot, passt zu Salaten und schmeckt besonders gut mit Dill. Ein erfrischender Gurken-Wassermelonen-Salat mit frischer Minze ist ein sommerlicher Genuss! Auch milchsauer vergorene Gurke liefert einen wertvollen Beitrag zur Darmgesundheit.

## Kürbis

Es gibt zahlreiche Kürbissorten: Hokkaido-, Muskat-, Spaghetti-, Butternusskürbis usw. Ebenso vielfältig sind auch seine Zubereitungsmöglichkeiten. Kürbis enthält neben vielen Vitaminen auch Mineralstoffe wie Eisen, Magnesium, Kalium und Kupfer. Er lässt sich wunderbar in allerlei Gerichte integrieren, schmeckt als Suppe mit Gewürzen und Kräutern verfeinert. Als Rohkostsaft ist er ein vitalstoffreicher Gemüsetrunk. Kürbis wirkt verdauungsfördernd, entgiftend, entwässernd und regt die Fettverbrennung an. (siehe Rezepte, S. 275).

## Paprika

Paprikaschoten – rot, gelb, grün, süß oder scharf – schmecken einfach herrlich! Man kann sie roh oder gekocht verspeisen und sie bringen viel Farbe auf den Teller. Paprika ist reich an Antioxidantien, Vitamin A, C, B6, Carotin, Zink und Capsaicin. Paprika ist ein wahres Powergemüse. Ihre schleimlösende und stärkende Wirkung bewährt sich besonders in der Erkältungssaison. Paprika verbessert zudem die Sehkraft und festigt das Bindegewebe. Essen Sie die Paprikaschoten roh oder gekocht, stets mit etwas hochwertigem Pflanzenöl, damit das wertvolle Carotin vom Körper aufgenommen werden kann.

## Pilze

Wild- oder Zuchtpilze sind eine wahre Delikatesse! Pilze enthalten viele Nährstoffe und stärken das Immunsystem. Champignons, Austernpilze, Seitlinge und Shiitake sind beliebte Zuchtpilze, die man jederzeit im Biomarkt bekommt. Wildpilze wie Pfifferlinge und Steinpilze kann man im Herbst entweder selbst im Wald sammeln oder auf dem Markt kaufen.

Pilze bestehen zu rund drei Viertel aus Wasser, sind reich an Proteinen, Kalium und Eisen, enthalten Niacin und Phosphor. Außerdem speichern sie Vitamin D und B2. Pilze wirken basisch und regulieren somit den Säure-Basen-Haushalt.

Das Aroma von Waldpilzen ist unübertrefflich. Austernseitlinge, Pfifferlinge, Steinpilze, Krause Glucke, Herbsttrompeten, Morcheln, Trüffel und unzählige weitere Sorten lassen das Herz des Pilzkenners höher schlagen. Da die

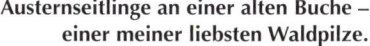

**Austernseitlinge an einer alten Buche – einer meiner liebsten Waldpilze.**

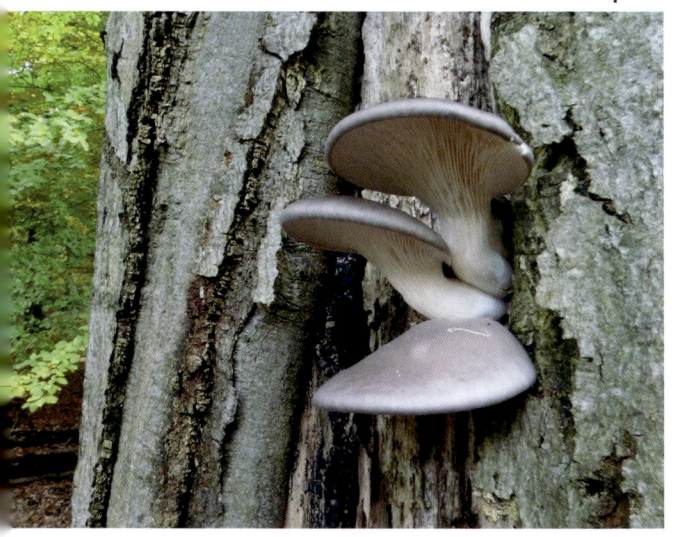

Haut bzw. die Zellwand der Pilze nicht aus Cellulose, sondern aus Chitin besteht, sollte man sie stets gut kauen – das beschleunigt die Verdauung.

Inzwischen hat man auch bei uns die Heilwirkung von Pilzen erkannt, *Reishi, Maitake, Shiitake* und *Cordyceps* sind nur eine kleine Auswahl sehr wirksamer Heilpilze. Getrocknet, oder in Pulverform sind sie in Apotheken oder im speziellen Fachhandel (auch Internet) erhältlich. Da ich eine leidenschaftliche Pilzsammlerin bin und nur allzu gerne durch den Wald streife, um mit einem Korb voller Pilze nach Hause zu kommen, dürfen Sie sich auf einige ausgefallene, leckere Pilzgerichte im Rezeptteil freuen.

## Spargel

Spargel ist ein kulinarischer Genuss der besonderen Art. Wenn er im Frühjahr Saison hat, sollte er ein bis zwei Mal die Woche auf dem Speiseplan stehen. Er entschlackt und aktiviert die Glückshormone, entwässert und entsäuert. Seine Wirkungen machen ihn zum potenten Schönheitsmittel, das auch noch schlank macht. Spargel enthält reichlich zellverjüngendes Provitamin A, B, Folsäure und Zink. Er stärkt die Sehkraft, sorgt für gesunde Schleimhäute, strafft das Bindegewebe und hat eine günstige Wirkung auf die Haare. Ob grün oder weiß, Spargel lässt sich sehr abwechslungsreich und kreativ zubereiten. Spargel zählt zu meinem absoluten Lieblingsgemüse. Im Rezeptteil auf S. 179 finden Sie deshalb einige Rezeptideen.

## Tomaten

Tomaten gibt es in vielen Farben, Größen und Geschmacksrichtungen. Sie sind universell einsetzbar und geben vielen Gerichten den mediterranen Touch. Der in Tomaten enthaltene Wirkstoff Lycopin stärkt die Zellstruktur sowie den Zellstoffwechsel und beugt Krebs vor. Tomaten sind reich an Biotin, das gut für Haut,

Haare, Nägel und Bindegewebe ist. Zudem enthalten sie Folsäure, Kalium, Zink, Vitamin C und E, wirken entwässernd und kurbeln den Hormonhaushalt an.

Was schmeckt im Sommer besser als aromatische Tomaten aus dem eigenen Garten? Sie lassen sich auch wunderbar in Töpfen auf dem Balkon kultivieren. Wenn Sie Tomaten selber anbauen möchten, besorgen Sie sich am besten traditionelle, besonders schmackhafte, samenfeste Sorten – die Mühe lohnt sich! Für den Wintervorrat kann man Tomaten zu Saucen oder Suppen verarbeiten und einfrieren. Sie können die roten Geschmacksbomben aber auch im Dörrautomaten trocknen. So holt man sich im Winter ein wenig Sommerfeeling zurück.

## Zucchini

Zucchini zählen zu den stark entschlackenden Gemüsesorten. Man kann kalorienarme Mahlzeiten mit ihnen zaubern. Durch ihre hohe Nährstoffdichte eignen sie sich perfekt für eine Abnehmkur. Zucchini sind reich an Provitamin A, Carotin und Magnesium. Sie aktivieren den Zellstoffwechsel und stärken das Immunsystem, wirken entwässernd, entsäuernd und entgiften den Darm. Zucchini wirken beruhigend, stärken die Schleimhäute, Muskulatur und das Herz. Als Antipasti mit Auberginen, mediterranen Kräutern und Olivenöl oder als Salat mit Tomaten schmecken sie besonders gut. Mit dem Spiralschneider lassen sich tolle Rohkost-Spaghetti oder -Tagliatelle aus Zucchini fertigen, die mit Basilikum-Pesto oder einer leckeren Pasta-Sauce eine ganz neue Geschmackserfahrung ermöglichen (siehe Rezepte, S. 235).

## Hülsenfrüchte: Proteinlieferanten

Hülsenfrüchte sind die energiereichen getrockneten Samen der Schmetterlingsblütler (Leguminosae) und gehören zu den ältesten kultivierten Nahrungspflanzen. Hülsenfrüchte wie Bohnen, Erbsen, Linsen, Sojabohnen, Mungbohnen, Kichererbsen und Lupinensamen enthalten reichlich Kohlenhydrate, Proteine (Eiweiß), Ballaststoffe, Mineralstoffe wie Magnesium, Kalium, Eisen und Zink, B-Vitamine und Folsäure. Sie liefern Antioxidantien und sekundäre Pflanzenstoffe wie Phytoöstrogene – davon sind in der Sojabohne besonders viel enthalten. Frische grüne Bohnen und Erbsen sind im Sommer besonders schmackhaft.

### Bohnen

Bohnen jeglicher Art liefern viel Protein und Nukleinsäuren. Sie sind reich an Vitamin C, Eisen, Calcium, Kalium und B-Vitaminen. Das ballaststoffreiche Gemüse sorgt für eine gute Verdauung, ist sehr sättigend und stärkt Leber, Niere und Blase. Frische grüne Busch- oder Stangenbohnen und vor allem Dicke Bohnen sind ein tolles Sommergemüse. Auch getrocknet sind diese Hülsenfrüchte eine nährstoffreiche Grundlage für viele Eintöpfe. Aus Bohnen lassen sich wunderbare deftige Gerichte und auch feine Salate zaubern. Ein besonders leckeres Bohnengericht finden Sie im Rezeptteil S. 265.

### Erbsen

Erbsen sind sehr proteinhaltig und reich an Ballaststoffen. Durch die hohe Nukleinsäurenkonzentration wirken sie zellverjüngend. Frische grüne Erbsen sind eine Delikatesse und enthalten nervenstärkendes Vitamin B1, überdurchschnittlich viel Vitamin A und Eisen. In getrockneter Form lassen sie sich wie viele andere Hülsenfrüchte zu deftigen Eintöpfen verarbeiten. Lässt man getrocknete Erbsen (z. B. Kichererbsen) keimen, entwickeln sie ein enormes Nährstoffpotential. Mehr dazu erfahren Sie unter *Sprossen und Keimlinge*, S. 129.

## Linsen

Linsen sind herausragende Proteinlieferanten: Ihr Anteil an bioaktivem Eiweiß liegt bei bis zu 30 Prozent! Somit sind sie neben Bohnen und Erbsen eine hervorragende Alternative zu Fleischgerichten. Wie andere Gemüsearten auch, sind sie kalorienarm. Sie enthalten reichlich komplexe Kohlenhydrate im Vergleich zu Nudeln, weißem Reis und Brot. Die enthaltene Glukose wird langsam verstoffwechselt, was den Blutzucker stabilisiert. Linsen sind reich an Zink, Eisen, Calcium und Kalium, sättigen enorm gut und helfen beim Abnehmen.

Linsen lassen sich zu würzigen Speisen zubereiten und sind eine gute Grundlage für Gemüse-Burger, alternative Pizzaböden und indische Dals (Linsengericht). Es gibt sie in den unterschiedlichsten Größen, Farben sowie Geschmacksrichtungen. Der neueste Hit unter den bioveganen Lebensmitteln sind glutenfreie Nudeln, die aus 100 Prozent roten Linsen bestehen. Sie sind eine sehr leckere, geschmacklich neuartige Bereicherung für die vegane Ernährung.

Hinweis: Die meisten Linsensorten sollten vor dem Kochen über Nacht in Wasser eingeweicht werden.

## Mungbohnen

Mungbohnen enthalten extrem viel Eiweiß und reichlich Ballaststoffe, Vitamine und Mineralstoffe (mehr Info hierzu im Kapitel *Sprossen und Keimlinge*, S. 129). Grüne Mungbohnen eignen sich hervorragend zum Keimen und sind eine Bereicherung für jeden Salat. Auch hier gibt es eine Neukreation für Pastaliebhaber: Nudeln aus 100 Prozent Mungbohnen, Sie sind eine interessante glutenfreie Alternative zu herkömmlichen Nudeln.

## Sojabohnen

Soja ist extrem proteinreich und ein guter Eiweißspender. Es wird häufig als veganer Fleischersatz verwendet. Viele Produkte lassen sich aus dieser Hülsenfrucht herstellen: Tofu, Tempeh, Miso (fermentierte Sojapaste), Sojasauce, Sojamilch und Sojamehl. Soja ist kohlenhydratreich, enthält viele Ballaststoffe und ist sehr sättigend. Außerdem enthält Soja Phytoöstrogene und wird daher besonders in den Wechseljahren empfohlen. Einige Menschen reagieren allergisch auf Soja, deshalb ist es mit Vorsicht zu genießen. Es gibt sojaähnliche Produkte aus Lupinensamen, die in Deutschland angebaut werden.

## Küchentipp

Hülsenfrüchte können Blähungen verursachen – vor allem bei Menschen mit einer schlechten Verdauung und fehlenden Enzymen, um Hülsenfrüchte aufzuspalten. Je öfter Hülsenfrüchte verzehrt werden, desto mehr gewöhnt sich die Verdauung daran. Wenn man bei der Zubereitung der Gerichte folgende Regeln beachtet, beugt man Blähungen vor:

- Frische Hülsenfrüchte gut abspülen. Wasser abtropfen lassen.
- Getrocknete Hülsenfrüchte vor der Verwendung 2 bis 4 Stunden oder über Nacht einweichen.
- Anschließend das Wasser abschütten und mit frischem Wasser kochen.
- Salzen Sie die Hülsenfrüchte erst nach dem Kochen!

Bei der Zubereitung von Gerichten aus Hülsenfrüchten empfiehlt sich die Verwendung von reichlich verdauungsfördernden Gewürzen und Kräutern wie Kurkuma, Kümmel oder Bohnenkraut.

# Würzige Lauchgewächse

Knoblauch, Zwiebel, Schalotte, Porree, Frühlingszwiebel, Schnittlauch und Bärlauch haben alle etwas gemeinsam: Sie gehören zur Gattung Allium (Lauchgewächse) und wirken vorbeugend gegen Krebs. Insbesondere die krebshemmende Wirkung von Knoblauch wird seit langem intensiv erforscht. Die in Lauchgewächsen enthaltenen Sulfide wirken stark antibiotisch, antientzündlich, verdünnen das Blut, senken die Blutfettwerte und den Blutdruck. Verwenden Sie mineralstoff- und vitaminreiche Lauchgewächse möglichst oft bei der Zubereitung Ihrer Speisen.

## Bärlauch

Der würzig, scharfe Bärlauch gehört zu den beliebtesten Frühlingskräutern. Bärlauch hat eine sehr stark entgiftende Wirkung und eignet sich bestens im Frühjahr als Detox-Kur. Er reinigt Magen, Darm und das Blut. Er wird auch gerne als wilder Knoblauch oder Waldknoblauch bezeichnet und kann von April bis Juni gesammelt werden. Am starken Knoblauchgeruch lässt sich der Bärlauch gut erkennen. Vorsicht! Verwechslungsgefahr besteht mit den sehr ähnlich aussehenden Blättern des giftigen Maiglöckchens. Im Frühjahr ist der würzige Bärlauch auf dem Markt erhältlich. Bärlauch schmeckt und wirkt wie Knoblauch, würzt Salate, Suppen, Brotaufstriche und Pestos. Eine besonders gelungene frische Kombination sind die Zucchinispaghetti mit Bärlauchpesto (S. 235).

## Knoblauch

Allicin ist für den intensiven, unverwechselbaren Geruch des Knoblauchs verantwortlich. Zahlreiche wissenschaftliche Studien belegen die enorme gesundheitliche Wirkung der würzigen Knolle. Der regelmäßige Verzehr von Knoblauch fördert die Durchblutung, senkt den Blutdruck, hilft bei Krampfadern, Venen- und Hämorrhoidalleiden, schützt vor Arteriosklerose, Schlaganfall, Krebs (vor allem Darmkrebs), rheumatischen Erkrankungen, Arthrose, Asthma und

grauem Star. Knoblauch fördert die Darmgesundheit, wirkt antibakteriell und pilzhemmend. Die Knolle ist aus der mediterranen Küche nicht wegzudenken und rundet mit ihrem einzigartigen Aroma den Geschmack vieler Gerichte ab.

## Porree

Den meisten Menschen ist das delikate Gemüse unter Lauch bekannt. Ebenso wie Zwiebeln, Knoblauch oder Bärlauch enthält auch Porree schwefelhaltige Aromastoffe, die ihm die typisch scharfe Würze verleihen. Die gesundheitlichen Aspekte des Porrees ähneln jenen der übrigen Lauchgewächse. Porree wirkt antibakteriell, entzündungshemmend, cholesterinsenkend und hilft bei Krampfadern. Besonders bei Blasenentzündung wirkt sich die antibakterielle Wirkung günstig aus. Im frühen Sommer hat das Gemüse sein feinstes Aroma und auch die Blätter sind dann am zartesten. Er schmeckt besonders lecker als gedünstetes Gemüse zu Kartoffeln und eignet sich hervorragend als Zutat für Pfannengerührtes Gemüse oder Suppen.

## Zwiebel

Die Heilkraft der Zwiebel ist seit dem Altertum bekannt. Die Knolle enthält Allicin und andere schwefelhaltige Verbindungen, die auf den Schleimhäuten eine antibakterielle Wirkung entfalten. Die stark desinfizierende und blutreinigende Wirkung der Zwiebel beugt Infektionen vor, wirkt blutdruck- und cholesterinsenkend, entzündungshemmend, stärkt Venen und Gefäße sowie Nieren und Blase, kräftigt das Herz und beugt Arteriosklerose vor. Ihr Quercetin (Antioxidans aus der Gruppe der Polyphenole und der Flavonoide) wirkt vorbeugend gegen Krebs. Für mich ist die Zwiebel eine essenzielle Zutat vieler Gerichte und ein Salat ohne rohe Zwiebeln ist für mich wie eine Suppe ohne Salz!

# Vitalstoffbombe Obst

Die Vielfalt an Obstsorten ist überwältigend und schmeckt nicht nur wunderbar, sondern ist auch noch gesund. Obst enthält reichlich Antioxidantien. Das Zusammenspiel der gesunden Inhaltsstoffe kann eine Vitamintablette nicht ersetzen. Darüber hinaus stecken in solchen Supplementen Trägerstoffe, die Allergien und Unverträglichkeiten auslösen können. Greifen Sie also besser zu einem Apfel oder einer anderen Obstsorte! So versorgen Sie sich mit natürlichen Nährstoffen.

Nie war das Angebot von leckeren Früchten so groß wie heute. Selbst im Winter können wir uns mit frischen Südfrüchten eindecken. Im Sommer gibt es jede Menge Beerenobst, das sich beispielsweise günstig bei einer Anti-Krebs-Therapie auswirkt. Frisch gepresste Säfte und Smoothies helfen dabei, Schlacken und Giftstoffe auszuleiten. Sie sind bei einer Detox-Diät unverzichtbar. Wie Gemüse trumpft auch Obst mit verschiedensten heilenden und gesundheitsfördernden Eigenschaften auf.

Da die meisten Früchte einen hohen Fruchtzuckeranteil aufweisen, sollten Sie sie maßvoll konsumieren. Kaufen Sie möglichst nur reife Früchte und bevorzugen Sie Bioqualität. Konventionell erzeugtes Obst enthält oft viele schädliche Giftstoffe, die Allergien, schmerzhafte Schleimhautveränderungen im Mund und Verdauungsstörungen hervorrufen können. Solche Toxine lagern sich in der Leber ab und können längerfristig zu Gesundheitsstörungen führen. Das sollten Sie Ihrem Körper besser nicht antun. Bio ist nicht nur gesünder, sondern schmeckt auch besser.

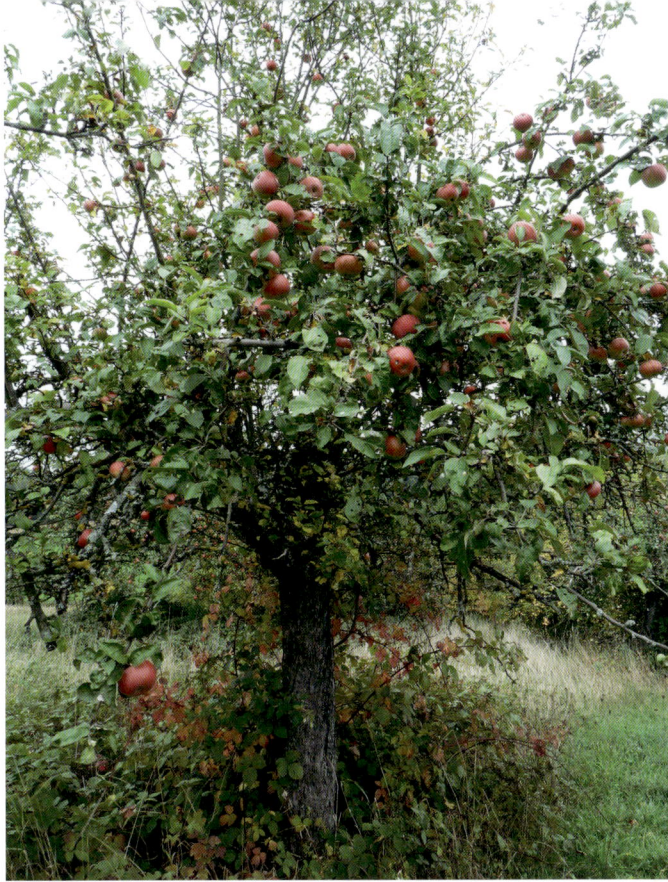

Uraltes Apfelbäumchen auf einer typischen Streuobstwiese.

## Streuobst

*Über Rosen muss man dichten, in Äpfel muss man beißen.*
Johann Wolfgang von Goethe (1749–1832)

Traditionell wird Obst wie Äpfel, Birnen oder Pflaumen auf Streuobstwiesen bzw. in Obstgärten angebaut. Im Gegensatz zu konventionellen Obstplantagen, die sich durch Monokulturen auszeichnen, finden sich hier unterschiedliche Obstbäume jeden Alters und man kultiviert verschiedenste Arten.

### Äpfel

*An apple a day keeps the doctor away!* An diesem Sprichwort ist in der Tat etwas dran. Äpfel enthalten viele Vitamine (vor allem Vitamin C), wertvolle Spurenelemente, hochwirksames Pektin (ein Ballaststoff, der cholesterinsenkend wirkt und Giftstoffe wie Quecksilber und Blei binden kann) und Tartarinsäure (bekämpft schädliche Bakterienansammlungen im Darm). Äpfel regen die Verdauung an, reinigen den Darm, senken den Blutdruck, kräftigen die Gefäße, stärken schwache Venen und stabilisieren den Blutzuckerspiegel. Ein geriebener, oxidierter (Braunfärbung) Apfel wirkt hervorragend gegen Durchfall. Regelmäßiger Verzehr von Äpfeln beugt Arteriosklerose vor. Roh verzehrt bieten Äpfel eine optimale Nährstoffversorgung. Auch bei maximal 42 °C gedörrte Apfelringe enthalten noch alle wertvollen Vitamine.

Bevorzugen Sie alte Apfelsorten, da sie meist wenig Fruchtzucker enthalten. Sie gewährleisten durch ihren hohen Polyphenolanteil einen natürlichen Schutz vor Allergien. Aus neueren Apfelsorten wurden die Polyphenole wegen des säuerlichen Geschmacks und der Braunfärbung nach dem Anschnitt herausgezüchtet. Daher sind alte Apfelsorten besser verträglich und empfehlen sich vor allem für Allergiker. Gravensteiner, Jonathan, Boskoop und Wintergoldparmäne sind nur einige alte Apfelsorten, die Sie auf Streuobstwiesen und auf Bauernmärkten finden. Ich habe das Glück, Äpfel von der eigenen Streuobstwiese ernten zu können. Der Obstgarten wurde vor etwa 100 Jahren angelegt und ich darf heute davon profitieren. Ist das nicht sensationell?!

## Birnen

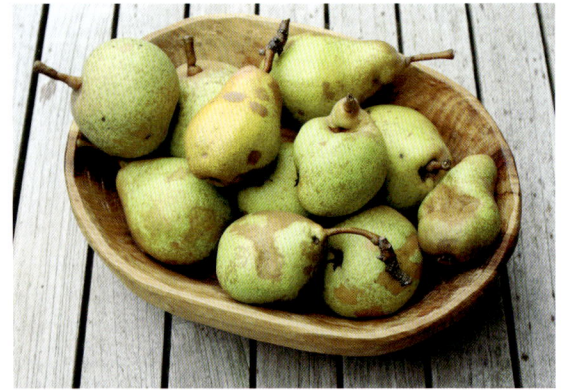

**So wild sehen auf einer Streuobstwiese gewachsene Birnen aus.**

Birnen sind köstlich und haben einen hohen Wasseranteil. Die in der Birne enthaltenen Mineralstoffe und Vitamine befinden sich in einer perfekten Balance. Durch ihren Reichtum an Natrium, Kalium, Calcium, Kupfer, Zink und Phosphor haben sie eine entgiftende Wirkung, fördern die Bindung und Ausscheidung von Giftstoffen und entschlacken den Darm. Sie regulieren den Wasserhaushalt, unterstützen auf diese Weise die Nieren bei der Entgiftung und helfen auch bei Blasenbeschwerden. Birnen enthalten viel blutbildende Folsäure und immunstärkendes Vitamin C. Die meisten Sorten sind sehr empfindlich und lassen sich daher nicht lange lagern. Aus diesem Grund werden beim intensiven Birnenanbau jede Menge Pestizide gegen Schimmelpilzbefall eingesetzt. Kaufen Sie deshalb nur Biobirnen oder erwerben Sie das Obst direkt von Streuobstwiesen beim Bauern, der seine alten Bäume natürlich und biologisch gedeihen lässt.

## Quitte

Der aromatisch süße Duft einer reifen goldgelben Quitte ist unbeschreiblich intensiv. Die Urform des kultivierten Quittenbaums stammt aus Westasien und hat den Weg von dort nach Europa gefunden. Der Quittenbaum ist leider etwas aus der Mode gekommen, aber auf Streuobstwiesen und in alten Gärten kann man ihn noch finden. Zum Glück werden Quitten inzwischen im Herbst wieder auf dem Markt angeboten.

Die Quitte ist reich an Pektin und vielen Mineralstoffe wie Eisen, Phosphor, Calcium sowie den Vitaminen B1 (Thiamin), B2 (Riboflavin), B3 (Niacin) und Vitamin C. Die Heilwirkung der Quitte ist breit gefächert: Innerlich angewendet helfen die Schleimstoffe (Pentosane) bei Reizhusten, Bronchitis, Hals- und Rachenentzündungen sowie bei Magen- und Darmschleimhautentzündungen. Verwenden Sie die Schale und Kerne getrocknet für einen heilkräftigen Tee. Äußerlich angewendet, hilft die Quitte bei ent-

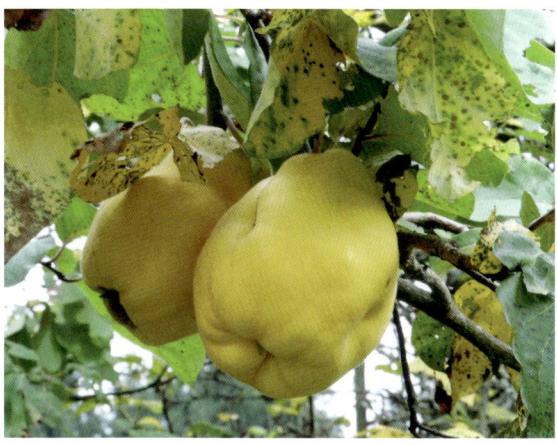

**Zu Zeiten unserer Großeltern waren Quittenbäume noch verbreitet.**

zündeten Augen, Wunden, Verbrennungen und rissiger Haut. Auch die Naturkosmetik hat die heilende Wirkung der Quitte erkannt und entwickelt ganze Kosmetikserien, die auf den Substanzen dieser Frucht basieren.

Am besten schmecken Quitten als Marmelade, Gelee, Kompott oder im Kuchen. Man kann reife Quitten auch roh essen, das ist allerdings etwas gewöhnungsbedürftig. Wenn Sie Quitten in Scheiben schneiden und anschließend mit Kokosblütenzucker und Zimt leicht anbraten, können Sie damit jede herbstliche Salatkreation verfeinern. Getrocknete Quittenpaste, die auch Quittenbrot genannt wird, oder gedörrte Quittenscheiben sind eine überaus delikate, süß-saure Leckerei.

## Beeren: kleine Powerpakete

Das schönste am Sommer sind die wundervollen Beeren, die er uns beschert: Erdbeeren, Himbeeren, Brombeeren, Heidelbeeren, Johannisbeeren, Stachelbeeren, Moosbeeren (Cranberries) oder Aroniabeeren.

Beeren bereichern nicht nur Müsli, Nachspeisen, Smoothies & Co. Frisch vom Strauch gepflückt und noch von der Sonne gewärmt,

schmecken sie himmlisch. Alle Beeren haben eine starke antioxidative Wirkung und sind reich an Vitamin C. Besonders rote und dunkle Sorten enthalten reichlich Carotine, die das Immunsystem stärken und vor Bakterien sowie freien Radikalen schützen. Beeren lassen sich gut im Garten oder auf dem Balkon kultivieren. Auch kann man wild wachsende Beeren direkt auf dem Feld oder im Wald pflücken. Setzen Sie beim Kauf wie bei allen Obst- und Gemüsesorten auf Bioqualität. Nutzen Sie die Beerenzeit im Sommer aus und legen Sie sich einen Vorrat für den Winter zu. Beeren lassen sich kinderleicht portionsweise einfrieren. Frisch aufgetaut sind sie in Müsli oder Smoothies ein Genuss. Mit einem Hochleistungsmixer lässt sich aus eingefrorenen Beeren blitzschnell ein wunderbares Beerensorbet zaubern.

### Aroniabeeren

Aroniabeeren, auch Apfelbeeren genannt, gehören zu den Rosengewächsen. Sie sind reich an Pektin, Vitamin E, Beta-Carotin, Folsäure, Kalium, Calcium, Eisen und Zink. Durch ihren enorm hohen Gehalt an sekundären Pflanzenstoffen (Polyphenole) haben sie eine stark antioxidative Wirkung. Aroniabeeren zählen zu den Superfoods. Sie liefern wertvolle Immunstimulatoren und stärken die Sehkraft. Durch ihren hohen Tanningehalt schmecken sie roh herbsäuerlich. Verarbeitet als Saft oder in getrockneter Form als Müslizutat sind sie etwas milder. Aroniabeeren lassen sich wunderbar mit Äpfeln oder anderen Früchten kombinieren.

### Brombeeren

Die dunkle Farbe der Brombeeren ergibt sich durch den hohen Anteil an Carotinen. Zusammen mit dem reichlich vorhandenen Vitamin C stärken sie das Immunsystem. Brombeeren kräftigen Gefäßwände, Venen und Bindegewebe. Wildwuchs findet sich häufig am Ackerrand oder auf Streuobstwiesen – sogar in der Stadt. Aber achten Sie bei der Ernte auf die Umgebung, da die

Pflanzen Schadstoffe aufnehmen. Pflücken Sie nur solche Beeren, die fern von Straßen oder anderen schadstoffbelasteten Standorten gedeihen. Wildwachsende Brombeeren sind nicht nur aromatischer, sondern enthalten auch wesentlich mehr Vitamin C. Selbst die ätherischen Öle und Gerbstoffe der Brombeerblätter lassen sich medizinisch nutzen. Ein Tee aus getrockneten Brombeerblättern wirkt entzündungshemmend bei Heiserkeit, Mund- und Racheninfektionen.

## Erdbeeren

Erdbeeren sind extrem reich an Folsäure, die für die Blutbildung und das Zellwachstum wichtig ist. Das enthaltene Vitamin C stärkt die Abwehr, Kalium senkt den Blutdruck und wirkt entwässernd. Mangan ist ebenfalls reichlich in Erdbeeren vorhanden. Es stärkt Nerven und Gehirn, ist gut für Blut und Knochen und kurbelt die Produktion von Schilddrüsenhormonen an. Nutzen Sie die Erdbeerzeit dazu, Ihren Stoffwechsel so richtig in Schwung zu bringen.

## Heidelbeeren

Die Heilwirkung der Heidelbeere ist nicht zu toppen. Sie ist unsere regionale Superfood-Beere! Anthocyan, das in Heidelbeeren in großen Mengen vorkommt, schützt menschliche Zellen. Tannin (Gerbstoff) ist ebenfalls in der Heidel-

beere vertreten. Es wirkt schleimhautbildend, entzündungshemmend und tötet Bakterien ab. Nachweislich senkt der tägliche Verzehr von Heidelbeeren (frisch oder getrocknet) den Blutdruck. Getrocknete Heidelbeeren sowie Heidelbeerblätter sind zudem ein hervorragendes Mittel gegen Durchfall und Magenbeschwerden.

Ich sammle Heidelbeeren am liebsten selbst im Wald. Das ist wie Meditation in der Natur. Wenn ich an einem sonnigen Sommertag die reifen Früchte unter den alten Kiefern pflücke, bekomme ich sogar noch eine kostenlose Atemwegstherapie. Bei Hitze dünsten die Nadelbäume besonders viele Terpene aus, die nicht nur Nase und Lunge frei machen, sondern auch den Blutdruck senken und eine beruhigende Wirkung haben. Wildwuchs kann man im Sommer mit etwas Glück auf dem Markt finden. Kulturheidelbeeren sind innen weiß und schmecken anders als ihre wilden Kollegen. Sie finden sich häufiger in Bio-Marktregalen oder auf dem Bauernmarkt und sind auch sehr gesund.

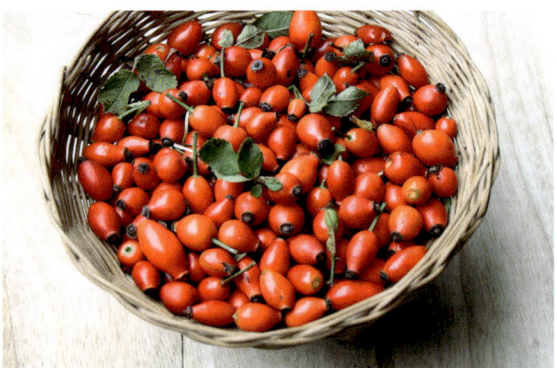

**Hagebutten – frisch geflückt von Wildrosensträuchern.**

## Hagebutten

Man kann Hagebutten in der freien Natur sammeln. Die Suche fällt nicht schwer, da Wildrosen fast überall wachsen. Diese tollen Hagebutten verschiedener Rosenarten stecken voller heilender Inhaltsstoffe. Das in ihnen reichlich enthaltene

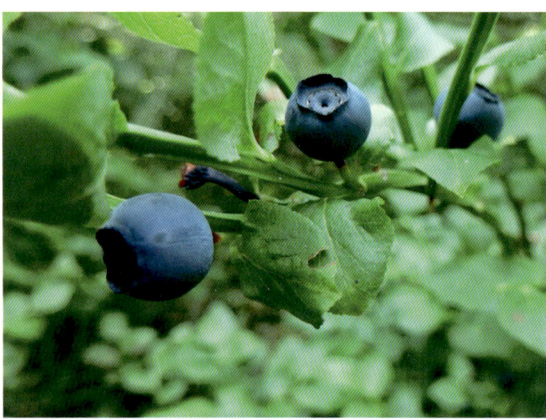

**Ich sammle die köstlichen Früchte am liebsten im Wald.**

Vitamin C beugt Infektionen und Erkältungen vor. Die Kombination von Calcium, Vitamin C und Rutin wirkt gegen Zahnfleischbluten. Hagebutten stimulieren den Hormonkreislauf und regen auf natürliche Weise die Hormone an.

Aus den Früchten lässt sich ein köstliches Hagebuttenmark herstellen – das ist zwar etwas zeitaufwändig, aber es ist die Mühe wert. Hagebuttenmark kann für Desserts verwendet werden oder direkt zu einer leckeren Marmelade verarbeitet werden. Die Schalen- und Kernreste, die bei der Zubereitung von Marmeladen übrig bleiben, sollten Sie auf keinen Fall wegwerfen. Man kann sie getrocknet winterlichen Teemischungen beigeben. Wenn Sie Hagebuttenmark für einen späteren Zeitpunkt aufbewahren möchten, können Sie es problemlos einfrieren.

## Himbeeren

Himbeeren schmecken fruchtig-süß und haben ein wunderbares Aroma. Neben viel Vitamin C enthalten sie eine ordentliche Portion Vitamin A, das die Sehkraft verbessert. Himbeeren wirken entwässernd, reinigen den Darm und helfen bei Nieren- und Blasenbeschwerden. Reich an dem Schönheitsvitamin Biotin, sorgen Himbeeren für schöne Haare und Haut.

Die Waldhimbeere hat ein besonders intensives Aroma. Es lohnt sich, sie zu sammeln. Auch ganz junge Himbeerblätter bieten getrocknet eine gute Grundlage für viele Heilteemischungen. Mit Himbeeren schmeckt das morgendliche Müsli doppelt so gut. Ein eisgekühlter Smoothie mit Mandelmilch und frischen Himbeeren ist ein sommerlicher Gaumenschmaus.

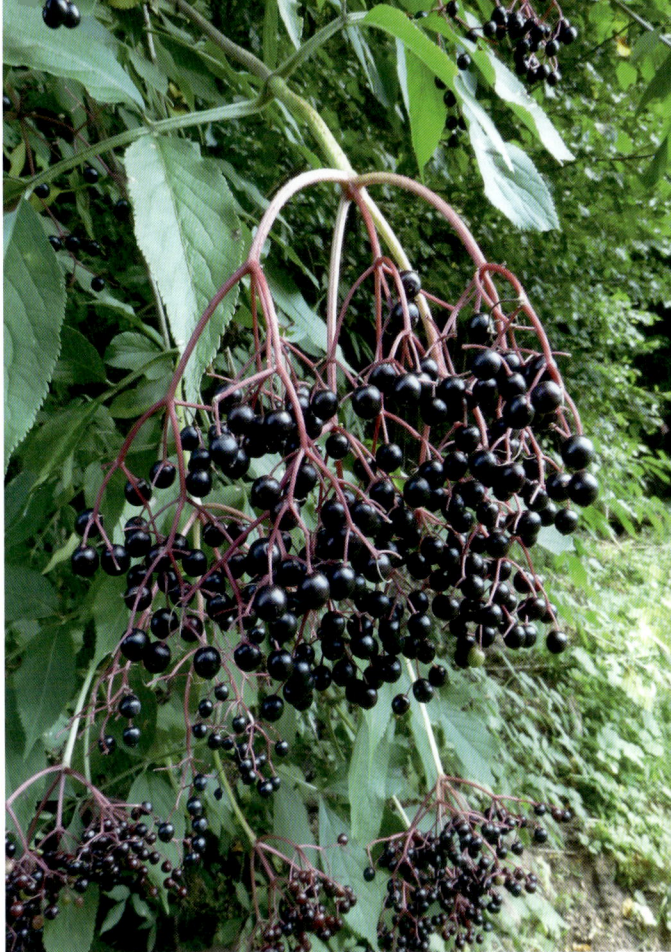

Die Holunderbeerenernte beginnt im Spätsommer.

## Holunder

Früchte, Blätter und Wurzeln des Holunderstrauchs gehören zu den altbekannten Heilmitteln und werden seit jeher in der Volksheilkunde eingesetzt. Funde aus der Steinzeit belegen ihre Verwendung als Nahrungsmittel. Bei den alten Griechen und Römern wurde Holunder als harntreibendes Mittel gebraucht.

Die antibakterielle und pilzhemmende Wirkung von Holunder ist wissenschaftlich belegt. Blüten kann man im Frühjahr sammeln und für

## Beerenmedizin

Wildwachsende Beeren wie Holunder, Hagebutten, Sanddorn, Vogelbeere und Wacholder sind bewährte Hausmittel, die aufgrund ihrer Heilwirkungen seit Jahrtausenden in traditionellen medizinischen Systemen eingesetzt werden.

Teezubereitungen trocknen oder einen Holunderblütensirup daraus herstellen. Mit Mineralwasser aufgegossen und ein paar Spritzern Zitrone ergibt sich ein erfrischendes Getränk. Beeren sammelt man im Herbst. Sie sollten nicht roh verzehrt werden, da sie in größeren Mengen Unverträglichkeiten hervorrufen können. Getrocknet und als Tee aufgebrüht, frisch als Saft gepresst und eingekocht sind sie ein hervorragendes Mittel bei Erkältungen und Grippe.

Sie sollten unbedingt einmal selbstgemachte Holunder-Brombeeren-Marmelade probieren! Der herbe Holundergeschmack unterstreicht wunderbar die süß-saure Brombeere – eine kulinarische Offenbarung!

## Johannisbeeren

Johannisbeeren sind wahre Vitamin-C-Bomben. Neben den nervenstärkenden Vitaminen B3 (Niacin) und dem für die Zellatmung wichtigen Vitamin B5 (Pantothensäure) hat die Johannisbeere einen hohen Calciumanteil, viel Eisen für die Blutbildung sowie Magnesium und Mangan für ein starkes, gesundes Herz. Rote Johannisbeeren schmecken etwas säuerlicher als die eher seltenen weißen Sorten. Schwarze Johannisbeeren sind intensiv im Geschmack und eignen sich gut für Sorbet und Saft. Besonders schön sieht es aus, wenn man alle drei Varianten kombiniert und Müsli, Kuchen oder Desserts damit verfeinert und garniert. Mir persönlich schmecken sie frisch vom Strauch gepflückt immer noch am besten!

## Moosbeeren (Cranberries)

Moosbeeren sind schon lange in Kanada, Nordamerika und Russland bekannt. Die nordamerikanischen Indianer wussten die nährstoffreichen Cranberries für ihre Heilzwecke zu nutzen. Durch ihren Kaliumanteil wirken sie entwässernd. Sie enthalten jede Menge Vitamin C sowie Bioflavonoide und wirken deshalb antiviral, antibakteriell und pilzhemmend, weshalb Moosbeeren-

Zubereitungen in der Naturheilkunde sowie in der traditionellen Medizin bei Blasenentzündungen eingesetzt werden. Die heilkräftigen Beeren findet man im Handel meistens getrocknet oder gefroren. Frische Ware bekommt man im Herbst. Moosbeeren sind gut gelagert sehr lange haltbar.

## Sanddorn

Sanddorn ist extrem reich an Vitamin C, Carotinen, Vitamin A und Bioflavonoiden. Der Verzehr dieser Powerbeeren sorgt für ein starkes Immunsystem, da ihre Komponenten vor Bakterien, Viren und freien Radikalen schützen. Der hohe Vitamin A-Anteil stärkt unter anderem die Sehkraft. Gerade in der Grippesaison bietet Sanddorn einen guten Schutz. Er wächst in vielen Regionen Deutschlands wild und wer Spaß am Sammeln hat, kommt so kostenlos an die kostbare Vitaminpower. Wächst er trotzdem nicht in Ihrer Nähe, können Sie auf die vielfältigen Sanddornprodukte im Biomarkt zurückgreifen.

## Stachelbeeren

Stachelbeeren enthalten sehr viel Silicium, das gut für ein starkes Bindegewebe ist. Sie sind reich an Vitamin C, Provitamin A, Vitamin B6 und Biotin, das für schöne Haut und gesundes Haar sorgt. Stachelbeeren enthalten viele weitere gesundheitsfördernde Vitalstoffe wie Mangan, Magnesium, Kalium und Zink. Sie verfeinern ein sommerliches Müsli und schmecken hervorragend in Smoothies. Stachelbeeren ergeben ein feines Kompott und sind auch als Zutat für einen sommerlichen Obstkuchen empfehlenswert – besonders kombiniert mit Bananen.

## Weintrauben

Die entwässernde, entzündungshemmende und entgiftende Wirkung von Weintrauben sollte man sich bei einer Entgiftungskur zu Nutze machen. Zudem binden Trauben Fettstoffe und unterstützen somit die Gewichtsreduktion. Rote und weiße Trauben sind reich an B-Vitaminen (außer

B12), Folsäure, Vitamin C, Magnesium und Kalium. Darüber hinaus enthalten Trauben viel Mangan, das wichtig für Knochen und Schilddrüse ist. Sie sind ein potentes Nerventonikum.

Bevorzugen Sie unbedingt Bio-Ware – wenn möglich aus heimischem Anbau. Konventionell kultivierte Weintrauben sind nachweislich meist extrem schadstoffbelastet. Zudem werden sie mit Harzen und Wachsen künstlich auf Hochglanz poliert. Trauben schmecken nicht nur als Snack hervorragend, sondern machen sich wunderbar in Müsli, Kuchen und Desserts. Zusammen mit Nüssen oder Kastanien kann man mit ihnen fantastische herbstliche Salatkreationen zaubern.

## Vogelbeeren

Als Vogelbeeren werden die orange-roten Früchte der Eberesche bezeichnet. Der Baum mit den leuchtenden, prallen Früchten war schon bei den Kelten ein Symbol für Lebenskraft. Heute halten die meisten Menschen diese Beeren für giftig – was nicht stimmt. Die christlichen Missionare erklärten diesen Kultbaum der Heiden im Mittelalter zum giftigen Hexenbaum. Diese Ansicht hat sich leider bis heute hartnäckig in den Köpfen der Menschen festgebrannt.

Die Germanen und Kelten wussten die vital-

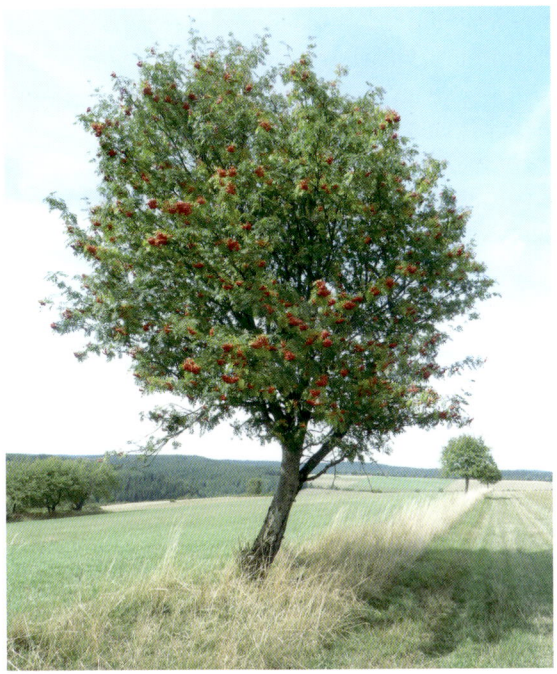

Eberesche (Vogelbeere) mit ihren leuchtenden Früchten.

stoffreichen Beeren, die auch die Zitronen des Nordens genannt werden, zu Heilzwecken einzusetzen. Beeren und Blätter galten als Lebermittel und sollen bei Nierenerkrankungen eine schmerzstillende Wirkung entfalten. Vogelbeeren enthalten Sorbinsäure, Fruchtsäure, Zitronen- und Apfelsäure sowie viel Vitamin C. Sie wirken wassertreibend, hustenreizmildernd, verdauungsfördernd, blutreinigend und helfen bei Gicht und Rheuma. Rohe Beeren sollte man nur in ganz kleinen Mengen verzehren, da sie bei empfindlichen Menschen zu Unverträglichkeiten führen können.

Gesammelt werden die leuchtenden Beeren von August bis Oktober. Aber lassen Sie den Vögeln auch etwas übrig – sie lieben diese Beeren! Um ihren bitteren Geschmack etwas abzumildern, kann man den Frost abwarten oder man friert sie vor der weiteren Verarbeitung kurz ein. Getrocknet kann man Tee aus ihnen zubereiten – gerne auch kombiniert mit anderen

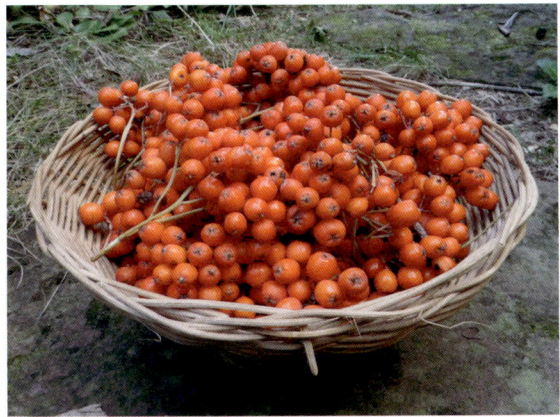

Vogelbeeren wurden bereits von den Germanen und Kelten für ihre heilsame Wirkung geschätzt.

Heilkräutern. Vogelbeeren lassen sich in der Küche zu Kompott oder einer vorzüglichen, leicht bitteren Marmelade verarbeiten. Ihr hoher Pektingehalt lässt die Marmelade sehr fest werden. Wer wie die Engländer Bitterorangen-Marmelade mag, wird Vogelbeerenmarmelade lieben!

## Wacholder

*Juniperus communis* ist die botanische Bezeichnung für den gewöhnlichen Wacholder, der zu den Zypressengewächsen zählt. Er wächst in südlichen Ländern, aber auch in vielen Regionen Deutschlands. Drei Jahre sind nötig, bis die Beeren voll ausgereift sind. Aus diesem Grund finden sich auf einem Wacholderbusch immer reife und unreife Beeren. Wacholderbeeren duften und schmecken süßlich-herb. Sie eignen sich vor allem zum Würzen und gehören für mich einfach zum Sauerkraut dazu.

In der westlichen Pflanzenheilkunde, im Ayurveda, bei indigenen Kulturen und in der Traditionellen Chinesischen Medizin (TCM) schätzt man Wacholder seit Jahrtausenden wegen seiner potenten Heilwirkungen. Bisher wurden im Wacholder etwa 80 bis 100 verschiedene heilkräftige Substanzen identifiziert. Wacholderbeeren fördern die Verdauung und helfen bei Magenbeschwerden. Sie sind harntreibend und wirken Harnwegsinfektionen entgegen. Die blutreinigende Wirkung ist besonders günstig bei Rheuma.

Wacholderbeeren sollten nur über einen kurzen Zeitraum (maximal einige Wochen) und in geringer Dosierung angewendet werden, da sie sonst Magenreizungen hervorrufen. Wacholder ist in getrockneter Form erhältlich oder kann wild gesammelt und selbst getrocknet werden. Meine wild gesammelten Wacholderbeeren schmecken besonders süß – und wenn ich meinem Magen etwas Gutes tun will, esse ich vier bis fünf Stück davon.

## Verführerisches Steinobst

Im Hochsommer regt das Steinobst mit seinen runden, prallen Früchten und den leuchtenden Farben alle Sinne an. Wer kann schon den vielen fruchtigen Aromen widerstehen. Es ist eine Wonne, sie zu kosten!

### Aprikosen

Die samtige Haut einer reifen Aprikose ist verführerisch. Aprikosen enthalten überdurchschnittlich viel immunstärkendes Carotin, was man an ihrer schönen orangen Farbe erkennen kann. Sie sind reich an Vitamin B3, B5 und Vitamin C sowie Folsäure und wirken dem Alterungsprozess entgegen. Aprikosen stärken die Nerven und helfen bei Müdigkeit und Konzentrationsschwäche. Die leckeren Früchte kräftigen Haar, Haut, Nägel und Bindegewebe.

Unreife Aprikosen schmecken sauer, deshalb sollten Sie Aprikosen möglichst reif kaufen und am besten gleich verzehren, da sie schnell verderben. Im Kühlschrank kann man reife Aprikosen problemlos ein paar Tage in Porzellanvorratsdosen aufbewahren. Rohköstlich getrocknete (ungeschwefelt) Aprikosen sind ein guter Snack für zwischendurch und im Winter ein willkommener Ersatz für frische Früchte.

### Kirschen

Süß- und Sauerkirschen haben im Hochsommer Saison. Durch die in ihnen enthaltenen Anthocyane wirken sie stark entzündungshemmend. Anthocyane hemmen Hormonstoffe wie Histamin oder Prostaglandin. Der hohe Vitamin-C-Anteil stärkt das Immunsystem. Außerdem enthalten Kirschen viel Folsäure, Calcium, Kalium und Eisen. Sie haben blutreinigende sowie harntreibende Wirkung und stärken die Leber- und Nierenfunktion. Getrocknete Süß- und Sauerkirschen sind ganz besonderes lecker. Sie eignen sich hervorragend zur Zubereitung von Energieriegeln oder Müsli.

## Pfirsich

Ein sonnenverwöhnter, duftender Pfirsich ist ein Genuss und trägt obendrein eine große Fülle an Vitalstoffen in sich. Seine orange-gelbe Farbe kommt von dem enthaltenen Carotin, das einen optimalen Zellschutz bietet. Pfirsiche beherbergen viel harntreibendes Natrium und Kalium, das reinigt die Nieren und festigt das Bindegewebe. Durch die Verbindung aus Vitamin B3 (Niacin) mit Selen, Magnesium, und Zink sind sie ein bewährtes Nerventonikum. Pfirsiche und Nektarinen schmecken reif besonders gut. Leider werden sie oft unreif geerntet und künstlich nachgereift, um Schäden beim Transport zu vermeiden. Unreife Pfirsiche enthalten logischerweise weniger Nährstoffe. Halten Sie auf dem Markt deshalb nach regionalen Produkten Ausschau, da diese in der Regel am Baum gereift sind.

## Pflaumen

Pflaumen, Zwetschgen und Renekloden sind reich an Kalium, Calcium, Magnesium, Phosphor und allen B-Vitaminen (außer B12). Sie stärken Herz und Immunsystem, reinigen den Darm und wirken stark abführend. Gedörrte Pflaumen bringen die Verdauung in Schwung und helfen bei Verstopfung. Die süß-säuerlichen Renekloden werden seltener angeboten, sie eignen sich nicht zum Lagern und müssen sofort verzehrt werden. Pflaumen jeglicher Art machen sich hervorragend in bzw. auf Kuchen oder als Marmelade.

## Sonnenverwöhnte Südfrüchte

Inzwischen kann man viele Südfrüchte auch in deutschen Biomärkten bekommen. Holen Sie sich Exotik ab und zu nach Hause und verwöhnen Sie Ihre Geschmacksknospen mit Aromen von Ananas, Feige, Papya, Mango, Kaki und Co.

## Ananas

Die Ananas ist eine Vitalstoffbombe. Ihr wichtigster Inhaltstoff ist das Enzym Bromelain. Es verbessert die Durchblutung, senkt den Blutdruck wirkt harntreibend sowie entzündungs- und gerinnungshemmend. Bromelain wird aufgrund seiner Wirkeigenschaften auch medizinisch genutzt. Darüber hinaus enthält Ananas wichtige Nährstoffe, Vitamine und Mineralstoffe, die sie zu einer heilkräftigen Frucht machen.

Eine reife Ananas erkennen Sie an ihrem aromatischen Duft und daran, dass sich die Blätter leicht herauszupfen lassen. Ananas und Kokosnuss sind eine ideale Kombination, die an den Karibikurlaub erinnert. Probieren Sie auch einen Ananas-Smoothie mit Petersilie oder frischer Minze – das schmeckt einfach toll!

## Avocado

Kaum eine Frucht lässt sich vielseitiger einsetzen als die Avocado. Man kann sie salzig oder süß zubereiten, zum cremigen veganen Brotaufstrich verarbeiten oder als Grundlage für Smoothies oder veganes Eis verwenden. Die Avocado hat den höchsten Fettgehalt aller Früchte und ist reich an mehrfach ungesättigten Fettsäuren. Die ideale Wirkstoffkombination der Avocado beeinflusst die Fettverbrennung und den Blutzuckerspiegel positiv. Somit hilft die fette Avocado beim Abspecken. Sie enthält viel Eiweiß und ist ein hervorragender Proteinlieferant. Die Zusammensetzung aus Vitaminen und Mineralstoffe macht die Avocado zur rundum nährstoffreichen Frucht, die Sie häufig in Ihrem Speiseplan berücksichtigen sollten.

## Bananen

Kaum eine andere Frucht ist in Deutschland so beliebt wie die Banane. Sie ist ein prima Pausensnack mit vielen gesunden Nährstoffen und sättigenden Kohlenhydraten. Bananen sind reich an Kalium und Natrium, enthalten viele Vitamine und Spurenelemente wie Zink, Selen und Fluor. Sie wirken blutdrucksenkend, entwässernd und entgiftend, stärken die Nerven und sorgen für einen erholsamen Schlaf.

Bananen machen ähnlich wie Avocados Smoothies besonders cremig, weshalb sie häufig in Smoothie-Rezepten auftauchen. Aber Vorsicht: Zu viele Bananen treiben den Blutzuckerspiegel in die Höhe. Konventionell angebaute Bananen sind stark mit Pestiziden belastet! Achten Sie beim Kauf unbedingt auf fair gehandelte Bioware.

## Feigen

Schon im alten Ägypten zählten Feigen zu den Heilfrüchten und dienten zur Vorbeugung gegen Krankheiten. Feigen wachsen in südlichen Ländern und sogar in warmen Regionen Deutschlands. Ihre verdauungsfördernden Enzyme sind sehr wirksam. Feigen enthalten viele Ballaststoffe und ein ausgewogenes Verhältnis von Mineralstoffen und Vitaminen. Sie haben einen hohen Fruchtzuckeranteil, der sich in getrockneter Form noch erhöht. Deshalb sollte man sie nicht in großen Mengen verzehren, da sonst der Blutzuckerspiegel in die Höhe schießt. Feigen sind eine gesunde und vor allem schmackhafte Alternative zu Süßigkeiten.

## Kaki

Kakis sollten schön reif und fast matschig sein – dann schmecken sie am besten. Die nährstoffreiche Kaki bekommt man bei uns hauptsächlich im Winter. Kakis sind reich an Calcium, Jod, Eisen, Beta-Carotin, Vitamin A und C. Sie wirken stimmungsaufhellend und darmreinigend. Die entschleimende Wirkung auf die Atemwege ist besonders in den Wintermonaten hilfreich. Kaki, auch Sharon-Frucht genannt, die eine Zuchtvariante der Kaki ist, schmecken fantastisch zu Chia-Pudding.

## Kiwi

Die Kiwi stammt ursprünglich aus China und fand ihren Weg zunächst über Neuseeland und Australien nach Kalifornien, Israel und Chile, bis sie schließlich in Südeuropa landete. In meiner Kindheit waren Kiwis etwas ganz Besonderes und sehr teuer. Inzwischen sind sie ganzjährig im Angebot und geradezu billig. Kiwis sind enorm Vitamin-C-haltig und stimulieren das Immunsystem. Ihr hoher Magnesiumanteil sorgt für eine gesunde Herzfunktion und für starke Nerven. Das enthaltene Lutein schützt vor der Makuladegeneration, einer Augenkrankheit, die meist im Alter auftritt. Bestückt mit vielen weiteren Vitaminen und Mineralstoffe ist die Kiwi ein optimaler Radikalenfänger. Das leuchtende Grün der Kiwis verschönert nicht nur jeden Obstsalat, sondern sorgt auch für gute Stimmung.

## Mango

Mangos haben einen unverwechselbaren Geschmack. Sie werden unter anderem in Brasilien, Mexico, Afrika sowie Pakistan angebaut und sind fast zu jeder Jahreszeit im Angebot. In den Herkunftsländern gibt es sehr viele Sorten in ganz unterschiedlichen Größen, Formen und Farben, wie bei Äpfeln hierzulande. Das bei uns erhältliche Angebot ist nur eine ganz kleine Auswahl. Mangos sind reich an Carotin, Vitamin C, B3, B6, B5, E, Magnesium, Mangan und Kupfer. Der hohe Kaliumanteil wirkt entwässernd und beeinflusst den Fettstoffwechsel günstig. Das in den Früchten enthaltene Zink sorgt für ein festes Bindegewebe und für schöne Haare. Mangos sind besonders im Winter ein guter Nährstofflieferant.

## Melonen

Wasser-, Honig-, Netz- und Zuckermelonen sind an heißen Sommertagen ein erfrischender Snack. Sie sind reich an Wasser sowie Kalium und wirken sehr basisch. Melonen enthalten Vitamin B6, B3, Folsäure, Eisen, Mangan und reichlich Vitamin A und C. Sie wirken vitalisierend und erfrischend. Melonen eignen sich sehr gut für Smoothies, vor allem kombiniert mit frischer Minze. Eine sommerliche Salatkreation mit Wassermelone und Gurke ist besonders erfrischend.

## Papaya

Papayas gibt es von sehr klein bis riesig groß (2,5 Kilogramm Gewicht). Sie stecken voller Vitalstoffe. Besonders das in den Früchten enthaltene Enzym Papain sorgt für eine gute Verdauung, normalisiert den pH-Wert des Darms und fördert die Eiweißverwertung. Papayas sind reich an Provitamin A – das für eine gute Zellaktivität sorgt, Vitamin C und B5 sowie Calcium, Selen, Magnesium, Eisen und Kalium. Der gesunde Leckerbissen schmeckt am besten mit etwas Limone und auch kombiniert mit Kokosflocken ist sie ein Genuss.

Werfen Sie auf keinen Fall die Kerne der Papaya weg. Ihre gesundheitliche Wirkung ist enorm. Sie wirken antibakteriell, antiparasitär und pilzhemmend. Meine Freunde in Myanmar essen stets einen Teil der frischen Kerne mit, um damit Krankheiten vorzubeugen. Den Rest waschen und trocknen sie und bewahren ihn zum Würzen verschiedenster Gerichte auf. Die Kerne schmecken leicht scharf und erinnern an Kresse. Getrocknete Kerne lassen sich wie Pfeffer im Mörser zermahlen. Ich gebe immer einige gemahlene Kerne in mein Müsli – das schmeckt interessant und ist gesund!

## Zitrusfrüchte

Orange, Zitrone, Limette, Mandarine, Clementine, Satsuma, Grapefruit, Pampelmuse und Kumquat sind hervorragende Vitamin C-Lieferanten. Darüber hinaus enthalten sie bis zu 200 verschiedene sekundäre Pflanzenstoffe, wovon viele Krebs vorbeugen. Zitrusfrüchte aktivieren das Entgiftungssystem und unterstützen die Ausscheidung von Toxinen.

Der frische Zitrusduft stammt vom ätherischen Zitrusöl, das in hoher Konzentration in der Schale vorkommt. Zitrusfrüchte eignen sich zum Auspressen für Saft und ihre geriebene Schale verfeinert so manches Gericht oder Gebäck. Gerade im Winter bieten sich Zitrusfrüchte an, da sie immunstärkend sind und damit dem Organismus bei der Abwehr von lästigen Grippeviren helfen. Konventionell angebaute Zitrusfrüchte sind häufig extrem schadstoffbelastet und lösen oft Allergien aus. Auch hier lohnt es sich, nur Biofrüchte einzukaufen.

## Grapefruit

Grapefruits gibt es in Gelb, Rosa oder Rot. Je nach Sorte schmecken sie sauer bis leicht süßlich. Ihr Vitamin-C-Gehalt ist extrem hoch und die im Fruchtfleisch enthaltenen Bioflavonoide (Pflanzenschutzstoffe) erhöhen die Wirksamkeit des Vitamin C enorm. Das macht die Grapefruit zur immunstärkenden Powerfrucht. Darüber hinaus ist sie reich an Folsäure, die gesundes Zellwachstum fördert. Grapefruits wirken darmreinigend und sorgen für eine gute Darmflora. Hinweis: Grapefruits können Wechselwirkungen mit bestimmten Medikamenten hervorrufen.

## Orangen

Orangensaft ist der beliebteste Saft überhaupt. Frisch gepresst ist er am wirkungsvollsten und zweifellos gesünder als die Varianten aus dem Saftregal. Orangen sind roh verzehrt extrem reich an Vitamin C, B5, Biotin, Folsäure, Calcium, Magnesium und Selen. Sie unterstützen das

Immunsystem, den Zellstoffwechsel, die Blutbildung und stärken wegen des hohen Calciumanteils Knochen und Zähne. Ihr unvergleichliches Aroma verfeinert Salatdressings. Der frisch gepresste Saft ist eine gute Grundlage für vielerlei Smoothies und Saftkreationen.

## Zitronen

Zitronen sind kleine Vitamin-C-Bomben. Es lohnt sich vor, oder während sportlicher Aktivitäten ein Glas Wasser mit Zitronensaft zu trinken. Durch die körperliche Anstrengung beim Sport werden dann die Leukozyten mit reichlich Vitamin C angereichert, was sie widerstandsfähiger macht. Zudem aktiviert die Zitrone den Calciumstoffwechsel und die Eisenverwertung im Blut, kräftigt das Bindegewebe und die Blutgefäße.

Mit Zitronensaft oder geriebener Zitronenschale kann man Speisen marinieren und Salatdressings anreichern. Verleihen Sie stillem Mineralwasser mit Zitrone, Ingwer und frischer Pfefferminze einen geschmacklichen Kick – das hilft auch bei Kopfschmerzen. Wenn ich mit dem Mountainbike im Wald unterwegs bin, habe ich immer mein Zitronen-Pfefferminz-Wasser dabei. Das gibt mir Power und ich fühle mich vital.

## Trockenfrüchte

Das Angebot an Trockenfrüchten ist groß. Die meisten Früchte gibt es auch in getrockneter Form. Trockenfrüchte sind reich an Vitaminen und Mineralstoffen – insbesondere, wenn sie auf Rohkostbasis schonend getrocknet wurden. Greifen Sie nur zu ungezuckerten ungeschwefelten Trockenfrüchten. Da im Handel auch Trockenfrüchte angeboten werden, die gesundheitsschädliche Zusatzstoffe enthalten, sollten Sie die Inhaltsstoffe genau unter die Lupe nehmen.

Sonnengetrocknete oder bei maximal 42° C getrocknete Früchte in Rohkostqualität wie Ananas, Papaya, Goji-Beeren, Sauerkirschen, Aprikosen, Feigen, Datteln sind ein idealer Snack für zwischendurch und machen sich beispielsweise auch wunderbar in Müsli oder im Salat. Datteln eignen sich zum Süßen und sind daher eine gute Alternative zu Zucker. Darüber hinaus sind sie durch ihren hohen Vitamin- und Mineralstoffanteil sehr gesund.

Aus Trockenfrüchten kann man tolle Energieriegel zubereiten. Ein Rezept dazu habe ich für Sie auf Seite 289. Alle Früchte haben in getrockneter Form einen höheren Fruchtzuckeranteil, weshalb man Trockenfrüchte besser sparsam konsumieren sollte, um den Blutzuckerspiegel nicht in die Höhe zu treiben oder die Zähne zu schädigen. Adressen für besonders hochwertige Trockenfrüchte in Rohkostqualität finden Sie unter *Bezugsquellen* (S. 350).

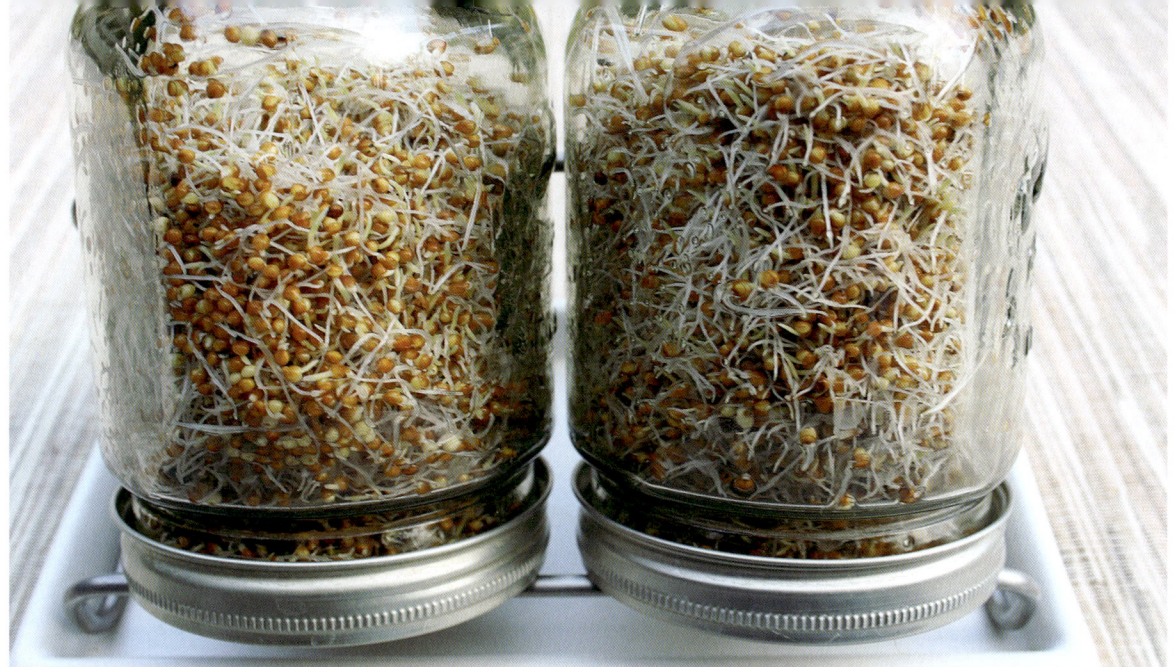

Nach vier Tagen im Keimglas kann man die Braunhirsekeimlinge genießen.

# Sprossen und Keimlinge: Wunder der Natur

Samen können ihre Keimfähigkeit über einen sehr langen Zeitraum bewahren. Eine Sensation ist die Steinzeitblume aus Sibirien (Silene stenophylla), die zur Familie der Leimkräuter zählt und mit den Nelken verwandt ist. Sie war viele Tausend Jahre ausgestorben und blühte zuletzt in der Steinzeit. Russischen Wissenschaftlern gelang es 2012, einen Samen der Pflanze, der fortwährend tiefgefroren war, nach über 30 000 Jahren wieder zum Blühen zu bringen. Dies übertraf den bisherigen Rekord von 2000 Jahre alten Dattelsamen sowie 1000 Jahre alten Lotusblumensamen, die auch zum Keimen gebracht wurden. Vor allem für Wüstenpflanzen ist es kein Problem, nach langer Samenruhe wieder zu keimen.

Ein Keim ist im Samenkorn enthalten und die Anlage für die spätere Pflanze. Der Keimling ist das junge Pflänzchen, das frisch aus dem Samen schlüpft. Es umfasst alle Teile der Pflanze, sowohl die oberirdischen als auch die Wurzeln.

Sprossen sind streng genommen nur die oberirdischen Teile des Keimlings (Stängel und Blätter). Als Grünkraut bezeichnet man grüne Jungpflanzen, die nach oben wachsen und grüne Blättchen ausgebildet haben. Eine der bekanntesten Grünkrautpflanzen ist die Kresse, die man auch fertig kaufen kann.

Keimlinge, Sprossen und Grünkraut sind kleine Nährstoffpakete und bereichern unser Nahrungsangebot enorm. Fertige Sprossen und Grünkrautpflanzen sind inzwischen im Bioladen erhältlich, sie gedeihen aber auch ganz einfach in wenigen Tagen auf der Fensterbank. Wenn sie selbst gezogen werden, können Sie sicher sein, ein schadstofffreies Nahrungsmittel zu bekommen. Garantiert keimfähige Saaten werden im Bioladen angeboten. Generell können aber alle Samen und Körner zur Keimung gebracht werden, sofern sie vorher nicht hitzebehandelt wurden.

In Verbindung mit Wasser, Sauerstoff und der richtigen Temperatur macht ein Samenkorn eine fantastische Wandlung durch und beginnt zu keimen. Durch diesen Prozess vermehrt sich das Nährstoffpotential des Samens um ein Vielfaches. Enzymhemmer werden abgebaut und die Samen sind leichter verdaulich.

Die enzym- und chlorophyllreichen Keimlinge, Sprossen und Grünkrautpflanzen haben einen großen Heil- und Nährwert. Sie enthalten hochwertiges Protein, kurbeln die Entgiftung an und stabilisieren das Immunsystem. Roh verzehrt sind sie reich an Vitaminen, Mineralstoffen, Spurenelementen und Enzymen. Die wertvollen Nährstoffe gehen direkt in den Stoffwechsel über und geben dem Körper viel Energie. Die wichtigsten Vitamine, Mineralstoffe und Spuren-

## Infos rund ums Keimen

Mit der richtigen Ausstattung und der korrekten Methode wird das Keimen von Samen zum Kinderspiel.

- **Geeignete Samen:** Alfalfa, Amaranth, Bockshornklee, Brokkoli, Buchweizen, Dinkel, Emmer, Erbsen, Gerste, Hafer, Hirse, Kamut, Kichererbsen, Kürbiskerne, Kresse, Leinsamen, Linsen, Mungbohnen, Quinoa, Radieschen, Roggen, Senf, Sesam, Sonnenblumenkerne und Weizen.

- **Benötigte Ausstattung:** Sprossengläser (Sprossengläser aus Glas mit Deckel und Siebeinsatz), Keimschalen, passendes Gestell, Auffangschale.

Für Kresse und andere besonders feine Samen empfehlen sich Keramikschalen mit Siebaufsatz. Glas und Keramik sind Plastikbehältern vorzuziehen.

Ein Sprossenglas können Sie auch ganz einfach selbst zusammenstellen. Nehmen Sie ein großes 1-Liter-Einmachglas und ein durchlässiges Stück Baumwollstoff zum Abdecken, das Sie mit einem Gummi befestigen. Zum Abtropfen eignet sich ein Abtropfgestell für Geschirr. Ich finde es einfacher und hygienischer, spezielle Sprossengläser und Keimschalen zu verwenden. Es gibt viele unterschiedliche Modelle und Materialien und man muss etwas experimentieren, um herauszufinden welche Methode für welchen Keimvorgang am besten funktioniert. Sprossengläser und Keimschalen werden in der Regel in Bioläden oder im Internethandel angeboten. Eine Bezugsadresse für hochwertige und gut funktionierende Sprossengläser und Schalen finden Sie unter *Bezugsquellen* auf S. 350.

- **Keimen im Glas:** Die keimfähigen Samen müssen zunächst sorgfältig durchgespült werden, um sie dann einzuweichen (am besten über Nacht). Je härter ein Samen ist, desto länger muss er eingeweicht werden. So wird beispielsweise für Sonnenblumenkerne eine Einweichzeit von 4 bis 6 Stunden benötigt, Hirse erfordert 8 bis 12 Stunden und Getreide wie Dinkel 12 bis 14 Stunden Einweichzeit. Bei längeren Einweichzeiten muss das Wasser öfter gewechselt werden. Spülen Sie nach dem Quellen die Samen oder Körner nochmals gut durch, abtropfen lassen und dann auf das schräg gekippte Gestell an einem hellen Ort oder auf die Fensterbank stellen. Zugluft sollte vermieden werden. Im weiteren Verlauf dauert die Keimung 1 bis 7 Tage.

- **Keimen von Grünkraut in der Keimschale:** Um das wohlschmeckende Grünkraut aus Samen zu ziehen, eignet sich am besten ein sogenanntes „Kressesieb". Feine Samen wie Kresse-, Brokkoli und Radieschen werden zunächst 15 Minuten eingeweicht. Die Menge richtet sich nach der Größe des Siebes. Hat das Sieb 12 Zentimeter Durchmesser, reichen 2 Teelöffel Samen.

Nach dem Einweichen wird dann die Keimsaat gleichmäßig und nicht zu dicht mit einem Messer auf dem Sieb verteilt. Ich streue die Samen ohne vorheriges Einweichen auf das Sieb und befeuchte sie dann vorsichtig mit Wasser. Probieren Sie einfach aus, welche Methode Ihnen mehr zusagt.

elemente sind Carotin, das im Körper zu Vitamin A umgewandelt wird, die Vitamine B1, B2, B3, B6, B7, C und E sowie Eisen, Fluor, Calcium, Kalium, Kupfer, Magnesium, Mangan, Natrium, Phosphor und Zink.

## Lektüretipp

Rose-Marie Nöcker: *Das große Buch der Sprossen und Keime*. Heyne, München 1992

Rita Galchus: *Sprossen At Home*. Hans Nietsch, Freiburg im Breisgau 2014

Die ersten zwei Tage deckt man die Keimsaat mit einem Tellerchen ab, um sie vor dem Austrocknen zu schützen. Zweimal täglich wird die Keimsaat mit Wasser benetzt. Dazu verwendet man am besten eine feine Sprühflasche. Sobald die Wurzeln durch das Sieb gewachsen sind, werden die Wurzeln der Keimlinge zwei Mal täglich unter fließendem Wasser gespült. Achten Sie darauf, dass das restliche Wasser nach dem Spülvorgang gut abtropft. Es sollte kein Wasser in der Schale stehenbleiben. Nach 5 bis 8 Tagen können Sie das köstliche scharfe Grünkraut ernten.

### Wichtige Hinweise

• Achten Sie stets auf penible Hygiene, damit sich weder Schimmel noch gesundheitsgefährdende Bakterien bilden können. Die Keimgläser und Schalen müssen gründlich mit warmen Wasser oder in der Spülmaschine gereinigt werden.

• Verwenden Sie zum Wässern der Sprossen ausschließlich frisches und reines Wasser.

• Falls Sie kleine weiße Härchen auf Ihren Sprossen entdecken, handelt es sich nicht um Schimmel, sondern um kleine Wurzelhärchen, die die durstigen Sprossen bilden, um Feuchtigkeit aus der Luft aufzunehmen. Würde es sich um Schimmel handeln, wäre dieser Belag schleimig, hätte einen unangenehmen Geruch und eine grünlich bis blaugraue Farbe.

### Verwendung von Keimlingen, Sprossen und Grünkraut

Das Grünkraut von Kresse, Radieschen und Brokkoli schmeckt am besten frisch zu Brot oder Kräcker, im Salat oder zu Rohkostgemüse. Gekeimte Linsen, Sonnenblumenkerne, Kichererbsen usw. bereichern Salate, Gemüse und Rohkostplatten. Keimlinge aus Hirse und Getreide eignen sich hervorragend als Zutat für rohköstliche Kräckerbrote oder Energieriegel. Im Dörrautomat bei 42° C ca. 6 bis 14 Stunden getrocknet, werden Quinoa, Buchweizen, Braunhirse, Amaranth, Sonnenblumen- und Kürbiskerne zu tollen Knusperkeimlingen für Müsli oder ästhetisches Dekor für Salatkreationen. Mein persönlicher Favorit sind knusprige Braunhirsekeimlinge, im Dörrautomat getrocknet. Ich produziere immer eine größere Menge als Vorrat, da ich sie als Energiekick auf meinem morgendlichen Müsli einfach fantastisch finde.

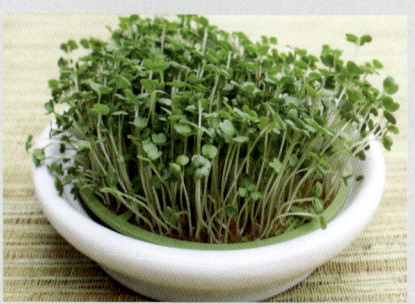

**Brokkolisprossen nach etwa sechs Tagen.**

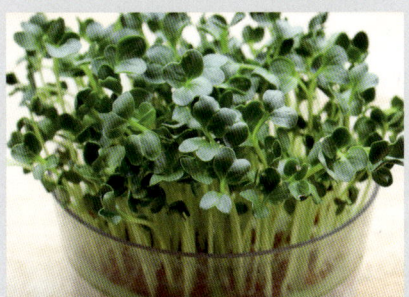

**Frische Radischensprossen.**

# Superfoods

Was haben Chia-Samen, Heidelbeeren, Goji-Beeren, Aroniabeeren, Kakao, Acai-Beeren, Macawurzeln, Moringa, Camu-Camu-Beeren, Chlorella- und Spirulina-Algen, Baobab, Mesquite, Trinkkokosnüsse, Grüner Tee und Matcha-Tee gemeinsam? Sie zählen alle zu den Superfoods. Als Superfoods bezeichnet man pflanzliche Nahrungsmittel mit einem besonders hohen Nährwert.

Mit Superfoods kann man Nährstoffe von hohem Nutzen zuführen. Stress und Umweltbelastung erhöhen den Bedarf an hochwertiger Nahrung. Mit Superfoods können Sie ihre Gesundheit und Leistungsfähigkeit steigern. Superfoods enthalten jede Menge Antioxidantien, Vitamine, Mineralstoffe, Aminosäuren und viele weitere gesundheitsfördernde Stoffe. Man kann sie in den täglichen Ernährungsplan aufnehmen und dem Müsli und Smoothies zugeben.

Sie können eine Bereicherung für Salatdressings, Dips und Energieriegel sein. Superfoods sind leicht zu verdauen und haben einen neutralen oder hohen pH-Wert (= basisch). Sie stärken Immunsystem, Herz, Gefäße und Sehkraft, wirken entzündungshemmend, unterstützen beim Entgiften, sorgen für einen gesunden Magen-Darm-Trakt, eine verbesserte Konzentrationsfähigkeit und Wohlbefinden. Wer aber denkt, schlechte Ernährung kann durch Superfoods ausgeglichen werden, ist auf dem Holzweg.

Viele Superfoods stammen aus fernen Ländern und sind bei uns nur als Pulver oder Nahrungsergänzungsmittel in Kapselform erhältlich. Die pulverisierte Form ist zu bevorzugen, da sie meistens günstiger ist und besser in Speise und Getränke integriert werden kann. Auch sollte man auf beste, gut kontrollierte Bioqualität achten und die Anbaubedingungen berücksichtigen, um mit Pestiziden und Schwermetallen belastete Ware auszuschließen.

Einige Superfoods kann man sogar selbst anbau-en. Beispielsweise wächst die berühmte Goji-Beere auch bei uns als Heckenpflanze und wird hierzulande unter der Bezeichnung Wolfsbeere geführt. Die Pflanze eignet sich bestens zur Befestigung von Böschungen. Inzwischen werden Goji-Beeren auch in Deutschland angebaut, zu Trockenfrüchten und Saft verarbeitet oder als Pflänzchen für den Garten angeboten (siehe *Bezugsquellen*, S. 350).

Aronia wird auch Apfelbeere genannt. Sie wird schon lange in Deutschland kultiviert und zu Saft oder Trockenfrüchten verarbeitet. Aronia-Pflanzen sind in Gärtnereien erhältlich und gedeihen im Topf auf dem Balkon oder im eigenen Garten.

Moringa lässt sich im Wintergarten oder im Gewächshaus anbauen. Ran an die Töpfe! Werden Sie zum Superfood-Gärtner!

Wer keinen Garten hat, findet Superfoods inzwischen fast in jedem Biomarkt oder bei Rohkosthändlern im Internet. Ihr meist hoher Preis schreckt ab und man sollte überlegen, wie viele Superfoods wirklich Sinn machen. Wenn man sich mit ausreichend rohköstlichem Gemüse, Obst sowie Nüssen und Samen ernährt, erhält der Körper genügend Nährstoffe.

Im Grunde genommen sind auch Grünkohl und Beerenfrüchte aus heimischem biologischem Anbau sowie selbst kultivierte Sprossen und Keime wahre Superfoods. Jedoch empfinde ich einige exotische Superfoods als eine geschmackliche und gesundheitliche Bereicherung. Ich integriere sie deshalb gerne in meine täglichen Speisen. Probieren Sie einfach einige Superfoods aus und bilden Sie sich Ihre eigene Meinung. Ich stelle Ihnen nachfolgend meine Favoriten vor, die Sie auch in den verschiedenen Rezepten wiederfinden werden.

## Chia

Chia ist eine alte Kulturpflanze. Schon die Azteken bauten Chia an und betrachteten die Samen als wahres Wundermittel. Sie gehört zur Familie der

Lippenblütler. Ihre kleinen nährstoffreichen Samen erinnern an Mohnsamen. Chia ist eine sehr energiespendende, proteinreiche Nahrungsquelle, die gerne von Ausdauersportlern genutzt wird und immer mehr an Popularität gewinnt.

Der Samen fördert die Verdauung und ist ein hervorragendes Sättigungsmittel. Sobald Chia mit Flüssigkeit in Kontakt kommt, bildet sich um die Samen ein Gel, das die Verdauung verlangsamt, den Körper über einen längeren Zeitraum mit viel Energie versorgt und den Blutzuckerspiegel stabil hält. Chia ist ideal für alle, die abnehmen möchten und gleichzeitig ihren Körper mit wichtigen Nährstoffen versorgen wollen. Man profitiert von den enthaltenen Antioxidantien, Vitaminen, Mineralstoffe, wertvollen Omega-3- und Omega-6-Fettsäuren, Proteinen und Ballaststoffen. Gerade der hohe Gehalt an Kalium, Calcium, Magnesium und Folsäure macht Chia zum Superfood.

Chia-Samen lassen sich vielfältig nutzen. Eingeweicht zu Chia-Gel und Chia-Pudding oder als Zutat für Smoothies, Müsli, Energiekugeln und Kräckerbrot. Weicht man Chia über Nacht in Wasser ein, hat dies neben dem gelartigen Effekt noch einen weiteren Vorteil. Durch Einweichen wird ein Keimprozess in Gang gesetzt, der die Samen noch nährstoffreicher macht. Gia-Gel eignet sich auch als Bindemittel für Saucen sowie Dips und ersetzt das Eiklar beim Panieren.

Durch Anrösten erhält der Samen einen nussigen Geschmack und bleibt schön knusprig, wenn man ihn über Salat streut. Ich verwende Chia jeden Tag und könnte mir mein Frühstück ohne dieses wunderbare Produkt nicht mehr vorstellen. Ich schätze die Bekömmlichkeit und die lang anhaltende Energie, die mir diese kleinen Samen schenken.

## Chlorella

Chlorella ist eine einzellige Mikroalge, die im Süßwasser gedeiht. Sie ist eine der chlorophyllreichsten Pflanzen und hat eine enorme Nähr-

stoffdichte. Die Alge liefert neben 19 verschiedenen Aminosäuren viele Vitamine und Mineralstoffe wie Magnesium und besonders viel Eisen. Chlorella ist sehr proteinreich und enthält wertvolle Omega-3-Fettsäuren. Darüber hinaus enthält sie das in der Pflanzenwelt selten vorkommende Vitamin B12.

Ein weiterer Pluspunkt ist die stark entgiftende Wirkung der Alge, die für die Bindung von Toxinen und deren raschen Abtransport sorgt. Gerade bei einer Nahrungsumstellung auf vegane Vollwertkost leistet die chlorophyllhaltige Alge gute Dienste beim Entsorgen von „Altlasten". Chlorella ist als Pulver oder Pressling erhältlich und lässt sich gut in Smoothies und Müsli integrieren.

## Grüner Tee

Grüner Tee wird in Asien seit Jahrtausenden für seine gesunden Eigenschaften geschätzt und bei Teezeremonien zelebriert. Zen-Meister Yôjôki (13. Jh.) sagte einmal: „Tee ist ein ausgezeichnetes Heilmittel, das das Leben des Menschen verlängern kann." Auch hierzulande erfreut er sich einer immer größeren Beliebtheit. Besonders japanischer grüner Tee ist wegen seiner gesunden Inhaltsstoffe begehrt.

Grüner Tee enthält Hunderte verschiedener Pflanzenwirkstoffe, ein Drittel davon sind antioxidative Flavonoide und krebshemmende Polyphenole. Wissenschaftliche Studien (allen voran die Rotterdam-Langzeitstudie) zeigen, dass Tee-Flavonoide das Herzinfarktrisiko reduzieren. Die krebshemmende Wirkung von grünem Tee variiert in der Stärke je nach Sorte und Qualität. Das gilt auch für andere Wirkeigenschaften. Japanischer grüner Tee enthält mehr Polyphenole als chinesischer.

Je länger der Tee zieht, desto stärker ist seine gesundheitsfördernde Wirkung. Ein kurzer Aufguss wirkt anregend, ein langer Aufguss macht den Tee gehaltvoller, aber auch bitterer. Die heilende Wirkung dieses besonderen Tees ist vielfältig. Er aktiviert den Stoffwechsel, senkt den Blutzuckerspiegel und fördert die Konzentration. Der regelmäßige Genuss von grünem Tee schützt wie bereits erwähnt vor Krebs. Wissenschaftliche Studien weisen darauf hin, dass grüner Tee Turmorzellen in Darm, Leber, Bauchspeicheldrüse, Prostata und Brust unschädlich macht und das Tumorwachstum verlangsamen kann. Die im grünen Tee enthaltenen Gerbstoffe beruhigen Magen und Darm, der hohe Fluoridgehalt wirkt sich positiv auf die Knochendichte aus und beugt somit Osteoporose vor. Grüner Tee hält gesund, jung und macht schlank, da er die Fettverbrennung ankurbelt und die in ihm enthaltenden Polyphenole freie Radikale bekämpfen und damit den Alterungsprozess verlangsamen.

Grüner Tee ist in vielen verschiedenen Varianten erhältlich. Aktuell erfreut sich Matcha (japanisches Grünteepulver) größter Beliebtheit.

### Lektüretipp

Wer mehr über die Teekultur Japans erfahren möchte, dem empfehle ich das wunderschöne Buch *Der Geist des Tees* von Sen Sôshitsu XV, das im Theseus Verlag erschienen ist.

### Kakao

Kakao ist ein einzigartiger Mix aus Mineralstoffen, Omega-6-Fettsäuren und Ballaststoffen. Die Ureinwohner Amerikas nannten die Kakaobohne „die Nahrung der Götter". Wer kann schon Schokolade widerstehen, da sie doch wahre Glücksgefühle auslöst. Um das ganze Wirkpotential zu erhalten, empfiehlt sich rohköstlicher Kakao. Roher Kakao ist reich an gesundheitsfördernden Antioxidantien (mehr als im Rotwein oder in grünem Tee), Magnesium, Zink, Chrom und Vitamin C. Der hohe Magnesiumanteil unterstützt das Herz und das Gehirn. Der Großteil dieser wertvollen Substanzen geht aber bei der herkömmlichen Verarbeitung verloren, deshalb sollten Sie möglichst auf Rohkost-Qualität ach-

ten. Rohes Kakaopulver lässt sich vielseitig verwenden und kann zur Herstellung von Müsli, Smoothies, Rohkostgebäck, Pralinen und gerührter Schokolade benutzt werden.

Roher Kakao ist bei Rohkosthändlern als ganze Bohne, in Splittern oder als Pulver erhältlich. Wenn man einmal rohen Kakao probiert hat, möchte man nichts anderes mehr. Eine besondere Leckerei mit rohem Kakao finden Sie im Rezeptteil auf Seite 293.

### Maca

Maca ist eine steckrübenartige Wurzelknolle, die in der Vulkanerde der peruanischen Anden auf 4000 Meter Höhe gedeiht. In dieser Höhe wächst kaum noch etwas, was für die Widerstandskraft der Wurzel spricht. Die Knolle gehört zur Familie der Kressegewächse und erinnert geschmacklich an frische Brunnenkresse. Die Indianer Perus nennen die Maca-Wurzel liebevoll „Königin der Anden" und schätzen sie seit Urzeiten für ihre heilkräftige Wirkung. Sie verzehren die Wurzel, um die körperliche Energie zu steigern.

Die Maca-Wurzel saugt förmlich alle wertvollen Nährstoffe aus dem Boden und macht sie so zu einem Superfood. Sie enthält Phytoöstrogene, die das Hormonsystem stimulieren, was sich gerade in den Wechseljahren positiv auswirkt. Maca hilft unter anderem auch bei Arthritis, Rheuma und Verdauungsbeschwerden und unterstützt den Organismus bei Stresssituationen. Wegen ihrer energiesteigernden Wirkung ist sie bei Sportlern besonders beliebt. Die Wurzel ist reich an hochwertigem Protein und essentiellen Aminosäuren, wertvollen Kohlenhydraten, Vitaminen und Mineralstoffe wie Magnesium, Calcium, Eisen, Zink, Silicium, Kalium, Jod, Kupfer, Mangan und Phosphor.

Maca lässt sich in Pulverform sehr gut in viele Gerichte integrieren, eignet sich als Zutat für Smoothies und Dips und schmeckt besonders gut im Salatdressing.

## Mesquite

Der Mesquite-Baum stammt aus Nordmexiko und wird heute in Südamerika und im Südwesten der USA angebaut. Mesquite wird aus den Hülsen und Saaten gewonnen, die getrocknet und dann zu Mehl vermahlen werden. Es ist reich an Protein und Ballaststoffen sowie Calcium, Magnesium, Eisen und Zink. Darüber hinaus enthält das Superfood die essentielle Aminosäure Lysin, die der Körper nicht selbst herstellen kann. Mesquite hat einen süßen karamelligen Geschmack und ist dadurch ein gutes Süßungsmittel, das einen sehr geringen Einfluss auf den Blutzuckerspiegel hat. Mesquite schmeckt wunderbar in Smoothies oder Müsli und eignet sich zum Verfeinern von Süßspeisen.

## Moringa

Der Moringa-Baum (*Moringa olifeira*) stammt ursprünglich aus der indischen Himalayaregion, jedoch wächst er heute auch in Afrika, Südostasien und Arabien. Sogar auf den kanarischen Inseln gibt es Bio-Moringa-Plantagen. Wegen seiner vielfältigen Wirksamkeit wird Moringa auch als „Baum des Lebens" bezeichnet.

Alles an diesem Baum ist essbar bzw. verwertbar. Die Blätter können roh als Salat verzehrt oder als Tee zubereitet werden. Die duftenden hübschen Blüten dienen als Gewürz. Die schotenähnlichen Früchte sehen aus wie lange grüne Bohnen, die gut als Gemüse schmecken. Sie enthalten erbsenähnliche Samen, aus denen man ein wunderbares Öl gewinnen kann, das reich an ungesättigten Fettsäuren ist und sehr lange genießbar bleibt.

Eine weitere Besonderheit der Samen ist ihre wasserreinigende Kraft. Nur 0,2 Gramm der gemahlene Samen reichen aus, um einen Liter verunreinigtes Wasser in Trinkwasser zu verwandeln. Das Pulver verbindet sich mit den Schwebstoffen im Wasser und tötet gleichzeitig Bakterien und Viren ab.

Die extrem hohe Chlorophyllkonzentration in der Pflanze ist pure Sonnenenergie. Moringa ist reich an Proteinen, entzündungshemmenden Substanzen, Antioxidantien, Omega-3-, Omega-6- und Omega-9-Fettsäuren sowie Spurenelementen und enthält sechsmal so viele Polyphenole wie Rotwein. Es enthält Vitamine A und C sowie Mineralstoffe wie Calcium, Kalium, Eisen, Mangan und Chrom auf. Wissenschaftliche Studien zeigen auch positive Effekte auf den Blutzucker- und Cholesterinspiegel.

Für Veganer ist Moringa ein ergänzender Lieferant für Calcium, Eisen und Protein. Moringablätter sind überwiegend als Pulver erhältlich, das eine ideale Zutat für Müsli und Grüne Smoothies ist.

## Trinkkokosnuss

Die (junge grüne) Trinkkokosnuss enthält süßes aromatisches Kokoswasser. In Asien und Südamerika wird diese vitalisierende und heilkräftige Flüssigkeit seit Jahrhunderten geschätzt. Die Hawaiianer bezeichnen Kokoswasser als „Frische des Himmels".

Reines Kokoswasser ist äußerst gesund, isotonisch und fast kalorienfrei. Es enthält wertvolle Kohlenhydrate und ist reich an hochwertigem Eiweiß in Form von Aminosäuren und Antioxidantien. B-Vitamine, Folsäure und Vitamin C, Mineralstoffe wie Calcium, Kalium, Magnesium, Phosphor und Schwefel. Spurenelemente wie Eisen, Jod, Kupfer, Mangan und Zink machen das Kokoswasser zum Powergetränk.

In der ayurvedischen Medizin wird das entschlackende und reinigende Kokoswasser bei Magen- und Darmerkrankungen, Übersäuerung, Entzündungen aller Art, zur Blutverdünnung und zur Stärkung des Herz-Kreislauf-Systems eingesetzt. Kokoswasser gleicht den Elektrolythaushalt bei Flüssigkeitsverlust aus und wirkt kühlend auf den Organismus, was sich gerade nach dem Sport bewährt. Auch bei Hitzewallungen in den Wechseljahren wirkt sich dies positiv aus.

Trinkkokosnüsse sind nicht zu verwechseln mit den braunfaserigen reifen Früchten, die ein festes Fruchtfleisch haben. Letztere beherbergen nur wenig Kokoswasser, das durch den meist langen Transport nicht mehr schmeckt und ranzig ist. Kokoswasser hat nichts mit Kokosmilch zu tun, die aus dem Fruchtfleisch reifer Kokosnüsse hergestellt wird.

Junge Trinkkokosnüsse werden ungefähr fünf Monate vor der endgültigen Reife geerntet, wenn der holzartige Kern mit dem weißen Fruchtfleisch noch nicht ausgereift ist. Das Fruchtfleisch ist noch weich oder geleeartig und schmeckt erfrischend süß-säuerlich – ganz anders als der typische Kokosnuss Geschmack.

Trinkkokosnüsse bekommt man z.B. im Asiamarkt. Ich kaufe nur Bioqualität im Rohkosthandel (Bezugsquellen siehe S. 350). Man kann Kokoswasser auch abgefüllt im Tetrapack kaufen. Es schmeckt aber nicht ganz so gut wie aus frischen Trinkkokosnüssen. Bei abgefülltem Kokoswasser sollte man unbedingt auf naturreine Produkte achten. Inzwischen werden auch Drinks, die mit Zucker und Aromastoffen versetzt sind, angeboten. Mehr über die heilkräftige Wirkung der Kokosnuss erfahren Sie im Kapitel *Ölsaaten und Pflanzenöle*, S. 152.

## Die Superfoods der Bienen

Honig, Blütenpollen und Propolis sind streng genommen nicht vegan, aber für mich wertvolle Superfoods und enorm wirksame Heilmittel. Ich verwende sie insbesondere zur Immunstärkung in der Erkältungssaison. Wenn Sie für unsere heimischen Bienen etwas Gutes tun möchten, dann pflanzen Sie „Bienenfutter" in Ihrem Garten oder in Ihren Balkonkästen. Mit Bienenfutter meine ich Blütenpflanzen, die Bienen besonders mögen.

### Honig

Honig ist ein Geschenk der Natur. Ich verwende Honig nicht in großen Mengen – und ausschließlich vom Imker meines Vertrauens oder aus kontrollierter Bio-Bienenzucht. Ein Imker, der nachhaltig sowie nach biologischen Grundprinzipien arbeitet und liebevoll mit seinen Bienen umgeht, ist der beste Lieferant für erstklassigen Honig und Blütenpollen. Natürlich kann man auch guten Honig in Bio-Läden erhalten.

Stephen Harrod Buhner, einer der weltweit führenden Experten für angewandte Pflanzenmedizin beschreibt in seinem Buch *Pflanzliche Antibiotika* die antibakterielle Wirkung von Honig bei Infektionen (auch gegen resistente Bakterien). Honig fördert die Abheilung von Wunden, Magengeschwüren, Zahnfleischentzündungen, wirkt antiallergisch, immunstärkend, schleimlösend, pilzhemmend und schmeckt einfach toll. Am wirksamsten ist Wildblütenhonig. Hinweis: Honig sollte in Maßen verzehrt werden, um den Blutzuckerspiegel nicht in die Höhe zu treiben.

### Blütenpollen

Blütenpollen enthalten eine Vielfalt an Aminosäuren, Vitaminen und Vitalstoffen. Dank der lieben Bienen, die von Blüte zu Blüte fliegen und dabei den Blütenstaub wild wachsender Pflanzen sammeln, die sie dann mit ihren Enzymen anreichern, erhalten wir die kostbaren Blütenpollen. Dabei ist zu beachten, dass den Bienen im Optimalfall nicht zu viel von ihrer Nahrung weggenommen werden sollte. Aus diesem Grund sind Blütenpollen auch ein sehr kostbares Nahrungsmittel. Je mehr Wildpflanzen in der Umgebung der Bienenkörbe wachsen, desto reichhaltiger sind die Pollen.

### Propolis

Propolis (auch Bienenharz genannt) wirkt antibiotisch, antiviral sowie antimykotisch und ist gerade in der Erkältungszeit und zur Behandlung von Zahnfleischentzündungen besonders empfehlenswert. Propolis ist in verschiedenen Darreichungsformen erhältlich: Tinkturen, Salben, Mundwasser, Lutschtabletten und Kapseln zum Einnehmen.

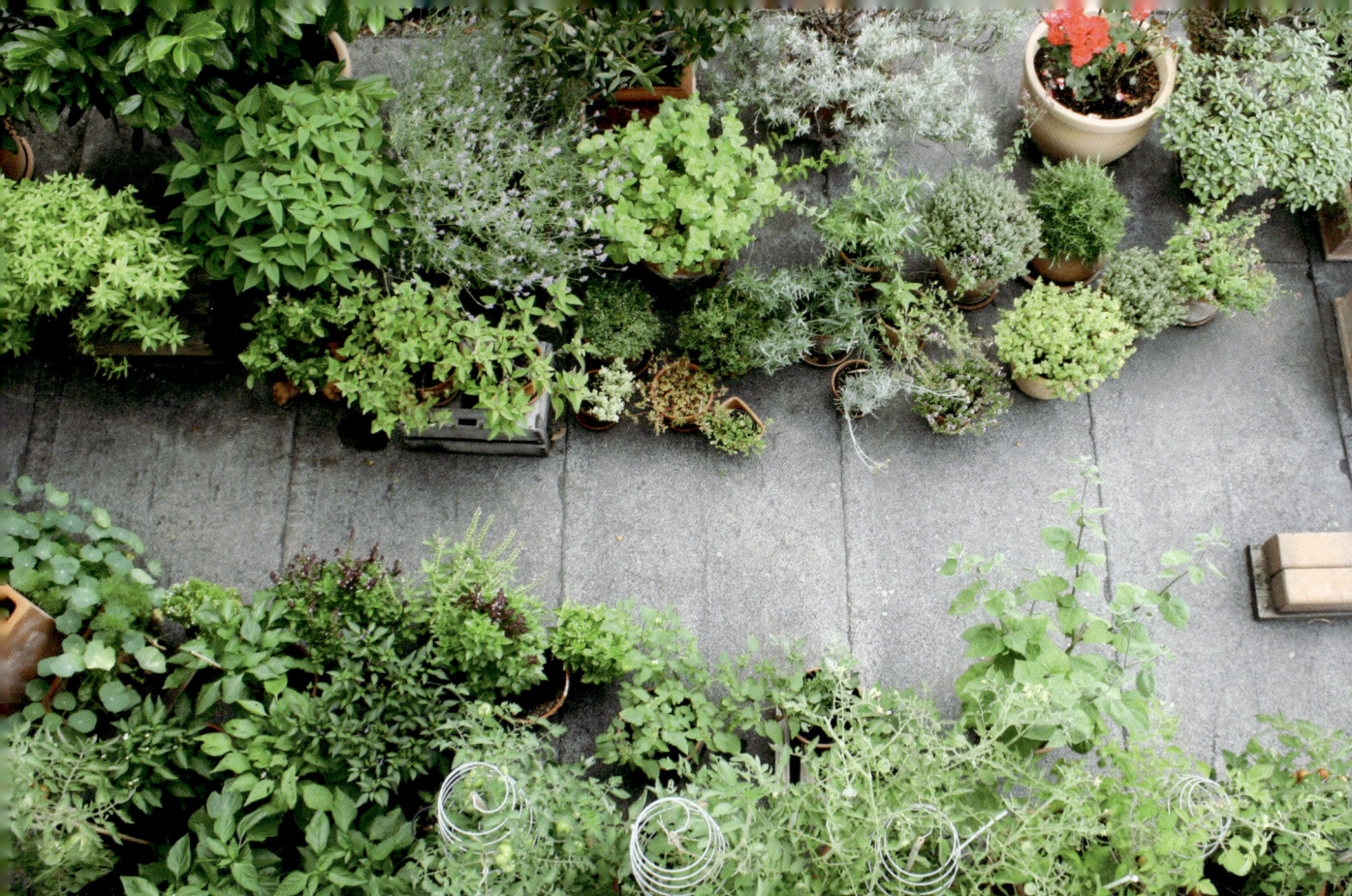

Mein Kräutergarten auf dem Garagendach. Seien Sie kreativ, viele Pflanzen wachsen überall. Es macht große Freude sie wachsen zu sehen und selbst zu ernten.

## Lektüretipp

Thorsten Weiss, Jenny Bor: *Super Foods: Iss dich vital, gesund und schön.* Schirner, Darmstadt 2013

Brendan Brazier: *Vegan in Topform.* Unimedica, Kandern [5]2014

Barbara Simonsohn: *Chia Power.* Windpferd, Oberstdorf [8]2016

Stephen Harrod Buhner: *Pflanzliche Antibiotika.* Herba Press, Aschaffenburg 2015

# Heilkräftige Gewürze und Kräuter

*Tue deinem Körper Gutes, damit deine Seele Lust hat darin zu wohnen.*

Theresa von Avila, Ordensfrau und Mystikerin (16. Jh.)

Ohne Gewürze und Kräuter wäre unser Essen langweilig. Sie machen die meisten Gerichte erst so richtig schmackhaft. Gewürze und Kräuter können aber noch viel mehr, denn sie verfügen über enorme Heilkräfte. Setzt man sie richtig und bewusst ein, wird die tägliche Nahrung zur Heilnahrung.

Gewürze und Kräuter sind echte Alleskönner. Sie helfen dem Körper bei der Abwehr von

Bakterien, Viren und Pilzen, wirken entzündungshemmend sowie verjüngend und können den Blutzucker günstig beeinflussen. Gewürze und Kräuter regulieren den Blutdruck, stärken das Herz-Kreislauf-System und schützen vor Infektionen. Selbst zur Krebsvorbeugung lassen sie sich gezielt einsetzen. Gewürze und Kräuter sind für mich nicht nur kulinarisch ein Vergnügen, sondern ein Lebenselixier.

## Heilkräftige Gewürze

Schon mein Frühstück enthält viele heilkräftige Gewürze wie Kurkuma, schwarzen Pfeffer, Ingwer, Zimt, Kardamom und Vanille. So bekommt mein Körper gleich zu Beginn des Tages jede Menge wichtige immunstärkende Stoffe und ich kann mit Power in den Tag starten.

### Ingwer

Ingwer (*Zingiber officinale*) ist eine der am häufigsten angebauten Pflanzen der Welt und außerordentlich beliebt. In China und Indien wird Ingwer seit mehr als 4000 Jahren kultiviert. Vor etwa 2000 Jahren gelangte die Pflanze in den Westen.

Man sollte Ingwer so oft wie möglich in seinen Speiseplan aufnehmen. Ingwer ist neben Kurkuma und schwarzem Pfeffer einer der wichtigsten Bausteine meiner Ernährung, denn seine Heilkraft ist enorm. Verwenden Sie möglichst die frische Ingwerwurzel, denn getrocknet hat Ingwer nicht die gleiche antibakterielle, antivirale, antientzündliche, pilz- und parasitenhemmende Wirkung.

Der Verzehr von Ingwer entspannt die Blutgefäße, fördert die Durchblutung und wirkt somit blutdrucksenkend. Ingwer lindert Übelkeit, hilft bei Durchfall und Magenkrämpfen, senkt Fieber (schweißtreibende Wirkung), hilft bei Husten und verbessert das Abhusten von Sekret bei Bronchitis. Darüber hinaus hat Ingwer eine stark schmerzstillende Wirkung, die vergleich-

bar ist mit dem Wirkstoff Ibuprofen. Gerade bei Kopfschmerzen und Migräne, die mit kalten Füßen und Händen einhergeht, leistet Ingwer gute Dienste.

Der Heilpflanzenexperte Stephen Harrod Buhner zählt Ingwer in seinem Buch *Pflanzliche Antibiotika* zu den synergistisch wirksamen Kräutern, das heißt, Ingwer potenziert die Wirkung anderer Kräuter, Gewürze und Medikamente.

Sollten Sie bei allgemeiner schlechter Verfassung sein, bereiten Sie sich am besten einen *Ingwer Booster* (Rezept siehe S. 214) zu. Das ist ein hochwirksames immunstärkendes Getränk, das neben einem daumengroßen Stück Ingwer (gerieben oder zu Saft gepresst) auch noch Zitronensaft, Chili oder schwarzen Pfeffer und Honig enthält. Dieser Zaubertrank vertreibt bösartige Infektionen und Schmerzen. Bei Gallensteinen ist Vorsicht ist geboten! Ein übermäßiger Verzehr von Ingwer kann eine Gallenkolik auslösen.

Der scharfe, würzige Geschmack des Ingwers bereichert nicht nur exotische Gerichte sondern auch Müsli, Gemüsesäfte, Smoothies und Süßspeisen. Beim Kauf sollten Sie auf feste, seidig glänzende Wurzeln achten – das ist ein Anzeichen für Frische.

### Koriander

Koriander (*Coriandrum sativum*) ist eines der ältesten Gewürze der Welt und wurde bei jungsteinzeitlichen Ausgrabungen gefunden, die auf das Jahr 7000 v. Chr. datiert wurden. Die kleinen Samenkörner der Korianderpflanze sind das eigentliche Gewürz. Aber auch die intensiv duftenden Blätter, die glatter Petersilie ähneln, werden verwendet.

Koriander enthält viele zellschützende Antioxidantien und damit ein großes Spektrum an Heilkräften. Er hilft bei allen Magen-Darm-Problemen, lindert Reizdarmbeschwerden, schafft

Erleichterung bei Verstopfung sowie Darmkrämpfen und beugt Darmkrebs vor. Koriander schützt vor Diabetes, senkt das schlechte LDL-Cholesterin und erhöht gutes HDL-Cholesterin. Koriander kann bei Pilzinfektionen wie durch *Candida albicans* eingesetzt werden. In der Volksmedizin wird Koriander gerne bei Unruhe und Schlafstörungen verwendet. Ich gebrauche ihn häufig, da ich das frische Kraut liebe und es gerne frisch gehackt über Gemüsecurry oder Suppen streue. Darüber hinaus schätze ich auch das Aroma der Koriandersamen, die leicht angeröstet besonders gut in pfannengerührten Gemüsegerichten und Suppen schmecken.

## Kardamom

Grüner Kardamom (*Elettaria cardamum*) verdankt sein delikates Aroma und den einzigartigen Geschmack seinem hohen Gehalt an ätherischen Ölen, die stark entzündungshemmend und krampflösend wirken. Die stärkste medizinische Wirkung hat das Antioxidans *Cineol*. Die darmberuhigende Wirkung von Kardamom ist unübertrefflich. Das Gewürz beugt zudem Darmkrebs vor. Wissenschaftliche Untersuchungen belegen eine Senkung des Blutdrucks sowie die Risikominderung für Gerinnselbildung.

Das wunderbare Gewürz wirkt günstig auf die Atemwege und verschafft Linderung bei Asthma und Nebenhöhlenentzündung. In Indien wird Kardamom als Zahnreinigungsmittel verwendet, weil er für frischen Atem sorgt.

In arabischen Ländern serviert man gerne Kaffee mit Kardamom, diese Spezialität wird Gahira genannt. Kardamom wird gemahlen oder als ganze Kapsel angeboten. Ich empfehle, ganze Kapseln zu nehmen. Man kann sie ganz frisch in einem Mörser zerreiben, um die Samen herauszulösen. Das Aroma frisch herausgelöster Samen ist weitaus intensiver. Daher genügen ein bis zwei Kapseln, um ein Gericht zu würzen. Ich verwende Kardamom gerne im Müsli oder in Süßspeisen. Auch für Eintöpfe und ge-

haltvolle Suppen macht er sich wirklich prima.

## Kümmel

Kümmel (*Carum carvi*) wird seit Jahrtausenden als Gewürz und Heilpflanze genutzt. Schon die alten Römer, Griechen und Ägypter verwendeten dieses heilkräftige Kraut. Kümmel hat verdauungsfördernde Wirkung und verleiht vielen Speisen einen guten Geschmack.

Roggenvollkornbrot wird durch Beigabe von Kümmel bekömmlicher und erst so richtig herzhaft. Bratkartoffeln, Eintöpfe und Suppen bekommen durch Kümmel eine würzige Note. Krautsalat schmeckt nicht nur erst so richtig gut mit Kümmel, sondern ist dadurch besser zu verdauen. Das gilt auch für alle weiteren Kohlgerichte, die durch die Zugabe von Kümmel bekömmlicher werden. Ein Tee aus Kümmel, Fenchel und Anis beruhigt den Magen und ist die beste Medizin für eine gute Verdauung. Darüber hinaus reguliert Kümmel den Blutzuckerspiegel und beugt Diabetes vor. Verwenden Sie Kümmel immer als ganze Samen oder gemörsert – so ist bestes Aroma garantiert.

## Kreuzkümmel

Kreuzkümmel oder Kumin (*Cuminum cyminum*) kann auf eine lange Geschichte der Gewürze und Heilmittel zurückblicken. In der Küche Nordafrikas, Westasiens, Indiens, Griechenlands, der Türkei und Lateinamerikas ist dieses Gewürz nicht wegzudenken. Kreuzkümmel ist eine der wichtigsten Zutaten für Currypulver, etwa Garam Masala.

Die heilende Wirkung von Kreuzkümmel ist breit gefächert. Eine senkende Wirkung des Blutzuckers, Cholesterin und Triglyceriden wird dem Kreuzkümmel zu gesprochen. Darüber hinaus enthält das Gewürz eine Vielzahl von Phytoöstrogenen, die gerade bei Frauen ab der Menopause vor Osteoporose schützen.

Ich verwende Kreuzkümmel, um Eintöpfen und Gemüsegerichten einen exotischen Touch zu verleihen und würze meine Kräckerbrote und Linseneintöpfe gerne damit. Gemahlener Kreuzkümmel behält seinen Geschmack nur wenige Monate. Deshalb ist es empfehlenswert, ganze Samen zu verwenden. Um sein Aroma zu intensivieren, kann man Kreuzkümmel vorsichtig anrösten.

## Kurkuma

*Wenn ich mich für eine Pflanze entscheiden müsste, auf die ich mich bei allen möglichen Gesundheitsproblemen verlassen müsste und mit der ich auch meine Ernährung optimieren könnte, würde ich das indische Gewürz Kurkuma wählen.*

David Frawley, Gründer und Leiter des US-amerikanischen Instituts für vedische Studien

Kurkuma (*Curcuma longa*) wird gerne als das indische Gold bezeichnet. Galt er früher zu Unrecht als „Safran für Arme", wird er heute als enorm heilkräftiges Gewürz gehandelt und steht an erster Stelle zur Behandlung vieler Krankheiten.

Internationale Forschungen zeigen, dass sein Wirkstoff Kurkumin ein stark entzündungshemmendes und schmerzstillendes Antioxidans ist, dessen Wirksamkeit mit der von einigen pharmazeutischen Medikamenten (z. B. Aspirin, Ibuprofen, Celebrex) vergleichbar ist – ganz ohne Nebenwirkungen! Selbst im Kampf gegen Brustkrebszellen kann die Behandlung mit Kurkumin mithalten. Kurkuma hat einen hervorragenden Ruf unter Wissenschaftlern, die es als eines der wirkungsstärksten Heilmittel der Natur bezeichnen. Die positive Wirkung von Kurkuma zeigt sich nicht zuletzt an der guten Gesundheit jener Menschen, die ihn täglich verzehren. Studienergebnisse bestätigen die positive Wirkung von Kurkuma auf die Schilddrüse, deshalb verwende ich das Gewürz regelmäßig als unterstützende Therapie, um ein Fortschreiten der Entzündung meiner Schilddrüse (Hashimoto-Thyreoiditis) aufzuhalten und damit Hormonschwankungen auszugleichen. In Kombination mit schwar-

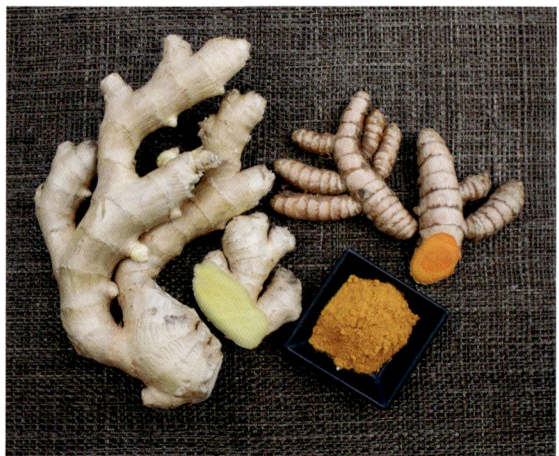

**Kurkuma und Ingwer – Heilkraft pur!**

zem Pfeffer wird die Wirkung von Kurkuma noch verstärkt.

Kurkuma ist als frische Wurzel und als Pulver erhältlich und wird sogar in extra teuren Kapseln angeboten. Ich bevorzuge die frischen Wurzeln, die mir mein Bio-Gemüsehändler extra besorgt. In Form von Rohkost findet jeden Morgen ein daumengroßes Stück Kurkuma zusammen mit ein paar Pfefferkörnern sowie einigen weiteren Gewürzen den Weg in mein Müsli.

## Safran

Safran ist das teuerste Gewürz der Welt. Die erlesenen und kostbaren, rot-goldenen, getrockneten Stempelfäden des blauen Safrankrokus haben einen unvergleichlichen und besonderen Duft. Wenn man bedenkt, dass bis zu 80 000 Krokusse benötigt werden, um nur ein Pfund Safran zu gewinnen, versteht man, weshalb die Safranfäden im Einzelhandel grammweise verkauft werden.

Ein Großteil des Safrans wird im Iran, Indien und der spanischen La Mancha angebaut – meist in Familienbetrieben. Sobald sich die Blüten im Herbst öffnen, werden sie per Hand gepflückt und die Fäden in stundenlanger Handarbeit gewonnen und getrocknet.

Der stimmungsaufhellende Safran wird in der

persischen Volksheilkunde gegen Depressionen eingesetzt. Laut iranischen Wissenschaftlern wirkt Safran genauso stark wie viele Antidepressiva. Dafür sind zwei Pflanzenstoffe verantwortlich, die im Safran enthalten sind: Crocin und Safranal. Sie sorgen für stabile Serotonin-, Dopamin und Noradrenalin-Spiegel – und für eine ausgewogene Stimmungslage. Safran hilft auch bei Menstruationsbeschwerden und wirkt bei Unruhe und Schlafstörungen. Mit Safran lässt sich Arteriosklerose, Alzheimer und Krebs vorbeugen.

Kaufen Sie Safran nur als Fäden, in Pulverform wird das kostbare Gewürz oft gestreckt. Sein einzigartiges Aroma verfeinert Currys, Couscous, Suppen, Kuchen und Süßspeisen. Probieren Sie doch unbedingt Mandelmilch mit Safran! Das ist sehr lecker und bekömmlich.

## Schwarzer Pfeffer

Schwarzer Pfeffer (*Piper nigrum*) wächst an mehrjährigen Kletterpflanzen, die bis zu zehn Meter hoch werden können. An ihnen hängen Rispen voller kleiner Beeren (Pfefferkörner). Im Mittelalter galt schwarzer Pfeffer als „König der Gewürze" und war wertvoller als Gold.

Haben die Beeren eine dunkelgrüne Farbe angenommen, können sie geerntet und getrocknet werden. Während des Trockenvorgangs werden die Beeren schwarz, ölig, runzelig und rau. Der indische schwarze Pfeffer gilt als besonders schmackhaft und hochwertig wegen seines hohen Piperin-Gehalts, der für den scharfen Pfeffergeschmack sorgt.

Ayurvedische Ärzte verordnen schwarzen Pfeffer seit Jahrtausenden bei einer Vielzahl von Erkrankungen. Der Pfeffer erreichte bei seiner Reise um die Welt auch China und fand dort einen wichtigen Platz in der Traditionellen Chinesischen Heilkunde. In medizinischen Texten ist zu lesen, dass Pfeffer die Mitte wärmt, Kälte vertreibt, Schleim löst und Durchfälle lindert. Er stimuliert die Geschmacksknospen und fördert die Ausschüttung von Verdauungsenzymen.

Der Wirkstoff Piperin hat antibakterielle, blutdrucksenkende, blutzuckersenkende und tumorhemmende Wirkungen. Bei grünen Pfefferkörnern handelt es sich übrigens um unreife Beeren, die in kochendes Wasser getaucht wurden, um die Reifungsenzyme zu deaktivieren. So bleibt die grüne Farbe erhalten. Der frische, milde, pfeffrige Geschmack des grünen Pfeffers ist eine kulinarische Abwechslung. Beim weißen Pfeffer handelt es sich um den Samen (ohne Haut und Fruchtfleisch). Hierfür werden die Beeren eine Woche in Wasser eingeweicht, bis sie den innen liegenden Samen freigeben.

Schwarzer Pfeffer ist neben Salz eines der unverzichtbarsten Gewürze überhaupt. Ich spare nie daran und würze gerne am Tisch mit der Pfeffermühle nach.

## Schwarzkümmel

Schwarzkümmel (*Nigella satva*) gehört zu den Hahnenfußgewächsen und erfreut das Auge mit einer wunderschönen blauen Blüte. Es heißt, Schwarzkümmel kann alles heilen, außer den Tod. In der Tat ist die heilkräftige Wirkung von Schwarzkümmel enorm. Bei Erkrankungen des Magen-Darm-Trakts, Verdauungsbeschwerden, Gallenkoliken, Blähungen, Nierensteinen, erhöhtem Cholesterinspiegel und Darmpilzen wirkt Schwarzkümmel erstaunlich gut.

Besonders Schwarzkümmelöl ist nach wissenschaftlichen Erkenntnissen sehr wirkungsvoll. Es wirkt entzündungshemmend, krebshemmend sowie blutdruck- und blutzuckersenkend. Auch bei Asthma und rheumatische Erkrankungen werden Schwarzkümmelöl lindernde Wirkungen zugesprochen. Lesen Sie mehr über das erstaunliche Schwarzkümmelöl im Kapitel *Verdauungshelfer* auf S. 72.

Das Gewürz schmeckt in Chutneys, auf gebackenem Brot und Gebäck hervorragend.

## Vanille

Echte Vanille (*Vanilla planifolia*) entfaltet ein verlockendes Aroma. Die Vanilleschote stammt aus den Samenkapseln einer tropischen Orchidee. In ihrer Heimat Mexiko wird die Bestäubung von einer einheimischen Bienenart übernommen, die außerhalb Mexikos nicht überleben kann. Deshalb ist der Anbau von Vanille in anderen Ländern sehr aufwändig und mühevoll. Die Blüten müssen per Hand bestäubt werden – das erklärt den hohen Preis.

Vanille verführt nicht nur mit ihrem süßen aromatischen Duft, sondern verfügt über 200 bioaktive Pflanzenstoffe. Ihr Heilpotential wurde wissenschaftlich untersucht. Der Hauptinhaltsstoff des Gewürzes ist Vanillin. Das ist ein nützlicher Wirkstoff zur Prävention von Krebs. Vanilleschoten können je nach Anbaugebiet sehr unterschiedlich schmecken. So gilt die französische Bourbonvanille als diejenige mit dem stärksten Aroma. Sie wird in Madagaskar, auf der Insel La Réunion und den Komoren angebaut. Weitere Anbaugebiete für Vanilleschoten unterschiedlichster Sorten und Geschmacksrichtungen sind Mexiko, Indonesien, Tahiti und Westindien.

Am besten verwendet man die ganze Schote, aus der man das Mark herauskratzt. Die ausgekratzte Schote unbedingt weiterverwenden! Mit ihr lässt sich noch so einiges aromatisieren. Getrocknet und zermahlen (Hochleistungsmixer!) ergibt das ein natürliches Vanillepulver. Natürliches Vanillepulver gibt es auch zu kaufen, gute Qualität ist jedoch teuer. Da die Nachfrage das Angebot übersteigt, werden viele chemisch hergestellte Vanilleextrakte oder Vanillepulver angeboten. Der Geschmack ist künstlich und mit echter Vanille nicht zu vergleichen.

Die Schote ist vielseitig verwendbar. Sie verfeinert nicht nur Süßspeisen, Müsli, Smoothies und Getränke, sondern verleiht auch herzhaften Gerichten und Eintöpfen eine besondere Note. Das unvergleichliche Aroma der Vanille ist göttlich und man muss „die Königin der Gewürze" einfach lieben.

## Zimt

Zimt (*Cinnamomum verum*) ist das Gewürz mit dem süß-würzigen Aroma und wird aus der Rinde von immergrünen Zimtbäumen gewonnen. Zimt ist nicht nur ein köstliches Gewürz, sondern auch ein potentes Heilmittel. Seine blutzuckersenkende und herzstärkende Wirkung ist mehrfach wissenschaftlich belegt. Er hält den Blutzucker stabil und sagt dem Diabetes den Kampf an. Nur ein halber Teelöffel täglich ist ein bewährtes Mittel, um präventiv etwas gegen Diabetes, Herz-Kreislauf-Erkrankungen und das metabolische Syndrom zu tun. (Mehr dazu lesen Sie im Kapitel *Das metabolische Syndrom* auf S. 43.) Darüber hinaus wirkt Zimt hervorragend gegen Bakterien wie z.B. *Helicobacter pylori* und Pilze wie *Candida albicans* und beugt Krebs vor.

Zwischen den Zimtsorten Cassia-Zimt (*Cinamomum cassia*) und Ceylon-Zimt (*Cinnamomum verum*) gibt es geschmackliche Unterschiede. Meist wird der süßere und stärker aromatische Cassia-Zimt verwendet, den man in jedem Supermarkt findet. Den feineren, aromatischen Ceylon-Zimt gibt es eher im Biomarkt, Reformhaus oder in Apotheken zu kaufen. Ich verwende ausschließlich Ceylon-Zimt für Müsli, Süßspeisen, Tee und Energieriegel. Eine Prise Zimt verleiht vielen Gerichten eine feine Note. Die Heilwirkung ist bei beiden Arten gleich.

## Weitere gesunde Gewürze

Weitere heilkräftige und wohlschmeckende Gewürze, die ich häufig verwende, sind Anis, Bockshornkleesamen, Chili, Fenchelsamen, Galgant, Gewürznelken, Muskatnuss, Piment, Paprikapulver, Rauchsalz, Rosa Pfeffer, Steinsalz, Senfkörner, Sternanis, Tasmanischer Pfeffer, Tongabohne, Wacholderbeere und Zitronengras. Auf meinen Reisen entdecke ich häufig neue sensationelle Gewürze, die ich in meiner Küche einsetze.

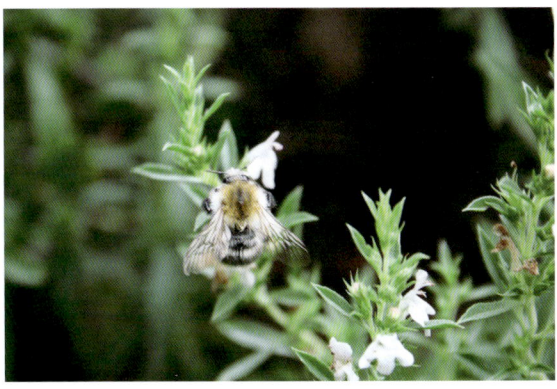

**Auch die fleißigen Bienen lieben mein Bohnenkraut.**

# Heilkräftige Kräuter

In der Küche sind Kräuter nicht wegzudenken. Sie verleihen Gerichten eine besondere Note und veredeln nicht nur sämtliche Speisen, sondern haben auch Heilwirkungen. Ich baue einige der vorgestellten Kräuter in meinem Garten an. So weiß ich, dass sie hundertprozentig frei von Schadstoffen sind und kann sie in vollen Zügen im Salat, auf Kräckern oder in Smoothies genießen. Auch als Teezubereitung spenden sie Wohlbefinden.

Ich kultiviere eine Vielzahl unterschiedlicher Kräutersorten im Garten und sammle jedes Frühjahr und den Sommer über viele Wildkräuter in der freien Natur, u.a. Brennessel, Brombeer- und Himbeerblätter, Holunderblüten, Löwenzahn, Spitzwegerich, Tannenspitzen und Weißdorn. Gerade Johanniskraut, Schafgarbe und Rotklee kann man auf Feld, Acker und im Wald häufig finden. Für meinen winterlichen Kochkräuter- und Teevorrat werden die Kräuter geerntet, ausreichend an der Luft getrocknet und in luftdichte Gläser abgefüllt. An einem dunklen trockenen Ort gelagert, halten sie den ganzen Winter bis ins nächste Frühjahr hinein.

Mit einem Kräuterbuch können auch Sie auf die Suche gehen, das ist sehr entspannend und macht riesigen Spaß. Suchen Sie nur an Stellen, die nicht beweidet werden und am besten auch nicht direkt an stark mit Hunden begangenen Wegen liegen. Gerne beziehe ich auch spezielle Heilkräutertees im Kräuterfachhandel. Adressen finden sie unter *Bezugsquellen* auf S. 350.

## Basilikum

Basilikum und Tomaten gehören einfach zusammen. Und das nicht nur, weil es fantastisch schmeckt. Die Kombination von Antioxidantien wirkt außerordentlich gut gegen freie Radikale und ist eine vorzügliche Vorsorge gegen Krebs. Der regelmäßige Verzehr von Basilikum verlangsamt nicht nur den Alterungsprozess, sondern senkt den Blutzucker und beugt Diabetes vor. Darüber hinaus hilft Basilikum bei trockenen Augen und Bindehautentzündung, beruhigt Magen und Nerven, senkt den Cholesterinspiegel und sorgt für ein gesundes Herz.

Nutzen Sie die Vielfalt der angebotenen Basilikumsorten! Neben dem häufig verwendeten süßen Basilikum gibt es Hybride wie den sehr erfrischenden Zitronenbasilikum, Zimtbasilikum und Anisbasilikum. Diese Sorten verfeinern viele Gerichte, Süßspeisen und sogar Eis.

Eine Teemischung aus frischem Zitronenbasilikum, Zitronenverbene und Zitronenmelisse ist ein sehr aromatisches und überaus entspannend wirkendes Getränk. Besonders kräftig im Geschmack ist Thai-Basilikum. Er hat eine intensive Anisnote. Seine Farbe geht leicht ins

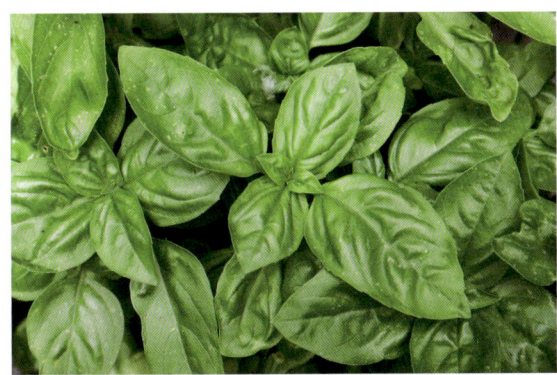

**Basilikum kann man auch als Tee aufgießen.**

Violette und er eignet sich sehr gut für Currygerichte. Bitte den frischen Basilikum nie mitkochen, sondern nur kleingehackt oder gezupft über das Gericht geben! So bleiben Vitamine und Geschmack optimal erhalten.

Strauchbasilikum wuchert beinahe, wenn man ihn anbaut. Besonders fein ist Königsbasilikum, der auch *Tulsi* genannt wird. In Indien ist Tulsi eine heilige Pflanze und schmeckt sehr gut als Tee. Sein hoher Gehalt an Eugenol macht den einzigartigen Geschmack aus, der ein wenig an Gewürznelken erinnert. Die Blätter dieser Sorte sind leicht violett und er produziert wunderschöne malvenfarbigen Blüten. Die Pflanze ist mehrjährig und kann auch überwintern.

Ich kultiviere viele der oben genannten Basilikumsorten mit großer Freude. Für den winterlichen Teevorrat werden die Blätter gut getrocknet. Vor allem die sehr aromatischen Sorten wie Zitronen- und Königsbasilikum. So hole ich mir an den kalten Tagen den warmen Sommer zurück.

## Bohnenkraut

Bohnenkraut gehört zur Gattung der Lippenblütler. Durch den unverwechselbaren Geschmack lässt sich das Kraut vielseitig einsetzen. Das verdauungsfördernde, würzige Bohnenkraut ist nicht nur ein wichtiger Begleiter für alle Bohnengerichte, sondern schmeckt außerordentlich gut in deftigen Suppen, Gemüseeintöpfen und Kartoffelgerichten.

In der Blütezeit geerntet, lässt sich Bohnenkraut gut trocknen und behält sein Aroma den ganzen Winter über. Es wirkt antibakteriell, antientzündlich und pilzhemmend. Bohnenkraut hilft dabei, Fett besser zu verdauen und beeinflusst den Cholesterinspiegel positiv. Ich bevorzuge das mehrjährige und stärker aromatische Bergbohnenkraut. Die verdauungsfördernde Wirkung ist beachtlich und es lässt sich gut als würziger Tee genießen. Ich kann Teemischungen aus Bohnenkraut, Thymian und der stark

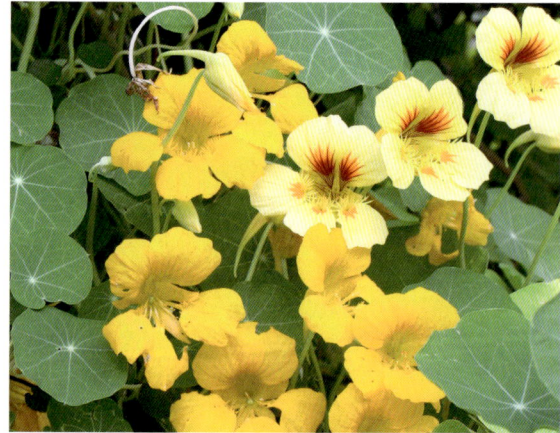

**Die essbaren Blüten der Kapuzienerkresse sind eine Augenweide.**

duftenden Zitronenverbene wärmstens empfehlen.

Beim Kauf von Kräutern sollten Sie unbedingt auf biologische Qualität setzen. Konventionelle Ware ist oft stark mit Pestiziden belastet. Wenn Sie die Möglichkeit haben, bauen Sie am besten selbst Kräuter an – auf dem Balkon in Töpfen oder im Garten. Dann sind Sie stets gut versorgt.

## Kapuzinerkresse

Kapuzinerkresse-Blüten leuchten im Sommer in kräftigem Gelb, Orange und Rot. Die Blüten der Kapuzinerkresse sehen nicht nur toll aus, sondern sind ebenso wie die Blätter essbar und äußerst gesund. Der süßlich-scharfe Geschmack kommt von den Senfölen, die antibiotisch gegen Viren, Bakterien und Pilze wirken. Die Kapuzinerkresse enthält enorm viel Vitamin C. Die stark wachsende Kapuzinerkresse lässt sich ganz einfach im Garten oder Balkonkasten ziehen und sorgt den ganzen Sommer über für eine schöne Blütenpracht. Die Samenkapseln werden im Herbst gesammelt und in Essig eingelegt. Sie erinnern ein wenig an Kapern.

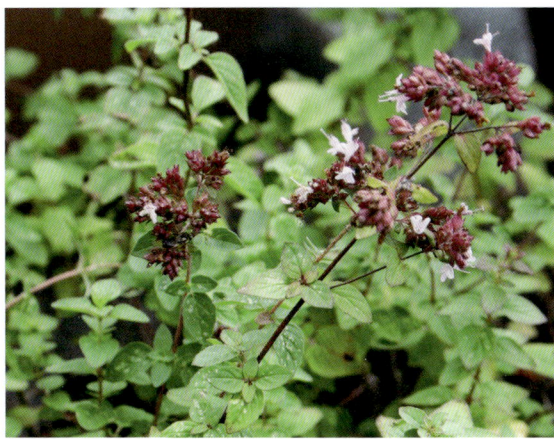

**Ein besonders würziges Kraut ist Majoran, er ist in der Küche universell einsetzbar.**

## Majoran

Majoran (*Origanum majorana*) schmückt in Frankreich, Griechenland und Italien als wunderschöne Blütenpflanze ganze Berghänge und findet reichlich Verwendung in der mediterranen Küche. Er verfügt über viele gesundheitsfördernde Inhaltsstoffe. Ursolsäure, Carvacrol und Thymol sind nur drei der starken Antioxidantien, die den Majoran so gesund machen. Majoran wirkt vorbeugend gegen Herzkrankheiten und Schlaganfall, bakterielle Infektionen, Pilzinfektionen und Verdauungsstörungen. Reichlicher Verzehr von Majoran sagt dem Krebs den Kampf an. Wilder Majoran, der sogenannte Dost, ist auch bei uns heimisch und kann im Sommer gesammelt werden.

## Minze

Die Minze (*Mentha arvensis*) ist weltweit beliebt und sorgt für einen enorm frischen Geschmack. Pfefferminze ist eine der wichtigsten Zutaten für Zahnpasta und Mundspülungen. Die große Vielfalt der Minzearten ist erstaunlich. Es gibt wilde Ackerminze, Pfefferminze, Krauseminze, Apfelminze, die sehr aromatische Nana-Minze (Marokkanische Minze) und viele andere Sorten.

Minze wächst fleißig vor sich hin – und wenn man nicht aufpasst, kann man sie nach einigen Jahren überall im Garten antreffen. Ich finde das super. So habe ich reichlich Minze für Tee und Salat. Ein Tee aus frischer Pfefferminze wirkt kühlend, beruhigend, muskelentspannend und lindert Kopfschmerzen. Die kühlende Wirkung lässt sich besonders gut bei Hitzewallungen in den Wechseljahren nutzen. Ein Pfefferminztee hilft durch seine krampflösende Wirkung gut bei Verdauungsstörungen. Minze verleiht vielen Speisen einen erfrischenden Geschmack und eignet sich für Salate, Saucen, Dips und Süßspeisen.

Mit einigen Minzblättchen kann man Wasser aromatisieren. Äußerst erfrischend ist ein sommerlicher Smoothie mit Beerenobst oder Melone, Kokosmilch und natürlich Pfefferminze.

## Oregano

Oregano (*Origanum vulgare*) ist ein klassisches Küchenkraut und verleiht der italienischen Küche ihr typisches Aroma. Aber nicht nur die Italiener lieben dieses Kraut, auch die Türken haben einen enormen Oreganoverbrauch und schätzen seine verdauungsfördernde, nervenberuhigende und schmerzlindernde Wirkung.

Oregano hat die Fähigkeit, selbst hartnäckigste Darminfektionen, die durch Bakterien, Parasiten oder Pilze verursacht wurden, zu bekämpfen. Der Verzehr von Oregano bietet wegen der antibakteriellen Wirkung einen gewissen Schutz vor Lebensmittelvergiftungen. Oregano nimmt es selbst mit gefährlichen Bakterien wie *E. coli*, Salmonellen, Listerien und Shigellen auf. Die antimykotische Wirkung von Oregano kann man wunderbar bei Candida-albicans-Infektionen nutzen. Aber Oregano kann noch viel mehr: Er senkt Blutzuckerspiegel, Cholesterinspiegel und Bluthochdruck. Verwenden Sie also möglichst viel und oft Oregano – bringen Sie damit Ihre Gesundheit in Schwung!

## Petersilie

Petersilie (*Petroselinum crispum*) ist eines der beliebtesten Küchenkräuter und lässt sich vielseitig verwenden. Darüber hinaus ist Petersilie außerordentlich gesund, reich an zellschützenden Antioxidantien, ätherischen Ölen, Vitaminen A, B und C, Calcium, Eisen, Folsäure und Kalium. Das Kraut stärkt das Immunsystem, wirkt harntreibend, entwässernd, senkt den Blutdruck, verbessert die Durchblutung und fördert die Sauerstoffversorgung der Gehirnzellen. Die reinigende Wirkung der Petersilie ist gerade in den Wechseljahren hilfreich. Zudem wirkt Petersilie sehr gut gegen Pilze und Bakterien.

Es gibt glatte oder krause Petersilie. Petersilie lässt sich bestens mit allen Gemüse- und Salatsorten sowie mit anderen Kräutern kombinieren. Probieren Sie einen Ananas-Petersilien-Smoothie. Das mag zwar nach einer ungewöhnlichen Kombination klingen, ist aber ein sehr erfrischender und zugleich entschlackender Genuss.

## Rosmarin

Rosmarin (*Rosmarinus officinalis*) liebt trockene sandige Böden, viel Sonne und ist im Mittelmeerraum zuhause. Auch in unseren Gärten lässt sich Rosmarin wunderbar kultivieren und bei milden Temperaturen sogar überwintern.

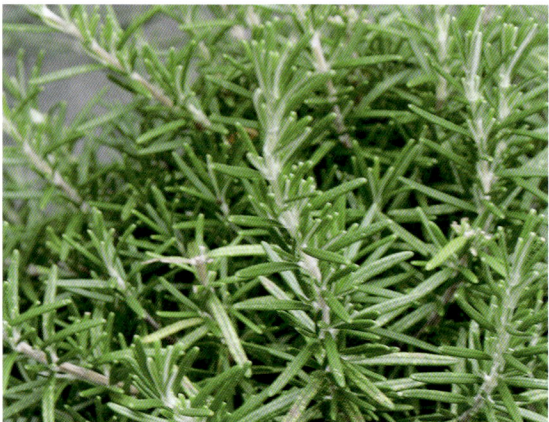

**Rosmarin ist nicht nur in der mediteranen Küche ein Klassiker.**

Rosmarin ist ein sehr aromatisch duftendes Kraut und hat eine stark antioxidative Wirkung, die die Zellen schützt. Die stimmungsaufhellende Wirkung von Rosmarin hilft bei Stress, innerer Unruhe sowie depressiven Verstimmungen. Rosmarin fördert die Durchblutung und schützt vor Blutgerinnseln und Schlaganfall, lindert rheumatische Arthritis und kann Magengeschwüre und Harnwegsinfektionen lindern. Rosmarin lässt sich vielfältig einsetzen und schmeckt köstlich mit Grillgemüse und Ofenkartoffeln. Die belebende Wirkung von Rosmarin lässt sich besonders gut als Tee oder Badezusatz nutzen.

## Salbei

Salbei (*Salvia officinalis*) klärt den Geist, beruhigt und fördert die Konzentration. Die Heilkraft des Krauts wird sehr in der naturheilkundlichen Medizin geschätzt. Seine antibakterielle und antivirale Wirkung ist bei Zahnfleisch- und Halsentzündung sowie Haut und Schleimhautbläschen (Lippenherpes) vortrefflich. So findet man in hochwirksamen Mundspülungen oftmals Salbeitinktur in Kombination mit dem Wirkstoff Thymol, der aus Thymian isoliert wird. Auch bei übermäßigem Schwitzen (Hitzewallungen) hilft Salbeitee über den Tag verteilt getrunken. Eine Abreibung des Körpers mit Salbeitee lindert Hitzewallungen gleichfalls.

Es gibt viele Salbeiarten, wobei in der Regel der echte Salbei bevorzugt wird. Er wird auch Garten-, Küchen- oder Heilsalbei genannt und hat den typischen intensiven Salbeigeschmack. Seine grau-grünen Blätter lassen an der Oberfläche einen feinen Flaum erkennen und eignen sich gut zum Trocknen.

Salbei verfeinert viele Gerichte. Zusammen mit Rosmarin, Thymian und Oregano sorgt er für mediterranes Flair. Auch solo in Öl angebraten zu Spaghetti ist der aromatische Salbei ein Gedicht. Weitere empfehlenswerte Salbeisorten sind: Muskatellersalbei, der etwas süßer und milder schmeckt, sowie Ananas- und Mandarinensalbei,

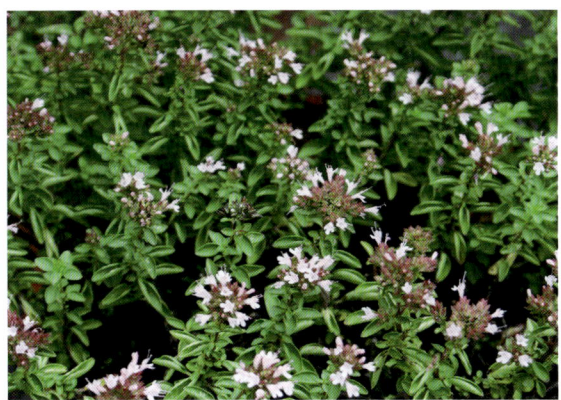

**Thymian gehört zu meinen Standardkräutern, ich kultiviere mehrere Sorten.**

die sich mit ihrem fruchtigen Aroma für Salate, Tee und Teemischungen eignen.

## Thymian

Gewöhnlicher Thymian (*Thymus vulgaris*) enthält das ätherische Öl Thymol, eines der wirkungsstärksten Antiseptika, die die Natur hervorgebracht hat. Der keimabtötende Wirkstoff Thymol bekämpft schädliche Bakterien und bewährt sich bestens bei der Mundhygiene. Thymol befindet sich in vielen Mundspülungen, deren regelmäßige Anwendung die Mundschleimhaut pflegt und die Zähne vor Karies schützt. Thymian lindert Husten und bekämpft Viren und Bakterien, die akute Bronchitis auslösen. Thymianöl hemmt sogar antibiotikaresistente Bakterien wie den gefürchteten Krankenhauskeim MRSA.

Es gibt zahlreiche Thymianarten. Am bekanntesten sind wohl der französische Thymian, Zitronen-, Anis-, und Orangenthymian. Der klassische Gartenthymian enthält von allen Thymiansorten am meisten Thymol und ist auch getrocknet in vielen Gewürzregalen vertreten.

Der mehrjährige Strauch besitzt kleine behaarte Blättchen mit intensivem Geschmack. In der französischen Gewürzküche gehört Thymian zur Grundausstattung, aber auch hierzulande

erfreut er sich zunehmender Beliebtheit. Bei uns ist der wild wachsende Thymian heimisch, der als Quendel bekannt ist. Im Sommer kann man ihn wunderbar beim Spazierengehen sammeln. Thymian passt zu vielen Speisen und lässt sich bestens als Tee aufgießen. Ich kultiviere einige Thymiansorten in meinem Garten und liebe den frischen Duft des Zitronenthymians besonders.

## Weitere gesunde Kräuter

Je nach Jahreszeit verwende ich viele weitere Garten- und Wildkräuter – frisch oder getrocknet.

### Gartenkräuter

Ananassalbei, Apfelminze, Bärlauch, Bohnenkraut, Brunnenkresse, Currykraut, Dill, Estragon, Korianderkraut, Lavendelblüten, Liebstöckel, Lorbeer, Majoran, Oregano, Rosmarin, Rosenblüten, Salbei, Sauerampfer, Thymian, Zitronenmelisse, Zitronenverbene

### Wildkräuter

Brennnessel, Beifuß, Birkenblätter, Bibernelle, Brombeerblätter, Erdrauch, Frauenmantel, Giersch, Goldrute, Himbeerblätter, Holunderblüten, Johanniskraut, Löwenzahn, Rotkleeblüten, Spitzwegerich, Schafgarbe, Tausendgüldenkraut, Tannenspitzen, Wermut, Weißdorn

### Harmonisierende Teemischung für die Wechseljahre, zu gleichen Teilen mischen:

Rotkleeblüten, Zitronenmelisse, Frauenmantel, Rosmarin, Brombeerblätter, Zitronenverbene, Schafgarbe, Lavendelblüten

**Lektüretipp**

Bharat B. Aggarwal, Debora Yost: *Heilende Gewürze: 50 alltägliche und exotische Gewürze zur Gesunderhaltung und Heilung von Krankheiten.* Narayana, Kandern 2014

Klaus Oberbeil: *Kräuter & Gewürze als Medizin.* Systemed, Lünen 2011

Margret Madejsky: *Lexikon der Frauenkräuter.* AT, München 2008

Mannfried Pahlow: *Das große Buch der Heilpflanzen.* Nikol, Hamburg 2001

Sylvia Luetjohann: *Das Schwarzkümmel Heilbuch.* Windpferd, Oberstdorf 2003

Susanne Fischer-Rizzi: *Medizin der Erde:, Heilanwendung, Rezepte und Mythen unserer Heilpflanzen.* AT, München 2005

Dietmar Aichele: *Was blüht denn da?* Kosmos, Stuttgart 2010

Stephen Harrod Buhner: *Pflanzliche Antibiotika.* Herba Press, Aschaffenburg 2015

Stephen Harrod Buhner: *Pflanzliche Virenkiller.* Herba Press, Aschaffenburg 2016

# Ölsaaten und Pflanzenöle

Als Ölsaaten werden Pflanzensamen bezeichnet, die zur Gewinnung von Pflanzenöl genutzt werden. Viele sind auch eine wertvolle Zutat für die Vollwertküche. Seit Jahrtausenden werden Ölsaaten als energiereiche Nahrungsmittel geschätzt. So hat etwa Lein eine uralte Kulturgeschichte. Die ältesten Funde werden bis 6000 v. Chr. datiert.

Leinsamen spielten seit jeher eine wichtige Rolle sowohl für die Ernährung als auch für die Gewinnung von Leinfasern (Flachs). Heute ist diese ehrwürdige Kulturpflanze wieder in Mode. Der Verzehr von Leinsaat und Leinöl ist äußerst gesund und als Leinenbekleidung eine ökologische Alternative zu synthetischen Textilien.

Kleine Samen wie Leinsamen, Hanf, Sonnenblumenkerne, Kürbiskerne und Sesam sind gehaltvolle Nährstoffpakete. Ölsaaten liefern viele Vitamine, Mineralstoffe, Spurenelemente und essentielle Fettsäuren. Der Eiweißgehalt der Samen ist beachtlich und zeichnet sich durch eine hohe ernährungsphysiologische Qualität aus.

Ölsaaten und die daraus gewonnenen, kalt gepressten Pflanzenöle versorgen den Körper mit wertvollen Ballaststoffen und sekundären Pflanzenstoffen. Beim Kauf von Ölsaaten sollte man unbedingt auf Bioqualität setzen. Konventionelle Ware kann mit Schwermetallen belastet sein.

Für die Lagerung von Ölsaaten und kaltgepressten Ölen sind kühle dunkle Orte zu bevorzugen. Darüber hinaus sollte man sie in luftdicht verschließbaren Behältern aufbewahren. Die Lagerungszeit sollte ein halbes Jahr nicht überschreiten, damit die empfindlichen Samen und Öle nicht ranzig werden.

Die meisten Menschen geben für einen Liter Motoröl mehr Geld aus als für einen Liter Salatöl. Sparen Sie nicht am Speiseöl! Kaufen Sie nur hochwertige kalt gepresste Pflanzenöle (extra nativ) in bester Bioqualität. Hier zu sparen, ist ein kapitaler Fehler. Gehärtete Öle wie in Margarine, Backfett und Bratölen sollten Sie unbedingt aus Ihrer Küche verbannen. Sie gehören zu den gesundheitsschädlichsten Nahrungsmitteln überhaupt.

## Hanf und Hanföl

Hanf ist eine besonders wertvolle Pflanze, die sich vielseitig nutzen lässt. Aus ihr lassen sich Nahrung, Stoffe, Kleidung, Kosmetik und sogar Bau- und Dämmmaterial herstellen. Hanftee aus Hanfblättern wirkt beruhigend und krampflösend. Das sehr seltene und kostbare ätherische Hanföl (*Cannabis sativa*; THC-frei) wird aus Hanfblüten hergestellt. Man benötigt für 50 Milliliter ätherisches Öl etwa 100 Kilogramm Blüten. Es wirkt entzündungshemmend, abschwellend, muskelentspannend und schleimlösend.

Hanfsamen sind kleine nährstoffreiche Kraftpakete. In der veganen Küche wird in erster Linie der geschälte Hanfsamen oder das hervorragende Hanföl verwendet. Hanf wird gerne wegen seiner außerordentlichen gesundheitsfördernden Inhaltsstoffe zu den Superfoods gezählt. Der für die Nahrung produzierte Hanf enthält nichts vom berauschenden Inhaltsstoff Tetrahydrocannabinol (THC) und hat somit auch keine psychoaktive Wirkung.

Geschälter Hanfsamen enthält viele essentielle immunstärkende Aminosäuren und ist eine hervorragende Proteinquelle. Hanf ist reich an ungesättigten Fettsäuren wie Omega-3, Omega-6 und Omega-9, die bei der Regulierung von allergischen und entzündlichen Reaktionen helfen. Wie Leinsamen besitzt auch Hanfsamen Alpha-Linolsäure, die die Gefäße stärkt und sich positiv auf das Herz-Kreislauf- System auswirkt. Darüber hinaus ist in Hanföl die seltene Gamma-Linolsäure enthalten, die den Aufbau von Nervenzellen im Gehirn fördert und Arteriosklerose vorbeugt. Alpha- und Gamma-Linolsäure

werden inzwischen in der Krebstherapie eingesetzt, da sie ein Enzym blockieren können, das für die Bildung von Metastasen verantwortlich ist.

In Hanfsamen befinden sich neben Vitamin E auch viele B-Vitamine (vor allem B1 und B2), die eine günstige Wirkung auf Gehirn, Nerven, Haut und Haare haben. Ebenfalls reich vertreten sind Mineralstoffe wie Calcium, Kalium, Eisen und Magnesium. Beim Kauf von Nahrungsmitteln aus Hanf sollte man immer auf Bioqualität setzen und auf absolute Frische achten. Frische geschälte Hanfsamen schmecken nussig-süßlich. Hanfprodukte gibt es im gut geführten Biofachhandel zu kaufen. Wer die gesamte Produktpalette wie Hanfsamen, Öl, Blätter für Tee und Mehl sucht, wird im Internet fündig. Adressen für Hanfprodukte finden Sie unter *Bezugsquellen* auf S. 350.

Hanföl wird aus kalt gepressten Hanfsamen hergestellt und sollte eine tiefgrüne Farbe haben. Der frische Geschmack von Hanföl eignet sich vor allem für kalte Speisen und verfeinert nicht nur Salate.

Rauchpunkt (kalt gepresst): 120 Grad, nicht zum Erhitzen und Braten geeignet!

## Kürbiskerne und Kürbiskernöl

Kürbiskerne bieten ein wahres Füllhorn an wertvollen Stoffen auf. Sie enthalten zellschützende Antioxidantien, nervenberuhigendes Magnesium, blutbildendes Eisen, immunstärkendes Zink und wertvolles Protein für den Muskelaufbau. Studien belegen, dass Kürbiskerne den Cholesterin- und Triglyceridspiegel positiv beeinflussen. Grund hierfür sind die in ihnen enthaltenen mehrfach ungesättigten Fettsäuren. Diese schützen das Herz und beugen Herzkrankheiten vor. Der hohe Anteil an Phytosterolen schützt nachweislich die Prostata. Der Verzehr von Kürbiskernen ist somit für Männer besonders empfehlenswert. Kürbiskerne eignen sich sehr gut wie

Sonnenblumenkerne als Knabberei für zwischendurch – entweder roh oder geröstet. Sie schmecken herrlich in Salat, Müsli und ganz oder gemahlen in Kräckerbrot.

Hochwertiges Kürbiskernöl wird durch kalte Pressung aus gerösteten Kürbiskernen gewonnen. Das wohl bekannteste Kürbiskernöl kommt aus der Steiermark und zeichnet sich durch einen kräftigen nussigen Geschmack aus. Kürbiskernöl eignet sich auf keinen Fall zum Erhitzen und sollte ausschließlich für die kalte Küche verwendet werden. Über gedünstetem Gemüse oder an Salat kann es am besten sein ganzes Aroma entfalten. Bewahren Sie das Öl stets an einem kühlen, dunklen Ort auf, da es nicht lange haltbar ist.

Rauchpunkt (kalt gepresst): 120 Grad, nicht zum Erhitzen und Braten geeignet!

## Leinsamen und Leinöl

Leinsamen sind eine super Quelle für antikanzerogene und phytoöstrogene Verbindungen, die man als Lignane bezeichnet. Sie helfen Brust- und Darmkrebs vorzubeugen und schützen das Herz-Kreislauf-System. Lignane sichern eine optimale Versorgung mit Phytoöstrogenen, die gerade in den Wechseljahren eine große Rolle spielen. Leinsamen sind somit eine gute Alternative für Frauen, die kein Soja vertragen.

Darüber hinaus enthalten Leinsamen wertvollen Antioxidantien, die einer Schädigung der Zellen durch freie Radikale vorbeugen. In Leinsamen befinden sich mehrfach ungesättigte Fettsäuren wie Omega-3, Omega-6, Omega-9 und unglaublich viel Alpha-Linolsäure. Leinsamen sind eine hervorragende Quelle für Kalium, Calcium, Eisen, Niacin, Phosphor und Vitamin E. Wer in den Wechseljahren an Hitzewallungen leidet, sollte auf eine ausreichende Zufuhr von Kalium achten, da es den Elektrolytverlust beim Schwitzen ausgleicht.

Der tägliche Verzehr von Leinsamen ist nicht nur äußerst gesund, sondern macht auch noch schlank. Die gesunden essentiellen Fettsäuren, die wertvollen löslichen und unlöslichen Ballaststoffe sorgen für eine schnelle und lang anhaltende Sättigung. Lösliche Ballaststoffe verlangsamen die Aufnahme von Kohlenhydraten, wirken sich somit positiv auf den Blutzuckerspiegel aus und optimieren die Energieverbrennung. Unlösliche Ballaststoffe spielen eine Rolle bei der Entgiftung, da sie Gifte aufnehmen und für deren schnelle Ausscheidung sorgen.

So ist geschrotete Leinsaat im morgendlichen Müsli ein optimaler Start in den Tag. Leinsamen sind als dunkelbraune oder goldene Saat erhältlich. Die Wirkung ist absolut identisch. Für mein Frühstück verwende ich goldene Leinsamen zusammen mit Chia-Samen, Nüssen und Mandeln. Für meine Kräckerbrote bevorzuge ich dunkelbraune Saat. Frisch geschrotete Leinsaat hat den Vorteil, besser vom Körper aufgenommen zu werden. Es gibt geschrotete Leinsamen zu kaufen, die aber schnell ranzig werden. Am besten schroten Sie die Leinsamen jeden Morgen mit einer Mühle oder einem Mixer selbst. So bekommen Sie beste Qualität. Man kann Leinsamen auch ungeschrotet zu sich nehmen. Er ist dann aber schlecht bioverfügbar und dient als reiner Ballaststoff zur Verdauungsförderung. Hinweis: Da Leinsamen eine hohe Quellfähigkeit besitzen, sollte man immer für ausreichende Flüssigkeitszufuhr sorgen.

Kalt gepresstes Leinöl besitzt alle gesundheitlichen Vorzüge, die auch Leinsaat aufweist. Der Geschmack dieses Öls ist allerdings etwas gewöhnungsbedürftig. Wem Leinöl nicht zusagt, der kann auf zahlreiche genussvollere Alternativen unter den hochwertigen Pflanzenölen zurückgreifen. Auch wenn man das Öl nicht mag, wird man den Leinsamen lieben, da sich die Geschmäcker beider Produkte erheblich unterscheiden.

Leinöl ist zum Erhitzen und Braten ungeeignet!

## Sesam und Sesamöl

Im Sesam steckt ein enormes gesundheitsförderndes Potential. In Indien wird Sesamöl täglich zum Kochen oder auch zur Körperpflege gebraucht. So dient es beim täglichen Ritual des Ölziehens (siehe S. 307) sowie bei der Ganzkörpermassage *Abhyanga* zur Reinigung und Vitalisierung.

Der Verzehr von Sesam oder Sesamöl versorgt den Körper mit herzgesunden ungesättigten Fettsäuren und wertvollen Vitaminen. Gerade das im Sesam reichlich vorkommende Vitamin E ist gut für das Herz. Sesam senkt nachweislich den Blutdruck und den Cholesterinspiegel. Das Herz-Kreislauf-System wird auch durch die wertvollen Lignane (Phytoöstrogene wie Sesamin und Sesamolin) gestärkt. Somit reduziert Sesam das Risiko von Schlaganfall und Herzinfarkt. Phytoöstrogene spielen in den Wechseljahren eine wichtige Rolle, da gerade in dieser Zeit das Herzinfarktrisiko ansteigt. Forscher fanden heraus, dass Sesam die Fähigkeit hat, das Wachstum von Brustkrebszellen zu stoppen.

Frisch geernteter Sesam kann gelb, braun, rot oder schwarz sein. Unter der Hülle sind aber alle Samen cremeweiß. Schwarzer Sesam wird gerne in Afrika, den Nahen Osten, Indien und in Japan verwendet. Sesam schmeckt roh etwas fade. Um ihm sein tolles nussiges Aroma zu entlocken, muss er vorsichtig angeröstet werden.

Verzehren Sie also regelmäßig Sesam, beispielsweise in Müsli, Müsliriegeln, Kräckerbrot oder geröstet im Salat, als Sesamsauce oder Tahin – eine Paste aus gemahlenem Sesam die man als Dip, Aufstrich oder klassisch als Beilage zu Falaffeln servieren kann.

## Gut zu wissen: Fettsäuren

Nahrungsfette setzen sich aus gesättigten, einfach ungesättigten und mehrfach ungesättigten Fettsäuren zusammen. Die meisten wertvollen Pflanzenöle weisen einfach und mehrfach ungesättigte Fettsäuren wie Omega-3-, Omega-6- und Omega-9-Fettsäuren auf, die äußerst gesund sind.

Die Öle müssen kaltgepresst, in dunkle Behälter abgefüllt und richtig gelagert werden. Sie können toxisch wirken, wenn sie mit Sauerstoff, Licht und Hitze in Kontakt kommen. Dann werden sie ranzig und bilden krebserregende freie Radikale. Achten Sie also stets auf eine gute Lagerung und brauchen Sie die Öle rasch auf.

Man kann aufgrund der Tatsache, dass ein Öl gesättig oder mehrfach gesättigt ist, nicht pauschal behaupten, es sei besser oder schlechter. Gesättigtes Fett steht im Ruf Herz-Kreislauf-Erkrankungen zu fördern, weil es die Arterien verstopft. So einfach ist die Sache nicht.

Nur wenige kennen wirklich den Unterschied zwischen mittelkettigen und langkettigen Fettsäuren. Je gesättigter das Fett und je länger die Kette ist, desto härter ist es und desto höher ist dessen Schmelzpunkt. Langkettige Fettsäuren wie sie in tierischen Fetten vorhanden sind (Fleisch und Milchprodukte), sind bei übermäßigem Verzehr eher ungesund.

Exotische Öle wie Kokosöl, Palmöl und Palmkernöl sind dagegen eine natürliche Quelle von mittel- und kurzkettigen Fettsäuren. Die mittelkettigen Fettsäuren von kalt gepresstem Kokosöl wirken sich nicht negativ auf den Cholesterinspiegel aus. Kokosöl besitzt darüber hinaus die Fähigkeit indirekt den Cholesterinwert zu beeinflussen, da es den Stoffwechsel ankurbelt, den schlechten LDL-Wert senkt und den guten HDL-Wert erhöht. So trägt hochwertiges kalt gepresstes Kokosöl zum Schutz vor Herz-Kreislauf-Erkrankungen bei.

Sesamöl wird in der ayurvedischen Medizin eine große gesundheitsfördernde Wirkung nachgesagt. Der kräftige Geschmack von Sesamöl verleiht vielen asiatischen Pfannengerichten seinen typischen Geschmack. Sesamöl ist sehr intensiv. So reicht bereits eine kleine Menge, um damit Speisen zu aromatisieren. Es ist auch ein hervorragendes Massageöl und kann zum Ölziehen verwendet werden.

Rauchpunkt (kalt gepresst): 177 Grad, gut zum Kochen und Braten geeignet!

## Sonnenblumenkerne und Sonnenblumenöl

Sonnenblumenkerne enthalten überdurchschnittlich viel Kalium, Magnesium, Vitamine B1, B3, B6 und E. Sie sind somit ideales „Nervenfutter". Der enorm hohe Vitamin E-Gehalt beugt nicht nur Herzerkrankungen vor, sondern schützt auch vor Hautkrebs und wirkt Faltenbildung entgegen. Sonnenblumenkerne enthalten viel Protein und stimmungsaufhellendes Phenylalanin. Sie eignen sich hervorragend für den kleinen Hunger zwischendurch und sind dabei kalorienärmer als Nüsse. Sonnenblumenkerne schmecken gut im Müsli oder angeröstet über den Salat gestreut. Sie sind eine wichtige Zutat für meine glutenfreien Brötchen und Kräckerbrote.

Kalt gepresstes (natives) Sonnenblumenöl ist aufgrund seiner Ölsäuren-Zusammensetzung ein hervorragendes Speiseöl für die kalte Küche. Bratöl aus Sonnenblumenkernen ist stark hitzebehandelt und enthält gesundheitsschädliche Fettsäuren.

Rauchpunkt (kalt gepresst): 110 Grad, nicht zum Erhitzen und Braten geeignet!

## Kokosöl

Kokosöl spielt seit Jahrhunderten in Süd- und Südostasien, Südpazifik und der Karibik eine wichtige Rolle für die Ernährung und Schönheitspflege. So ist es nicht verwunderlich, dass die Kokospalme auch als „Baum des Lebens" bezeichnet wird. Einheimische dieser Regionen nehmen täglich Kokosnuss zu sich – entweder als Kokoswasser/-milch/-öl oder leckeres Kokosnussfleisch.

Die gesamte Kokosnuss ist ein kulinarischer und äußerst gesunder Genuss. Sie besteht zu 82 Prozent aus Fett, 72 Prozent davon sind gesättigt. Allerdings ist das gesättigte Fett in der Kokosnuss nicht mit dem gesundheitsgefährdenden gesättigten Fett in tierischen Lebensmitteln wie Fleisch und Milchprodukten vergleichbar.

Beim gesättigten Kokosnussfett handelt es sich um die sogenannten mittelkettigen Fettsäuren, die äußerst gesundheitsfördernde Eigenschaften besitzen. Mit dem naturbelassenen, kalt gepressten Kokosöl schenkt uns die Natur ein perfektes Nahrungsmittel. Hochwertiges Kokosöl ist nicht zu verwechseln mit dem ungesunden gehärteten Kokosfett, das sich in industriell verarbeiteten Lebensmitteln und Fertiggerichten befindet! Das naturbelassende feine Kokosöl ist vielseitig verwendbar und in einer gesunden Küche nicht wegzudenken.

Der hohe Gehalt an Laurinsäure von bis zu 59 Prozent sowie Caprinsäure (eine weitere mittelkettige Fettsäure) schützt gegen Viren, Bakterien sowie Pilze und stärkt so die Abwehrkraft. Im Kampf gegen Pilzinfektion mit *Candida albicans* lohnt sich der tägliche Verzehr von Kokosöl und selbst bei entzündlichen Darmerkrankungen (z. B. Morbus Crohn) konnte das Öl nachweislich die Entzündung reduzieren, was auf die mittelkettigen Fettsäuren zurückzuführen ist. Kokosöl stimuliert zudem die Schilddrüse positiv und regt den Stoffwechsel an. So hilft es sogar beim Abnehmen.

Kokosöl ist sehr hitzebeständig und eignet sich bestens zum Anbraten und Backen, ohne sich in gefährliche Transfette zu verwandeln. Da das Öl bei Zimmertemperatur eher fest ist, wird es gerne auch als Kokosbutter bezeichnet. Hochwertiges Bio-Kokosöl ist vielseitig einsetzbar und schmeckt unglaublich gut. Diesen Luxus sollten Sie sich nicht zuletzt Ihrer Gesundheit zuliebe unbedingt leisten. Ich verwende das Öl auch zum Anbraten von Gemüse und für meine goldbraun gerösteten Ofenkartoffeln.

Auch die haut- und haarpflegenden Eigenschaften dieses Öls sind unübertroffen. Kokosöl macht die Haut weich und geschmeidig. Das Haar gewinnt an Spannkraft und Glanz, wenn man es regelmäßig mit einer Kokosöl-Kur pflegt. Für mich sind die vielen Vorzüge von Kokosnussprodukten nicht mehr wegzudenken. Ich verwende Öl, Wasser, Flakes und Raspel der Frucht täglich. Die köstliche Kokosmilch ist perfekt für Gemüsecurry.

Beim Kauf von Kokosprodukten sollte man unbedingt auf erstklassige Bioware aus nachhaltigem Anbau achten. Allerdings gibt es auch im Biobereich qualitativ und geschmacklich große Unterschiede. Testen Sie sich durch und finden Sie heraus, was Ihnen am besten schmeckt. Bereichern Sie Ihre Ernährung mit der unglaublichen Kokosnuss und nutzen Sie ihre gesundheitsfördernde Kraft.

Rauchpunkt (kaltgepresst): 234 Grad, sehr gut erhitzbar, optimal zum Kochen und Braten geeignet!

Hinweis: Konventionelle Kokosprodukte können Geschmacksverstärker und unnötige Zusatzstoffe enthalten, die der Gesundheit absolut nicht zuträglich sind. Meine persönliche Empfehlung bester Bio-Kokosprodukte finden Sie unter *Bezugsquellen* auf S. 350.

## Olivenöl

Olivenöl, kalt gepresst, ist ein Genuss und aus der mediterranen Küche nicht wegzudenken. Auch hierzulande erfreut sich Olivenöl großer Beliebtheit. Schon vor 6000 Jahren wurden erste Olivenhaine in Südeuropa und Nordafrika

### Rezept: Oliventapenade

Eine Tapenade aus Oliven ist ein besonders gesunder Brotaufstrich und in gut sortierten Biomärkten zu finden. Man kann sie auch ganz einfach selbst herstellen: Geben Sie einige entsteinte Oliven, zusammen mit etwas Knoblauch, Salz und Zitronensaft in den Mixer und verarbeiten Sie das Ganze zu einer groben Paste. Und schon ist der leckere Brotaufstrich fertig.

**Tipp:** Wenn Sie möchten, können Sie der Mischung auch einige frische Thymianblättchen hinzugeben.

angelegt. Heute gibt es eine unglaubliche Vielzahl an Olivensorten in unterschiedlichsten Geschmacksrichtungen und Größen. So mannigfaltig die Olivensorten sind, so sehr variiert auch der Geschmack des aus ihnen produzierten Öls.

Fast 90 Prozent der angebauten Oliven werden zur Ölherstellung verwendet. Kalt gepresste Öle werden ohne Wärmeeinwirkung produziert und enthalten alle wertvollen Inhaltsstoffe. Aber auch bei der Kaltpressung können durch Reibung bis zu 60° C entstehen. Wirklich hochwertig produzierte kalt gepresste Öle werden sorgsam verarbeitet, um die Temperaturgrenze von 42° C nicht zu überschreiten. So entsprechen sie den Kriterien eines Rohkostprodukts. Bei diesem schonenden Verfahren erhält man Olivenöle mit unvergleichlichen Geschmacksnoten. Sie haben allerdings ihren Preis.

Billiges Olivenöl sollte man im Regal stehen lassen. Immer wieder werden gepanschte Olivenöle vom Markt genommen. Die große Nachfrage verleitet dazu, die oftmals knappe Ernte damit auszugleichen. Hochwertiges Olivenöl enthält einfach ungesättigte Fettsäuren, die dem Körper helfen, LDL-Cholesterin abzubauen.

Zudem enthalten Olivenöl und Oliven wertvolle Mineralstoffe und Vitamine A und E.

Hochwertiges kalt gepresstes Olivenöl ist zum Kochen viel zu schade und sollte bevorzugt für kalte Gerichte verwendet werden oder als geschmackliche Bereicherung über gedünstetes Gemüse geträufelt werden.

Nicht nur Olivenöl, sondern auch ökologisch angebaute sonnengereifte Oliven sind ein Gaumenschmaus. Am wertvollsten und geschmacklich besonders interessant sind die Oliven, die monatelang bei etwa 20° C im Schatten getrocknet wurden. Sie haben eine ganz eigene Geschmacksnote, die sich stark von in Öl oder Salzlake eingelegten Oliven unterscheidet. Grüne Oliven enthalten mehr Mineralstoffe. Dunkelbraune Oliven reifen länger. Dadurch enthalten sie mehr einfach ungesättigte Fettsäuren. Bei sehr schwarzen Oliven aus dem Supermarkt handelt es sich meistens um gefärbte Ware. Lassen Sie lieber die Finger davon.

Rauchpunkt (kaltgepresst): 130 bis 175 Grad, je nach Sorte zum Kochen und Braten geeignet!

## Rapskernöl

Rapskernöl ist wegen des feinen nussigen Geschmacks vielfältig einsetzbar und eignet sich besonders für die Zubereitung von Salaten. Wer bei Raps an gelbe, wogende Felder mit eigenartigem Duft oder Biodiesel denkt, hat noch nicht die hervorragenden, gesundheitlichen und geschmacklichen Vorteile von kalt gepresstem Rapskernöl entdeckt.

Kalt gepresstes Rapskernöl hat einen hohen Anteil an einfach und mehrfach ungesättigten Fettsäuren und ist somit ein ideales hochwertiges Speiseöl. Der besonders hohe Anteil an Alpha-Linolsäure (eine Omega-3-Fettsäure) hält Herz und Kreislauf gesund. Rapskernöl ist zudem reich an Vitamin E, das ein wichtiges Antioxidans zur Bekämpfung freier Radikale ist. Vitamin E bewahrt das empfindliche Rapskernöl vor Oxidati-

on, sprich dem Verderb durch Sauerstoffeinwirkung. Die im Rapskernöl enthaltenen sekundären Pflanzenstoffe, wie die wertvollen Carotinoide und Lutein, wirken ebenfalls antioxidativ. Lutein findet man sonst vor allem in grünem Blattgemüse wie Grünkohl oder Spinat.

Kalt gepresstes Rapskernöl hat eine intensive gelbe Farbe und zeichnet sich durch einen fruchtig milden Geruch und Geschmack aus. Es unterschiedet sich nicht nur qualitativ, sondern auch geschmacklich stark vom im Handel überwiegend anzutreffenden raffinierten Speiseöl aus Raps, das auch Bestandteil vieler äußerst ungesunder Margarinesorten ist. Kalt gepresstes Rapskernöl eignet sich nicht zum Erhitzen, da sonst die wertvolle Alpha-Linolsäure oxidiert und verdirbt. Es ist deutlich günstiger zu haben als andere hochwertige Ölsorten und somit eine gesunde und preiswertere Alternative.

Rauchpunkt (kaltgepresst): 130 bis 190 Grad (schon ab 140 Grad entstehen gesundheitsschädliche Stoffe!), nur zum Dünsten geeignet.

## Exklusive Pflanzenöle

Außer den beschriebenen Ölsorten gibt viele weitere wohlschmeckende und besonders seltene sowie wertvolle Pflanzenöle: Avocadoöl, Amaranthöl, Arganöl, Bockshornkleesamenöl, Borretschsamenöl, Brennnesselsamenöl, Chia-Samenöl, Distelöl, Erdnussöl, Haselnussöl, Hagebuttenkernöl, Kakaobutter, Korianderöl, Leindotteröl, Macadamianussöl, Maiskeimöl, Mandelöl, Mohnöl, Moringaöl, Nachtkerzenöl, Palmöl, Paranussöl, Pekannussöl, Pistazienkernöl, Rosenöl, Sacha-Inchi-Öl, Sanddornkernöl, Schwarzkümmelöl, Senföl, Sheabutter, Sojaöl, Traubenkernöl, Walnussöl, Weizenkeimöl, Zedernkernöl.

Viele dieser Öle sind sehr kostbar und teuer, kulinarisch aber ein Hochgenuss. Aus diesem Grund sollte man sie nur in wirklich kleinen Mengen verwenden. So kann man eine besondere Vorspeise vielleicht mit Walnuss oder Zedernkernöl beträufeln oder etwa Schwarzkümmelöl und Nachtkerzenöl auch als Heilmittel einnehmen. Mehr über Schwarzkümmelöl erfahren Sie im Kapitel *Verdauungshelfer* auf S. 72.

Im Grunde genommen gibt es kaum einen Samen, aus dem man nicht ein Öl herstellen kann. Der Fantasie sind da keine Grenzen gesetzt. Eine der weltweit besten Manufakturen für Spezialöle, die ich kenne, ist die Familien-Manufaktur *Maienfelser-Naturkosmetik*. Ein Blick auf die Produktpalette lohnt sich! Die Adresse finden Sie unter *Bezugsquellen* auf S. 350.

### Lektüretipp

Bruce Fife: *Kokosöl, Das Geheimnis gesunder Zellen*. Kopp, Rottenburg a. N. 2016

# Nüsse: Energie und Proteine

Nüsse sind nicht nur eine leckerere Knabberei, sondern optimale Energielieferanten und Proteinspender. Botanisch zählen Nüsse zum Schalenobst, unterscheiden sich aber in ihrer Zusammensetzung deutlich von anderen Obstsorten. Sie sind eiweiß- und ballaststoffreich, enthalten wertvolle Kohlenhydrate und herzstärkende, einfach und mehrfach ungesättigte Fettsäuren.

Nüsse sind sehr kalorienreich, halten aber trotzdem schlank. Nussliebhaber, die regelmäßig Nüsse essen, haben im Schnitt ein niedrigeres Körpergewicht. Warum die Kalorien aus den Nüssen weniger als Körperfett gespeichert werden, erklärt sich über das Nährstoffprofil, das gesunde Fettsäuren und einen hohen Eiweißgehalt beinhaltet. Nüsse machen lange satt und spenden viel Energie. Darüber hinaus enthalten Nüsse wertvolle Mineralstoffe, Vitamine, sekundäre Pflanzenstoffe und antioxidative Phenole, die das Risiko bestimmter Krebserkrankungen absenken. Reich an Phytosterol reduzieren sie auch den Cholesterinspiegel, wirken entzündungshemmend und blutdrucksenkend.

Nüsse können aber auch allergen wirken. Allergiker erleben beim Verzehr bestimmter

### Gesundheitstipp: Nüsse einweichen

Nüsse, Mandeln und Samen enthalten von Natur aus Phytinsäure. Sie ist ein Enzymhemmer, der die vorzeitige Keimung der Nüsse und Samen verhindert. Phytinsäure behindert aber die Verdauungsenzyme beim Verzehr der Nüsse und Samen und steht somit der Nährstoffaufnahme wertvoller Mineralstoffe, Spurenelementen und Vitamine im Weg.

Durch nächtliches Einweichen in Wasser werden die Enzymhemmer abgebaut und die Nüsse sind somit leichter verdaulich. Eingeweichte Nüsse lassen sich zudem besser pürieren und zu Nussmilch oder Nussjoghurt verarbeiten.

Nach dem Einweichen können die Nüsse, Mandeln und Samen bei maximal 42° C getrocknet werden, so hat man immer einen Vorrat zur Hand.

Nussarten wegen einer extrem hohen Histamin-Ausschüttung Reaktionen wie etwa Brennen im Mund- und Rachenraum, Übelkeit, Schwindel und Kreislaufbeschwerden sowie Hautausschlag. In schwerwiegenden Fällen kann eine Nussallergie zu Atemnot und Asthma führen. Selbst kleinste Spuren von Nüssen in verarbeiteten Nahrungsmitteln können bei Betroffenen Extremreaktionen auslösen. Nüsse sind wertvolle gesunde Energiespender, wer an einer Nussallergie leidet, muss nicht zwangsläufig alle Nüsse meiden. Meist werden Mandeln gut vertragen.

Achten Sie beim Kauf von Nüssen und Mandeln auf Bioqualität oder Wildsammlung. Bei falscher Aufbewahrung können Nüsse gesundheitsgefährdende Schimmelpilzspuren aufweisen. Darüber hinaus werden sie schnell ranzig. Ranzige sowie von Schimmel befallene Nüsse sind nicht mehr zum Verzehr geeignet. Lagern Sie Nüsse stets trocken und kühl und verbrauchen Sie sie möglichst schnell. Nüsse in der Schale sind etwas länger haltbar, geschälte Nüsse füllen Sie am besten direkt in gut verschließbare Gläser ab und bewahren sie an einem kühlen Ort bzw. im Kühlschrank auf.

Essen Sie täglich ein paar Nüsse Ihrer Wahl, entweder im Müsli, über Salat sowie Gemüse gestreut oder zwischendurch als kleinen Snack. Das tut Ihnen gut!

## Cashewkerne

Cashewkerne sind die Samen des Acajoubaums. Es handelt sich dabei um die Kerne der roten Cashew-Äpfel. Der Apfel ist eine Scheinfrucht, die eigentliche Frucht ist der Cashewkern, der in eine harte Schale verpackt ist und deswegen als Nuss bezeichnet wird. Cashews werden unter anderem in Indonesien und Vietnam angebaut, nach der Ernte getrocknet oder geröstet. Bei der Verarbeitung gibt es große Qualitätsunterschiede. Die oftmals beim Discounter angebotene Ware ist meist stark erhitzt worden, im schlimmsten Fall in Öl geröstet, stark gesalzen – und deshalb nicht empfehlenswert.

Um das ganze Nährstoffpotential der Cashews auszuschöpfen, sollten Sie unbedingt Bio-Cashews kaufen – am besten in Rohkostqualität. Sorgsam getrocknete Cashews sind sehr hell, haben einen süßlichen Geschmack und kosten sehr viel mehr als die Billigware aus dem Supermarkt. Cashews enthalten essentielle ungesättigte Fette (Omega-3-Fettsäuren). Im Vergleich zu anderen Nussarten haben sie jedoch einen geringeren Fettanteil. Sie liefern Calcium, Phosphor, Eisen, Zink und extrem viel Magnesium. Der Anteil der essentiellen Aminosäure Tryptophan ist sehr hoch und fördert die Produktion von Serotonin. Cashews spenden viel Energie, unterstützen den Knochen- und Muskelaufbau und haben darüber hinaus eine antibakterielle sowie entzündungshemmende Wirkung.

## Küchentipp: Nussmilch und Joghurt

Nüsse und Mandeln eignen sich hervorragend, um Nussmilch sowie tolle cremige Nussjoghurts herzustellen. Wie das geht, erfahren sie im Rezeptteil auf S. 188. Erfahrene Rohkostköche verarbeiten Nüsse zu ausgefallenen veganen Nusskäse-Variationen, die ein sehr leckerer Ersatz für normalen Käse sind und absolut nichts mit den langweiligen veganen Käsesorten aus dem Kühlregal der Supermärkte zu tun haben. Wer sich den Luxus gönnen möchte, kann die individuell hergestellten Nusskäse auch ganz einfach bestellen. Eine Adresse finden Sie unter *Bezugsquellen* auf S. 350.

Cashews sind vielseitig einsetzbar. Sie machen sich gut in Gemüsecurrys, pfannengerührten Gemüsegerichten oder gehackt über das Müsli gestreut. Für meine leckeren Energiebällchen benutze ich sie oft gemeinsam mit Mandeln. Cashews eignen sich kombiniert mit Kokosmilch wunderbar für die Zubereitung von cremigem Nussjoghurt. Rezepte mit Cashews finden Sie im Rezeptteil.

## Erdmandeln

Erdmandeln sind keine Nüsse. Ich möchte sie hier aber nicht unerwähnt lassen, denn Erdmandeln sind ballaststoffreiche Energiespender und haben nichts mit allergenen Erdnüssen gemein. Die Erdmandel, auch *Chufa* genannt, ist ein Knollengewächs und gehört zur Familie der Riedgrasgewächse.

Die aus Arabien stammende Pflanze fand den Weg nach Südeuropa und wird heute in Spanien sowie West- und Nordafrika, Ostindien und Brasilien angebaut. Die Erdmandel ist eine Staude mit unterirdisch wachsenden Ausläufern (Rhizom), ähnlich wie man sie bei Kartoffeln vorfindet. Ihre Ausbreitung kann invasiv ausarten. So wird sie in vielen Ländern als unerwünschtes Unkraut betrachtet.

Erdmandeln liefern viel pflanzliches Eiweiß, ungesättigte Fettsäuren, zahlreiche Mineralstoffe, Spurenelemente und Vitamine. Sie enthalten besonders viel Kalium, Eisen, Magnesium und Zink, Vitamin C und E und die Flavonoide Biotin und Rutin, die vor freien Radikalen schützen.

Die getrockneten Knöllchen sind hart und müssen vor dem Verzehr etwa vier Stunden eingeweicht werden. Deshalb ist es zeitsparender und unkomplizierter, Erdmandelflocken oder Erdmandelmehl zu verwenden. Erdmandeln schmecken gut in Müsli oder Smoothies und kombiniert mit anderen glutenfreien Mehlsorten sind sie hervorragend zur Herstellung von glutenfreien Backwaren geeignet.

## Erdnüsse

Die Erdnuss ist eigentlich eine Hülsenfrucht und zählt wie Erbsen und Bohnen zu den Leguminosen. Im Laufe ihrer Entwicklung hat sich die Erdnuss zur Nuss gewandelt. Im Gegensatz zu den Hülsenfrüchten sind Erdnüsse roh genießbar. Trotzdem ist bei Erdnüssen Vorsicht geboten, da ihr allergenes Potential extrem hoch ist.

Ursprünglich war die Erdnuss in den Anden beheimatet und hat sich von dort aus über die Tropen und Subtropen ausgebreitet. Die ältesten Funde von Erdnüssen werden auf ein Alter von 7840 Jahre geschätzt. Heute wird die Erdnuss in warmen Regionen wie Westafrika, China, Indien sowie Nord- und Südamerika angebaut. Wer nicht unter Erdnussallergie leidet, kann sich mit Hilfe von Erdnüssen mit viel Eiweiß und wertvollen Mineralstoffen wie Kalium, Phosphor, Magnesium, Calcium, Zink, Eisen und den Vitaminen B und E versorgen.

## Esskastanien (Maronen)

Esskastanien oder Maronen sind ein typisch herbstlicher Gaumenschmaus.

Traditionell verzehrt man in Süddeutschland und in vielen Mittelmeerländern frische Esskastanien oder Maronen heiß. Wer kennt nicht den Maroni-Mann mit seinem mobilen Röstofen aus der Fußgängerzone oder vom winterlichen Weihnachtsmarkt?!

Für unsere Vorfahren war die Kastanie ein wichtiges Lebensmittel und diente häufig als Ersatz für Mehl und Kartoffeln, da man sie in der freien Natur sammeln und somit Kosten sparen konnte. Aus diesem Grund wurde die Kastanie auch „Kartoffel für Arme" oder „Brot des kleinen Mannes" genannt. Edelkastanien stammen ursprünglich aus Zentralasien. Sie verbreiteten sich vor 2000 Jahren über den gesamten Mittelmeerraum.

Heute gedeihen Kastanienbäume überall dort, wo mildes Klima herrscht. Die meisten im

Handel angebotenen Kastanien kommen aus Spanien, Italien, Frankreich und der Türkei. Auch in warmen Regionen Deutschlands wächst die Kastanie – wer Glück hat, kennt einen solchen Ort.

Ich sammle Kastanien jedes Jahr im nahen Wald und genieße meine Beute in vielen Variationen (Rezept siehe S. 275). Kastanien enthalten viele Kohlenhydrate und sind als Dickmacher in Verruf geraten. Dabei weisen sie nur wenig Fett auf und verfügen über gesunde Ballaststoffe und eine beachtliche Menge an wichtigen Nährstoffen wie Kalium, Magnesium, Vitamine der B-Gruppe, Vitamine C und E sowie Folsäure.

Kastanien haben ein köstliches süßliches Aroma, schmecken gekocht oder geröstet. Besonders lecker sind sie, wenn man sie nicht ganz gar kocht, dann schält und in Kokosöl goldbraun in einer Pfanne fertig röstet. Sie passen hervorragend zu herbstlichen Salatkreationen oder zu Pilz-Risottos. Sehr schmackhaft ist *Crème de Maron*. Das ist ein feiner Brotaufstrich aus Maronen, den die Franzosen so lieben.

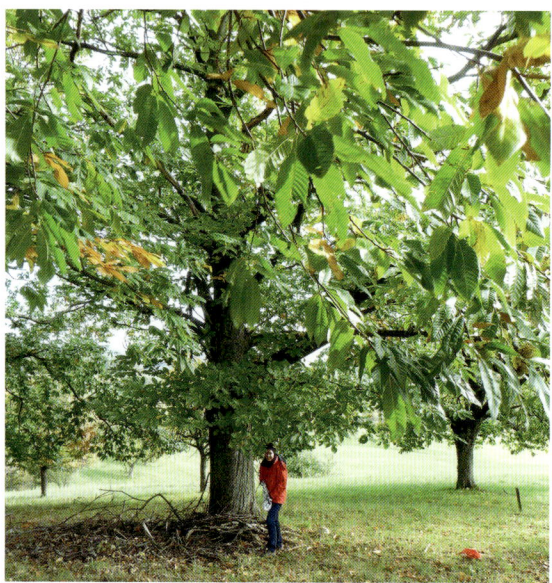

**Ich sammle die wunderschönen Leckerbissen im Spätherbst.**

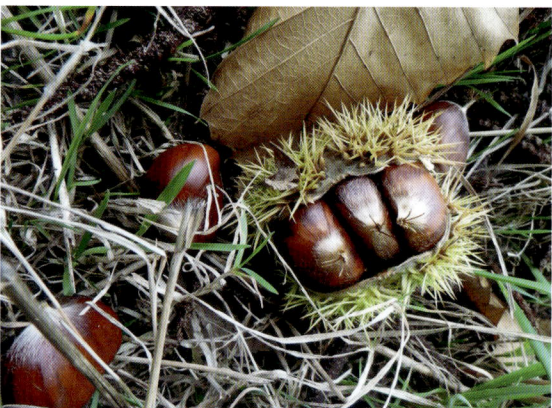

**Kastanien kann man in vielen Regionen in Hülle und Fülle in der freien Natur finden und sammeln.**

## Haselnüsse

Die Haselnuss wächst am Haselnussstrauch und ist auch in Deutschland beheimatet. Ihr Hauptanbaugebiet liegt allerdings in den Mittelmeerländern, denn sie bevorzugt feuchtwarmes Klima. Die in Deutschland wachsende Haselnuss ist eine Verwandte der Lambertshasel, die weniger kälteempfindlich, aber auch weniger ertragreich ist. Die Haselnuss zählt schon seit Jahrtausenden zu den beliebten Nahrungsmitteln und gehört zu den Schalenfrüchten.

Haselnüsse sind sehr gesund und bestehen zu 60 Prozent aus herzstärkenden ungesättigten Fettsäuren. Sie liefert wertvolle Ballaststoffe und sekundäre Pflanzenstoffe. Das wirkt sich positiv auf die Verdauung aus. Darüber hinaus ist sie reich an wertvollem Eiweiß, den Vitaminen A, C und E sowie diversen B-Vitaminen, Magnesium, Kalium, Eisen und Phosphor. Haselnüsse sowie alle anderen Nussorten sind optimales Nervenfutter und beugen Herz-Kreislauf-Erkrankungen vor.

Haselnüsse eignen sich besonders gut für aromatisches Gebäck oder Leckereien der Rohkostküche. Nüsse in der Schale halten länger, geschälte Nüsse werden sehr schnell ranzig und sollten dann wegen der Gesundheitsgefährdung nicht mehr verzehrt werden. Feines Haselnussöl eignet sich zum Aromatisieren von Salaten oder Gemüse-Rohkostgerichten.

Hinweis: Nussallergiker müssen bei der Haselnuss aufpassen, da ihr allergenes Potential ähnlich hoch ist wie bei Birkenpollen.

## Kokosnuss

Über die vielseitige und gesunde Kokosnuss habe ich im Vorfeld schon einiges berichtet, beginnend mit dem wunderbaren kaltgepressten Kokosöl (S. 152) bis zum kostbaren Kokoswasser der Trinkkokosnüsse (S. 207). Hier möchte ich nochmals auf die nahrhaften Bestandteile des Fruchtfleischs hinweisen – es ist ein Gedicht. Kokos-Flakes oder Raspel verfeinern so manches Gericht. Sie eignen sich für Müsli, Kuchen und Nachspeisen, aber auch für herzhafte asiatische Gerichte.

Kokoschips sind ein äußerst gesunder Knabberspaß. Die besondere Nuss ist reich an Ballaststoffen, steckt voller wertvoller Nährstoffe wie Vitamin A und E und trumpft mit jeder Menge Mineralstoffe auf. Die vielen gesundheitlichen Vorteile der Kokosnuss können Sie in der Beschreibung zum Kokosöl nachschlagen.

Darüber hinaus bietet Kokosblütenzucker oder Sirup eine gute Alternative zu herkömmlichem Zucker, da er einen sehr niedrigen glykämischen Index (nur 35) aufweist. Mit reinem Kokosblütenzucker gesüßte Speisen treiben den Blutzuckerspiegel nicht so extrem in die Höhe wie weißer Industriezucker. Kokosblütenzucker hat einen angenehm karamelligen Geschmack. Zuletzt sei noch das Kokosmehl erwähnt. Es punktet mit einem 40 Prozent höheren Ballaststoffanteil als andere Mehlsorten und enthält jede Menge pflanzliches Eiweiß. Kokosmehl eignet sich kombiniert mit anderen Mehlsorten hervorragend zum Backen.

## Macadamianuss

Die Macadamianuss stammt ursprünglich aus den Regenwäldern Australiens und wurde schon von den Aborigines als Nahrungsquelle genutzt. Die Gattung Macadamia gehört zur Familie der Silberbaumgewächse. Der Baum wurde nach dem Wissenschaftler John McAdam (1827–1865) benannt. Die Macadamianuss ist auch als „Königin der Nüsse" bekannt, da sie eine ganz besondere Köstlichkeit ist.

Der Anbau von Macadamianüssen gestaltet sich aufwändig und ist schwierig. Erst nach sieben Jahren intensiver Pflege trägt der Baum ausreichend Früchte. Nach 15 Jahren sind die Voraussetzungen optimal, um bis zu sieben Ernten im Jahr einzufahren. Auch die weiteren Arbeitsschritte sind sehr arbeitsintensiv, um die Nuss aus der harten Schale zu befreien. Der schwierige Anbau und die komplizierte Weiterverarbeitung rechtfertigen den hohen Preis der teuersten Nüsse der Welt. Heute gehören neben Australien noch Hawaii, Neuseeland, Südafrika, Israel, Brasilien und Kalifornien zu den wichtigsten Anbaugebieten.

Macadamianüsse haben einen sehr hohen Fettgehalt, der überwiegend aus einfach und mehrfach ungesättigten Fettsäuren besteht. Neben wertvollen B-Vitaminen, Calcium, Eisen, Zink, Phosphor und sehr viel Kalium enthalten die Nüsse komplexe Kohlenhydrate und viel energiespendendes Eiweiß. Ihre harte Schale ist äußerst schwer zu knacken, weshalb die Nüsse in der Regel ohne Schale angeboten werden. Macadamianüsse müssen grundsätzlich nicht eingeweicht werden, außer man möchte sie zu einer cremigen Paste verarbeiten, die als gesunde Alternative zu Butter verwendet werden kann. Auch das wertvolle Macadamia-Nussöl ist mit seinem feinen Geschmack eine Bereicherung für die Rohkostküche.

## Mandeln

Die Mandel ist wegen ihrer guten Verträglichkeit unverzichtbar für eine nährstoffreiche vegane Ernährung. Wenn im Frühjahr die vielen Mandelbäume blühen, bedeckt ein leuchtender

Teppich von zartem Rosa Spaniens größte Insel Mallorca. Das ist ein herrlicher Anblick. Der Mandelbaum war ursprünglich nicht in Spanien heimisch, sondern stammt aus Westasien und Nordafrika. Heute produziert man auf Mallorca die aromatischsten Mandeln der Welt, die nicht nur die spanische Küche bereichern. Auch in Italien und Kalifornien und selbst in Deutschland werden Mandeln angebaut. So kommen jedes Jahr zahlreiche Touristen nach Rheinland-Pfalz, wo das gemäßigte Klima das Wachstum von Mandelbäumen ermöglicht.

Die Mandel gilt gemeinhin als Nuss, ist tatsächlich aber ein Samen aus der Frucht des Mandelbaums, der in einer harten, steinartigen Schale steckt. Die Mandel zählt zu den Steinfrüchten. Es gibt bittere und süße Mandeln. Die süße Mandel ist zum Verzehr geeignet. Die bittere Mandel enthält giftige Blausäure. Aus bitteren Mandeln wird Bittermandelöl gewonnen, das als Aromastoff für Lebensmittel und den berühmten Amaretto-Likör dient. Die giftigen Verbindungen werden bei der Herstellung des Bittermandelöls entfernt. Süße Mandeln sind in jeder hinsicht köstlich. Sie sind ein wichtiger Bestandteil von süßem Gebäck und Marzipan, schmecken auch in herzhaften Gerichten oder sind ein willkommener Snack für zwischendurch.

Eine Handvoll Mandeln hat etwa 150 Kalorien, davon sind ca. 78 Prozent pures Fett. Allerdings handelt es sich dabei glücklicherweise um die „guten" einfach ungesättigten Fettsäuren, die das Herz stärken. Mandeln senken nachweislich trotz ihres hohen Fettgehalts den Cholesterinspiegel und den Blutdruck. Damit reduzieren sie die Risikofaktoren für koronare Herzerkrankungen. Der Verzehr von Mandeln verringert den glykämischen Index nach einer Mahlzeit und wirkt sich positiv auf den Blutzucker aus. Mandeln enthalten wertvolle pflanzliche Proteine wie die besondere Aminosäure Arginin, die für elastische Blutgefäße sorgt.

Mandeln sind einer der besten Quellen für Vitamin E und verfügen über ein starkes Antioxidans, das die Zellen schützt und Krebs, UV-Lichtschäden sowie Alzheimer vorbeugt. Darüber hinaus enthalten Mandeln wichtige B-Vitamine und Folsäure, was sich positiv auf den Homocystein-Wert auswirkt. Eine Handvoll Manden samt ihrer braunen Haut – in der Haut stecken viele Nährstoffe – versorgt den Körper mit wertvollen Mineralstoffe wie Calcium, Eisen, Zink, Selen, Kupfer, Niacin, Mangan und Phosphor für feste Knochen und Zähne sowie mit besonders viel Magnesium. Für Menschen, die unter einem Magnesiummangel leiden, ist ein täglicher Mandelverzehr empfehlenswert. Mandeln zählen zu den wenigen Nüssen, die eine basische Wirkung entfalten. Sie sind seit Generationen ein bewährtes Hausmittel gegen Sodbrennen, da sie Magensäure neutralisieren.

Die kleine fette und ballaststoffreiche Mandel macht nicht nur satt und gesünder, sondern durch ihren enormen Sättigungsgrad auch noch schlank. So fanden Forscher heraus, dass der tägliche Verzehr von 50 Gramm Mandeln keine Gewichtzunahme zur Folge hatte.

Ich persönlich reagiere nur auf einige wenige Nussarten allergisch. Die Mandel vertrage ich jedoch hervorragend. Der tägliche Verzehr von Mandeln schenkt mir viel Energie, stärkt mein Herz und sorgt für ein schönes Hautbild. Der hohe Magnesiumanteil beruhigt die Nerven und sorgt für einen guten Schlaf. Mandeln werden durch eine Einweichzeit von 8 bis 12 Stunden (über Nacht) leichter verdaulich. Ich weiche jeden Abend eine Handvoll Mandeln und einige Chia-Samen für mein morgendliches Müsli ein. Eingeweichte Mandeln lassen sich nach Bedarf ganz einfach enthäuten, um ein weißes Mandelmus, Butter oder Mandelmilch herzustellen.

Kaufen Sie ausschließlich rohe unbehandelte und unverarbeitete Bio-Mandeln. Gehäutete oder bereits gemahlene Mandeln sowie Mandelsplitter sind meistens erhitzt worden und haben somit weniger Nährwert. Mandeln werden wie alle Nüsse mit der Zeit ranzig, deshalb sollten Sie nicht so große Vorräte anlegen. Eine frische Mandel erkennt man an der leicht welligen, braunen Haut. Sie riecht süß und nussig. Ältere Mandeln zeichnen sich durch einen scharfen, bitteren Geruch und eine tiefe, faltige Schale aus. Lagern Sie Mandeln an einem kühlen, trockenen Ort in einem luftdichten Behälter – eventuell im Kühlschrank.

Zum Verfeinern von Rohkostgemüse-Gerichten oder Salaten eignet sich feines Mandelöl. Seine besonderen hautpflegenden Eigenschaften werden auch gerne in der Naturkosmetik genutzt. Ein köstlicher Genuss ist braunes oder weißes Mandelmus. Ich bevorzuge Mandelmus ausschließlich in der sehr aromatischen Rohkostqualität.

## Paranüsse

Paranüsse sind die Samen des Juvia-Baums, der in den tropischen Regenwäldern Südamerikas im Amazonasgebiet wächst und bis zu 500 Jahre alt werden kann. Weitere Verbreitungsgebiete liegen in Südmexiko, Venezuela, Peru, Bolivien, Kolumbien und Brasilien. Die mächtigen Bäume werden bis zu 45 Meter hoch und gehören zu den größten Bäumen der Regenwaldregion. Sie dürfen nicht gefällt werden und sind geschützt.

Die Bäume wachsen sehr langsam. Es kann zehn Jahre dauern, bis sie Früchte tragen. Während der Blütezeit sorgt die weibliche Orchideenbiene für die Bestäubung der Blüten. Die Nüsse wachsen in einer stacheligen etwa 15 Zentimeter langen und zwei Kilogramm schweren Kapsel, die bis zu 40 Nüsse enthalten kann. Die Haupterntezeit ist Januar bis März. Paranüsse werden schnell ranzig, sollten rasch verbraucht sowie kühl und trocken gelagert werden.

Was die Paranuss so besonders macht, ist ihr hoher Selengehalt. Mit dem täglichen Verzehr von zwei bis drei Paranüssen versorgen Sie Ihren Körper optimal mit Selen. Gerade Hashimoto-Patienten wird die tägliche Selenzufuhr empfohlen. Paranüsse sind sehr proteinreich, enthalten wertvolle Mineralstoffe, insbesondere Magnesium, Kalium und Phosphor sowie die Vitamine C, E und B6. Sie beeinflussen Schilddrüse, Knochen, das Nervensystem, Herz und Kreislauf sowie die Blutbildung günstig und sorgen für kräftige Haut, Haare und Nägel.

## Pekannüsse

Die Pekannuss wurde schon von den amerikanischen Ureinwohner als nahrhafte Delikatesse geschätzt. Wer Walnüsse mag, sollte auch die aromatische Pekannuss probieren. Die ursprüngliche Heimat des wildwachsenden Pekanussbaums ist Nordamerika.

Neben der Wildsammlung werden die Nüsse inzwischen auch in den Südstaaten der USA, Mexiko und Australien großflächig kultiviert. Der Baum wächst bis zu 30 Meter hoch und zählt zur Familie der Walnussgewächse. Die Verwandtschaft erkennt man erst anhand der geknackten Nuss, denn die harte Schale ist im Vergleich zur Walnuss glatt und glänzend. Die eigentlichen Kerne sehen der Walnuss sehr ähnlich, auch geschmacklich erinnert sie ein wenig an ihre Verwandten.

Die Erntezeit beginnt im Oktober und reicht bis Dezember. Frische Pekannüsse bekommt man ab diesen Zeitraum bis März. Pekanüsse sind ausgesprochen nahrhaft, sehr protein- und ballaststoffreich. Sie enthalten viele Mineralstofe wie Calcium, Magnesium, Eisen sowie wertvolle nervenstärkende B-Vitamine. Die Nuss ist reich an Vitamin A und schützt Augen und Schleimhäute. Die vielen ungesättigten Fettsäuren sind Balsam für Herz, Gefäße und den Kreislauf. Darüber hinaus wird durch regelmäßigen Pekannussgenuss der Blutdruck und der Cholesterinspiegel abgesenkt.

Ungeschälte Pekannüsse sind bis zu einem

Jahr haltbar. Geschälte Nüsse sollten schnell aufgebraucht werden. Pekannüsse aus Wildsammlung sind etwas kleiner, kompakter und intensiver im Geschmack als die üblichen Zuchtformen. Sie wachsen auf bis zu 300 Jahren alten Bäumen. Pekannüse aus der Wildsammlung sind bei Rohkostanbietern im Angebot.

## Pinienkerne

Pinienkerne stammen aus den Zapfen der Pinie, die im Mittelmeerraum heimisch ist und Wuchshöhen von bis zu 30 Metern erreicht. Bis zur Ernte der Kerne muss ein Baum etwa 15 Jahre heranwachsen, damit sie sich überhaupt lohnt. Die Pinie lässt sich im Plantagenanbau kultivieren, die Ernte erfolgt manuell von den sogenannten *Pineros*, was ihren hohen Preis rechtfertigt.

Da europäische Pinienkerne aus den Anbauländern Spanien, Frankreich, Portugal und Türkei sehr teuer sind, kommen in letzter Zeit immer häufiger importierte Kerne aus China, Pakistan und Korea in den Handel. Man erkennt diese Samen an ihrer dreieckigen Form und einer dunkleren Spitze. Sie sind fetthaltiger und weniger aromatisch als ihre europäischen Verwandten. Europäische Pinienkerne haben einen leicht harzigen Geschmack und sind in der mediterranen Küche sehr beliebt.

Pinienkerne enthalten Vitamin B3 (Niacin), das wichtig für Haut, Muskeln und Nerven ist. Darüber hinaus weisen sie Vitamin B1, B2 und A sowie die Mineralstoffe Phosphor, Calcium und Eisen auf.

Pinienkerne sind eine wichtige Zutat des beliebten *Pesto alla genovese*, mit dem sich ein leckeres Nudelgericht zaubern lässt. Pinienkerne sind einfach köstlich und sehr vielseitig in der feinen Küche verwendbar. Sie schmecken leicht angeröstet, über dem Salat oder einfach über das Müsli gestreut. Auch das Öl aus den Pinienkernen ist eine geschmackliche Sensation und verfeinert Salate oder Rohkost-Gemüsegerichte.

## Pistazien

Die Pistazie stammt ursprünglich aus dem Nahen Osten. Ihr Anbau ist seit der Antike verbürgt. Sie galt als Speise der Götter und wurde entsprechend verehrt. Heute werden Pistazien in USA, Iran, Türkei und in Spanien angebaut. Pistazien wachsen auf Bäumen der Pflanzenfamilie Sumachgewächse. Der bis zu 15 Meter tief verwurzelte Laubbaum wird maximal 12 Meter hoch. Es gibt männliche und weibliche Bäume. Daher werden zur Befruchtung beide Gehölze benötigt. Die Pollen verteilt der Wind. Die Bäume können ein Alter von 300 Jahren erreichen.

Botanisch handelt es sich bei Pistazien um Steinfrüchte, die von einer fleischig grünen Schicht umhüllt sind. Der darin verborgene Steinkern hat eine harte, helle Schale, die etwa einen Monat nach der Ernte seitlich aufbricht. Der eigentliche Pistazienkern ist von einer rotbraunen Haut umgeben und grün gefärbt. Je grüner, desto besser ist die Qualität.

Die Kerne sind eine hochgeschätzte Quelle für wertvolle Antioxidantien sowie Beta-Carotin, Vitamin E und C, B1, B2, B6 und Folsäure. Sie liefern viel Kalium, Calcium, Magnesium, Eisen und ungesättigte Fettsäuren. Geröstete Pistazien (leider meist gesalzen) sind das ganze Jahr über erhältlich. Pistazien in Bio-Rohkostqualität sind jedoch gesünder. Sie enthalten alle Nährstoffe und schmecken süß und aromatisch. Pistazien sollte man stets kühl und trocken lagern, sonst droht gefährlicher Schimmelbefall. Bei Zimmertemperatur werden sie schnell ranzig. Pistazien werden mit Schale zum Knabbern oder ohne Schale zur direkten Verarbeitung angeboten. Mit Pistazien lassen sich viele Speisen verfeinern, ich verwende sie vor allem für meine Süßspeisen oder Müslis.

## Walnüsse

Die Walnuss ist die Frucht des Walnussbaums, der auch in Deutschland beste Wachstumsbedingungen vorfindet und in vielen heimischen Gärten wächst. Etwa zehn Jahre nach der Anpflanzung kann man mit der ersten Ernte rechnen. Die Walnüsse sind von einer dicken grünen Schale umgeben. Ab September sind sie reif, platzen auf, fallen zu Boden und man kann sie aufsammeln.

Die Walnuss punktet mit einem enormen Nährstoffpotential. Sie ist reich an leicht verdaulichen essentiellen Aminosäuren und spendet viel Energie. Neben Vitamin E, das unter anderem rheumatische Erkrankungen sowie Gelenkschmerzen und Arteriosklerose vorbeugt, enthält die Walnuss Vitamine der B-Gruppe. Sie trägt viele Mineralstoffe in sich wie Calcium, Magnesium oder Phosphor. Ihr hoher Kaliumgehalt reguliert den Elektrolythaushalt und sorgt für genügend Flüssigkeit in den Zellen. Zudem versorgt uns die Walnuss mit den Spurenelementen Eisen, Selen, Zink und Mangan. Sie besitzt wertvolle einfach und mehrfach ungesättigte Fettsäuren, die den Cholesterinspiegel positiv beeinflussen und für ein gesundes Herz sorgen. Wie bei anderen Nussarten verbessert das Einweichen über Nacht die Verdaulichkeit und die Nährstoffaufnahme aus Walnüssen. Knacken Sie täglich ein paar Walnüsse, um ihr Herz zu stärken.

## Zedernnüsse

Die kleine Zedernnuss wird von den Bewohnern Sibiriens als „Königin der Taiga" bezeichnet und der Baum als „lebendiger Beschützer" verehrt. Sibirische Zedernnüsse sind bei uns kaum bekannt, dabei sind sie nahe verwandt mit den allseits beliebten Pinienkernen. Eigentlich handelt es sich bei Zedernnüssen um die Samen der Zeder. Sie kommen ausschließlich aus Wildsammlung und sind somit weder Züchtung, Genmanipulation oder Düngung ausgesetzt. Zedernnüsse sind ein ursprüngliches Naturprodukt, das die ländliche russische Bevölkerung schon seit Jahrhunderten nutzt.

Der hohe Nähr- und Gesundheitswert der Zedernnuss liegt in den ungesättigten Fettsäuren und Pinolen-Säuren. Zedernnüsse sind reich an essentiellen Aminosäure, Eisen, Magnesium, Mangan, Kupfer, Zink und Kobalt. Zedernkerne enthalten Vitamine der B-Gruppe sowie Vitamin E. Vor allem ihr hoher Vitamin E-Gehalt macht die Samen lange haltbar.

Zedernnüsse schmecken spektakulär köstlich im Müsli, an Salaten und verfeinern viele Gemüsegerichte. Auch das edle Zedernnussöl ist eine exklusive Zutat an feinen Salaten. Ich liebe das wunderbare Aroma von Zedernnüssen und verwende sie häufig. Zedernnüsse sind kostbar und selbst im Biofachmarkt oft schwer zu finden. Eine zuverlässige Adresse für hochwertige russische Zedernnüsse finden Sie im Anhang unter *Bezugsquellen* (S. 350).

# Pseudogetreide, Naturreis und Vollkorngetreide

Durch vegane Ernährung habe ich Reis, Getreide und die herrlichen sogenannten Pseudogetreide neu für mich entdeckt. Was Fleischesser gemeinhin als Sättigungsbeilage bezeichnen, bekam einen völlig neuen Stellenwert. Getreide waren jetzt nicht mehr zur Beilage degradiert, sondern ab sofort zusammen mit Gemüse und Salat die Stars meiner leckeren Mahlzeiten.

Alle Arten von vollwertigen Getreiden enthalten sehr hochwertige Proteine, gesunde Kohlenhydrate und viele nützliche Ballaststoffe. Diese sind besser und leichter vom Körper verwertbar als Stoffe tierischer Herkunft – eine wahre Powernahrung!

Da sich bei unserer traditionellen Ernährung die Beilagen auf wenige Produkte wie Kartoffeln, Nudeln und Reis beschränken, kannte ich einige Getreide und Pseudogetreide, etwa Teff, die äthiopische Zwerghirse, nur vom Hörensagen. Andere wie Canihua waren mir überhaupt kein Begriff. Diese Erkenntnis bewies abermals, dass mein Speiseplan durch die vegane Küche nicht ärmer, sondern reichhaltiger geworden ist.

## Glutenfreies Pseudogetreide

Pseudogetreide sind kleine Samenkörner, die nicht wie herkömmliche Getreidearten zur Familie der Süßgräser gehören. Ihre Samen sind glutenfrei und eignen sich für alle Menschen, die Gluten nicht vertragen. Die gebräuchlichsten Pseudogetreide sind Amaranth, Buchweizen, Canihua, Chia-Samen, Hirse und Quinoa. Pseudogetreide wird je nach Art verschiedenen botanischen Pflanzenfamilien zugeordnet. Buchweizen gehört zur Familie der Knöterichgewächse. Chia zählt zu den Lippenblütlern, Quinoa zu den Gänsefußgewächsen, Canihua und Amaranth zu den Fuchsschwanzgewäch-

sen. Hirse ist ein glutenfreies Süßgras und ein äußerst gesundes Getreide.

Pseudogetreide sind leicht verdaulich, basenbildend, reich an hochwertigen Proteinen, Kohlenhydraten und Ballaststoffen. Darüber hinaus enthalten sie essentielle Fettsäuren sowie wertvolle Vitamine und Mineralstoffe. Pseudogetreide lassen sich vielseitig zubereiten: als Beilage zu Gemüse, als Grundlage für Gemüsebratlinge oder Füllungen, gepoppt für Müsli oder als gekeimte Rohkostspezialität.

Pseudogetreide besitzen keine Eigenbackfähigkeit, da sie kein Gluten (Klebereiweiß) enthalten. Es kann aber ähnlich wie Getreide eingesetzt werden. In glutenfreien Backmischungen findet es beispielsweise zusammen mit Maisstärke und Johannisbrotkernmehl für Brot, Brötchen und Kuchen Verwendung.

## Amaranth

Amaranth stammt wie Quinoa ursprünglich aus Südamerika und zählt dort zu den wichtigsten Grundnahrungsmitteln. Für die Azteken war die Pflanze heilig und sie benutzten sie für ihre Rituale. Amaranth wird den Fuchsschwanzgewächsen zugeordnet und wurde schon vor 3000 Jahren angebaut. Auch heute wird er noch per Hand geerntet. Inzwischen wird er auch in Österreich kultiviert. Eine einzige Pflanze liefert bis zu 50 000 winzige Samenkörner. Sein nussiger Geschmack und die vielen Nährstoffe machen Amaranth zu einem beliebten Pseudogetreide.

Amaranth enthält viel Calcium, Eisen, Kalium, Phosphor und die Vitamine A und C sowie wertvolle Proteine und essentielle Aminosäuren wie Lysin. Besonders der hohe Calciumanteil macht Amaranth für eine vegane Ernährung so wichtig. Er ist zudem sehr eisenreich und enthält dreimal so viel Ballaststoffe wie Weizen. Das in den Samen enthaltene Öl besteht aus wertvollen ungesättigten Fettsäuren, die sich positiv auf den Cholesterinspiegel auswirken und das Herz stärken.

Amaranth schmeckt gekocht als Beilage zu Gemüse, zum Backen kombiniert mit anderen Mehlsorten sowie in gepoppter Version im Müsli. Amaranth eignet sich für die Rohkostküche auch zum Keimen.

### Braunhirse

Die Braunhirse ist ein Sonderling unter den Hirsen. Sie wird auch als „braune Wildform" bezeichnet. Ungeschälte Braunhirse ist vollwertiger und nährstoffreicher als geschälte Goldhirse, die kein Vollkorngetreide ist, da sich die meisten Mineralstoffe und Spurenelemente in den Schalen befinden. Braunhirse ist ebenso wie Goldhirse glutenfrei.

Die ganze Braunhirse eignet sich nicht zum Kochen, da die harte Schale nicht weich wird. Man kann sie roh verzehren, wenn sie vorher gemahlen oder zu Flocken verarbeitet wurde. Auch gekeimt ist sie genießbar. Keimfähige Braunhirse, wie sie im Biofachhandel angeboten wird, eignet sich bestens für diesen Zweck – eine Anleitung zum Keimen von Samen finden Sie auf S. 129. Nach dem Keimen sollte die Hirse schonend an der Luft oder bei maximal 42° C getrocknet werden. So bekommen Sie knusprige Keimlinge für Ihr Müsli oder Ihre Rohkostgerichte. Braunhirsemehl oder Flocken sowie fertig gekeimte und getrocknete Braunhirsekeimlinge sind im Biomarkt erhältlich.

### Buchweizen

Trotz seines Namen gehört Buchweizen keiner Weizenart an, sondern zählt zu den Knöterichgewächsen. Die mehrjährige krautige Pflanze ist eng mit Rhabarber und Sauerampfer verwandt. Wer Rhabarber nicht verträgt, könnte eventuell auch mit Buchweizen Probleme haben. Buchweizen ist ein sehr gesundes Pseudogetreide und eine gute Alternative zu herkömmlichen Getreidesorten. Buchweizen galt bei unseren Vorfahren als nahrhaftes „Arme-Leute-Essen", kam aus der Mode und wurde von Weizen und Roggen verdrängt. Jetzt erlebt Buchweizen wieder eine Renaissance, weil er glutenfrei ist. In Osteuropa und östlichen Ländern wie Russland ist Buchweizen nie aus der Mode gekommen. Traditionell findet er in vielen Gerichten wie *Blinis* (Pfannkuchen) Verwendung oder man genießt ihn geröstet als *Kascha* (Brei). In Japan verwendet man traditionell Buchweizennudeln.

Die dreikantigen Buchweizenkörnchen sind kleine Kraftpakete voller Nährstoffe. Buchweizen ist reich an unentbehrlichen Aminosäuren – insbesondere die essentielle Aminosäure Lysin. Die Körner liefern eine ganze Reihe wertvoller Vitamine der B-Gruppe (B2, B3, B6) und Folsäure sowie kleine Mengen an Vitamin K. In Buchweizen stecken Mangan, Magnesium, Phosphor

### Glutenfreie Brötchen

Probieren Sie doch einmal das Rezept für die knusprigen glutenfreien Brötchen aus. Hierfür werden vier verschiedene glutenfreie Vollkornmehlsorten verwendet: Buchweizen, Hirse, Mais und Reis sowie etwas Johannisbrotkernmehl und Flohsamen zum Verdicken. Sie können jederzeit anderes Pseudogetreidemehl wie Amaranth, Teff oder Quinoa darunter mischen. Darüber hinaus benötigt man etwas Salz, Hefe, Wasser und eventuell Nüsse und Samen. Diese Brötchen sind sehr lecker, gehaltvoll und sättigend. Sie sind eine gesunde Alternative für Menschen mit Glutenunverträglichkeit. Das Rezept finden Sie auf S. 194.

und Kupfer. Darüber hinaus enthält er gesundheitsfördernde Flavonoide wie Rutin und Quercetin. Rutin ist ein sehr wichtiges Flavonoid, es senkt LDL-Cholesterin, wirkt blutverdünnend, stärkt die Blutgefäße und beugt Arteriosklerose und der Entstehung von Krampfadern und Hämorrhoiden vor. Buchweizen enthält die essentielle Fettsäure Alpha-Linolensäure sowie verdauungsfördernde Ballaststoffe. Er lässt sich vielseitig verwenden, gekocht als Brei oder Grütze und als Beilage zu Gemüsegerichten.

Buchweizenmehl eignet sich sehr gut für würzige Crêpes, Brot, Brötchen, Kuchen und Nudeln. Buchweizen keimt auch problemlos. Schonend bei maximal 42° C getrocknet, sind die rohköstlichen, nährstoffreichen knusprigen Keimlinge ein delikates Topping für Salat oder Müsli.

## Canihua

Canihua ist noch nicht sehr lange in Deutschland bekannt. Die winzigen braunen Samen gehören ebenso wie Quinoa zu den Gänsefußgewächsen. Die ursprüngliche Heimat sind die Hochebenen der Anden und Peru. In Südamerika kommt Canihua häufig auf den Tisch: geröstet, zu Mehl gemahlen in Form von Brei oder als Zutat für Getränke. Canihua hat ein prägnantes Schokoaroma und einen süßlichen, nussigen Geschmack. Canihua ist sehr proteinreich, besitzt eine beachtliche Menge Kohlenhydrate und in ihm stecken jede Menge wertvolle ungesättigte Fettsäuren wie Linolsäure. Canihua ist reich an Ballaststoffen, Zink, Eisen, B-Vitaminen und Folsäure.

Der schokoladige Geschmack kommt besonders durch Rösten zur Geltung. Canihua kann man zu Brei verarbeiten und gemahlen als Mehlersatz zum Backen verwenden, etwa für Kuchen und Waffeln. Gepoppt macht er sich gut im Müsli oder kann als Kakaoersatz für Nussmilchgetränke eingesetzt werden.

## Chia-Samen

Chia-Samen werden wegen ihrer unglaublichen Fülle an Nährstoffen gerne zu den Superfoods gezählt. Eine detaillierte Beschreibung finden Sie auf S. 132.

## Hirse

Hirse gehört zur Familie der Süßgräser und gilt schon seit Urzeiten als wertvolles Nahrungsmittel. Bereits vor 8000 Jahren verwendete man Hirse, um sättigende ungesäuerte Fladenbrote zu backen. Hirse zählt zu den ältesten Kulturpflanzen. Sie gedeiht auf nährstoffarmen Böden und ist sehr dürreresistent.

Die gewöhnliche Speisehirse besteht aus goldgelben Körnchen und wird als Goldhirse bezeichnet. Sie ist ein mineralstoffreiches und glutenfreies Getreide. Hirse zeichnet sich durch leichte Verdaulichkeit aus und fördert die Gesundheit durch wertvolle Mineralstoffe und Spurenelemente. Auch bei Gallensteinen und Magen-Darm-Problemen ist sie aufgrund ihrer guten Bekömmlichkeit empfehlenswert.

Hirse ist reich an Calcium, Eisen, Magnesium und Zink. Ihr hoher Siliciumanteil (Kieselsäure) ist gut für Haare, Haut, Nägel und beugt Cellulite vor. Der Hautstoffwechsel wird positiv beeinflusst, so kann die Haut Feuchtigkeit besser aufnehmen und speichern. Auch der Eisenanteil ist vergleichsweise hoch – etwa dreimal höher als bei anderen Getreidesorten. Hirse reguliert den Eisenhaushalt und beugt typischen Eisenmangelerscheinungen wie Müdigkeit und Konzentrationsschwäche vor. Darüber hinaus enthält sie wertvolle Kohlenhydrate sowie die Vitamine A, B und E. Goldhirse sollte nicht roh verzehrt werden, da die kleinen gelben Körner Phytinsäure enthalten.

Hirse eignet sich gut als Beilage zu allen Gemüsegerichten, als Getreide für Gemüsebratlinge. Kombiniert mit Zimt und Früchten lässt sich ein leckerer Frühstücksbrei aus ihr zaubern.

## Mais

Mais kennt man in frischer Form als süße, leckere Kolben zum Abnagen, die gerade in der Grillsaison besonders beliebt sind. Maiskörner eignen sich auch bestens zur Herstellung von Maisvollmehl oder -grieß. Maisvollmehl ist eine glutenfreie Alternative zu Weizenmehl und kann zusammen mit anderen Mehlsorten zum Backen oder Zubereitung von Nudeln verwendet werden. Selbst Panade lässt sich aus Mais herstellen – eine glutenfreie Variante zu normalem Paniermehl. Aus Maisgrieß lässt sich leckere Polenta zubereiten, die wunderbar als Beilage zu Gemüse passt. Mein ganz besonderes Rezept finden Sie auf S. 262.

In England wird Frühstücksbrei aus Maismehl gekocht, in Italien ist die vielseitig einsetzbare Polenta nicht wegzudenken, in Mexico werden Tortillas und Nachos aus dem goldgelben Maismehl zubereitet. In Südamerika gilt Maismehl als Grundnahrungsmittel. Mais ist arm an Proteinen, aber reich an Kohlenhydraten und Kalorien. Deshalb sollten Sie den nahrhaften Mais nicht allzu oft konsumieren.

## Teff

Teff (Äthiopische Zwerghirse). Die Samen der aus Äthiopien stammenden Pflanze werden als kleinstes Getreide der Welt bezeichnet. In der Tat müssen über 100 winzige Körnchen zusammenkommen, um die Größe eines Weizenkorns zu erreichen. Teff wird auch als äthiopische Zwerghirse bezeichnet und wird in Äthiopien schon seit Jahrtausenden geschätzt.

Das glutenfreie Teff wird als ganzes Körnchen, Mehl oder Flocken angeboten. Flocken lassen sich bestens ins Müsli integrieren. Ganze Körner können zu Brei gekocht werden. Teffmehl ist eine beliebte Backzutat. Die wasserspeichernde Eigenschaft macht den Teig sehr saftig. Im Gegensatz zu anderen glutenfreien Getreidemehlen besitzt Teffmehl genügend Bindekraft, um Teige aller Art herzustellen.

Teff ist sehr mineralstoffreich und enthält große Mengen an Eisen, Calcium, Silicium (Kieselsäure), Magnesium und Zink. Die leichte Verdaulichkeit macht die Zwerghirse zur idealen Heil- und Schonkost. Sie beugt Übersäuerung und Magen-Darm-Problemen vor und eignet sich für Menschen mit Reizdarmsyndrom. Besonders für Veganer ist der hohe Anteil an Proteinen und Calcium wichtig. Die hohe Ballaststoffkonzentration sorgt zusätzlich für eine gute Verdauung.

## Quinoa

Quinoa stammt ursprünglich aus den Anden Südamerikas und gehört dort schon seit 6000 Jahren zu den wichtigsten Grundnahrungsmitteln. Die relativ anspruchslose Pflanze gedeiht selbst in sehr hoch gelegenen Gebieten und verträgt Trockenheit und Hitze gut.

Quinoa zählt zu den Gänsefußgewächsen und hat auch hierzulande enge Verwandte wie den „Guten Heinrich", die „Melde" oder den „Queller". Zu Zeiten unserer Urgroßeltern waren diese Pflanzen noch bekannt und wurden in den Gärten angebaut. Man verzehrte die Sprossen und Blätter dieser sehr gesunden Gewächse. Mit etwas Glück kann man „Melde" in Biogärtnereien finden und im heimischen Garten anbauen.

In Südamerika werden nicht nur die kleinen nahrhaften Samenkörner der Quinoa-Pflanze vielseitig verwendet, sondern auch die zarten Blätter als Nahrungsquelle geschätzt. Quinoa wird in Deutschland meist in der hellgelben Farbe angeboten, seltener die alten Sorten mit roten oder schwarzen Körnern. Das wertvolle Pseudogetreide ist reich an vielen hochwertigen Proteinen und essentiellen Aminosäuren unter anderem Lysin, das sich in herkömmlichem Getreide und Hülsenfrüchten nur in geringer Menge vorfindet. Quinoa enthält viel Folsäure, Eisen, Magnesium und Calcium (rund doppelt so viel wie Milch). Es ist reich an ungesättigten Fettsäuren wie der wertvollen Alpha-Linolsäure, ein

Antioxidans, das freie Radikale bindet und Zellschädigung vorbeugt. Quinoa zeichnet sich durch einen hohen Sättigungsgrad aus. Der hohe Ballaststoffanteil hält die Verdauung in Schwung. Allerdings enthält Quinoa Saponin. Das ist ein natürlicher Bitterstoff, der besonders bei Kleinkindern zu Unverträglichkeiten führen kann. Die Saponine werden schon im Ursprungsland weitgehend durch eine mechanische Reinigung entfernt. Man sollte Quinoa vor dem Kochen zusätzlich gründlich abspülen. Bei neueren Züchtungen wurde der Saponin-Gehalt reduziert.

Quinoa eignet sich gut als Beilage zu allerlei Gemüsegerichten, lässt sich gut zu Gemüsebratlingen verarbeiten und schmeckt in gepoppter Version zum Müsli. Man kann es auch problemlos keimen lassen. Getrocknet schmecken die Knusperkeimlinge über Salat oder Müsli gestreut sensationell.

## Reis

Reis ist in vielen Ländern das meist verzehrte Grundnahrungsmittel. Leider kommen meistens geschälte Varianten auf den Teller. Dem geschälten, polierten weißen Reis fehlen Silberhäutchen und Keimling, somit auch viele Vitamine und Mineralstoffe. Deshalb ist es besser, nur ungeschälten Naturreis zu verzehren, um das ganze Nährstoffpotential des Powerkorns zu nutzen.

Es gibt unter anderem ungeschälten Naturreis, duftenden Basmatireis und Jasminreis, Langkornreis (Patnareis), Rundkornreis (Milchreis, Risottoreis), Sushireis (klebrig), roten oder schwarzen Reis und Mochi-Reis (eine besondere Rundkornsorte aus Japan). Aus Reis wird auch Reismilch hergestellt. Sie ist im Allgemeinen sehr bekömmlich, schmeckt leicht süßlich und eignet sich geschmacklich hervorragend für Kaffee.

## Naturreis

In der Schale von Naturreis (Vollkorn) stecken wertvolle B-Vitamine und Mineralstoffe wie Kalium und Magnesium, das eine günstige Wirkung auf Stoffwechsel und Nerven hat. Aber auch Eisen für die Blutbildung, Zink für die Immunabwehr sowie Selen, Mangan und Calcium sind im Naturreis enthalten. Sein hoher Kaliumanteil wirkt entwässernd und reinigend. Vollkornreis liefert wichtige Aminosäuren – auch jene, die der Körper nicht selbst produzieren kann. Er enthält viele komplexe Kohlenhydrate, die sich positiv auf den Blutzuckerspiegel auswirken und lange satt machen. Vollkornreis enthält zudem nur halb so viel Kalorien wie Nudeln, ist reich an Ballaststoffen und hält den Darm in Schwung. Gekochter Reisschleim hilft bei nervösem Magen und Durchfall.

Vollkornreis muss länger gekocht werden als weißer geschälter Reis. Eine Alternative ist Parboiled-Reis. Bei diesem Verfahren bleiben Silberhäutchen und Keimling zu 80 Prozent erhalten. Dem Rohreis wird hierzu die Luft entzogen. Mit Hilfe von Wasserdampf werden Silberhäutchen sowie Keimling nach innen gepresst. Parboiled-Reis benötigt deshalb eine kürzere Kochzeit. Reisnudeln aus Vollkornreis sind eine gute glutenfreie Alternative zu den üblichen Nudeln aus Weizenmehl. So müssen Allergiker nicht auf ein leckeres Nudelgericht verzichten.

## Wildreis

Echter Wildreis aus Kanada, der auch Wasserreis oder „Indianerreis" genannt wird, ist ein einzigartiges Gewächs. Er ist eine wildwachsende Wasserpflanze, die zu einer anderen Gräsergattung gehört als herkömmliche Reissorten. Seine Samenkörner sind lang, dünn und schwarz.

Ursprünglich stammt der Wildreis aus den naturbelassenen nördlichen Regionen der Prärieprovinzen Kanadas. Die Wasserpflanze wächst im Flachwasser ganz natürlich, kann bis zu fünf Meter hoch werden und ist fest im Boden verankert. Die Ernte erfolgt per Hand vom Kanu aus. Mit einem Stock werden die Halme vorsichtig niedergebogen, um dann mit einem zweiten Stock die Körner aus den Ähren schlagen zu können. Die Ernte für das nächste Jahr sichern die heruntergefallenen Samen. Nach der Ernte wird der Wildreis an der Sonne getrocknet, anschließend über dem Feuer mit sogenannten Rösttrommeln geröstet und zum Schluss entpelzt. Die aufwändige Ernte und Verarbeitung sowie die Pflege der Bestände rechtfertigen den hohen Preis. Inzwischen wird Wildreis auch in Kalifornien und Minnesota angebaut.

Wildreis ist nährstoffreicher als alle andere Reissorten und liefert eine Fülle von Mineralstoffen wie Calcium, Phosphor, Magnesium und Zink sowie viele B-Vitamine und die Aminosäure Lysin. Wer abnehmen möchte, sollte öfter Wildreis essen. Er enthält weniger Kohlenhydrate und Kalorien als andere Reissorten. Wildreis ist eine Delikatesse, sein nussiger Geschmack bereichert so manches Gemüsegericht. Ein Reissalat aus Wildreis ist sehr delikat und eignet sich gut als Pausensnack. Zu gebratenen Pilzen ist Wildreis einfach köstlich. Rezept S. 230.

## Glutenhaltiges Vollkorngetreide

Die Samenkörner verschiedener Getreidearten sind seit Urzeiten beliebte und sättigende Nahrungsmittel. Ob Dinkel, Emmer, Einkorn, Gerste, Grünkern, Hafer, Kamut, Roggen, Weizen – Vollkorngetreide sind allesamt gesund und nährstoffreich. Wer keine Glutenunverträglichkeit hat, sollte daher auch nicht auf Getreide verzichten.

Der heutige überzüchtete Superweizen trägt eine Mitschuld an der wachsenden Zahl von Menschen, die Weizen nicht mehr vertragen. Er enthält ein Vielfaches mehr an Gluten als alte Getreidesorten wie etwa Dinkel. Wer sich vorwiegend von Weißmehlprodukten ernährt, kann früher oder später eine Glutenunverträglichkeit entwickeln und läuft Gefahr, an Diabetes, Herz-Kreislauf-Erkrankungen sowie Krebs zu erkranken. Setzen Sie deshalb auf Vollkorn oder noch besser auf alte glutenarme Getreidesorten. Vollkorn sollte aus ganzen, gemahlenen, geschroteten oder zu Flocken verarbeiteten Kör-

nern bestehen. Die nicht essbaren Teile wie Spelzen und Hülsen werden bei der Verarbeitung entfernt.

Vollkorngetreide enthält wertvolles Protein, aber wenig Fett. Die Hauptbestandteile sind Stärke und komplexe Kohlenhydrate, die den Blutzucker nur langsam ansteigen lassen und somit für eine gleichmäßigere Energieversorgung gewährleisten. Das wirkt sich positiv auf das Leistungsvermögen aus und sättigt sehr gut. Das volle Korn ist ballaststoffreich und hält die Verdauung in Schwung. Es enthält im Gegensatz zu raffinierten Getreideprodukten wichtige Nährstoffe wie Vitamine der B-Gruppe, Mineralstoffe wie Magnesium, Eisen, Kalium, Posphor und Zink sowie wertvolle sekundäre Pflanzenstoffe (z. B. Phytoöstrogene). In ausgemahlenem Getreide sind so gut wie keine Nährstoffe mehr vorhanden. Sollten Sie kein Problem mit Gluten haben, müssen Sie nicht auf leckere Vollkorngetreideprodukte verzichten.

• Sehr bekömmlich ist ein knuspriges Vollkorn-Roggenbrot aus Natursauerteig vom Biobäcker. Doch Vorsicht: bei Sauerteigbroten handelt es sich heutzutage häufig um schnell produziertes, gesäuertes Brot, das nichts mit dem aufwändig hergestellten Natursauerteig zu tun hat. Informieren Sie sich deshalb bei Ihrem Bäcker über die Herstellung.

• Ein Getreidebrei aus Dinkel oder Hafer ergibt ein nahrhaftes und gesundes Frühstück. Haferflocken senken nachweislich den Cholesterinwert und stärken das Herz.

• Grünkern ist vorzeitig geernteter Dinkel, der durch Räuchern ein rustikales Aroma erhält. Der herzhafte Grünkern ist eine schmackhafte Beilage für Bratlinge.

• Mit Gerstengraupen lässt sich ein vollwertiges Risotto oder ein deftiger Eintopf zubereiten.

# Fermentierte pflanzliche Lebensmittel

Schon unsere Vorfahren nutzten die gesundheitlichen Vorzüge fermentierter Nahrung und verlängerten mit diesem natürlichen Verfahren die Haltbarkeit der Produkte. Bis heute sind fermentiere Nahrungsmittel sehr beliebt und weltweit in Küchen verbreitet.

Beim Fermentieren von Nahrungsmitteln setzen gesunde lebenswichtige Bakterien einen Veränderungsprozess in Gang, der eine Anreicherung von Enzymen und Vitaminen zur Folge hat. Während des Fermentierens werden Zucker und Stärke durch Bakterien oder Hefekulturen zersetzt. Dabei entstehen gesunde probiotische Bakterien. Dieser Prozess sorgt für den typisch säuerlichen Geschmack.

Fermentierte probiotische Nahrungsmittel sind lebendig und eine Wohltat für den Darm. Viele Menschen haben Verdauungsprobleme, weil ihre Darmflora nicht mehr intakt ist. Schlechte Bakterien sind oftmals in der Überzahl und führen nicht selten zu Krankheiten, Unverträglichkeiten und Pilzinfektionen. Fermentierte, probiotische Nahrungsmittel unterstützen die freundlichen Bakterien bei der Vermehrung und sorgen somit für eine gesündere Darmflora sowie für ein besseres Immunsystem. Sie stärken die gesunden Zellen und beugen Krebs vor, da sie das Wachstum von Tumorzellen hemmen.

Mit Milchsäurebakterien versetzte Nahrungsmittel schmecken nicht nur, sondern schenken mehr Energie, sorgen für weniger Heißhunger und belohnen mit einer schöneren Haut. Die Wiederentdeckung der Vorzüge bestimmter traditioneller Ernährungsweisen für die Darmflora veranlasst derzeit viele Menschen dazu, lebendige fermentierte Lebensmittel in den Speiseplan aufzunehmen.

Die meisten fermentierten Lebensmittel, die im Handel angeboten werden, sind nährstoffarm. Sie wurden erhitzt, in Dosen oder Gläsern eingemacht oder gar künstlich gesäuert. Danach sind diese Lebensmittel nicht mehr roh und enthalten deshalb nicht mehr die ganze Fülle ihrer ursprünglichen nützlichen Eigenschaften. In Bioläden oder auf dem Gemüsemarkt kann man milchsauervergorene Rohkostspezialitäten finden. Sie können fermentiertes Gemüse und probiotische pflanzliche Nahrungsmittel auch ganz einfach selbst herstellen, dann bekommen Sie definitiv Rohkostqualität.

## Kimchi

Kimchi ist eine würzig scharfe koreanische Spezialität, die wie Sauerkraut hergestellt wird. Das süß-sauer vergorene Gemüse erhält seine Schärfe durch Chili und Ingwer. Die Hauptzutat ist Chinakohl. Darüber hinaus können auch Gemüsesorten wie Karotten, Rettich, Knoblauch und Zwiebeln enthalten sein. Wie alle milchsauervergorene Gemüsearten enthält auch Kimchi viele wertvolle Vitamine und Mineralstoffe – eine Wohltat für den Darm.

## Miso

Miso ist eine fermentierte, milchsauer vergorene Würzpaste, die hauptsächlich aus Sojabohnen mit Anteilen von Naturreis (Genmai-Miso) oder Gerste (Mugi-Miso) besteht. Der Geschmack ist würzig sowie salzig und kann je nach Sorte variieren.

Shiro-Miso ist weiß und sahnig, hat einen milden süßlichen Geschmack und benötigt im Vergleich zu anderen Miso-Sorten eine kürzere Fermentierungszeit. Die Mischung aus gedämpften Sojabohnen, Reis oder Gerste wird mithilfe des Koji-Schimmelpilzes traditionell in Zedernholzfässern mindestens ein Jahr vergoren und gereift. Der komplexe Fermentierungsprozess bezieht viele Arten von Mikroorganismen mit ein.

Miso ist ein wichtiger Bestandteil der japanischen Küche. Auch bei uns erfreut sich er sich einer immer größer werdenden Beliebtheit. Man benutzt ihn zum Würzen oder zur Zubereitung von Misosuppe. Miso ist ein Lebensmittel mit wertvollen Bakterien und Enzymen, die die Verdauung anregen und für eine gesunde Darmflora sorgen.

Hinweis: Wer unter Sojaallergie leidet, sollte auf Miso verzichten.

## Nussjoghurt

Durch die Fermentierung werden Nüsse leichter verdaulich und werden zu einer mit probiotischen Bakterien versetzten, äußerst leckere pflanzliche Köstlichkeit. Durch hochwertige, probiotische Kulturen in Kapsel- oder Pulverform lassen sich ein cremiger Nussjoghurt (Rezept siehe S. 188) oder ein wohlschmeckender pflanzlicher Kefir in Rohkostqualität kinderleicht herstellen.

Der cremige Nussjoghurt verfeinert nicht nur Müsli und Früchte, sondern schmeckt auch pur hervorragend. Nussjoghurt ist eine tolle Alternative zu herkömmlichen Milch- oder Sojaprodukten – vor allem für Menschen, die lactose- oder sojaintolerant sind. Probiotische Kulturen sind im Internethandel oder in Apotheken erhältlich (Bezugsquellen siehe S. 350).

## Nusskäse

Nüsse und Mandeln eignen sich hervorragend, um rohköstlichen Nusskäse herzustellen. Die Herstellung ähnelt jener des Nussjoghurts. Ein „Frischkäse" aus Macadamianüssen, Mandeln oder Cashewkernen ist ganz einfach und schnell gemacht. Für gereifte Käsesorten bedarf es etwas mehr Erfahrung. Inzwischen gibt es einige interessante Bücher über die Herstellung veganer Käse, die viele Anregungen und Tipps geben. Wer Spaß am Ausprobieren hat, sollte sich darin üben, seinen eigenen Käse im richtigen Reifegrad zu produzieren.

### Vorsicht bei Unverträglichkeiten und Allergien!

• Wer unter Histaminunverträglichkeit leidet, sollte Sauerkraut bzw. milchsauervergorene Gemüse sowie Sojaprodukte meiden (Miso, Tempeh, Sojasauce etc.). Testen Sie aus, was und wie viel Sie von diesen Nahrungsmitteln vertragen. Dann können Sie die gesundheitlichen Aspekte dennoch nutzen.

• Bei probiotischem Nussjoghurt oder Käse gibt es selten Unverträglichkeiten, es sei denn Sie leiden unter einer ausgeprägten Nussallergie.

Für diejenigen, die weniger Zeit haben, bieten erfahrene Rohkostköche tolle pflanzliche Käsesorten an, die man selbst im Biomarkt nicht finden kann. Gesunder Rohkostkäse aus Nüssen hat geschmacklich nichts mit den veganen Käsesorten aus dem Kühlregal der Supermärkte zu tun. Viele von ihnen bestehen aus gehärtetem Pflanzenfett und sind somit nicht sonderlich gesund. Dagegen stecken die hochwertigen Rohkost-Nusskäse-Sorten voller gesunder probiotischer Bakterien und sind eine Bereicherung für den Speiseplan.

## Rejuvelac

Rejuvelac ist ein Getränk, das durch Fermentierung von Getreide wie Kamut, Dinkel, Gerste, Roggen, Hafer, Hirse, Quinoa oder Reis hergestellt wird und ähnlich wie ein Brottrunk schmeckt. Besonders nährstoffreich wird das Getränk, wenn man für die Zubereitung gekeimte Getreidekörner verwendet. Wie man Getreide keimen lässt, erfahren Sie auf S. 129.

## Rejuvelac selbst herstellen

Bei der Herstellung von Rejuvelac werden die etwa zwei bis drei Tage lang gekeimten Getreidekörner gut mit Wasser gespült, in ein sauberes Einmachglas gefüllt, mit frischem Wasser bedeckt und bei Raumtemperatur (22 bis 24° C) 36 bis 48 Stunden fermentiert (vor Sonne geschützt). Übriggebliebene Getreidekörner kann man für eine zweite Rejuvelac-Produktion ansetzen und anschließend an die Vögel verfüttern.

Der fertige Rejuvelac erhält einen säuerlichen Geschmack, der an Zitronen erinnert und wird am besten nach den Mahlzeiten getrunken, um die Verdauung anzuregen. Rejuvelac wirkt sich besonders positiv auf die guten Darmbakterien aus und hemmt das Wachstum schlechter Bakterien.

## Sauerkraut selbst herstellen

• Um Sauerkraut herzustellen, hobeln Sie Weißkohl oder Rotkohl und geben ein paar geraspelte Karotten dazu. Schließlich mischen Sie Salz (pro 500 bis 600 Gramm Kohl ca. 2 TL) und Wacholderbeeren oder Kümmel nach Belieben unter den Kohl und vermengen die Mischung sorgfältig etwa 10 Minuten lang mit den Händen, bis sich etwas Saft bildet.

• Dann schichten Sie das Gemüse in ein geeignetes Gefäß (Keramiktopf oder ein großes Einmachglas), drücken das Kraut fest an, sodass die Flüssigkeit aufsteigt und das Kraut bedeckt.

• Legen Sie nun ein paar unversehrte saubere Kohlblätter darauf. Beschweren Sie die Masse mit einem sauberen Gewicht (z. B. ein mit Wasser befülltes Schraubglas), bedecken Sie das Ganze mit einem sauberen Tuch und lassen Sie den Kohl bei Raumtemperatur (15 bis 22° C) bis zu 4 Wochen lang fermentieren.

• Je länger das Kraut fermentiert, desto intensiver ist der Geschmack. Kontrollieren Sie das Kraut täglich und schöpfen Sie jegliche Verunreinigen oder Schleim, der sich gerne an der Oberfläche bildet, ab. Dem Kraut kann nichts passieren, denn es ist mit Flüssigkeit bedeckt und somit in einer sauerstofffreien Umgebung sicher.

• Sobald der gewünschte Fermentierungsgrad erreicht ist, füllen Sie das Sauerkraut in Schraubgläser ab und bewahren es im Kühlschrank auf.

**Tipp:** Nach diesem Verfahren lässt sich auch scharf-würziges Kimchi herstellen.

## Sauerkraut

Milchsauervergorenes rohes Sauerkraut ist reich an Vitamin A, B, K und wie alle Kohlgemüse ein hervorragender Vitamin C-Lieferant. Zudem punktet rohes milchsauervergorenes Sauerkraut mit wertvollen Mineralstoffen wie Kalium, Eisen, Magnesium und Zink.

Beim Kauf von Sauerkraut sollten Sie auf Rohkostqualität achten, denn pasteurisiertes Kraut ist hitzebehandelt. Rohes Sauerkraut schmeckt nicht nur unglaublich gut, sondern unterstützt Ihre Verdauung mit wertvollen Vitalstoffen und gesunden probiotische Bakterien. Ihre Darmgesundheit und Ihr Immunsystem werden davon profitieren.

## Tempeh

Tempeh ist ein fermentiertes Produkt aus Sojabohnen. In seinem Herkunftsland Indonesien spielt Tempeh seit Jahrhunderten eine zentrale Rolle in der Ernährung und wird wegen seines hohen Eiweißgehalts, seines guten Geschmacks und der vielseitigen Verwendungsmöglichkeiten sehr geschätzt.

Tempeh besteht im Gegensatz zu Tofu aus ganzen Sojabohnen. Er erhält durch den Fermentationsprozess mit Edelschimmelpilzen einen würzig-nussigen Geschmack, der an Camembert erinnert.

Die Konsistenz ist angenehm schnittfest. Tempeh ist ein vollwertiges ballaststoffreiches Nahrungsmittel, das reich an sekundären Pflanzenstoffen und Phytoöstrogenen ist (pflanzliche Stoffe mit hormonähnlicher Struktur), die gerade in den Wechseljahren hilfreich sein können. Tempeh enthält Vitamine aus der B-Gruppe sowie Vitamin E, wertvolle Mineralstoffe wie Kalium, Calcium, Magnesium, Phosphor, Eisen, Zink, Kupfer und sehr viel Mangan. Er ist leicht verdaulich und unterstützt die Darmflora.

Tempeh ist im Biomarkt erhältlich. Wer ausgefallenere Sorten sucht, dem empfehle ich eine besondere Manufaktur, deren Adresse Sie unter *Bezugsquellen* auf S. 350 finden.

Hinweis: Wer unter Sojaallergie leidet, sollte auf Tempeh verzichten.

# Die vegane Küche

Ich kann es nicht oft genug betonen: Kaufen Sie möglichst frische und saisonale Produkte im Biomarkt, auf dem Gemüsemarkt oder direkt im Bio-Hofladen. Prüfen Sie die Ware gut auf ihre Frische. Vergilbtes Gemüse lässt man besser liegen. Spezielle Produkte, vor allem Rohkostprodukte, findet man nicht so leicht im Biomarkt. Aus diesem Grund lohnt sich ein Blick auf den Internethandel. Hilfreiche Adressen finden Sie unter *Bezugsquellen*.

## Vegane Vorratskammer

Legen Sie sich einen kleinen Vorrat an, der aus solchen Nahrungsmitteln besteht, die Sie ständig benötigen. Samen, Nüsse, Trockenfrüchte, Pseudogetreide, Getreide, Hülsenfrüchte, Reis usw. füllen Sie am besten direkt nach dem Kauf in gut verschließbare Gläser oder Dosen. Bewahren Sie diese Waren an einem kühlen und dunklen Ort auf – Nüsse am besten im Kühlschrank.

Bei Gewürzen ist es besser, nur kleine Mengen einzukaufen, damit sie nicht alt werden und nichts von ihrer Qualität einbüßen. Lagern Sie Gewürze griffbereit und vor Sonne geschützt. So bewahren sie ihr Aroma.

Frische Kräuter besorgt man sich je nach Angebot oder kultiviert die Kräuter einfach selbst, im Garten, auf dem Balkon oder der Fensterbank.

Auch kalt gepresste Öle werden kühl und dunkel aufbewahrt. Nach dem Öffnen sollte der Inhalt der Flaschen/Behälter zügig verbraucht werden. Ranzige Öle müssen sofort entsorgt werden.

Sehr praktisch ist es, immer ein kleines, feines Sortiment an Würzmitteln griffbereit zu haben: Balsamico, Weißweinessig, Apfelbalsamessig, Steinsalz, Meersalz, Himalaja-Salz, Rauchsalz, Sojasaucen wie Tamarisauce, Nama Shoyu, Misopaste, Senf, Meerrettich, Tomatenmark.

Kaufen Sie nicht mehr Gemüse und Obst ein, als Sie in einer Woche verbrauchen können und bewahren Sie Gemüse im Gemüsefach auf, damit es schön frisch bleibt. Lagern Sie Kartoffeln immer dunkel, damit sie nicht grün und giftig werden. Leicht verderbliches Obst wie Beerenfrüchte bleibt länger genießbar, wenn man es separat in einen mit Küchenkrepp ausgelegten Glas- oder Porzellanbehälter gibt und in den Kühlschrank stellt.

Wenn Sie probiotische Kulturen (Kapseln oder Tütchen) vorrätig haben, können Sie sich jederzeit einen leckeren Nussjoghurt selbst zubereiten.

## Küchenausstattung

Investieren Sie in gute Haushaltsgeräte, wenn Sie diese nicht schon besitzen. Das eröffnet Ihnen völlig neue kulinarische Möglichkeiten. Die Anschaffung der Geräte erscheint im ersten Moment teuer. Setzen Sie kluge sinnvolle Prioritäten und verzichten Sie lieber auf ein neues Smartphone oder das hundertste Kleid im Kleiderschrank. Wenn Sie einen großen Rohkostanteil in Ihre Ernährung integrieren möchten, dann lohnt sich die Anschaffung einiger hilfreicher Geräte unbedingt. Kaufen Sie keine billigen Geräte, sonst zahlen Sie am Ende drauf. Ein billiger Mixer raucht schnell mal ab, wenn er Hochleistung bringen soll. Viele interessante Zubereitungsarten werden erst mit Hochleistungsmixer, Saftpresse und Dörrgerät möglich. Meine Küche ist dadurch viel kreativer geworden. Es macht sehr viel Spaß, Gemüse auf ganz unterschiedliche und neue Arten zuzubereiten.

Natürlich ist es auch möglich, mit einfachen Mitteln zu kochen. Zu Beginn der Umstellung auf vegane Ernährung habe ich viel improvisiert, den Backofen benutzt, um Kräcker und Gemüsechips herzustellen, mit einem einfachen Messer oder Hobel das Gemüse präpariert, mit einem Stabmixer gemixt. Aber nach und nach stellte ich fest, dass hochwertige Küchengeräte die Arbeit enorm erleichtern und zu einem wesentlich besseren Ergebnis führen.

Zuerst kam der Hochleistungsmixer, dann die Saftpresse, zuletzt das Dörrgerät. Der Hochleistungsmixer ist eine echte Bereicherung. Bei mir wird er täglich mehrmals benutzt. Das Dörrgerät ist ideal, um Vorräte an Kräckerbrot, Gemüsechips, Energieriegeln, Apfelringen, getrockneten Pilzen, Gemüse-Wraps usw. herzustellen. Sind die leckeren Snacks erst richtig durchgetrocknet, sind sie als Vorrat lange haltbar. Das bedeutet, dass man nicht jede Woche den Aufwand betreiben muss. Später erweiterte ich meine Ausstattung noch um einen Spiralschneider für Gemüsespaghetti sowie um einen professionellen Gemüsehobel. Ein Nussmilchbeutel, Sprossengläser, Kresse-Siebe, Dampfgartopf mit Temperaturanzeige, Aufbewahrungsdosen aus Glas und Porzellan rundeten die praktische Küchenausstattung schließlich ab.

Folgende Küchengeräte sind bei mir ständig in Gebrauch und ich kann sie guten Gewissens weiterempfehlen:

• **Vitamix** – Hochleistungsmixer, der alles klein bekommt (Motor mit 2 PS).

• **Greenstar Elite** – Saftpresse mit Doppel-Presswalzen-System. Es entsaftet auch Gräser und

hartes Wurzelgemüse. Den Trester kann man sehr gut in Kräckerbroten oder Gemüsebratlingen verwenden.

• **Sedona Combo** – Ein Dörrgerät, das groß genug ist, um einen großen Vorrat auf einmal zu produzieren. Das spart Zeit.

• **Le Rouet** – Spiralschneider, der Gemüse in dünne lange Spaghetti, Spiralen oder Girlanden schneidet.

• **Börner Edelstahl V6 Gemüsehobel** – Schneidet Scheiben, Stifte oder Würfel spielend leicht, aufgrund seiner scharfer Messer.

• **Eschenfelder** – Sprossengläser und Kresse-Sieb zum Ziehen von Sprossen und Keimlingen.

• **Silit Dampfgarsystem ecompact** – Großer Topf mit Edelstahl-Einsatz und Temperaturanzeige, um Gemüse bei niedrigster Temperatur zu dämpfen.

• **Premium Nut Milk Bag** – Beutel, um ganz einfach Nussmilch herzustellen. Er hat eine besonders lange haltbare, gute Qualität.

# Die Küche organisieren

Eine Küche richtig zu organisieren ist ein Kinderspiel, wenn man weiß, wie es geht. Nachfolgend finden Sie einige Anregungen, die Ihre Küche praktikabel gestalten und Ihnen mehr Freiraum für Kreativität in Ihrem „kulinarischen Atelier" geben.

• Organisieren Sie ihre Küche so, dass Sie alle Geräte griffbereit haben. Weggeräumte Geräte werden selten benutzt, das verhindert ein spontanes Kochvergnügen.

• Schaffen Sie Platz für sinnvolle Geräte, die Sie zur Zubereitung von gesunden veganen Gerichten benötigen. Räumen Sie Ausstattung, die Sie nicht mehr benötigen zur Seite.

• Fritteuse, Mikrowelle sowie beschichtete Pfannen verbannt man besser aus der Küche.

Sie werden für die gesunde Küche nicht gebraucht.

• Den Kühlschrank sollte man konsequent von ungesunden Nahrungsmitteln befreien.

• Reinigen Sie die benutzten Geräte sofort nach Gebrauch. Sind die Reste erst so richtig schön angetrocknet, muss man ewig schrubben. Das betrifft vor allem Saftpressen und Mixer.

• Mixen Sie richtig. Mit wenig Touren anfangen, dann die Geschwindigkeit langsam steigern – sonst hängt alles am Deckel.

• Eine lebendige Küche ist kein klinisches Labor. Schaffen Sie sich eine kreative Werkstatt! Gebrauchsspuren gehören zum natürlichen Arbeitsprozess. Verabschieden Sie sich von der zwanghaften Idee, es müsste alles ewig wie neu aussehen.

# Das Auge isst mit

Ein schönes Geschirr macht Spaß, wertet die Speisen auf und erhöht den Essgenuss! Ich finde individuell hergestellte Teller, Tassen und Schälchen viel schöner als die langweiligen 24-teiligen Geschirrsets.

Meine Reisen nach Japan haben mich immer besonders inspiriert, denn dort ist es genau umgekehrt: Je mehr Individualtiät, desto besser. In Japan serviert man die Speisen traditionell, wundervoll arrangiert auf unterschiedlichstem, kunstvoll getöpfertem Geschirr. Kein Teller, keine Schale gleicht der anderen. Einige meiner schönsten Töpferwaren habe ich aus Japan mitgebracht.

Aber man muss nicht nach Japan fliegen, auch in Deutschland kann man auf vielen Märkten tolles Kunsthandwerk entdecken. Und es macht sehr viel Freude, auf Reisen durch Europa kleine Souvenirs in Form von einzigartigem Geschirr aufzustöbern. Jedes Mal, wenn ich solche Teller oder Schüsseln benutze, denke ich an die damit verbundenen schönen Erlebnisse zurück. Im Gegensatz zum herkömmlichen Geschirr aus dem Kaufhaus stecken hinter diesen Dingen besondere Geschichten. Man hat einen speziellen Bezug zu jeder Schale oder jedem Teller.

Nur durch Benutzung des schönen Geschirrs haucht man ihm Leben ein. Geht etwas Teures zu Bruch, denken Sie einfach an die alte Volksweisheit: „Scherben bringen Glück".

**Handgetöpfertes Porzellan der finnischen Künstlerin Eeva Jokinen. Siehe *Bezugsquellen* S. 351.**

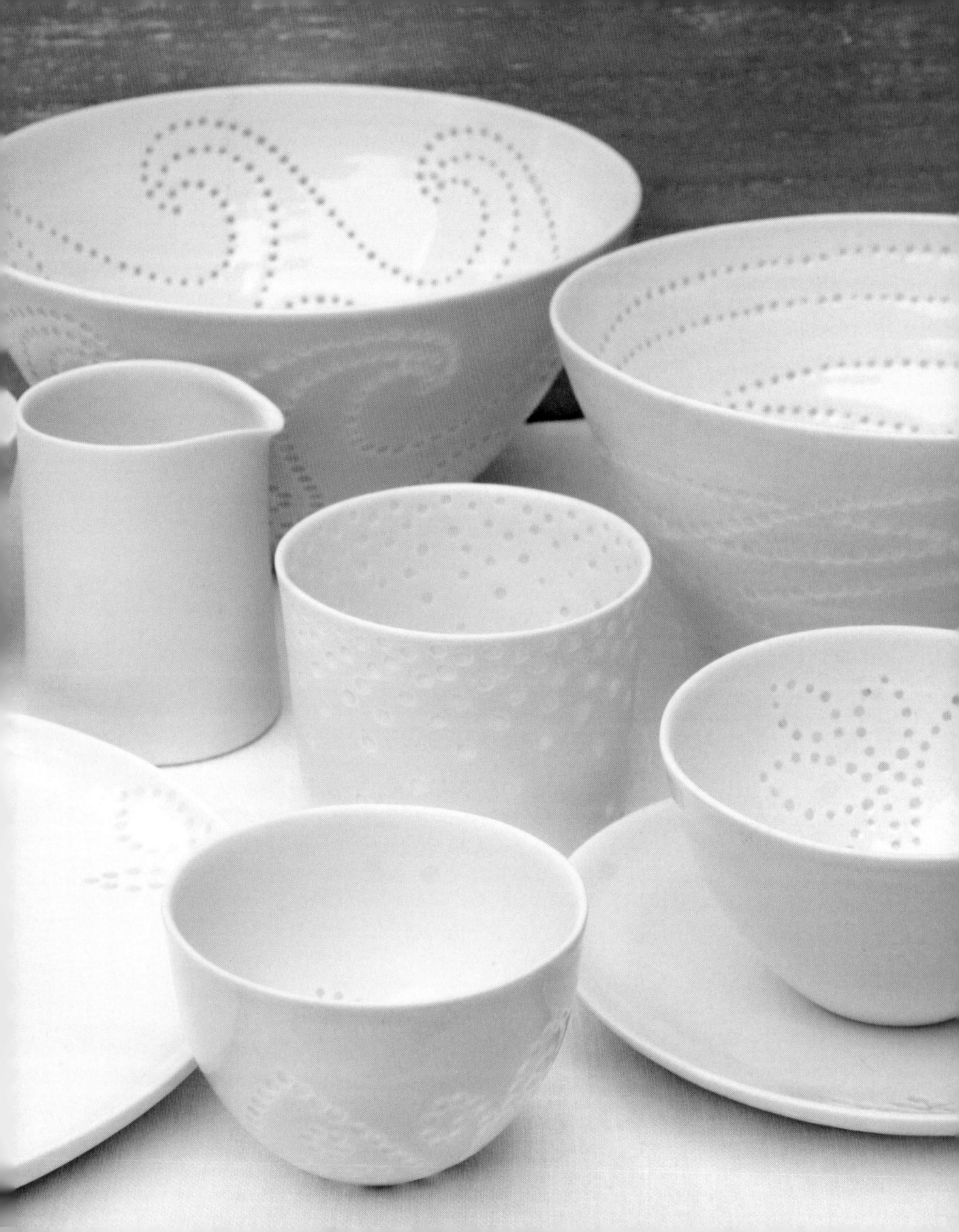

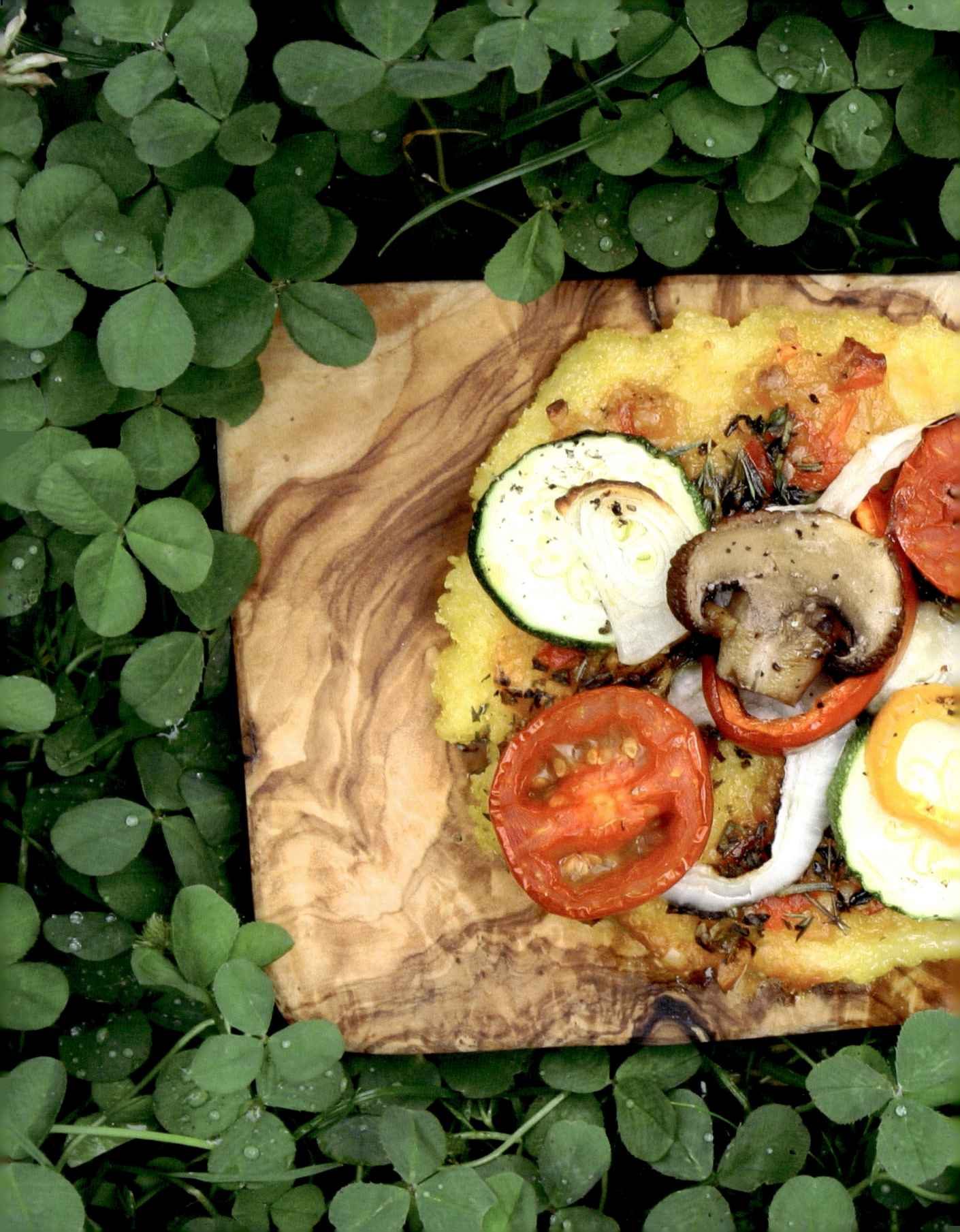

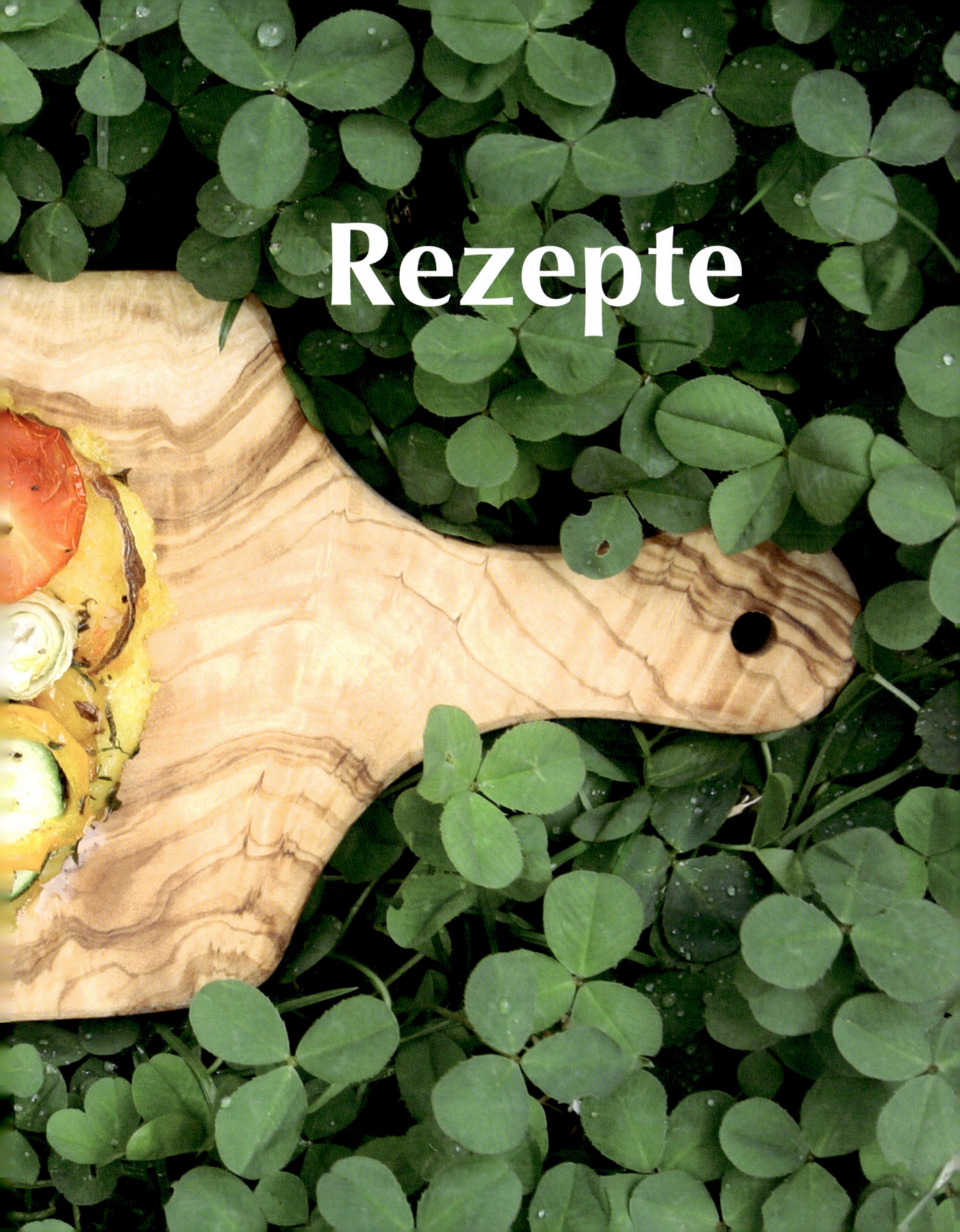

# Rezepte

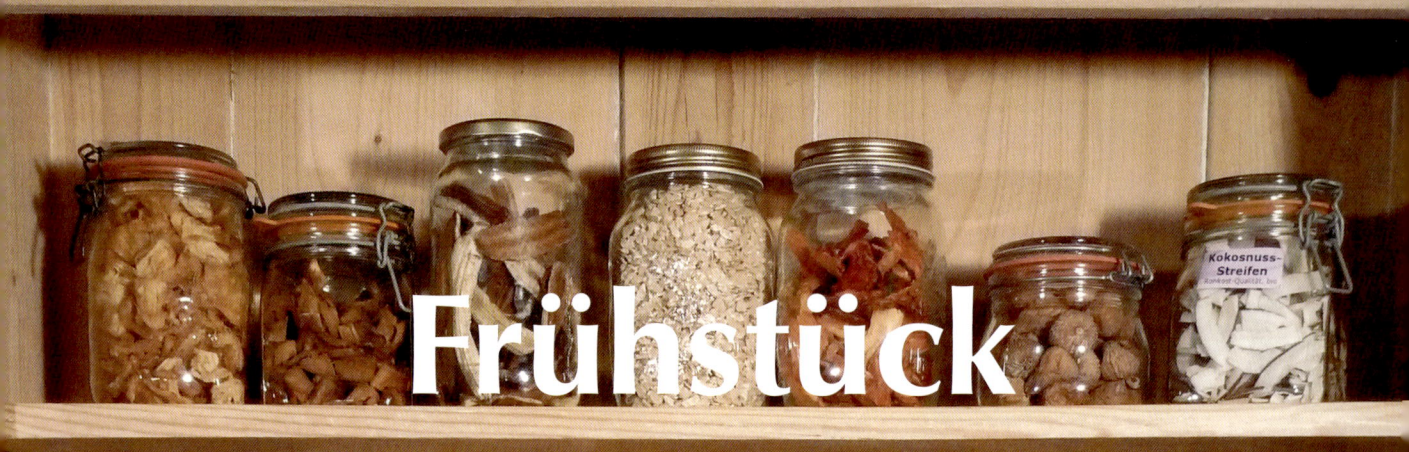

# Frühstück

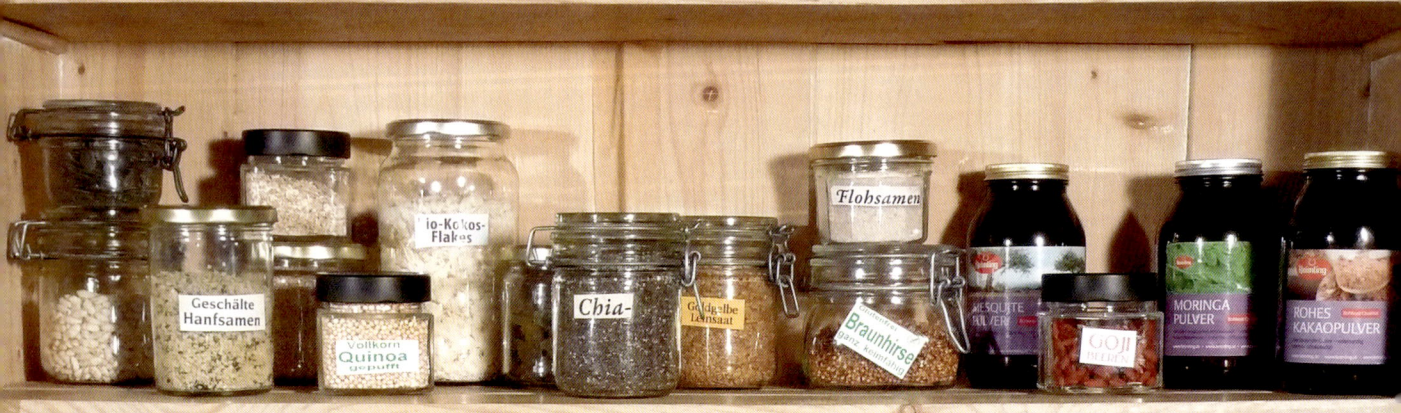

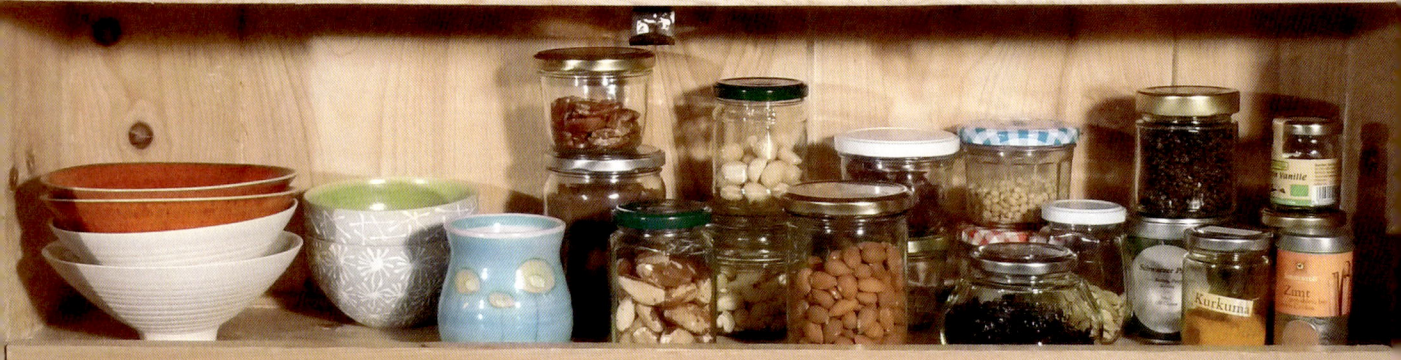

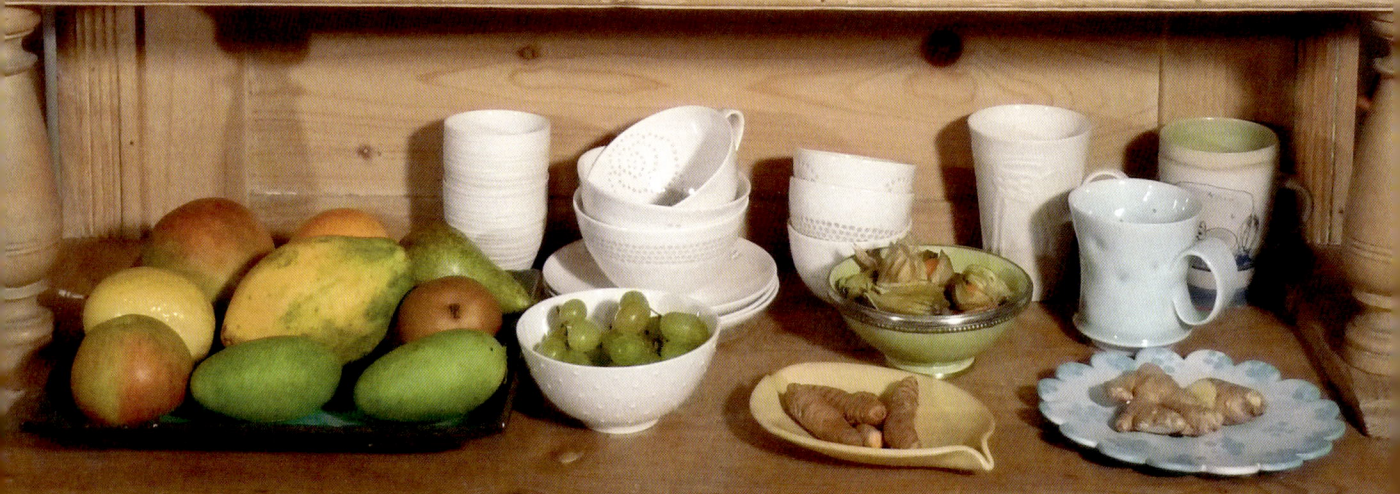

# Mein Vorratsschrank für's Frühstück mit Energiekick

**Die wichtigsten Zutaten für meine vollwertigen Rohkost Müslis habe ich immer vorrätig.**

Ein Frühstücksmüsli sollte nährstoffreich sein und die nötige Power liefern, um optimal in den Tag zu starten. Es sollte so zusammengesetzt sein, dass es lange sättigt und Lust am Essen weckt. Die leckeren Grundzutaten können individuell nach Ihrem Gusto miteinander kombiniert werden. **Alle Zutaten sind glutenfrei und sojafrei.**

### Getrocknete Früchte
Getrocknete Früchte verwendet man am besten in Rohkostqualität, vor allem, wenn das Angebot von frischen Früchten gering ist, oder man dem Müsli etwas mehr Süße verleihen möchte. Gut geeignet sind getrocknete Datteln, Feigen, Goji-Beeren, Papaya, Mango sowie Ananas.

### Frische Früchte
Es gibt nichts Gesünderes als frisches Obst. Verwenden Sie möglichst saisonale Früchte. Im Sommer sollte man sich das reichhaltige Angebot an Beerenfrüchten nicht entgehen lassen. Heidelbeeren, Himbeeren, Brombeeren, Erdbeeren, Johannisbeeren und Stachelbeeren sind kleine Powerpakete, die sich wunderbar im Müsli machen. Zusätzlich empfehlen sich Aprikosen, Pfirsiche oder Kirschen – verwenden Sie einfach alles, was Ihnen schmeckt. Im Winter stehen Äpfel im Vordergrund. Die leckeren Vitalbomben sind zusammen mit Zimt und Kardamom, getrockneten Datteln oder Feigen eine wahre Gaumenfreude. Natürlich kann man im Winter und das ganze Jahr hindurch auf das Angebot an Südfrüchten wie Mangos, Kakis, Ananas, Papaya, Bananen usw. zurückgreifen.

### Superfoods
Superfoods geben dem Müsli noch mehr Power und verleihen ihm eine besondere Geschmacksnote. Mesquite schenkt dem Müsli einen interessanten Karamellgeschmack, Moringa ist eher herb und Lucumapulver süßlich. Finden Sie einfach selbst heraus, was Ihnen am besten mundet. Darüber hinaus verwende ich gerne Super- food- Pulver aus Mesquite, Moringa, Acai-Beere, Chlorella, Lucuma, Camu-Camu und Baobab.

### Für die Müsli-Basismasse
• Chia-Samen
• Leinsamen
• Mandeln
• Kokosflakes oder -raspel

### Flüssigkeiten
• Kokoswasser
• Mandelmilch
• Reismilch
• Nussmilch
• Kokos-Cashew-Joghurt

### Nüsse, Samen und Toppings
• Hanfsamen (geschält)
• Braunhirsekeimlinge
• Zedernnüsse
• Paranüsse
• Macadamianüsse
• Cashewkerne
• Pekannüsse
• Walnüsse
• Erdmandelflocken
• Amaranth Pops
• Quinoa Pops
• Flohsamen
• Blütenpollen (nicht vegan)

### Gewürze
• Kurkumawurzel (frisch)
(oder Kurkumapulver)
• Ingwerwurzel (frisch)
• Vanille (gemahlen)
• Zimt (gemahlen)
• Kardamomkapseln (im Ganzen, zum Mörsern)
• Schwarze Pfefferkörner
• Papaya-Kerne (selbst getrocknet)

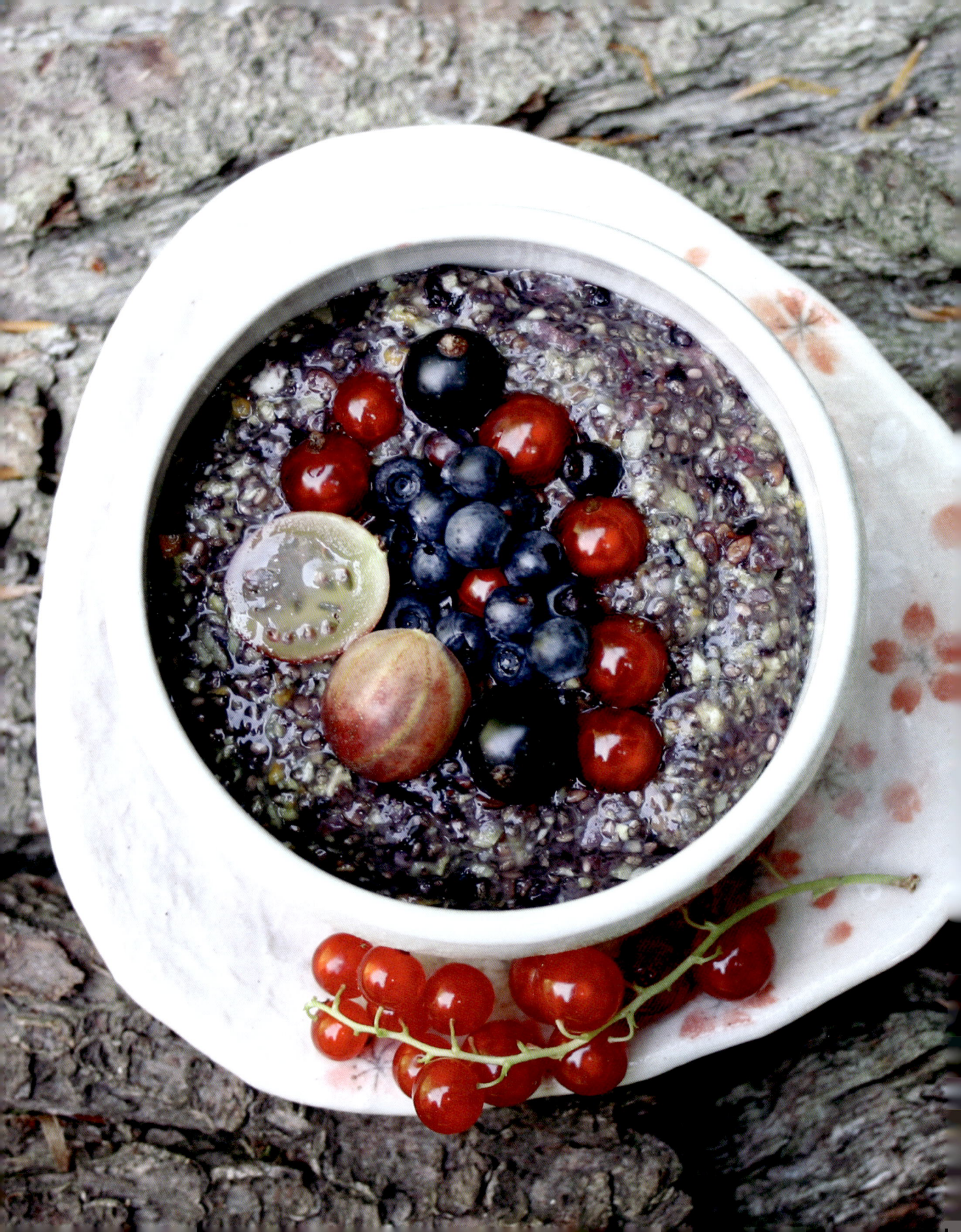

# Beerenpower-Schoko-Müsli

**Zutaten für 2 Personen**

**Chia-Gel**
5 EL Chia-Samen
400 ml Wasser

**Nussmasse**
70 g Mandeln
20 g Cashewkerne

**Heidelbeermilch**
50 g gewaschene Heidelbeeren
100 ml Mandelmilch
2 TL rohes Kakaopulver
1 TL Mesquitepulver
1 TL Zimt
1 TL Kokosblütenzucker (optional)

**Toppings**
50 g Beerenobst:
 Stachelbeeren
 rote Johannisbeeren
 schwarze Johannisbeeren
 Heidelbeeren

Das cremige Beerenpower Müsli ist leicht und lecker und damit der perfekte Start in den Tag! Nutzen Sie die Beerenvielfalt im Frühsommer. Beeren haben eine starke antioxidative Wirkung und sind reich an Vitamin C. Roher Kakao, Chia und Mandeln enthalten viele gesundheitsfördernde Antioxidantien und Magnesium. Dieses Müsli stärkt nicht nur die Nerven, sondern ist auch eine echte Augenweide.

**Zubereitung**

1. Mandeln und Cashewkerne über Nacht in etwas Wasser einweichen. Morgens das Wasser abschütten und nochmals spülen.

2. Chia-Gel herstellen (Anleitung siehe Chia-Gel Basisrezept auf S. 185).

3. Eingeweichte Mandeln und Cashewkerne zu einer körnigen Nussmasse mixen, in eine separate Schüssel geben.

4. Für die Heidelbeermilch die Heidelbeeren zusammen mit Mandelmilch, Kokosblütenzucker, rohem Kakaopulver, Mesquitepulver und Zimt, cremig mixen.

5. Chia-Gel auf zwei Müslischalen verteilen, die Heidelbeermilch darüber gießen, das Ganze mit der Hand zu einer homogenen Creme verrühren, Nussmasse unterheben.

6. Das Müsli mit gewaschenem Beerenobst garnieren.

*TIPP: Mit etwas geriebener Tongabohne erhält das Müsli noch mehr Mandelaroma.*

# Hanfmilch

**Zutaten**

200 g geschälte Hanfsamen
1 Liter Wasser

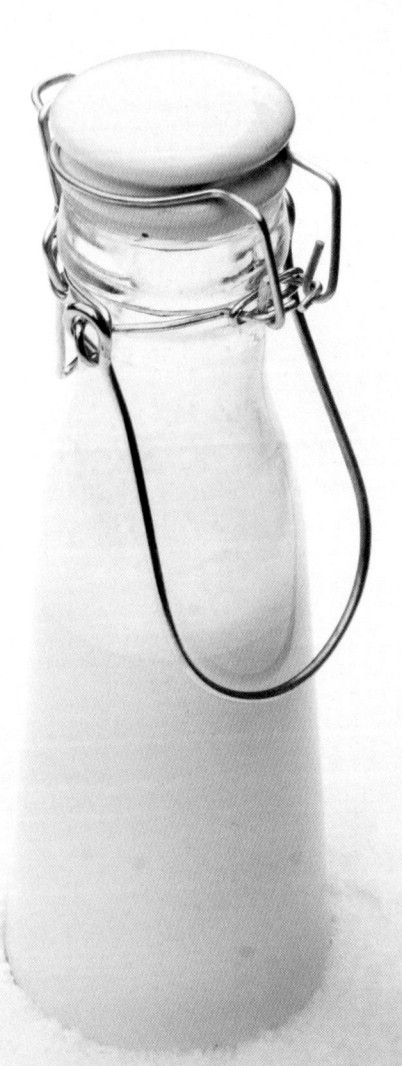

Hanfmilch können Sie ganz einfach selbst herstellen. Man kann sie vielseitig verwenden: Als Milchvariation mit Früchten und Vanille, in Smoothies und Müsli oder als Grundlage für Nussmilch-Joghurt und Nusskäse.

**Zubereitung**
1. Geschälte Hanfsamen mit dem Wasser im Mixer auf höchster Stufe ca. 1 Minute mixen, bis die Hanfsamen gut püriert sind.

2. Masse in einen Nussbeutel gießen, auspressen und in eine saubere Glasflasche füllen.

3. Den verbliebenen Trester kann man auch für rohköstliche Kräckerbrote oder Energieriegel aufheben. Für den späteren Gebrauch lässt er sich sehr gut einfrieren.

4. Die Hanfmilch ist im Kühlschrank mind. 2-3 Tage haltbar.

*TIPP: Probieren Sie doch einmal, Haselnuss- oder Mandelmilch selbst herzustellen. Für eine leckere Kokosmilch verwendet man Kokosraspeln. Nussmilchbeutel findet man im Internet bei Rohkostversendern, Adressen finden Sie unter Bezugsquellen. Wer wenig Zeit hat kann auf das reichhaltige Angebot der Nuss-, Reis-, oder Sojamilch-Sorten aus dem Biomarkt zurückgreifen.*

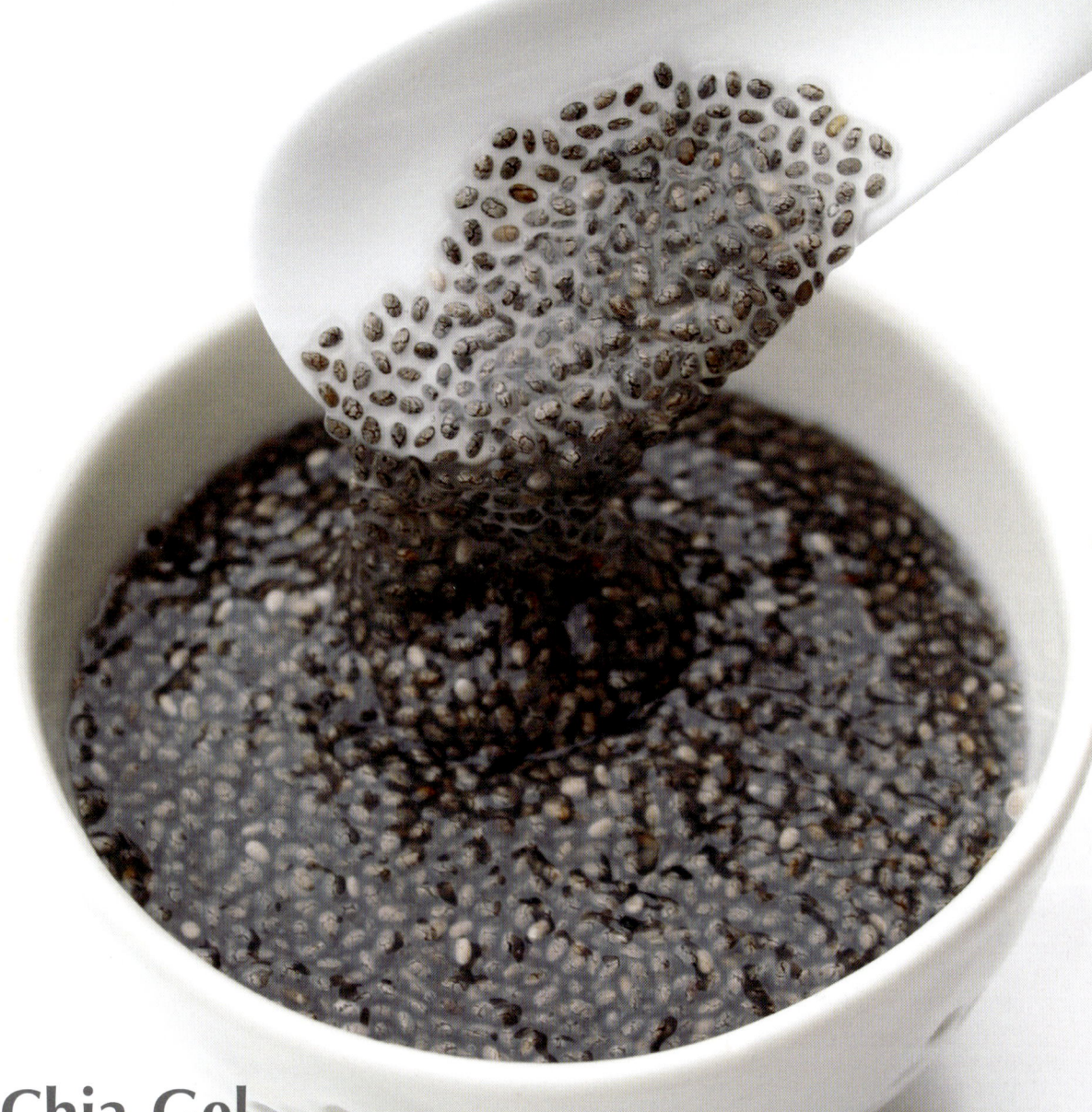

# Chia-Gel

**Basisrezept**
**Zutaten für 2 Personen**

4 EL Chia-Samen
300 ml Wasser

Wasser in eine Schüssel geben und die Chia-Samen unter Rühren in die Flüssig-keit rieseln lassen. Etwa eine Minute lang weiterrühren, damit die Chia-Samen nicht klumpen. Dann 30 Minuten quellen lassen oder noch besser am Abend vorbereiten und über Nacht quellen lassen. Auf diese Weise erhalten Sie am nächsten Morgen ein schönes Chia-Gel.

# Pfirsich-Mandelcreme-Müsli

**Zutaten für 2 Personen**

**Chia-Gel**
4 EL Chia-Samen
300 ml Wasser

**Nussmasse**
40 g Mandeln
2 cm großes Stück frische
Ingwerwurzel, geschält und
grob gehackt
2 EL Kokosflakes oder -raspel

**Leinsamencreme**
4 EL Leinsamen (goldgelb)
5 Pfefferkörner
200 – 250 ml Mandelmilch
1 Pfirsich
2 EL Erdmandel Flocken
1 TL Kurkumapulver
1 TL Mesquitepulver
1 TL gemahlener Zimt
½ TL gemahlene Vanille

**Toppings**
2 EL geschälte Hanfsamen
10 Cashewkerne
2 EL Zedernnüsse
2 EL Kokosflakes
1 Banane, in Scheiben geschnitten
1 Pfirsich, in Stücke zerkleinert
1 Mango, gewürfelt

Pfirsich und Mandeln sind in Kombination besonders lecker. Seine orangegelbe Farbe hat der Pfirsich dem in ihm enthaltenen Karotin zu verdanken, das einen optimalen Zellschutz bietet. Das in Pfirsich, Mango und Banane reichlich vorhandene Kalium erhöht die Konzentrationsfähigkeit und sorgt für gute Laune.

**Zubereitung**

1. Mandeln in einem Schälchen mit Wasser über Nacht einweichen. Morgens das Wasser abschütten, nochmals spülen.

2. Chia Gel nach Basisrezept auf S. 185 herstellen.

3. Leinsamen zusammen mit den Pfefferkörnern im Mixer schroten, in eine separate Schüssel geben.

4. Grob geschnittene Ingwerwurzel in den Mixer geben, die eingeweichten Mandeln und Kokosflakes hinzufügen und zu einer körnigen Nussmasse mixen. Die Mischung in eine separate Schüssel geben.

5. Für die Leinsamencreme geschrotete Leinsamen mit den restlichen Zutaten (Mandelmilch, Pfirsich, gemahlene Erdmandeln, Mesquite, Kurkumapluver, Zimt und Vanille) cremig mixen.

6. Chia Gel in zwei Müslischalen verteilen, Leinsamencreme darauf geben, das Ganze mit der Hand gut verrühren und die Nussmasse unterheben.

7. Müsli mit dem vorbereitetem Obst und den Toppings garnieren.

**TIPP:** *Das Müsli wird noch cremiger mit Kokos-Cashew-Joghurt. (S.188)*

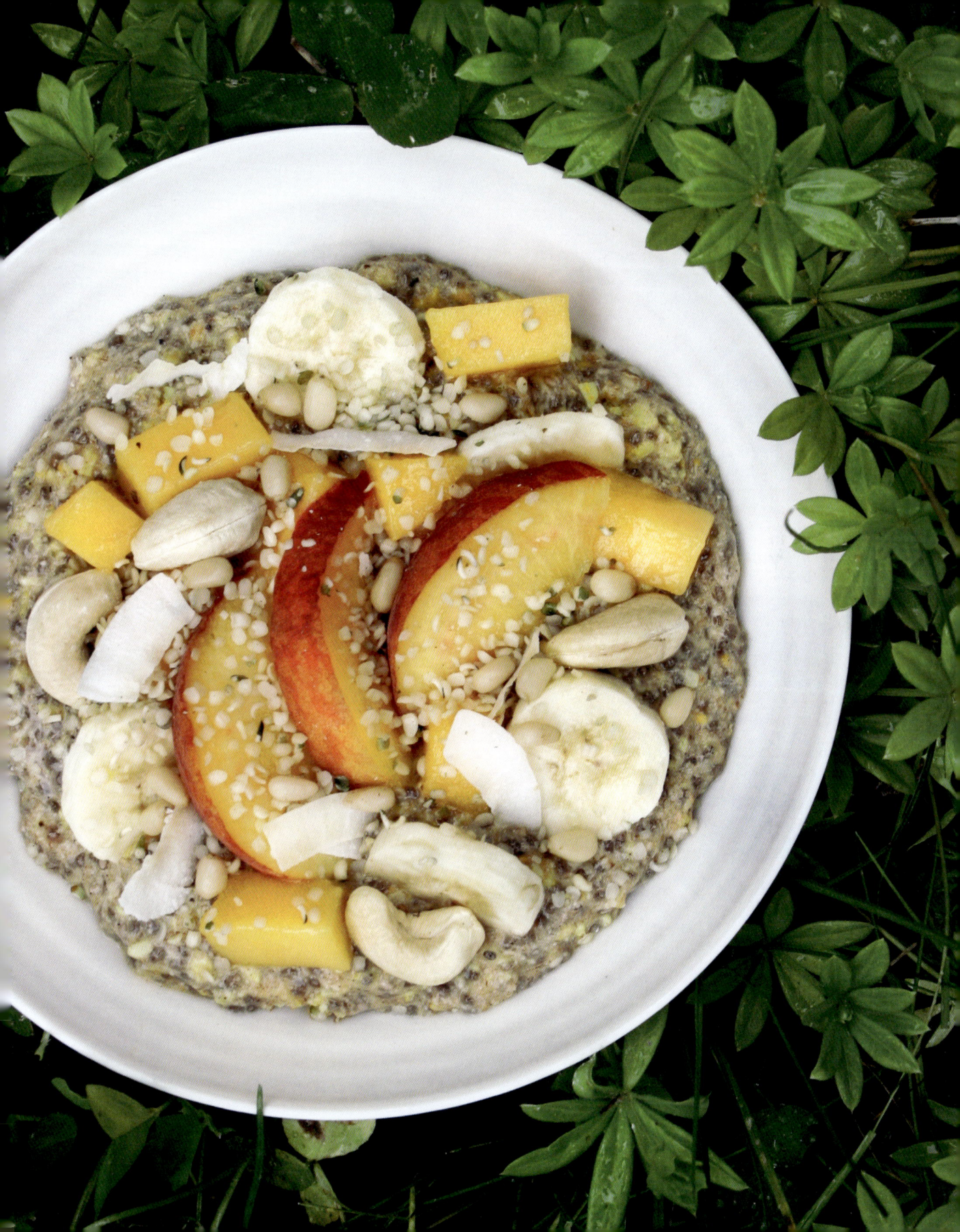

# Kokos-Cashew-Joghurt

**Zutaten für ca. 8 Portionen**

200 g Cashewkerne (eingeweicht)

**Für die Kokosmilch**
200 g Kokosflocken
400 ml Wasser (stilles Mineralwasser)

**Probiotisches Pulver**
2 EL probiotisches Joghurt-
Ferment (z.B. My.Yo) oder
eine probiotische Kapsel

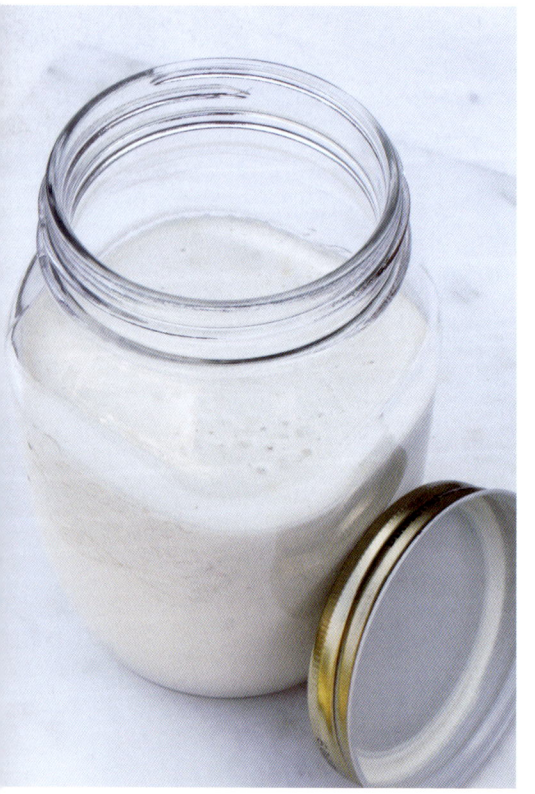

Werden Nüsse fermentiert, erhöht sich durch den Zersetzungsprozess ihre Verdaulichkeit. Man erhält eine mit probiotischen Bakterien versetzte, äußerst leckere pflanzliche Köstlichkeit. Mithilfe hochwertiger veganer, probiotischer Kulturen in Kapsel- oder Pulverform lässt sich ein wunderbar cremiger Nuss-Joghurt in Rohkostqualität spielend herstellen. Kokos-Cashew-Joghurt verfeinert nicht nur Müsli und Früchte, sondern schmeckt auch pur hervorragend.

**Zubereitung**
1. Cashewkerne 2 bis 3 Stunden in Wasser einweichen, Wasser abschütten und nochmals spülen (dann wird der Joghurt cremiger).

2. Für die Kokosmilch Kokosflocken mit Wasser im Mixer auf höchster Stufe 1 Minute mixen, die Milch durch einen Nussmilchbeutel in ein separates Gefäß gießen. Trester gut auspressen und für andere Zwecke aufheben (z.B. für spätere Kräckerbrot oder Müsliriegel Produktion einfrieren).

3. Kokosmilch zurück in den Mixer gießen, eingeweichte Cashewkerne dazugeben und bei höchster Stufe mindestens 2 Minuten pürieren. Die Creme sollte leicht erwärmt sein, damit sich die probiotischen Kulturen gleich wohlfühlen.

4. Probiotisches Pulver dazugeben, nochmals kurz auf höchster Stufe mixen, damit sich das Pulver gut verteilt.

5. Die Masse in ein 1 Liter Einmachglas mit Schraubverschluss geben. Das Glas sollte nur bis zu ¾ befüllt sein, da die Masse beim Fermentieren an Volumen gewinnt.

6. Das Glas entweder mit einem Tuch bedecken oder ganz einfach den Deckel locker, leicht schräg daraufsetzen, sodass die Luft zirkulieren kann.

7. Das Glas an einen warmen und ruhigen Ort stellen – am besten in Heizungsnähe. Der Fermentierungsprozess benötigt ca. 10-12 Stunden – je länger, desto säuerlicher fällt das Ergebnis aus.

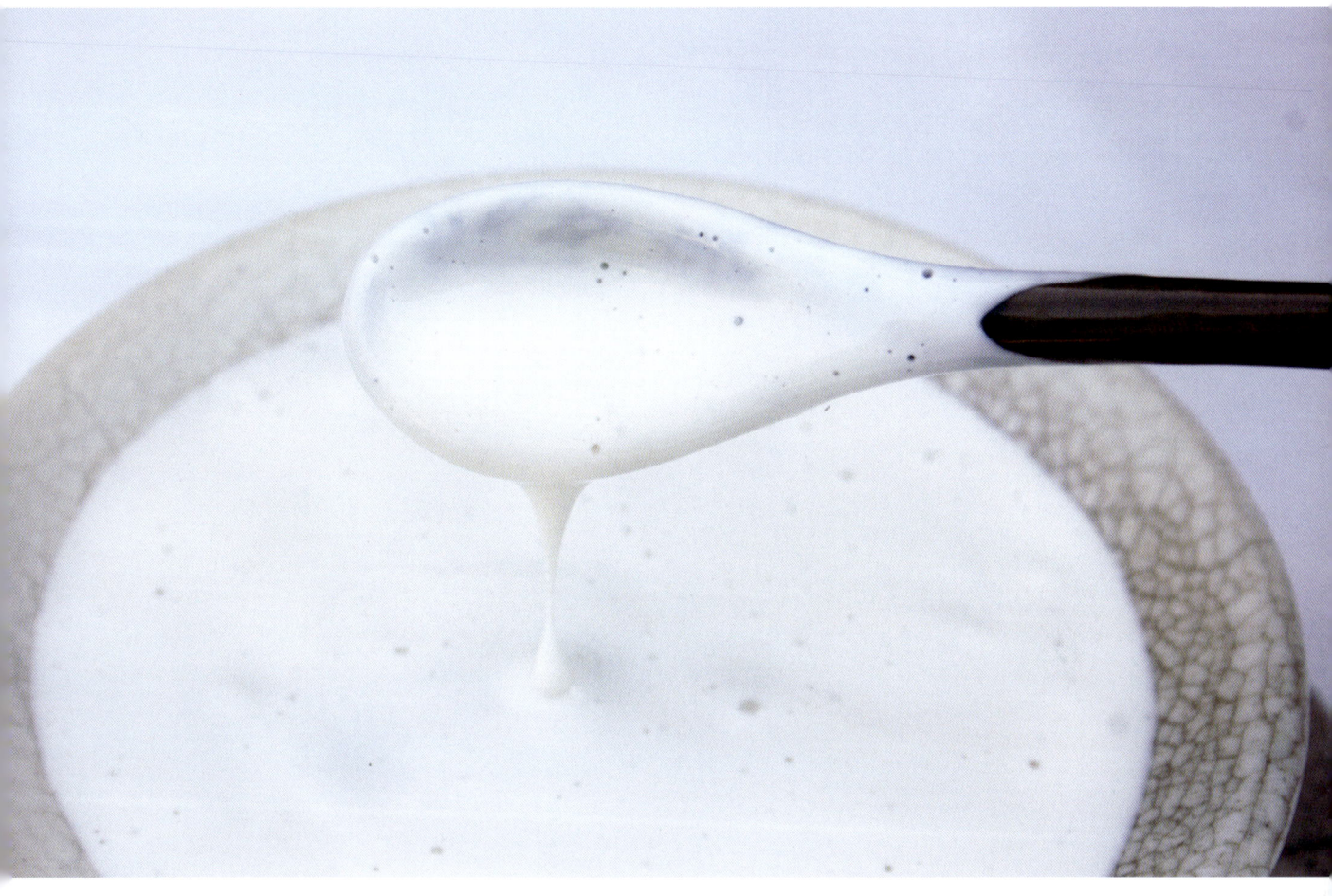

8. Sobald sich in der Masse kleine Luftbläschen gebildet haben und Geschmack sowie Geruch leicht säuerlich sind, beendet man den Fermentierungsprozess. Hierfür wird der Joghurt mit einem sauberen Löffel gut umgerührt, das Glas ordentlich verschlossen und in den Kühlschrank gestellt.

10. Der Joghurt ist im Kühlschrank mindestens 5 bis 6 Tage haltbar. Da der Joghurt im Külschrank noch etwas nachreift, schmeckt er dann zunehmend säuerlicher.

**TIPP:** *Alternativ können Sie auch 400 ml fertige Bio-Kokosmilch in Premium-Qualität verwenden. Der Joghurt wird damit super cremig und lecker – mein Favorit!*

*Anstelle von Cashewkernen können ebenso eingeweichte Macadamiakerne und enthäutete Mandeln gebraucht werden. Nuss-Joghurt ist eine tolle und gesunde Alternative zu herkömmlichen Milch- oder Sojaprodukten – vor allem für Menschen, die laktoseintolerant sind.*

*Probiotische Kulturen erhalten Sie im Internet oder in der Apotheke. Wo Sie hochwertiges Pulver oder Kapseln bestellen können, erfahren Sie unter Bezugsquellen.*

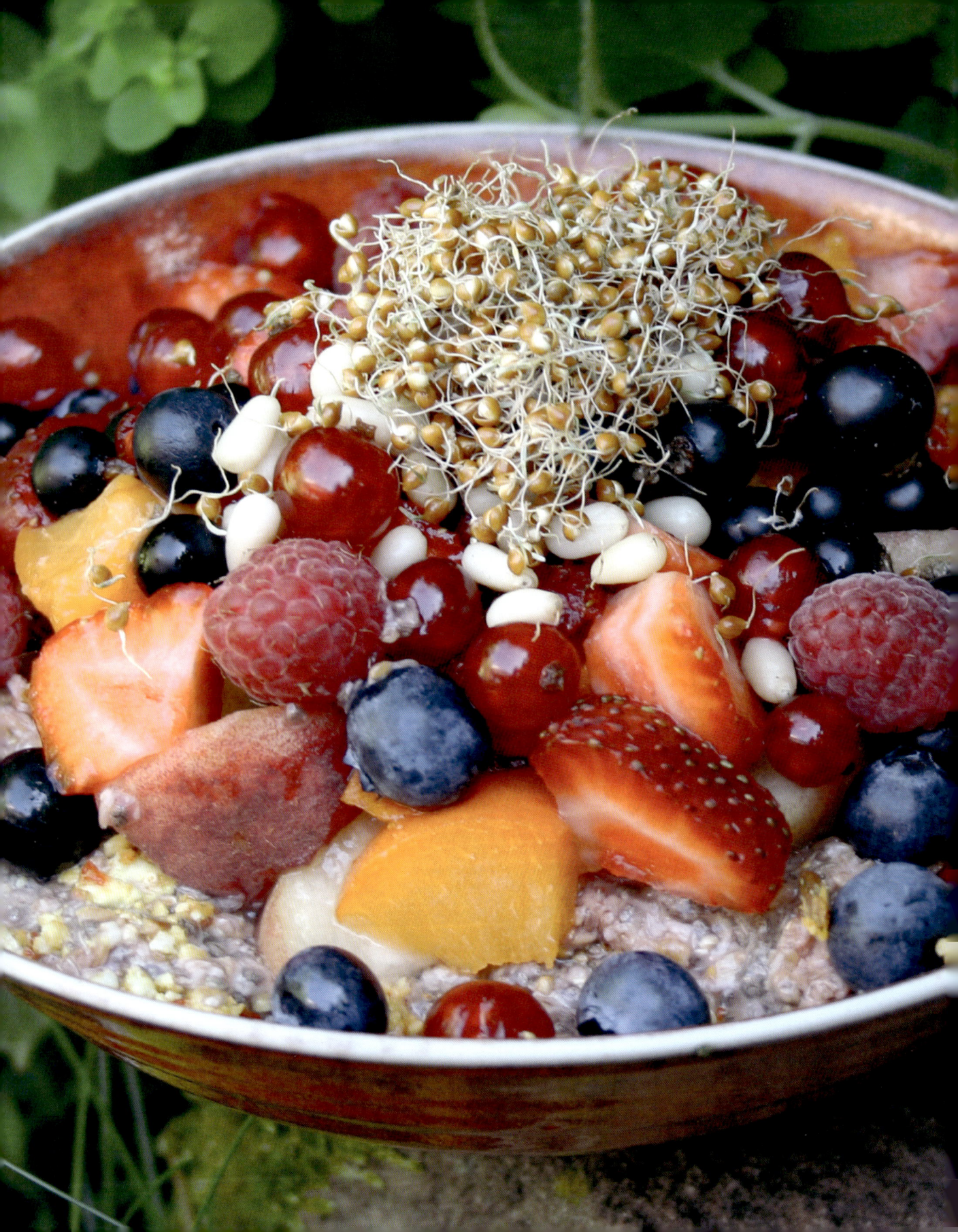

# High-Energy-Müsli

**Zutaten für 2 Personen**

**Chia-Gel**
4 EL Chia-Samen
300 ml Wasser

**Nussmasse**
30 g Mandeln
2 cm großes Stück frische
Ingwerwurzel, geschält und
grob gehackt
6 cm großes Stück frische
Kurkumawurzel, geschält und grob
gehackt (oder 1 TL Kurkumapulver)
2 EL Kokosflakes oder Raspeln
2 getrocknete Datteln ohne Stein,
grob geschnitten

**Leinsamencreme**
4 EL Leinsamen (goldgelb
oder braun)
5 Pfefferkörner
200-250 ml Kokoswasser
(alternativ Mandel- oder Reismilch)
1 TL Mesquitepulver
1 TL Moringapulver
1 TL gemahlener Zimt
½ TL gemahlene Vanille

**Toppings**
2 EL Kokos-Cashew-Joghurt
2 EL geschälte Hanfsamen
2 EL Braunhirsekeimlinge
2 EL Zedernnüsse
4-5 Macadamianüsse, grob
gehackt
1 Aprikose, klein geschnitten
Beerenobst nach Belieben
(z.B. Heidelbeeren, Himbeeren,
Johannisbeeren, Erdbeeren)

Dieses besonders nahrhafte Müsli macht sehr lange satt und versorgt den Körper mit allen wichtigen Nährstoffen. Frische Kurkuma- und Ingwerwurzel sowie Superfoods stärken das Immunsystem optimal.

**Zubereitung**

1. Mandeln über Nacht in etwas Wasser einweichen. Morgens das Wasser abschütten, nochmals spülen.

2. Chia Gel nach Rezept auf S. 185 herstellen.

3. Leinsamen zusammen mit den Pfefferkörnern im Mixer schroten, in eine separate Schüssel geben.

4. Grob geschnittene Kurkuma- und Ingwerwurzel sowie Datteln in den Mixer geben, eingeweichte Mandeln, Kokosflakes und Goji-Beeren hinzufügen und zu einer körnigen Nussmasse mixen. Die Mischung in eine separate Schüssel geben.

5. Für die Leinsamencreme geschroteten Leinsamen mit den restlichen Zutaten (Kokoswasser, Mesquite, Moringa, Zimt, Vanille) cremig mixen.

6. Chia Gel in zwei Müslischalen verteilen, Leinsamencreme darauf geben, alles mit der Hand gut verrühren und schließlich die Nussmasse unterheben.

7. Müsli mit einem Klecks Kokos-Cashew-Joghurt, dem vorbereiteten Obst und Toppings garnieren.

*TIPP: Übrigens lässt sich das Müsli prima mit zur Arbeit nehmen, falls Sie später frühstücken möchten. Sie können jederzeit auch andere Obstsorten verwenden – lassen Sie Ihrer Kreativität freien Lauf! Darüber hinaus schmeckt es auch ohne den Kokos-Cashew-Joghurt ausgezeichnet.*

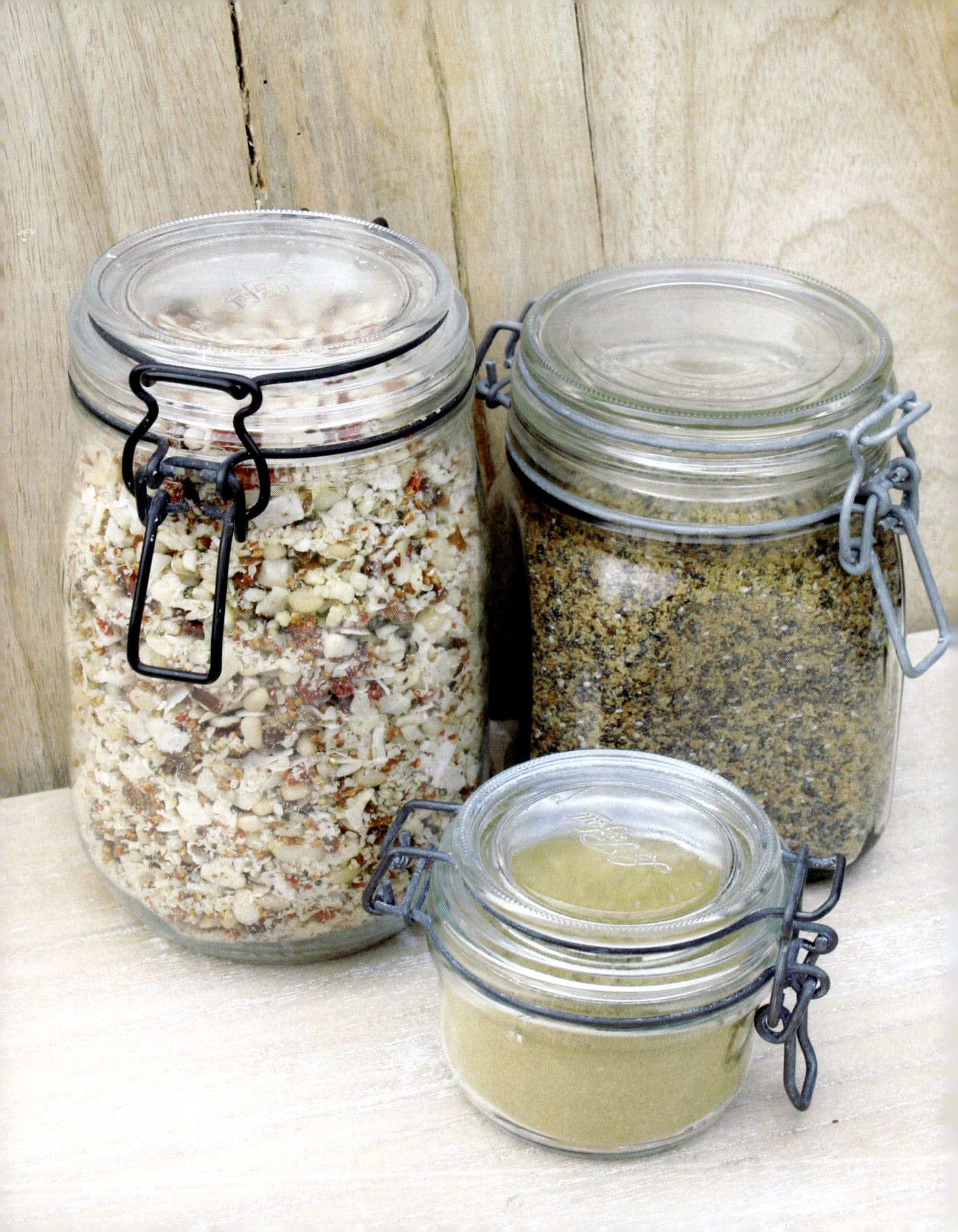

# Selbstgemachte glutenfreie Müsli-Fertigmischung – wenn morgens wenig Zeit ist

**Teil 1**
**Grundmischung**
200 g Chia-Samen
300 g gemahlene Leinsamen
4 EL Flohsamenschalen

**Teil 2**
**Gewürze-Superfood-Mischung**
1 EL Pfefferkörner, fein
gemörsert oder aus der Mühle
1 EL Ingwerpulver
3 TL Kurkumapulver
2 EL Mesquitepulver
1 EL Moringapulver
2 EL gemahlener Zimt
1 EL gemahlene Vanille

**Teil 3**
**Nussmischung**
150 g Mandeln, im Mixer grob
gemahlen
100 g Zedernnüsse oder
Pinienkerne
100 g Macadamianüsse oder
Cashewkerne, gehackt
50 g Paranusskerne oder
Walnüsse, gehackt
100 g Kokosflakes oder -raspeln
150 g geschälte Hanfsamen
50 g Braunhirsekeimlinge
50 g Goji-Beeren, gehackt
150 g getrocknete Datteln ohne
Stein, gehackt

Für alle, die morgens zeitig aus dem Haus müssen, lohnt es sich, meine Müslimischung vorzubereiten. Optimal bewährt hat sich das Konzept der drei Teile. Jeweils wie links beschrieben zusammenstellen und abfüllen. Morgens nur noch ab in die Schüssel damit, anrühren, frisches Obst dazu, fertig!

Die drei Mischungen jeweils in einen luftdicht verschließbaren Behälter füllen. Die Menge reicht für ca. eine Woche.

**Zubereitung am Morgen für eine Person**

1. 4 bis 5 Esslöffel Grundmischung mit 150 bis 200 ml Flüssigkeit Ihrer Wahl anrühren (Wasser oder Kokoswasser, Mandel- oder Nussmilch). 5 bis 10 Minuten quellen lassen – gerne auch länger.

2. Dann 1 Esslöffel Gewürze-Superfood-Mischung unterrühren.

3. Jetzt 4 Esslöffel der Nussmischung unterheben. Optional 2 Esslöffel selbstgemachten Kokos-Cashew-Joghurt hinzugeben.

4. Mit frischen Früchten garnieren und fertig. Das ist lecker und gesund!

*TIPP: Verwenden Sie keine kalten Flüssigkeiten und Obst direkt aus dem Kühlschrank, da dies die Verdauung negativ beeinflusst. Flüssigkeiten können vor der Verwendung im Wasserbad angewärmt werden, Obst unter fließendem, warmem Wasser.*
*Auch auf Reisen müssen Sie nicht auf Ihr gesundes Müsli verzichten, da sich die Müsli-Fertigmischung wunderbar mit nehmen lässt.*

# Knusprige Brötchen – glutenfrei

**Zutaten für ca. 8 Brötchen**

150 g Braunhirsemehl
150 g Maismehl
150 g Buchweizenmehl
150 g Naturreismehl
2 EL Johannisbrotkernmehl
1 EL Flohsamenschalen
20 g Trockenhefe
1 TL Salz
50 g extra natives Kokosöl
500 ml Wasser, lauwarm
Ein paar Sonnenblumen-
und Kürbiskerne
Nüsse nach Belieben

Diese knusprigen, goldbraunen Brötchen schmecken toll zu feinen Marmeladen und köstlichen Brotaufstrichen.

**Zubereitung**

1. Den Backofen auf 220 °C vorheizen.

2. Mehlsorten mit Johannisbrotkernmehl, Flohsamenschalen, Trockenhefe und Salz mischen.

3. Lauwarmes Wasser in eine große Schüssel geben, die Mehlmischung langsam in das Wasser rieseln lassen und dabei mit dem Stabmixer oder einer Küchenmaschine ca. 3 Minuten kneten.

4. Anschließend Kokosöl unterrühren und je nach Belieben einige Nüsse und Kerne untermischen.

6. Den Teig portionsweise (pro Brötchen ca. 60 Gramm), mit zwei in Wasser getauchten Esslöffeln auf ein mit Backpapier ausgelegtes Backblech setzen. Die Brötchen dürfen ruhig etwas rustikal aussehen.

7. Brötchen mit Kokosöl bestreichen und 30 Minuten ruhen lassen.

8. Die Brötchen auf mittlere Schiene in den vorgeheizten Backofen geben und die Temperatur nach 10 Minuten auf 200 °C reduzieren. Nach insgesamt etwa 20 bis 25 Minuten sollten die Brötchen eine goldbraune Farbe angenommen haben und sind fertig gebacken.

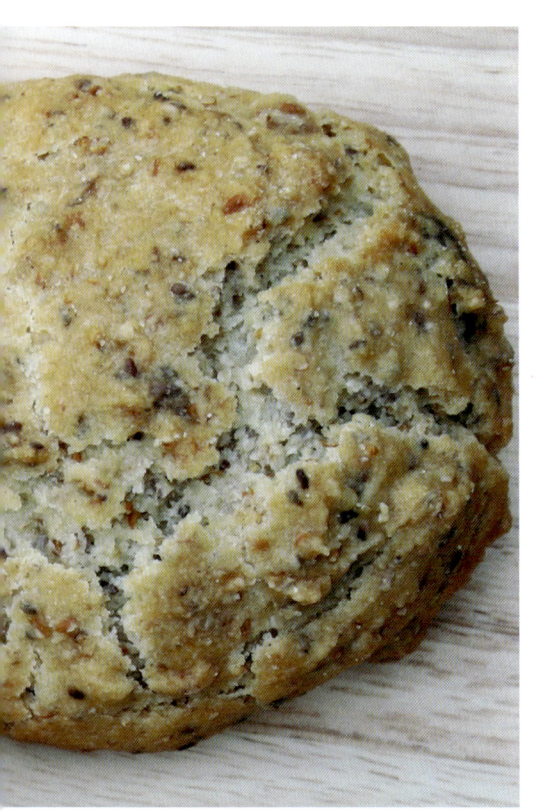

*TIPP:* *Die Brötchen lassen sich hervorragend einfrieren und sind so nach Lust und Laune verfügbar. Aus dem gleichen Teig können Sie mithilfe einer Kastenbackform ein tolles Brot backen. Wem das Mischen der Mehlsorten zu aufwendig ist, dem empfehle ich die „Bio-4-Korn-Backmischung glutenfrei" aus dem Hause Werz/Wangenmühle – funktioniert super. (siehe unter Bezugsquellen S. 350)*

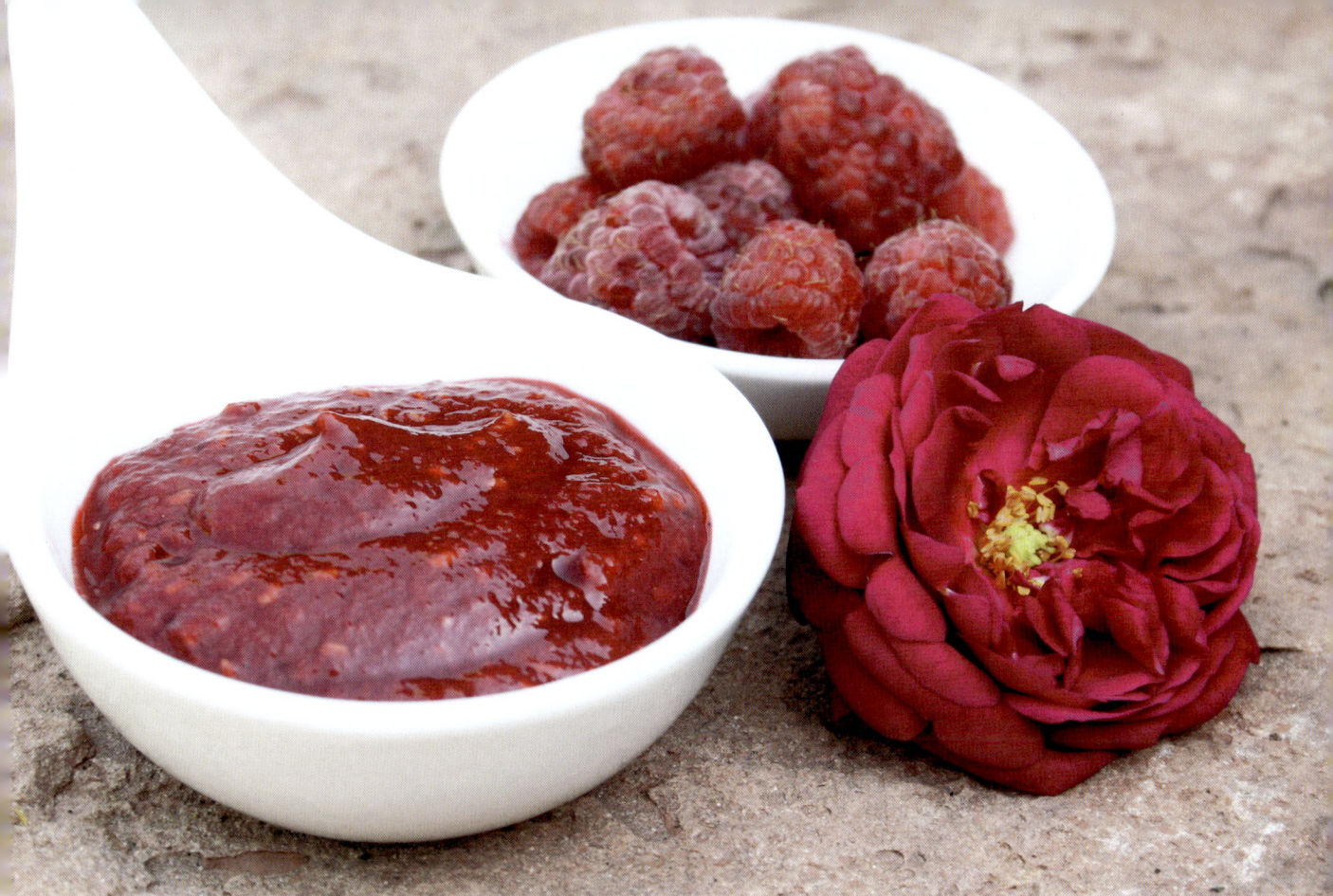

# Kaltgerührte Himbeer-Rosenblüten Marmelade

**Zutaten für 1 Glas**

200 g Himbeeren
20 g Bio Duft-Rosenblüten
3 EL Kokosblütenzucker
1 TL Zitronensaft
1 EL Chia-Samen

**TIPP:** *Frische Rosenblüten können Sie von ungespritzten Rosen aus Ihrem Garten pflücken. Unter den Bezugsquellen S. 350 finden Sie die Adressen von zwei Rosenschulen, die frische Biorosenblüten versenden.*

Für ein besonderes Sonntagsfrühstück ist die exquisite, kaltgerührte Marmelade in Kombination mit glutenfreien Brötchen ein Gedicht!

**Zubereitung**

1. Himbeeren waschen, Rosenblüten säubern (nicht waschen).

2. Himbeeren, Rosenblüten, Kokosblütenzucker und Zitronensaft cremig mixen.

3. Zum Andicken Chia-Samen mit der Hand unterrühren und im Kühlschrank über Nacht quellen lassen.

4. Die kaltgerührte Marmelade ist maximal 4 bis 5 Tage im Kühlschrank haltbar.

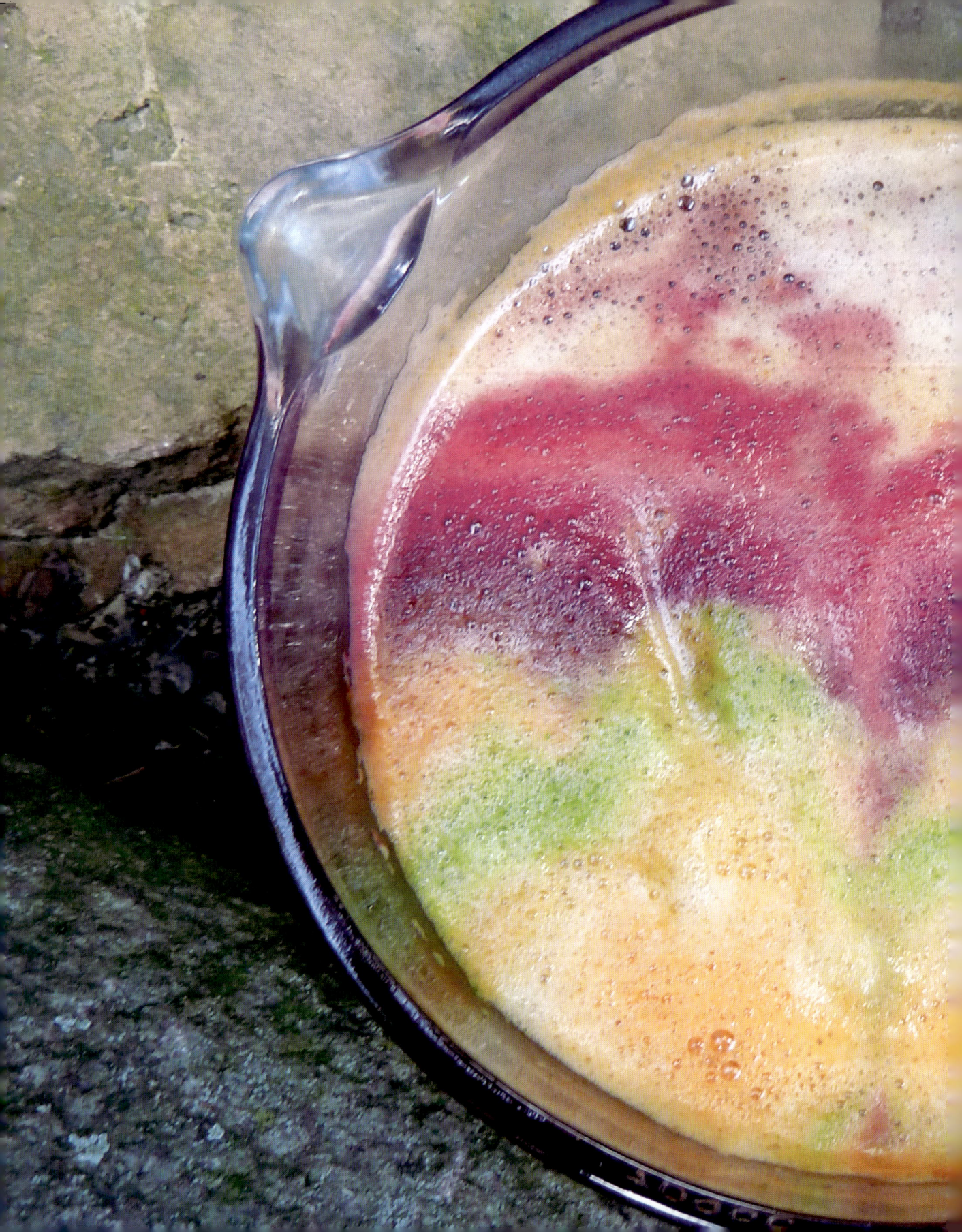

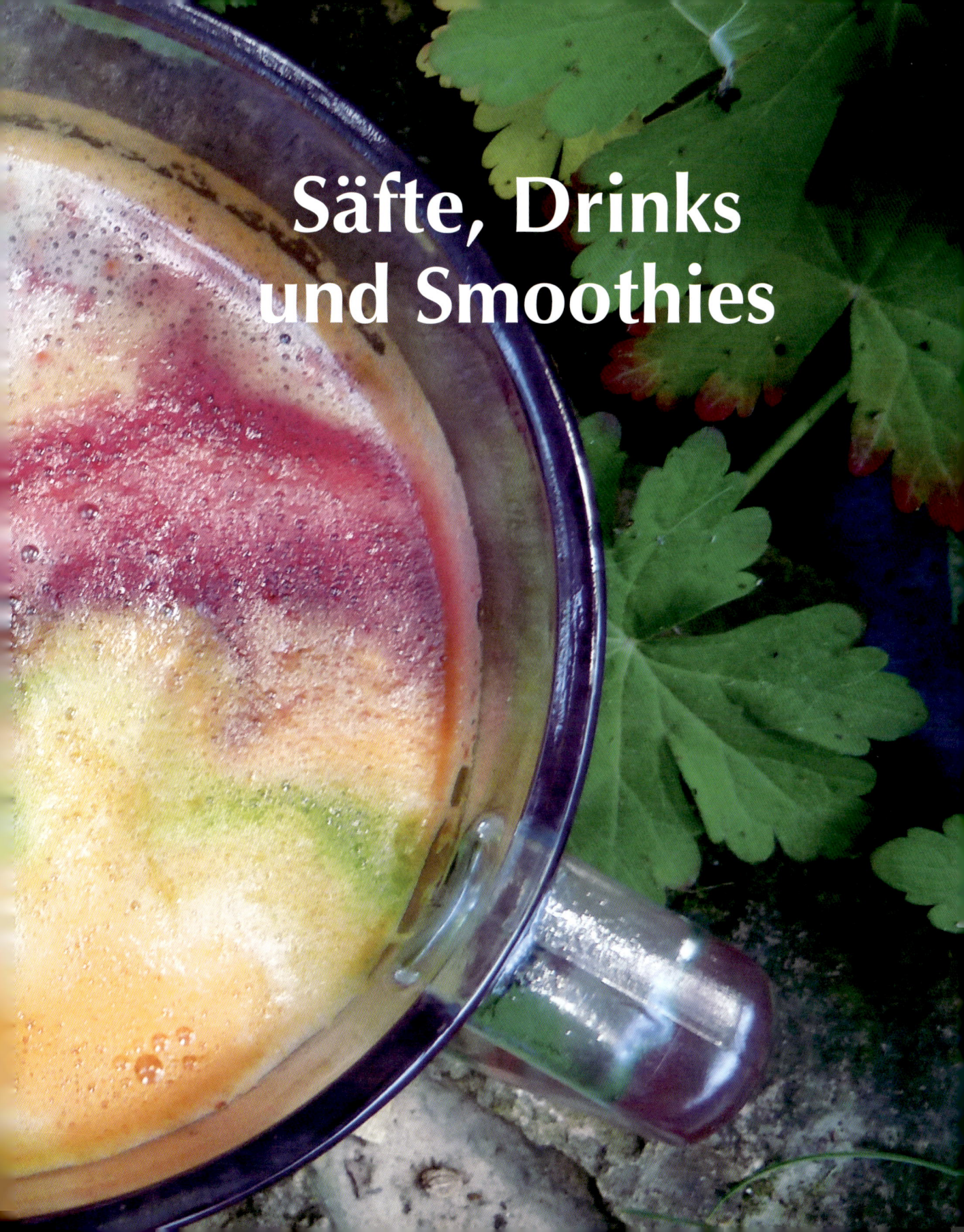

# Säfte, Drinks und Smoothies

# Green-Detox-Saft

**Zutaten für 2 Personen**

2-3 Selleriestangen
1 mittelgroße Fenchelknolle
1 dicke Scheibe reife Ananas
geschält
1-2 cm Ingwerwurzel, geschält
½ Limone, Saft ausgepresst
1 Handvoll Petersilie
1 kleine Handvoll frisches
Koriandergrün

Die Kombination aus Petersilie, Koriander und Ananas schmeckt unglaublich frisch, ist delikat und hat zusätzlich eine stark entgiftende Wirkung. Dieser Saft ist reich an zellschützenden Antioxidantien, Vitaminen, Mineralstoffen, verbessert die Durchblutung, senkt den Blutdruck wirkt harntreibend, entzündungs- und gerinnungshemmend. Koriander, Petersilie und Ingwer leiten Gifte aus dem Körper aus und hemmen Bakterien und Pilze.

**Zubereitung**

1. Gemüse und Kräuter waschen.

2. Gemüse und geschälte Ananasscheibe zerkleinern.

4. Ingwer, Gemüse, Ananas und Kräuter in den Entsafter geben und auspressen. Danach den Limonensaft in die Mischung gießen und unterrühren.

5. Saft auf zwei Gläser verteilen.

**TIPP:** *Sie können zusätzlich weitere Kräuter wie Minze oder Zitronenmelisse verwenden.*

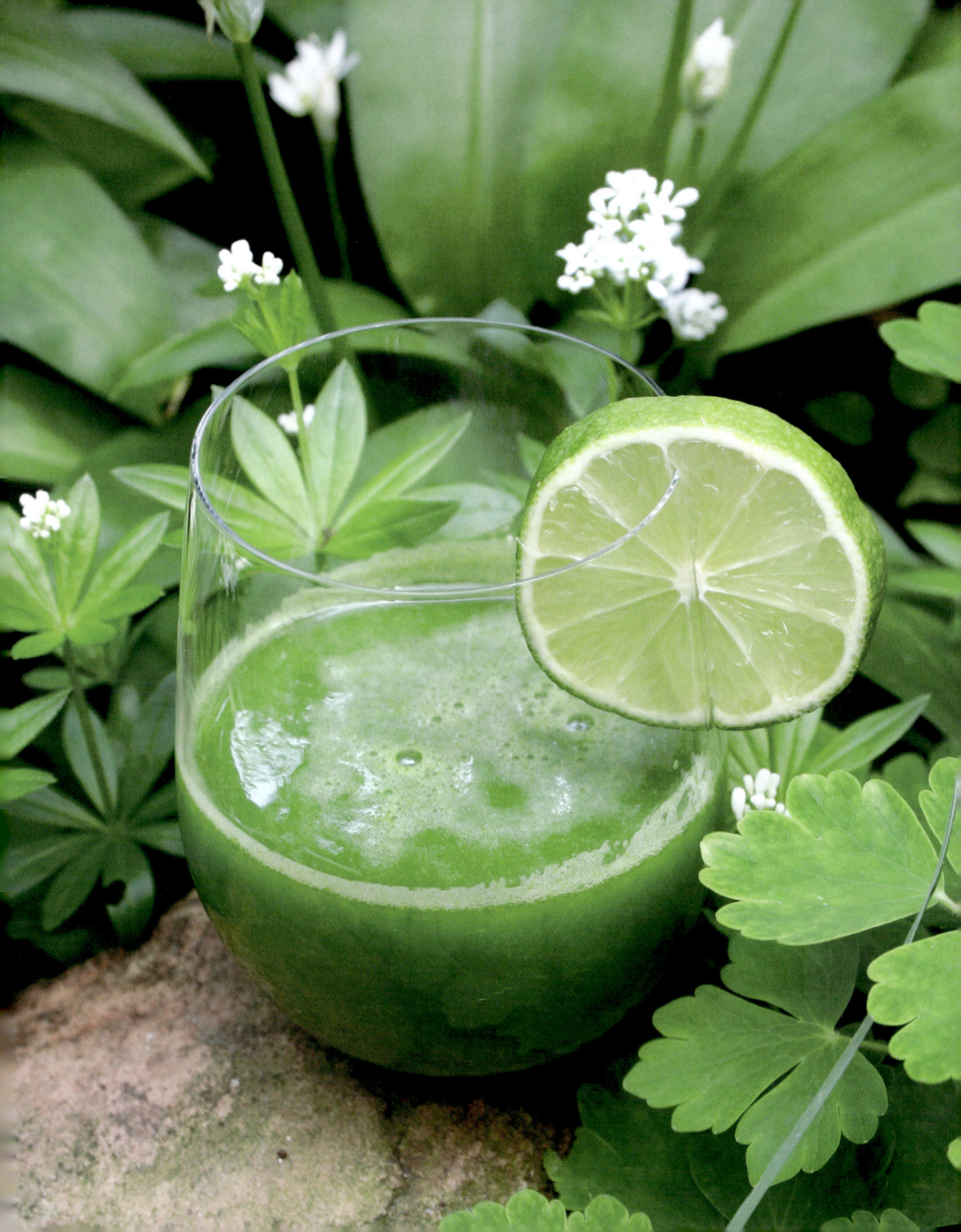

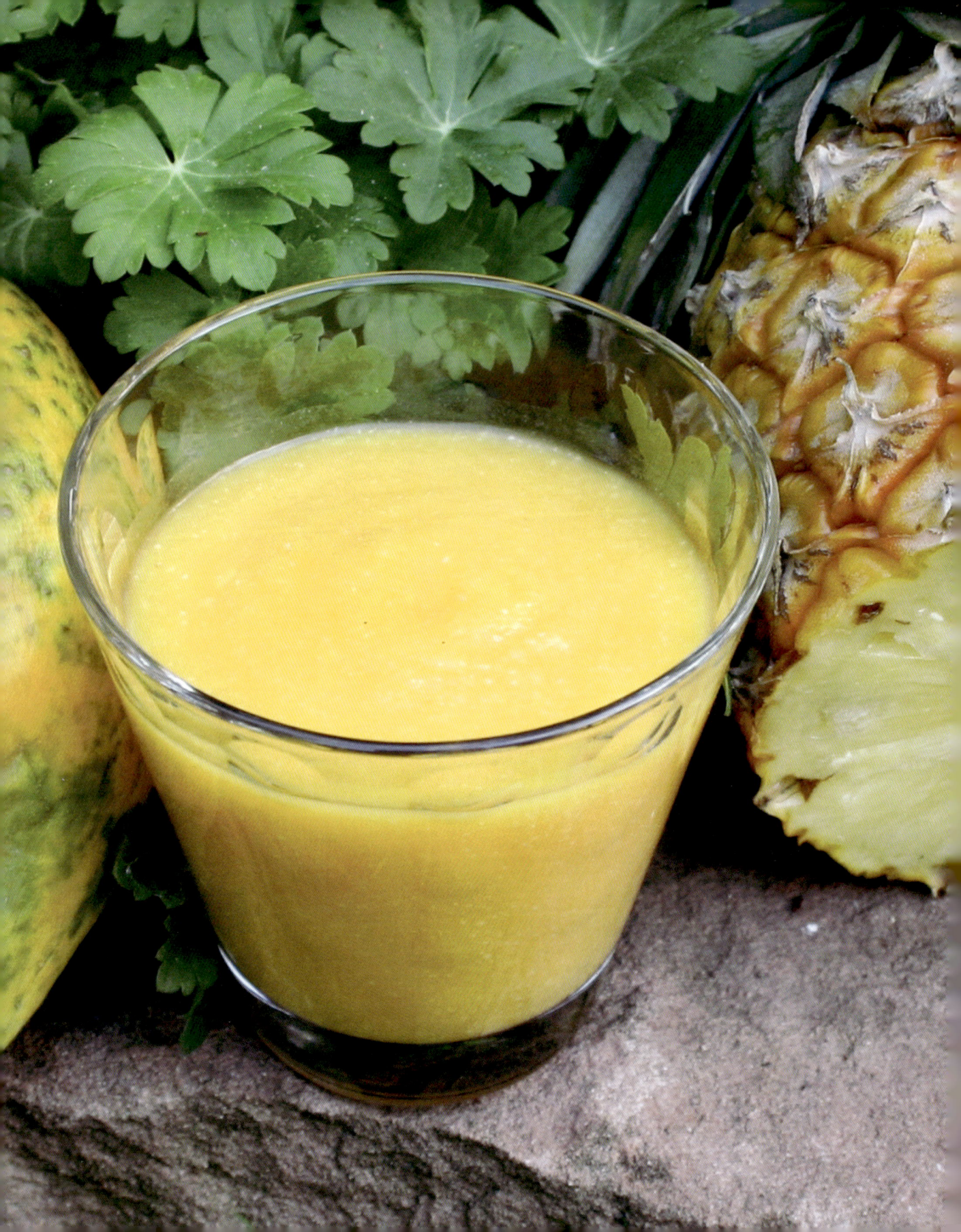

# Ananas-Papaya-Kokos-Smoothie

**Zutaten für zwei Personen**

200 ml Reismilch (oder stilles
Mineralwasser)
2 EL Kokosmilch oder
Kokosflocken
1 Scheibe frische Ingwerwurzel,
geschält
1 Stück frische Kurkumawurzel,
geschält (oder ½ TL Kurkumapulver)
5 schwarze Pfefferkörner
10 Papayakerne
½ mittelgroße reife Ananas
1 kleine Papaya (oder
½ große Papaya)
3-4 Eiswürfel

Die Ananas ist eine Vitalstoffbombe. Ihr wichtigster Inhalt-stoff ist das eiweißspaltende Enzym Bromelain. Es verbessert die Durchblutung, senkt den Blutdruck, wirkt harntreibend, entzündungs- und gerinnungshemmend. In Papaya stecken viele Vitalstoffe. Das Enzym Papain sorgt für eine gute Ver-dauung, normalisiert den pH-Wert des Darms und fördert die Eiweißverwertung. Zusammen mit Kokos, Ingwer, Kur-kuma, Pfeffer und den Papayakernen ist dieser Smoothie ein äußerst heilsames Getränk.

**Zubereitung**

1. Ananas und Papaya waschen, schälen und in Stücke schneiden.

2. Alle Zutaten der Reihe nach in den Mixer geben und ca. 1 bis 2 Minuten schön cremig mixen.

3. Smoothie auf zwei Gläser verteilen.

**TIPP:** *Gebrauchen Sie auch die Papayakerne, denn sie sind eine sehr gesunde Delikatesse für Magen und Darm. Freunde aus Myanmar haben mir diesen Tipp gegeben, dort isst man die Kerne immer mit, da sie Bakterien, Pilze und Parasi-ten hemmen. Ihr Geschmack erin-nert an Kresse und ist leicht scharf. Papayakerne kann man auch trock-nen und wie Pfeffer im Mörser zer-mahlen. Sie verleihen vielen Ge-richten eine besondere Note.*

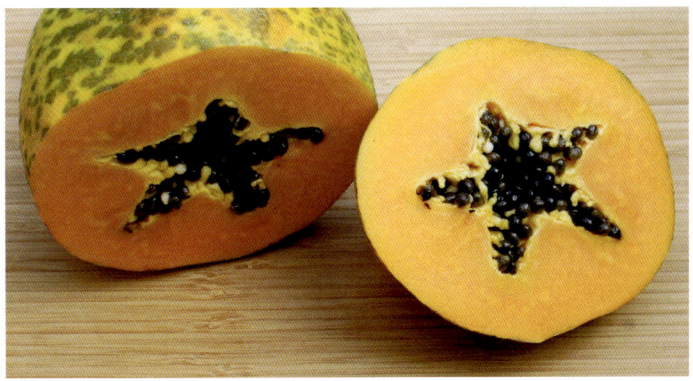

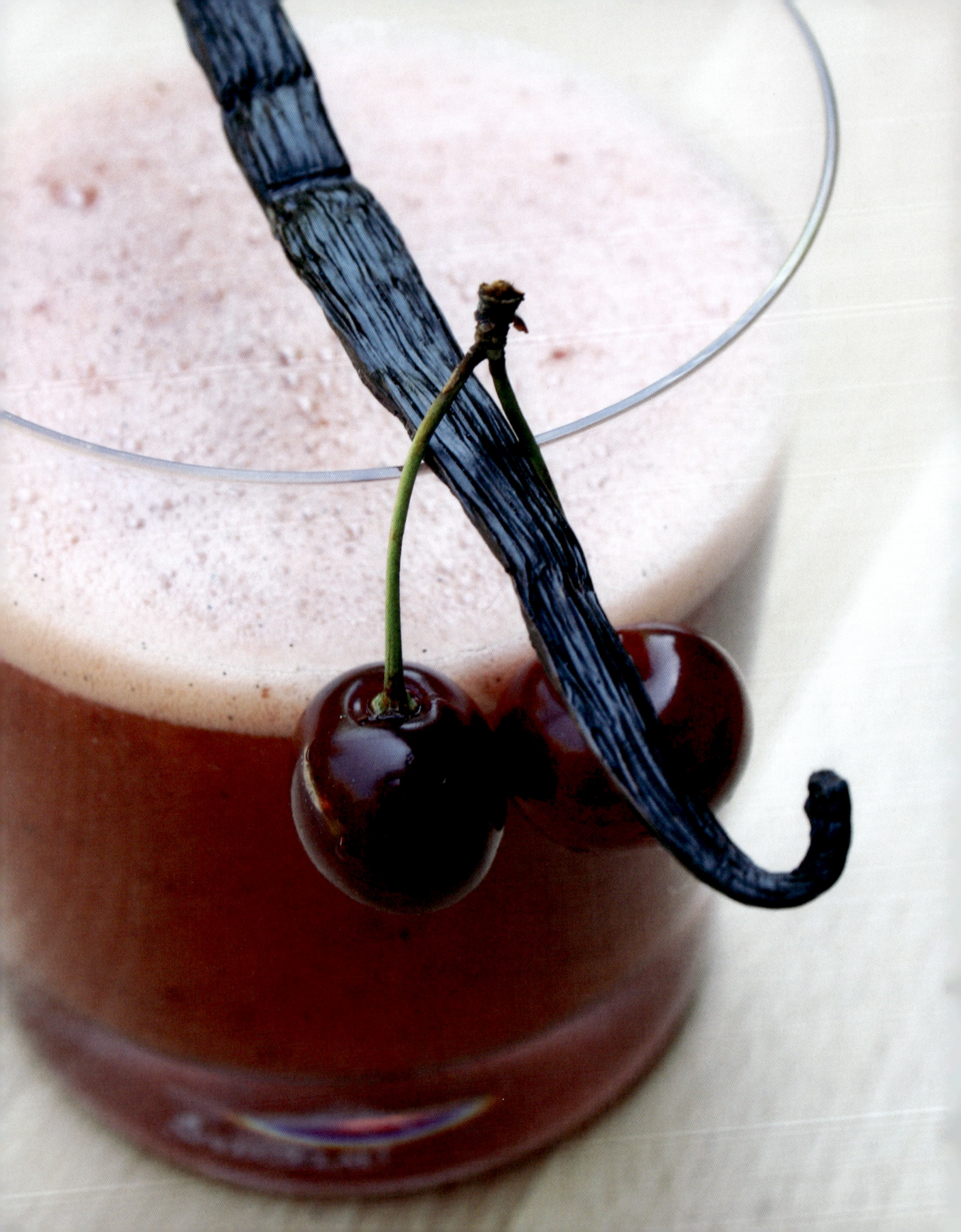

# Wassermelone-Sauerkirsch-Vanille-Smoothie

**Zutaten für 2 Personen**

600 g Wassermelone (ohne
Schale gewogen)
150 g frische Sauerkirschen
1 Vanilleschote
3-4 Eiswürfel (wer es schön
kalt mag)

Wassermelonen sind ideale Begleiter an heißen Tagen. Melonen wirken vitalisierend und erfrischend, sind reich an Wasser, Vitaminen und Mineralstoffen – vor allem an Kalium. Kirschen wirken stark entzündungshemmend, reinigen Blut, Leber und Nieren. Vanille verführt nicht nur mit ihrem süßen aromatischen Duft, sondern verfügt über 200 bioaktive Pflanzenstoffe.

**Zubereitung**

1. Melone waschen, halbieren, in Schiffchen schneiden und die Schale entfernen.

2. Sauerkirschen waschen und entsteinen.

3. Vanilleschote der Länge nach aufschneiden und mit einem Messer vorsichtig das Mark herauskratzen.

4. Zutaten der Reihe nach in den Mixer geben und 1 bis 2 Minuten cremig mixen.

5. Smoothie auf zwei Gläser verteilen.

**TIPP:** *Die ausgekratzte Vanilleschote ist zum Wegwerfen viel zu schade. Getrocknet kann man sie mithilfe des Mixers zu gemahlener Vanille verarbeiten, die ein Highlight in vielen Desserts ist.*

# Kräuter-Smoothie

**Zutaten für zwei Personen**

150 ml stilles Mineralwasser
100 ml Kokosmilch
100 g Petersilie
50 g Dill gewaschen
20 g Koriander
1 dicke Scheibe Ingwerwurzel, geschält
200 g Ananas
½ Limone (Saft ausgepresst)

**Deko**
Essbare Blüten (z.B. Schwarzkümmelblüte oder Gänseblümchen)

Chlorophyllhaltige Kräuter erhöhen die Sauerstoffversorgung in unserem Körper und tragen so zur Blutbildung, Zellerneuerung und einer guten Säure-Basen-Balance bei. Ebenso hat Chlorophyll blutreinigende Eigenschaften und fördert die Ausleitung toxischer Stoffe.

Dieser Smoothie ist darüber hinaus reich an zellschützenden Antioxidantien, Vitaminen und Mineralstoffen. Ananas und Limone unterstreichen zusätzlich die angenehme Frische.

**Zubereitung**

1. Ananas schälen, den Strunk entfernen und 200 Gramm Fruchtfleisch in kleine Stücke schneiden.

2. Kräuter waschen und die Limone mit der Zitruspresse auspressen.

3. Ingwer waschen und schälen.

4. Alle Zutaten der Reihenfolge nach in den Mixer geben, 1 bis 2 Minuten cremig mixen.

5. Smoothie auf zwei Gläser verteilen und mit den Blüten garnieren.

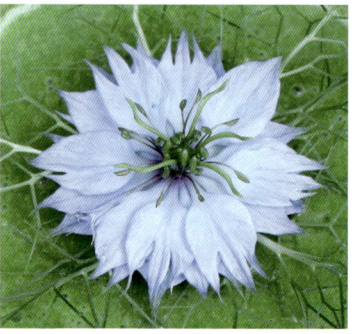

**TIPP:** *Sie können die Kokosmilch als Eiswürfel einfrieren, dann wird der Smoothie noch erfrischender. Wer keinen Koriander mag, kann alternativ Zitronenmelisse verwenden.*

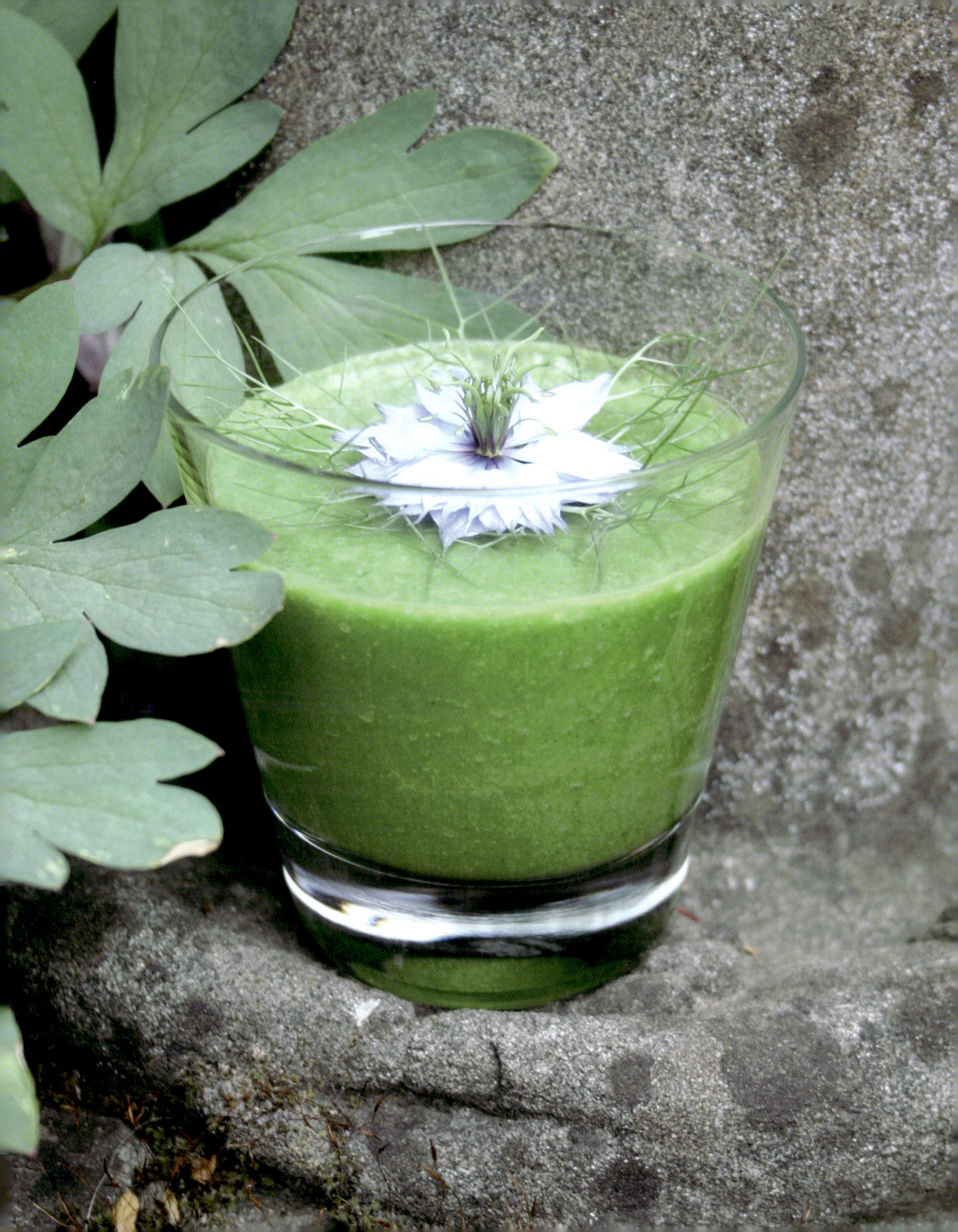

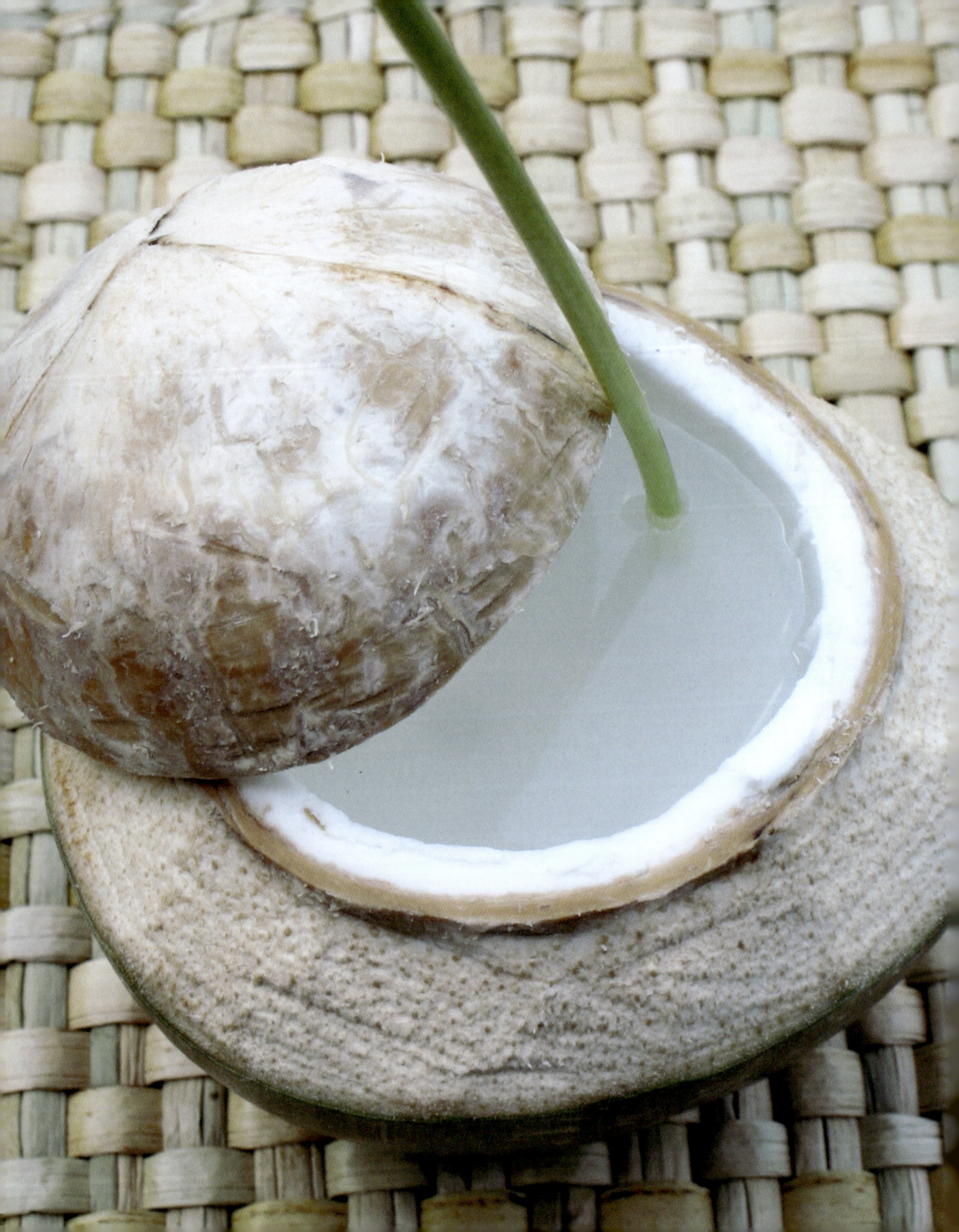

# Trinkkokosnuss

Die Hawaiianer bezeichnen Kokoswasser als „Frische des Himmels". Reines Kokoswasser ist äußerst gesund, wirkt isotonisch und ist fast kalorienfrei. Eine junge grüne Trinkkokosnuss enthält das wunderbar süß aromatische Kokoswasser, in dem reichlich Vitamine und Mineralstoffen stecken. Kokoswasser ist entschlackend und reinigend.

## Zubereitung

1. Trinkkokosnuss abwaschen.

2. Die noch weiche Außenschale der jungen Kokosnuss zur Hälfte vorsichtig mit einem großen, stabilen Küchenmesser entfernen, bis Sie auf die braune Schale stoßen.

3. Vorsichtig den Deckel mit einer kleinen Holzsäge ringsherum gleichmäßig aufsägen und dabei aufpassen, dass das frische Kokoswasser nicht herausläuft.

4. Deckel an einer Seite langsam auseinanderdrücken und das Kokoswasser in einer Schüssel auffangen.

5. Kokoswasser je nach Menge durch ein Sieb in 1 bis 2 Gläser gießen oder wieder in die geöffnete Kokosnuss geben.

6. Das köstliche Kokosfleisch mit dem Messer aus der Schale herauslösen und genießen!

**TIPP:** *Eine frische grüne Kokosnuss ist hart. Es ist nicht so einfach, an das leckere Kokoswasser und das weiche Kokosfleisch heranzukommen. Meine Methode hat sich allerdings bestens bewährt. Wenn man die Nuss nur anbohrt, kommt man nicht an das Fruchtfleisch heran und wenn man mit dem Hammer darauf einschlägt, fliegt einem alles um die Ohren. Eine Adresse für frische Kokosnüsse in bester Bio-Qualität finden Sie unter Bezugsquellen.*

**Zutat**

**1 frische grüne Trinkkokosnuss**

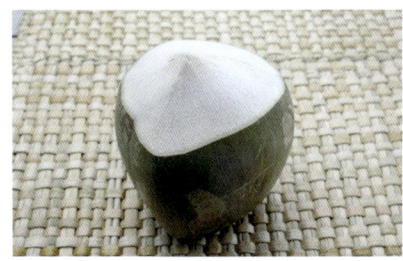

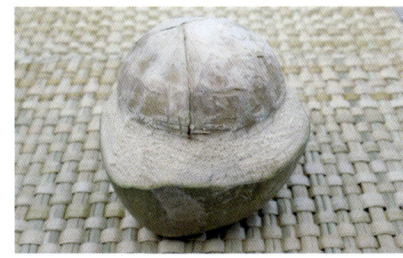

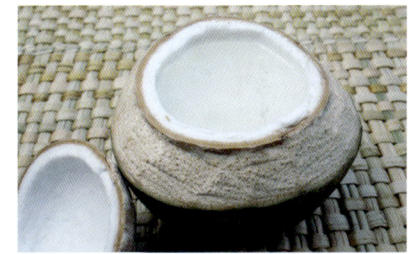

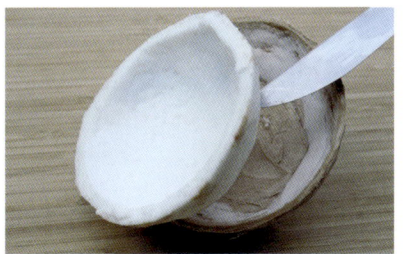

# Chia Frauenpower-Shake

**Zutaten für 2 Göttinnen**

2 EL Chia-Samen
400 ml Hanfmilch
150 g Beerenfrüchte (Heidelbeeren, Brombeeren, Himbeeren)
½ TL gemahlene Vanille oder
das Mark einer ½ Vanilleschote

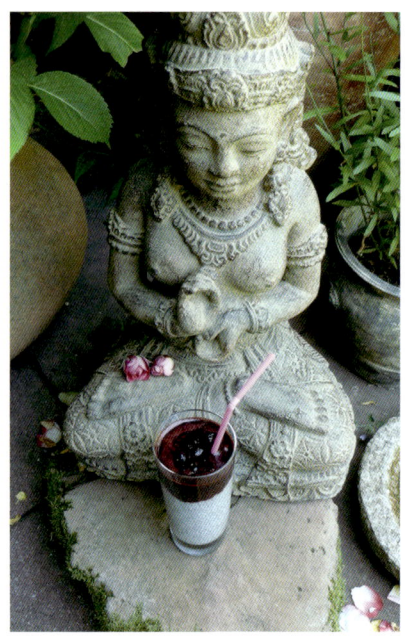

Chia ist eine sehr energiespendende und proteinreiche Nahrungsquelle, die hervorragend sättigt. Gesundheitsbewusste Menschen können von den Antioxidantien, Vitaminen, Mineralstoffen, wertvollen Omega-3- und Omega-6-Fettsäuren, Proteinen und Ballaststoffen bestens profitieren. Gerade der hohe Gehalt an Kalium, Calcium, Magnesium und Folsäure machen Chia zu Recht zum Superfood. Chia eignet sich für alle, die abnehmen möchten.

Der Spiegel aus Beerenfrüchten liefert wertvolle Antioxidantien und macht den Shake erst so richtig lecker.

**Zubereitung**

1. Chia-Samen in die Milch rieseln lassen, ca. 1 Minute rühren, damit die Samen nicht klumpen.

2. Chia-Milch in ein Gefäß füllen, dicht verschließen und über Nacht im Kühlschrank quellen lassen. So gewinnen die Samen an Größe.

3. Am nächsten Tag Vanille in die Chia-Milch rühren.

4. Beeren waschen und im Mixer pürieren.

5. Chia-Milch in zwei Gläser füllen.

6. Für den Spiegel die pürierten Beeren vorsichtig auf die Milch geben.

**TIPP:** *Statt Beeren schmeckt auch ein Spiegel aus Pfirsich oder Mango hervorragend. Für den Shake eignet sich auch Reis-, Soja- oder Nussmilch.*

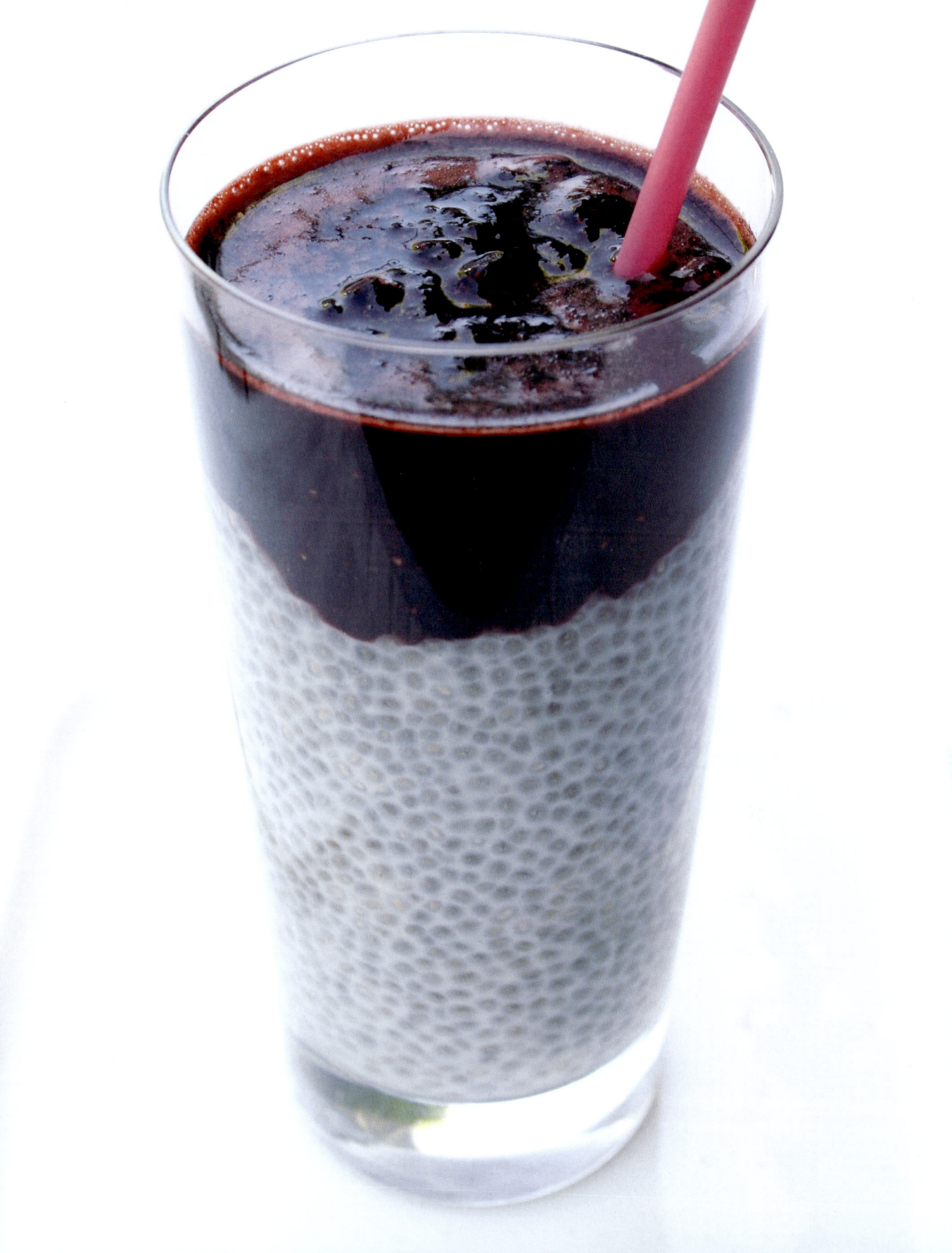

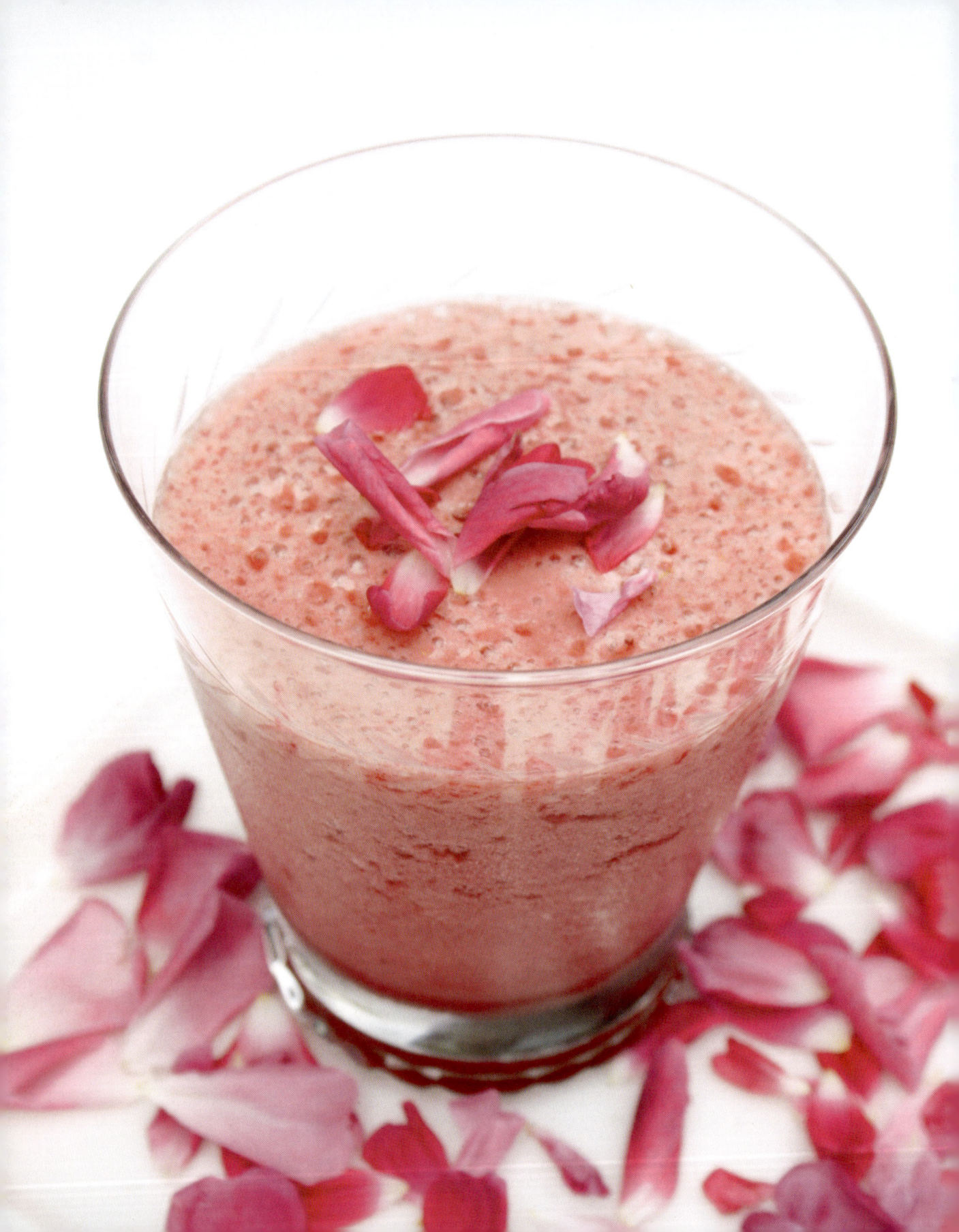

# Himbeer-Mandel-Rose-Smoothie

**Zutaten für 2 Personen**

20 g Mandeln enthäutet
150 ml Reismilch
100 ml Mineralwasser
100 g Himbeeren
1 Handvoll gesäuberte
Bio-Duft-Rosenblätter
(nicht waschen)
5 Eiswürfel

Himbeeren schmecken samtig weich und haben ein wunderbares Aroma. Sie wirken entwässernd und reinigen den Darm. Reich am Schönheitsvitamin Biotin, sorgen Himbeeren für schöne Haare und Haut. Der tägliche Verzehr von Mandeln schenkt viel Energie, stärkt das Herz und optimiert das Hautbild. Der hohe Magnesiumanteil beruhigt die Nerven. Der Himbeer-Mandel-Rose-Smoothie ist ein wahrer Schönheits-Trunk, dessen Rosenduft betört.

**Zubereitung**

1. Alle Zutaten der Reihe nach in den Mixer geben und ca. 1 bis 2 Minuten schön cremig mixen.

2. Smoothie auf zwei Gläser verteilen.

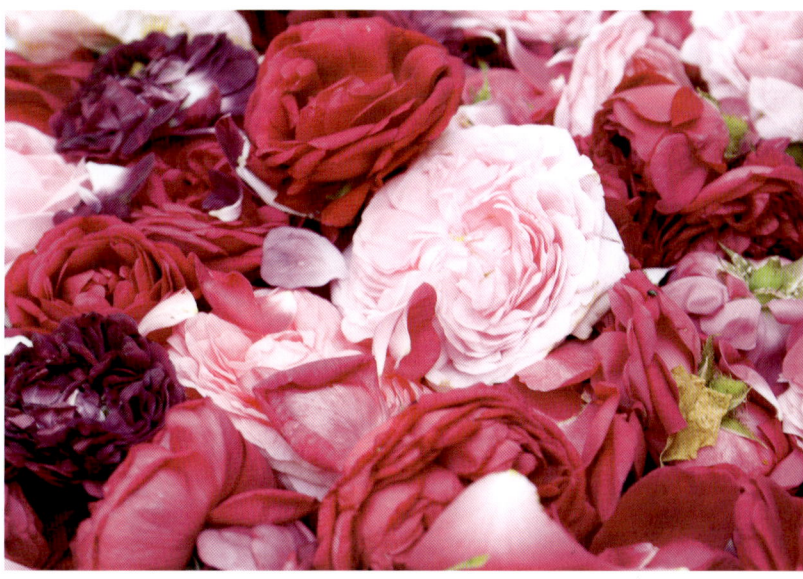

**TIPP:** *Frische Rosenblüten können Sie von ungespritzten Rosen aus Ihrem Garten pflücken. Falls Sie keinen Garten haben, finden Sie unter den Bezugsquellen zwei Rosenschulen, die frische Biorosenblüten versenden.*

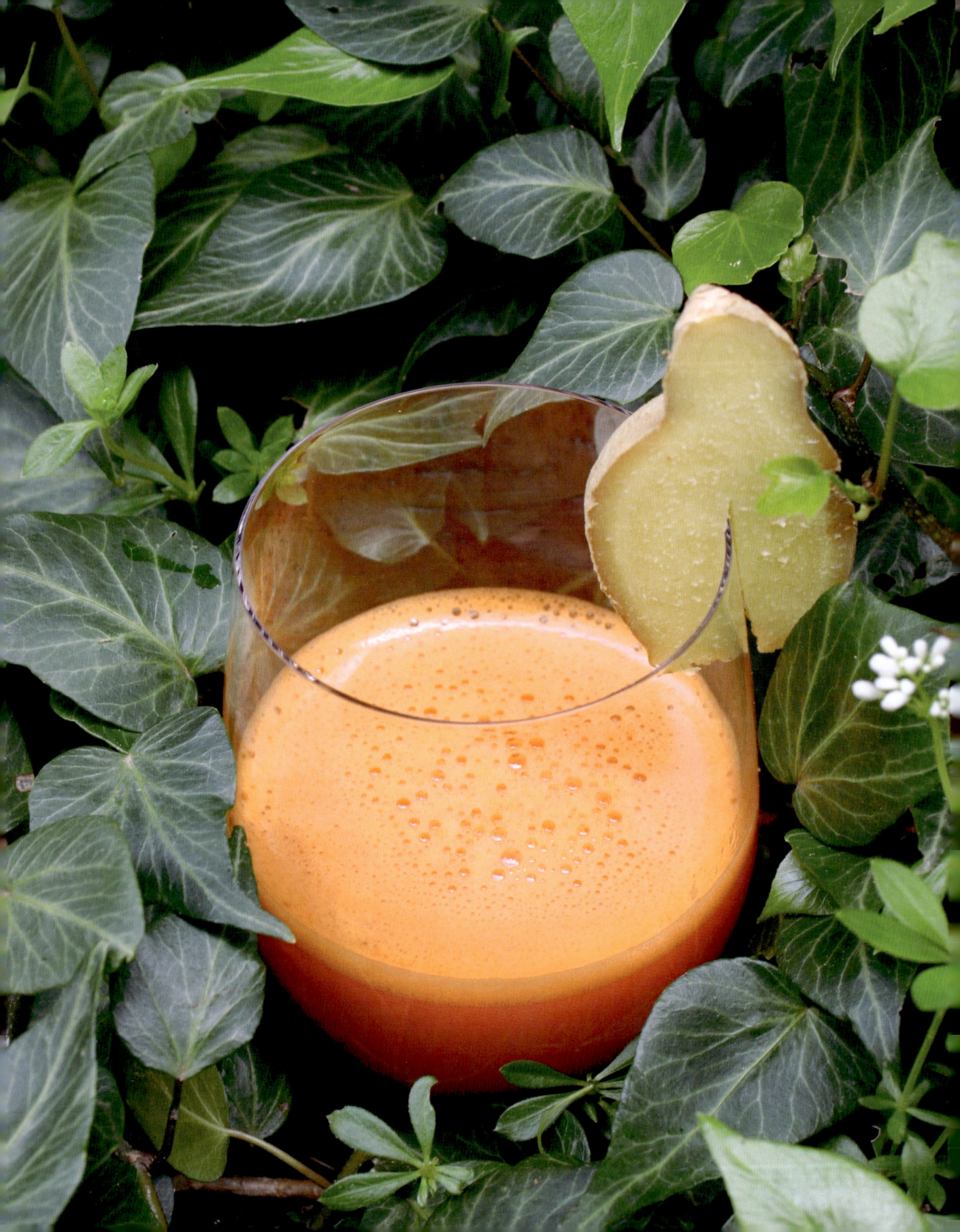

# Karotten-Ingwer-Saft

**Zutaten für 2 Personen**

5-7 mittelgroße Karotten
3 cm großes Stück frische Ingwerwurzel
1 TL kaltgepresstes Zedernkernöl
(oder ein anderes hochwertiges
Öl)

Karotten verbessern das Sehvermögen, stärken Herz und Kreislauf. Die Kombination aus Karotten und Ingwer ist nicht nur ein Fest für die Geschmacksknospen, sondern wirkt obendrein verdauungsfördernd.

**Zubereitung**

1. Karotten sowie Ingwer waschen, schälen und zerkleinern.

2. Karotten und Ingwer abwechselnd in den Entsafter geben und auspressen.

3. Zedernkernöl unterrühren.

4. Saft auf zwei Gläser verteilen.

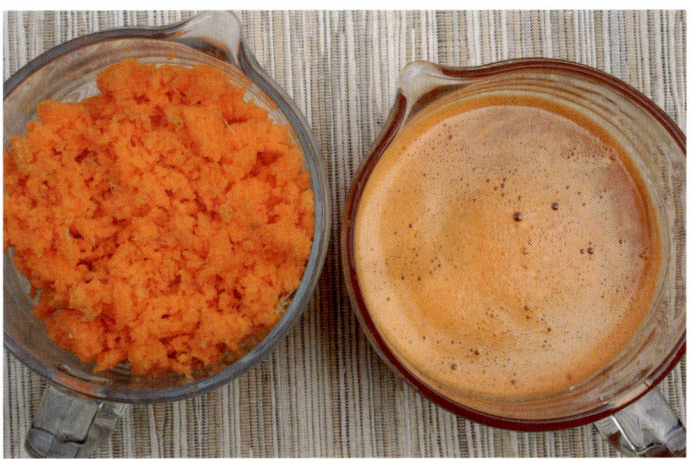

**TIPP:** *Den Trester, der bei der Saftproduktion entsteht, kann man wunderbar für die Zubereitung von rohköstlichem Kräcker-brot verwenden.*

# Ingwer-Booster

**Zutaten für 1 Person**

3 cm großes Stück frische
Ingwerwurzel
½ Zitrone (Saft ausgepresst)
1 Prise Chili
1 TL Wildblütenhonig
(nicht vegan)

Sollten Sie in Allgemein schlechter Verfassung sein, bereiten Sie sich am besten einen Ingwer-Booster zu. Er ist ein hochwirksames immunstärkendes Getränk, das neben einem daumengroßen Stück Ingwer, Zitronensaft, Chili und Honig enthält. Dieser Zaubertrank erhellt die Stimmung, vertreibt aber auch Kopfschmerzen, Übelkeit und bösartige Grippeviren.

**Zubereitung**

1. Ingwerwurzel waschen, schälen und mittels einer Ingwerreibe fein reiben.

2. Geriebenen Ingwer in eine Tasse geben, mit kochendem Wasser übergießen, Zitronensaft, Chili und Honig hinzufügen, heiß in kleinen Schlucken trinken.

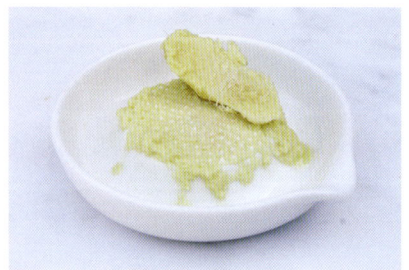

*TIPP: Honig ist natürlich nicht vegan, jedoch ein äußerst wirksames Heilmittel. Verwenden Sie möglichst nur Wildblütenhonig aus nachhaltiger Bio-Imkerei. Zum Ingwerreiben empfehle ich eine kleine Reibe aus Keramik.*

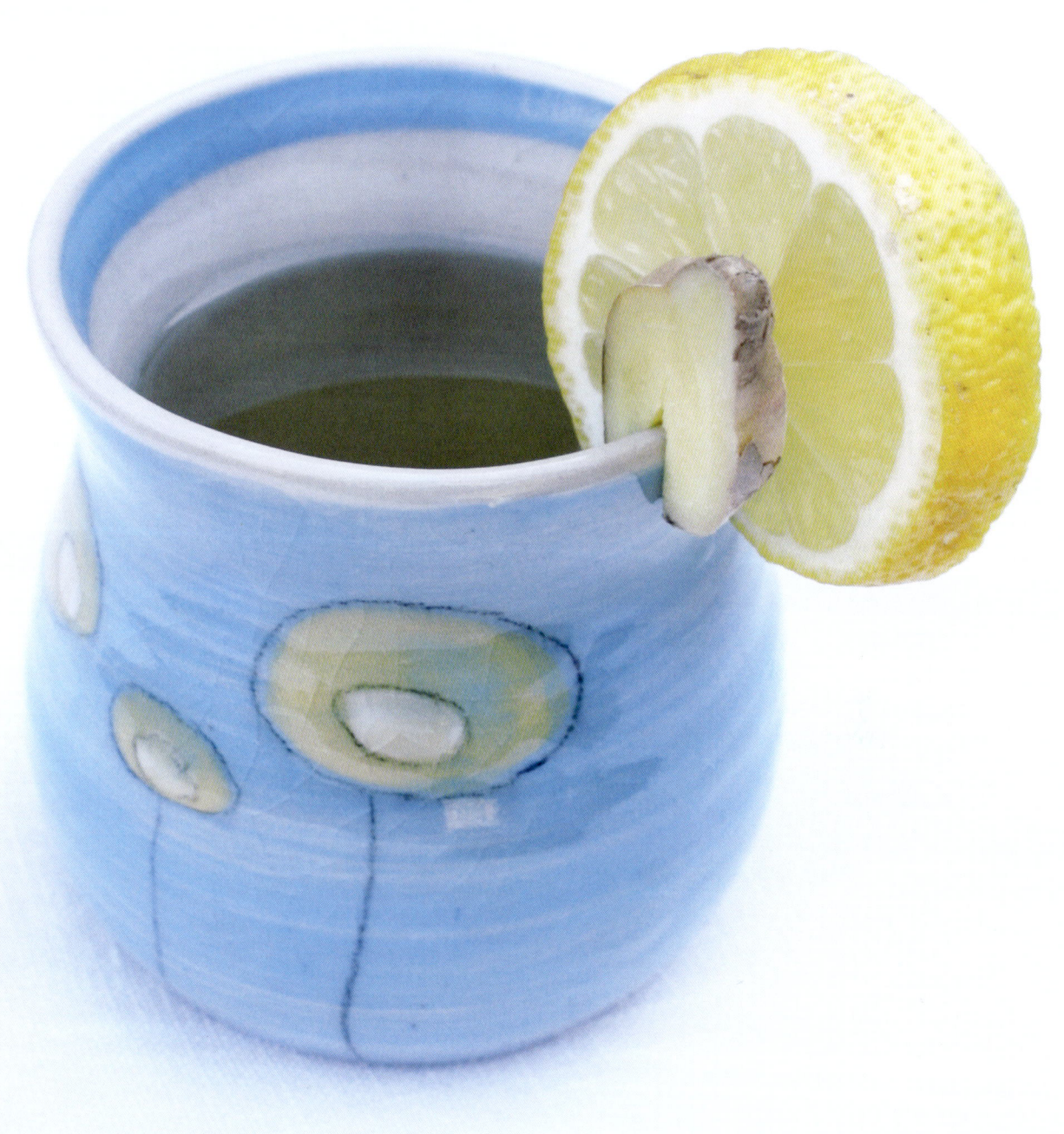

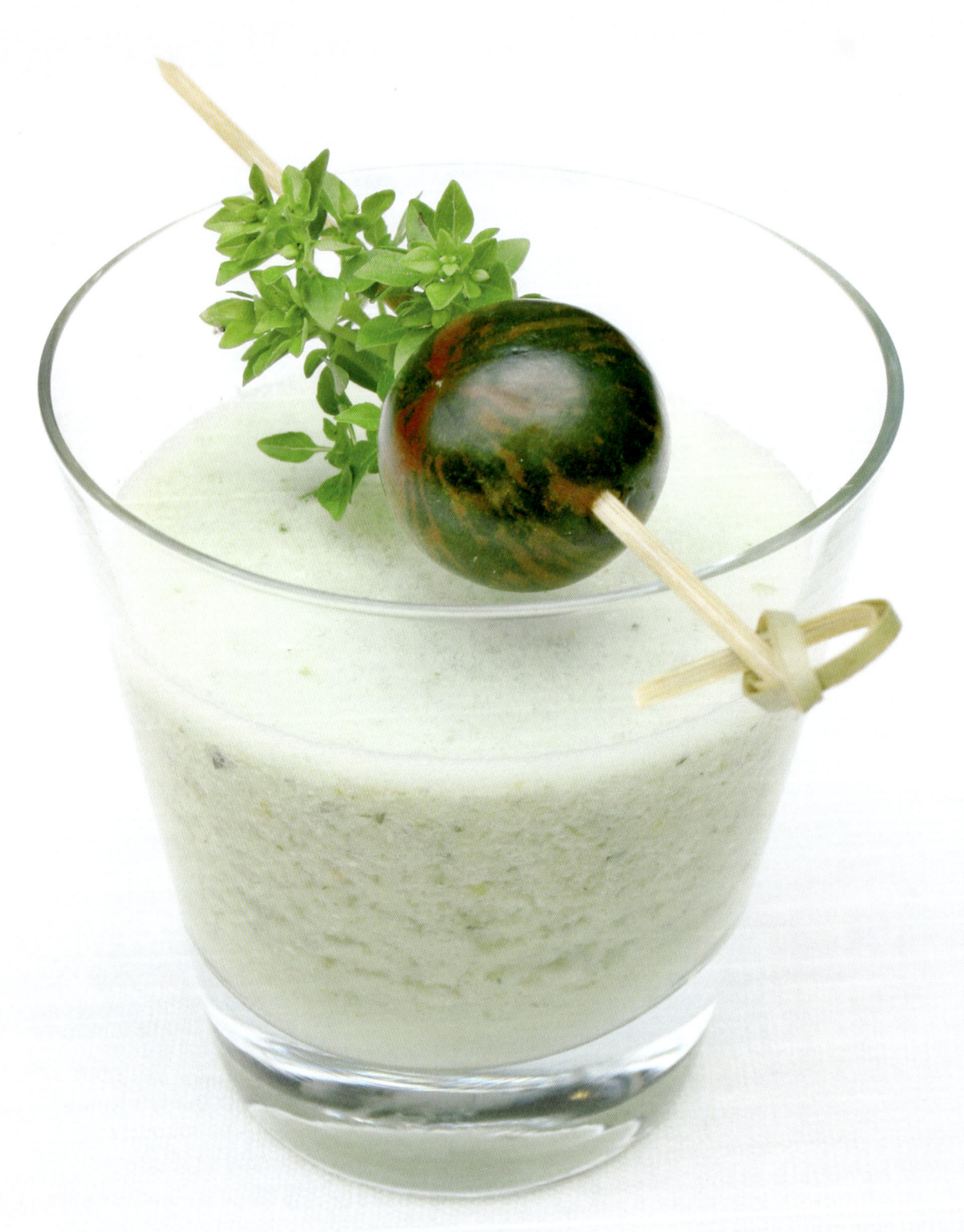

# Grüne-Tomaten-Basilikum-Milch

**Zutaten für 2 Personen**

400 ml Reismilch oder Hanfmilch
200 g grüne reife Tomaten
(z.B. Sorte *Grüne Zebra*)
1,5 cm großes Stück frische
Ingwerwurzel
1,5 cm großes Stück frische
Kurkumawurzel (oder ½ TL
Kurkumapulver)
8 grüne Pfefferkörner
1 Kardamomkapsel, gemörsert
1 EL Kürbiskerne
20 mittelgroße Basilikumblätter
oder einige Ästchen kleinblättri-
ges Basilikum – nicht zu wenig!
1 Prise Salz

**Dekoration**
1 Cocktailtomate
Etwas Basilikum

Diese wunderbare Milch ist ein sehr erfrischendes, würziges Getränk und eignet sich toll als Aperitif – Ihre Gäste werden staunen! Günstiger Nebeneffekt: Die gesunden Gewürze Ingwer, Kurkuma und Kardamom kurbeln zudem die Verdauung und die Fettverbrennung an.

**Zubereitung**

1. Tomaten waschen und vierteln.

2. Ingwer und Kurkuma waschen, schälen und grob hacken.

3. Basilikum waschen.

4. Alle Zutaten 1 bis 2 Minuten cremig mixen.

5. Tomatenmilch in zwei schöne Gläser gießen.

6. Gewaschene Cocktailtomate und Basilikum auf ein Holzstäbchen spießen und damit den Drink garnieren.

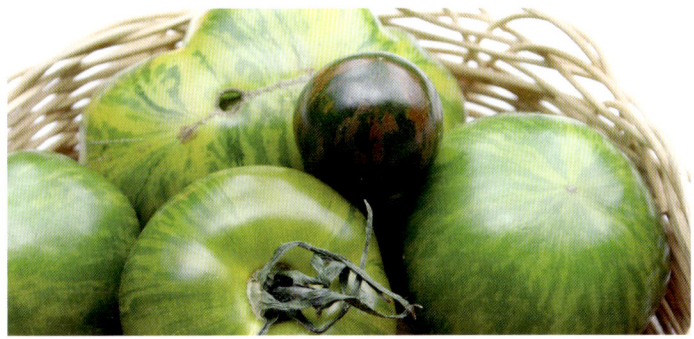

**TIPP:** *Reife grüne Tomaten haben ein besonders süßes und fruchtiges Aroma und sind nicht zu verwechseln mit unreifen grünen Tomaten. Die Sorte „Grüne Zebra" ist sensationell. Die Tomatenmilch lässt sich auch mit jeder anderen, roten Tomatensorte zubereiten, dann wird die Milch schön rosafarben.*

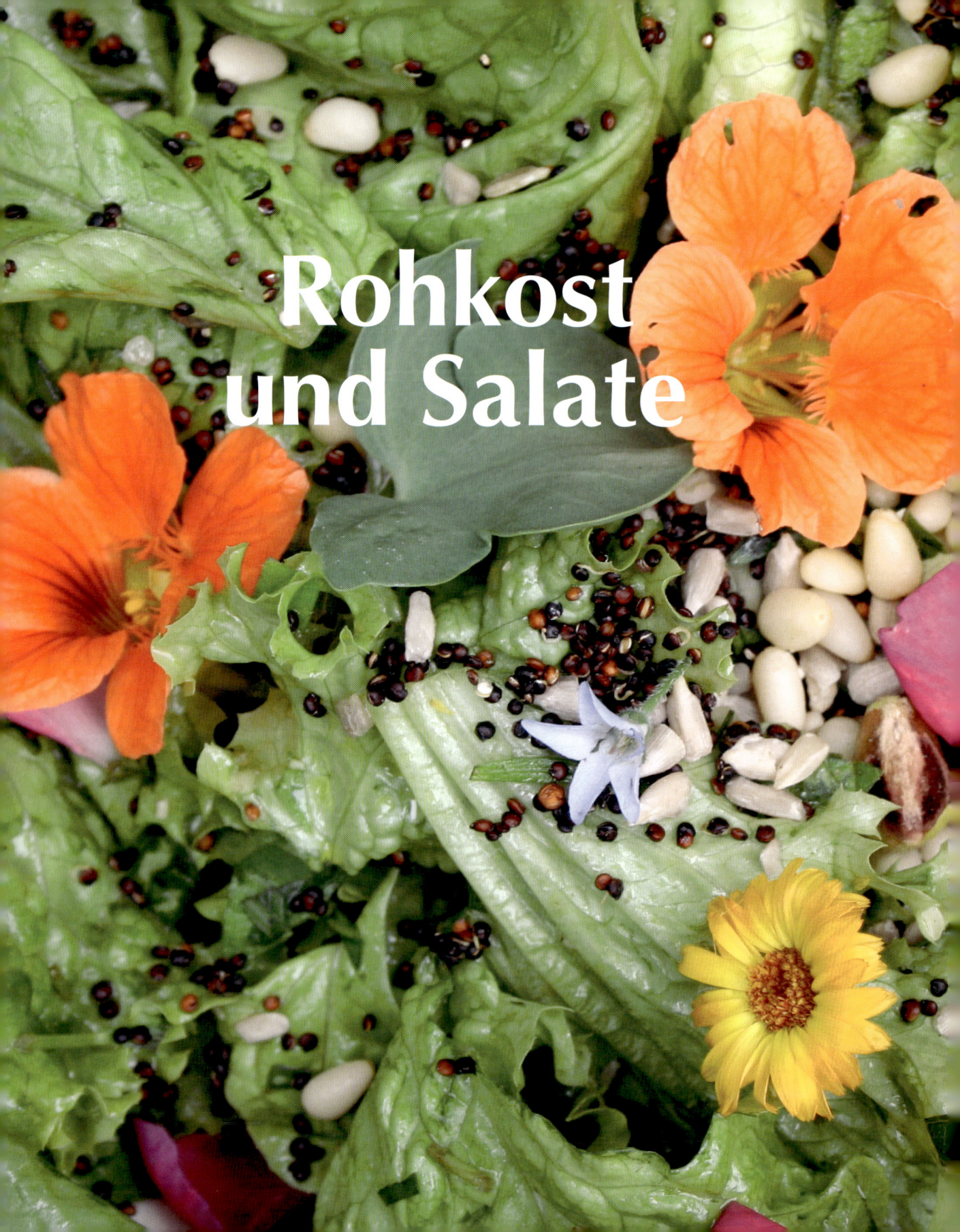

# Rohkost
# und Salate

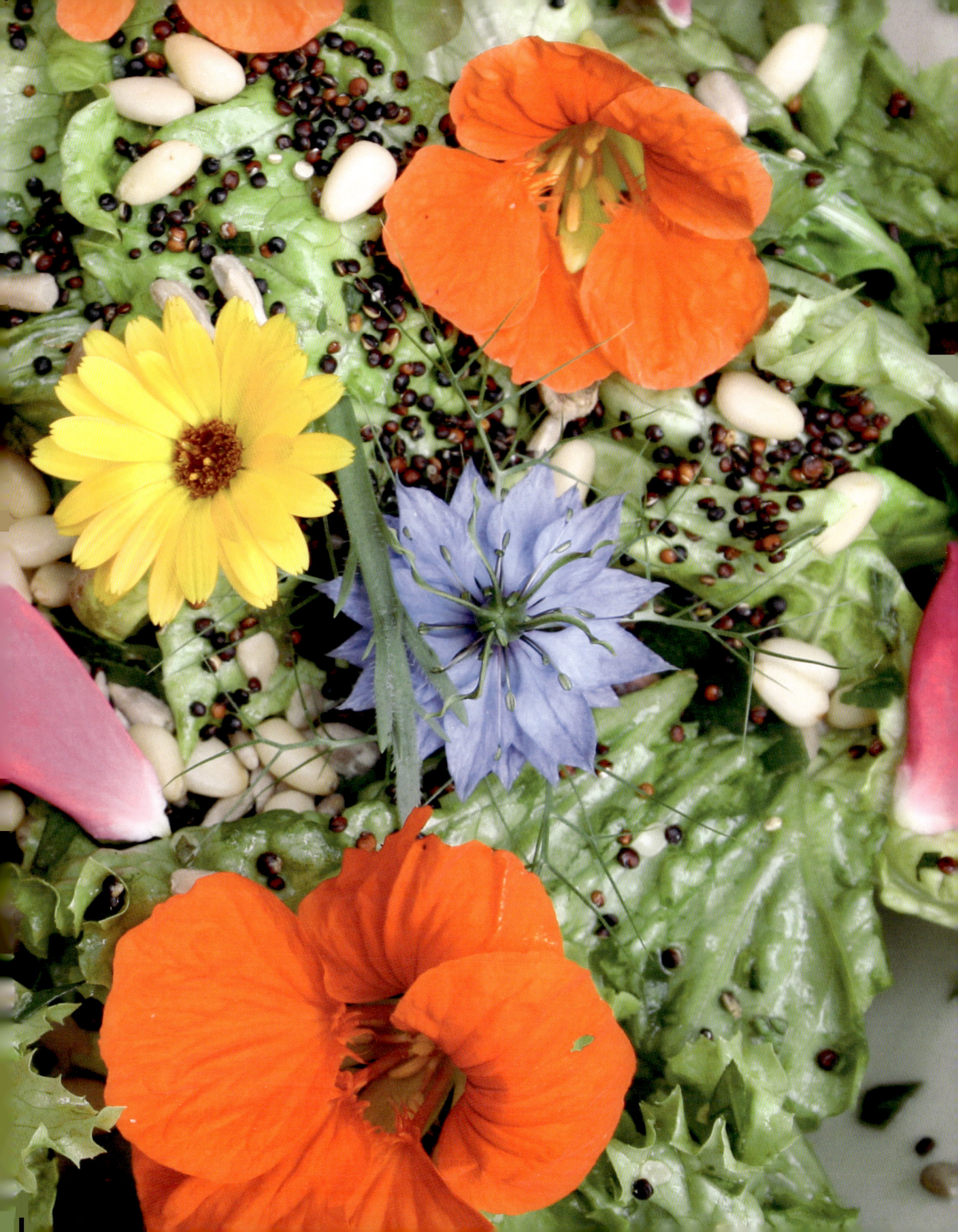

# Plant Powered Woman Salat

## Zutaten für 2 Personen

1 mittelgroßer Salat (z.B. Eichblattsalat, Romanasalat, Kopfsalat)

### Kräuter
1 kleiner Bund Rucola
1 kleiner Bund Petersilie
1 kleiner Bund Schnittlauch
1 kleiner Bund Dill
Weitere Kräuter nach Belieben:
Zitronenmelisse, Liebstöckel,
Estragon, Sauerampfer, Kapuzi-
nerkresse- Blätter, Löwenzahn,
Spitzwegerich, Giersch usw.

### Samen und Nüsse
1 EL Zedernkerne
1 EL Sonnenblumenkerne
1 EL Braunhirsekeimlinge
1 EL geschälte Hanfsamen

### Dressing
2 EL Apfelbalsamessig mild
3 EL kaltgepresstes Rapsöl
1 EL Kürbiskernöl
1 TL Macapulver
Etwas Salz und Pfeffer

### Deko
Einige essbare Blüten (z. B. Kapu-
zinerkresse-Blüten, Ringelblume,
Rosenblüten)

Ein knackiger Salat mit vielen Garten- und Wildkräutern, nährstoffreichen Samen und Nüsse und einer Garnitur aus wunderschönen essbaren Blüten ist eine wahrhafte Vital-stoffbombe. Die Blüten der Kapuzinerkresse sehen nicht nur sagenhaft aus, sondern sind ebenso wie die Blätter äußerst gesund. Der süßlich, scharfe Geschmack kommt von den Senfölen, die antibiotische Eigenschaften haben und damit Viren, Bakterien und Pilzen entgegenwirken. Kapuziner-kresse enthält enorm viel Vitamin C und ist damit nicht nur eine optische Bereicherung für jeden Salat.

Das Dressing mit Macapulver erinnert geschmacklich an frische Brunnenkresse. Macapulver zählt zu den Super-foods, da die Wurzel reich an hochwertigem Protein und essenziellen Aminosäuren, wertvollen Kohlenhydraten, Vi-taminen und Mineralstoffen ist. Gerade in den Wechseljah-ren entfalten die in ihr enthaltenen Phytoöstrogene eine günstige Wirkung, da sie das Hormonsystem stimulieren.

### Zubereitung
1. Salat waschen, gut abtropfen lassen oder mit der Salat-schleuder trocken schleudern. Salat in mundgerechte Stücke zerkleinern.

2. Kräuter waschen und grob hacken.

3. Zutaten für das Dressing mit dem Schneebesen so lange rühren, bis eine cremige Konsistenz entsteht. Dann mit Essig, Salz und Pfeffer abschmecken.

4. Salat, Kräuter, Samen und Nüsse ordentlich mit dem Dressing vermengen.

5. Salat mit Blüten ganieren.

**TIPP:** *Zu diesem Salat passt ein rohköstliches Kräckerbrot. Das Dressing mit Macapulver ist mein absolutes Lieblings-dressing. Ich verleihe damit zahlreichen Salatkreationen das gewisse Etwas.*

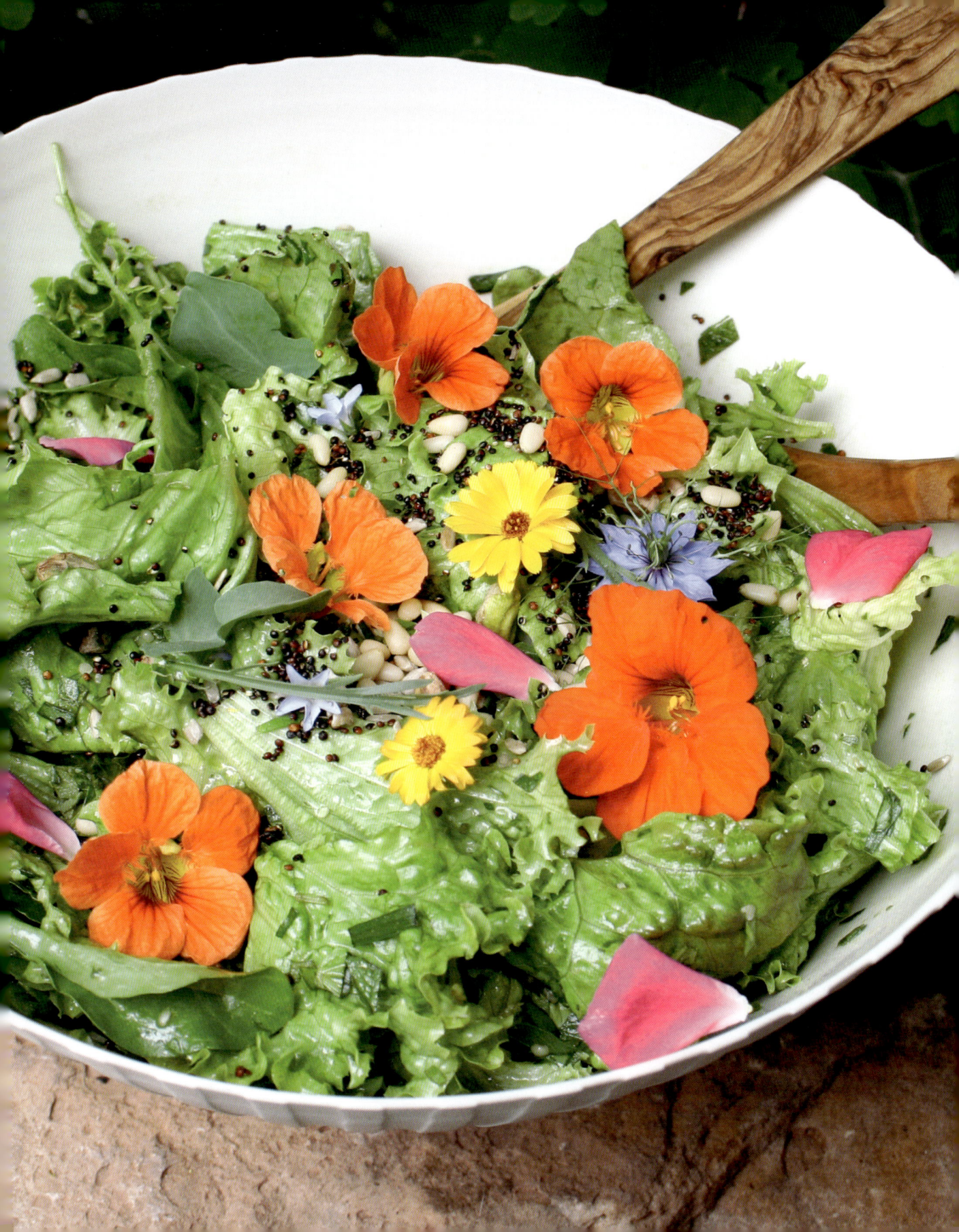

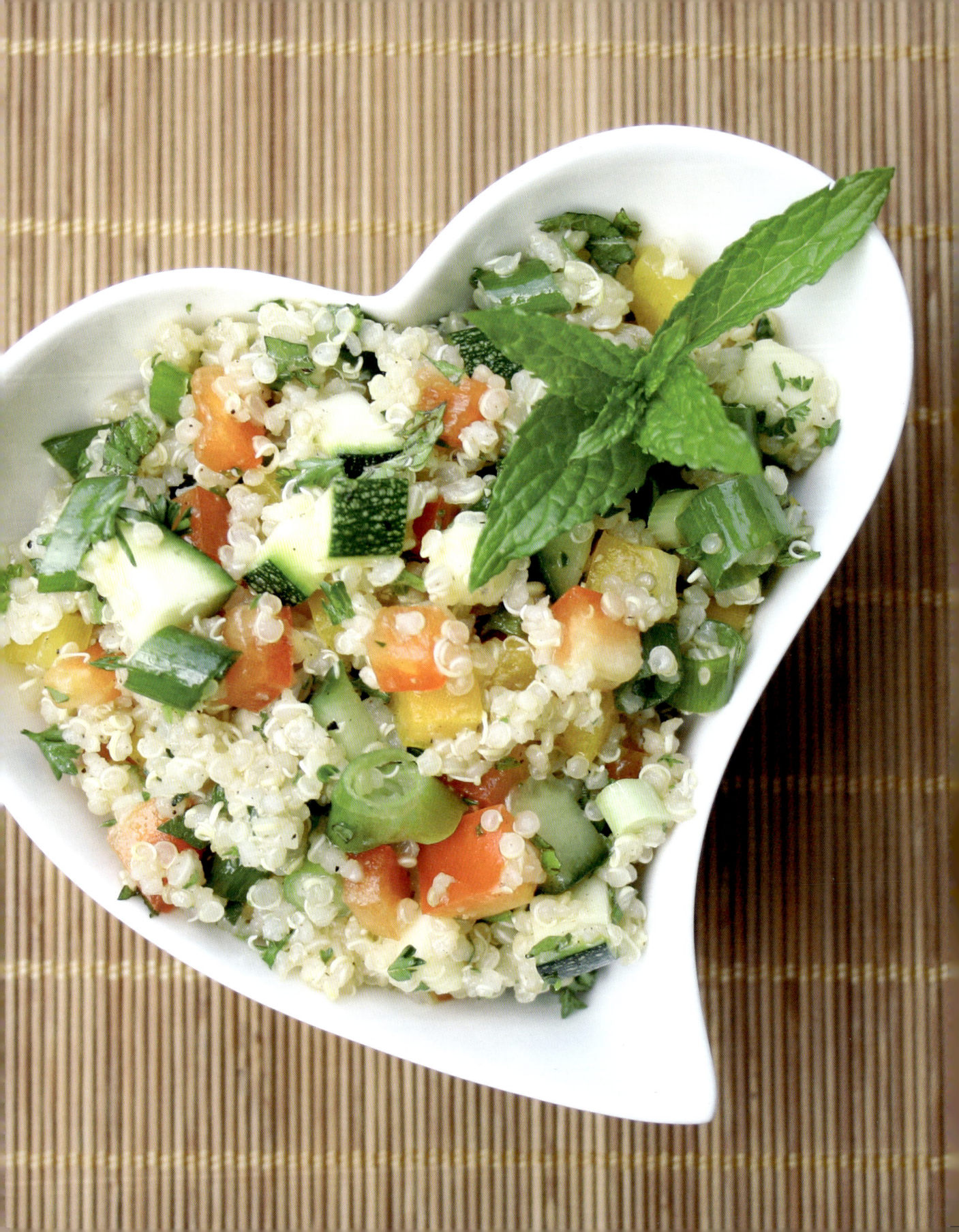

# Quinoa-Taboulé

**Zutaten für 2 Personen**

1 Tasse Quinoa (ca. 100 g)
1 kleine Zucchini
1 kleine rote Paprika
1 kleine gelbe Paprika
1 kleine Gurke
1-2 Frühlingszwiebeln

**Kräuter**
1 Bund Petersilie
3-4 Stängel frische Minze

**Dressing**
1 Zitrone (Saft ausgepresst)
4 EL Olivenöl
1 Prise Zimt
½ TL Kreuzkümmel, fein
gemörsert oder gemahlen
1 Knoblauchzehe, fein gerieben
(nach Geschmack)
Etwas Salz und Pfeffer

**Deko**
Frische Minze

Quinoa ist sehr reich an vielen hochwertigen Proteinen, essentiellen Aminosäuren, Folsäure sowie Mineralstoffen. Der Calciumanteil von Quinoa ist rund doppelt so hoch wie in Milch. Das Superfood macht lange satt und seine reichlich vertretenen Ballaststoffe halten die Verdauung in Schwung. Eine Taboulé aus Quinoa mit viel frischem Gemüse und Kräutern ist ein köstlicher Pausensnack.

**Zubereitung**

1. Quinoa vor dem Kochen gut waschen, mit 1 ½ Tassen Wasser und einer Prise Salz gar kochen.

2. Gemüse waschen und in feine Würfel schneiden.

3. Frühlingszwiebeln waschen, in feine Ringe schneiden.

4. Kräuter waschen und hacken.

5. Zutaten für das Dressing mit dem Schneebesen verrühren.

6. Gekochte Quinoa, gewürfeltes Gemüse und Kräuter gut mit dem Dressing vermischen.

5. Taboulé mit Minze garnieren.

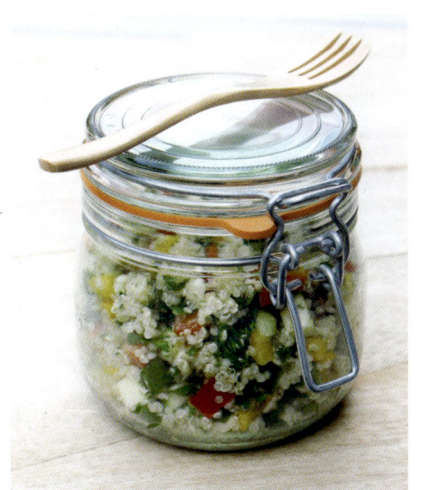

*TIPP: Dieses Taboulé schmeckt auch gut mit Hirse zubereitet. In der Auswahl der Gemüsesorten lassen Sie am besten Ihrer Kreativität freien Lauf. Wer es gerne scharf mag, kann ein wenig Chili dazugeben, ein paar Oliven passen auch toll zu diesem Gericht, das sich ideal zum Mitnehmen eignet.*

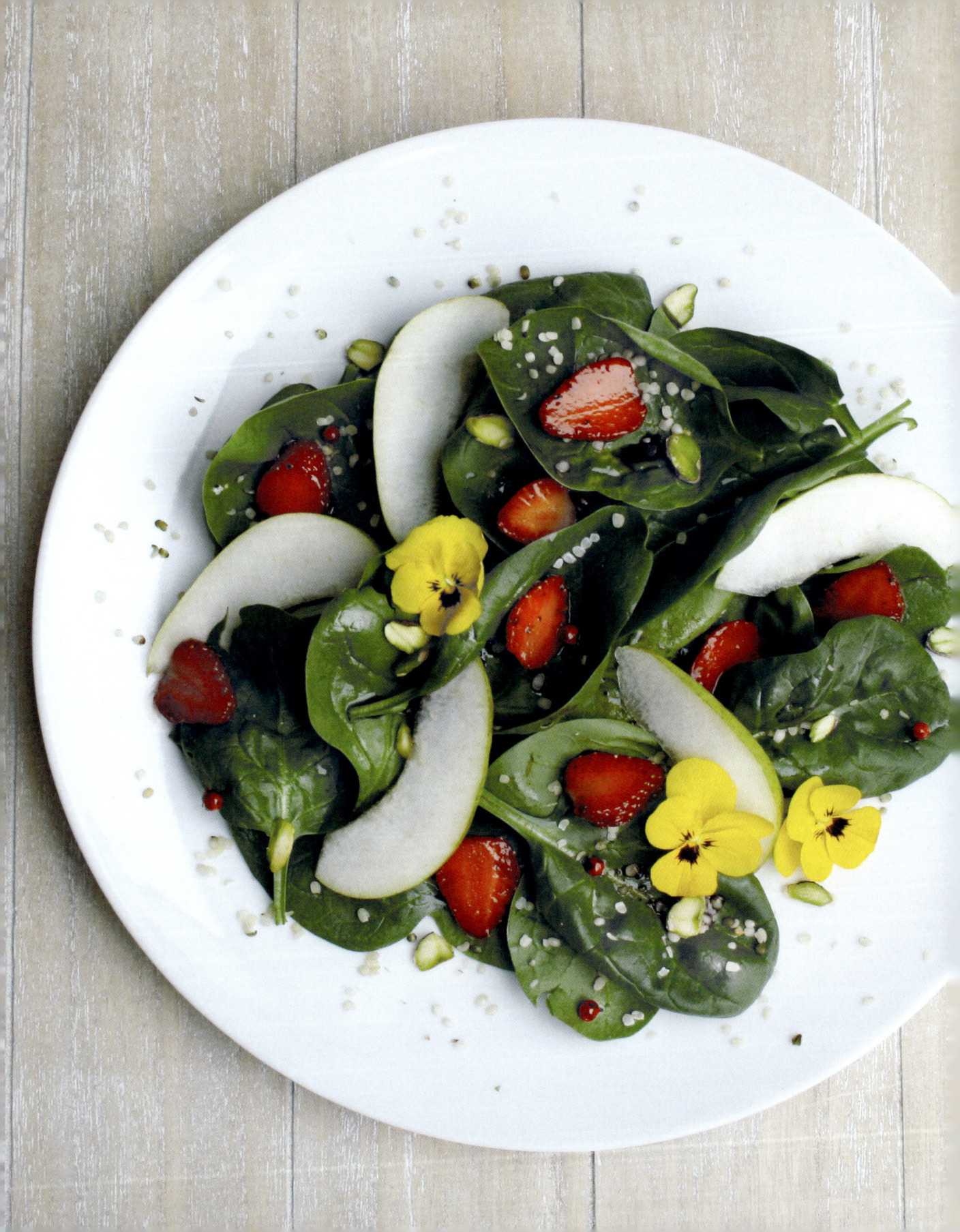

# Babyspinat-Salat mit Birne und Erdbeeren

## Zutaten für 2 Personen

400 g zarter Babyspinat
1 reife Birne
5-6 Erdbeeren
1 TL rosa Pfeffer

## Samen und Nüsse
1 EL Pistazien
1 EL geschälte Hanfsamen

## Dressing
1 EL Balsamico (Bio-Aceto Balsamico di Modena, mind. 3 Jahre gereift)
2 EL Olivenöl
Etwas Salz und Pfeffer

## Deko
Bio-Veilchenblüten, wenn vorhanden

Spinat enthält sehr viel Magnesium – das Mineral für Muskeln und Herz. Der hohe Eisenanteil wirkt blutbildend und ist gut für die Zellatmung. Spinat entwässert und fördert die Ausscheidung von schädlichen Schlacken. In rohem Zustand verzehrt, vermittelt der nährstoffreiche Spinat alle wertvollen Enzyme und Vitamine und schmeckt dabei auch noch köstlich. Die süße aromatische Birne und die leckeren Erdbeeren sind die perfekten Begleiter zum herben Spinat.

## Zubereitung

1. Babyspinat waschen und gut abtropfen lassen.

2. Birne waschen, vierteln, Kerngehäuse entfernen, in feine Scheiben schneiden.

3. Erdbeeren waschen, putzen, in feine Scheiben schneiden.

4. Zutaten für das Dressing verrühren.

5. Salat anrichten, Dressing darüberträufeln.

6. Salat mit Birne, Erdbeeren, Pistazien, Hanfsamen und rosa Pfeffer garnieren.

7. Zusätzlich mit essbaren Blüten dekorieren, falls Sie welche zur Hand haben.

**TIPP:** *Spinatsalat schmeckt auch toll mit frischen Feigen.*

# Salat mit gebratenen Steinpilzen

**Zutaten für 2 Personen**

½ kleinen grünen Batavia-
oder Eichblattsalat
½ kleinen roten Batavia-
oder Eichblattsalat
1 Bund Gartenkräuter
2-3 frische Feigen
1-2 Steinpilze
4-5 Walnüsse
1 Zwiebel, in Ringe geschnitten
1 EL kaltgepresstes Kokosöl

**Dressing**
1 EL Balsamico (Bio-Aceto
Balsamico di Modena, mind.
3 Jahre gereift)
2 EL kaltgepresstes Rapsöl
1 EL kaltgepresstes Kürbiskernöl
Etwas Salz und Pfeffer

Pilze, ob Wild- oder Zuchtpilz, sind eine wahre Delikatesse! Sie bunkern viele Nährstoffe, stärken das Immunsystem, sind fettarm, wirken basisch und regulieren somit optimal den Säure-Basen-Haushalt.

Wildpilze wie Steinpilze und Pfifferlinge findet man im Herbst frisch auf dem Markt. Ein Salat mit vielen frischen Gartenkräutern, gebratenen Steinpilzen, frischen Feigen und Walnüssen ist ein kulinarischer Hochgenuss, mit dem Sie Ihren Gästen ein zufriedenes Lächeln ins Gesicht zaubern können!

**Zubereitung**

1. Salat waschen, in Stücke zupfen und gut abtropfen lassen.

2. Gartenkräuter waschen, einen Teil hacken und den anderen ganz lassen.

3. Feigen waschen, vierteln.

4. Walnüsse knacken und halbieren.

5. Steinpilze putzen, in dünne Scheiben schneiden und in Kokosöl anbraten.

6. Zutaten für das Dressing verrühren und Salatmischung gleichmäßig mit dem Dressing vermischen.

7. Mit Feigen und Walnusshälften garnieren.

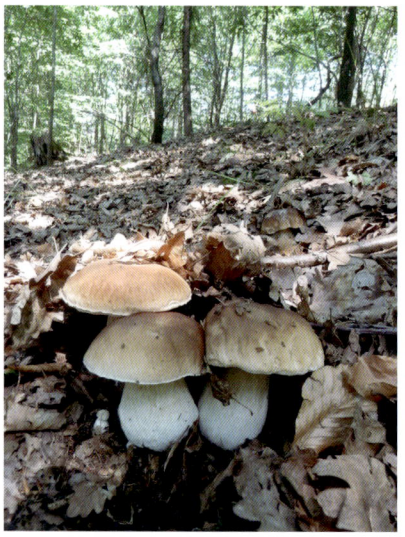

**TIPP:** *Statt Steinpilzen können Sie je auch andere Wildpilze verwenden. Oder Zuchtpilze wie z.B. Austernpilze, Champignons und Kräuterseitlinge. Feigen sind etwas Besonderes und haben einen unverwechelbaren Geschmack. Der Salat schmeckt aber auch köstlich mit angebratenen Apfelscheiben oder Trauben.*

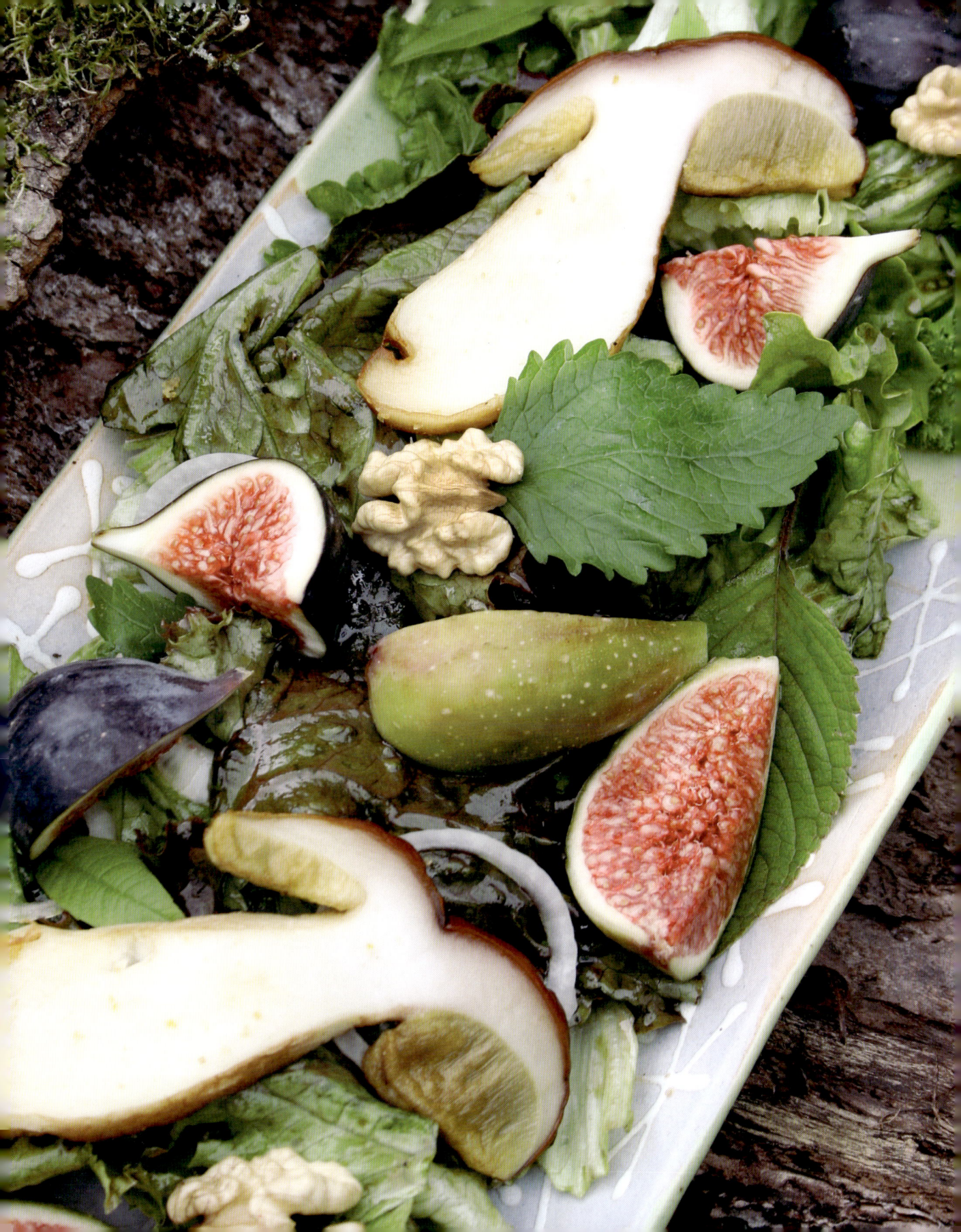

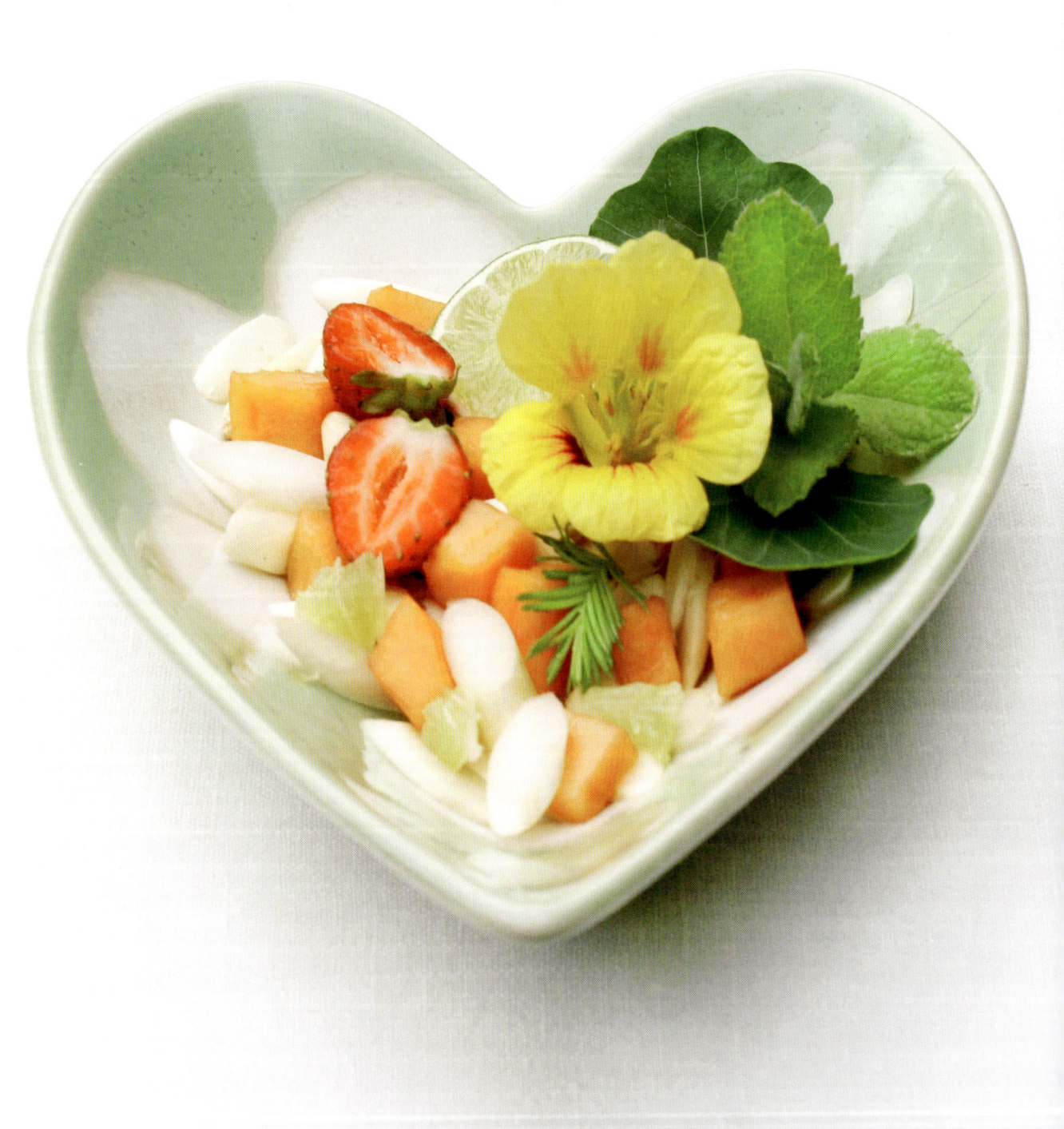

# Spargelsalat mit Mango und Erdbeeren

## Zutaten für 2 Personen

200 g Spargel, dünne Sortierung
oder dickere halbieren
1 Mango
6 Erdbeeren

### Kräuter
6 Blättchen Ananasminze
6 Blättchen Zitronenverbene
(oder Zitronenmelisse)

### Marinade
1 kleine Zitrone (Saft ausgepresst)
150 ml Spargelbrühe
1 EL kaltgepresstes Rapsöl
Etwas Salz und Pfeffer

### Deko
1 Kapuzinerkresseblüte und Blatt
Einige junge Tannenspitzen

Ein kulinarischer Genuss der besonderen Art ist Spargel. Im Frühjahr ist Spargelzeit. Dann sollten Sie sich unbedingt die entschlackende Wirkung der Pflanze zu Nutze machen! Spargel entwässert, entsäuert, macht schlank und schön. Er enthält jede Menge zellverjüngendes Provitamin A, Vitamin B, Folsäure und Zink. Die Kombination von Spargel mit Mango, Erdbeeren, Ananasminze und Zitronenverbene ist besonders erfrischend.

## Zubereitung

1. Spargel waschen, gut schälen, in 2 cm lange Stücke schneiden.

2. Spargel in gesalzenem Wasser garen, sodass er noch knackig ist.

3. Mango waschen, schälen und in Würfel schneiden.

4. Erdbeeren waschen, putzen und halbieren.

5. Ananasminze und Zitronenverbene waschen, einige Blätter für die Garnitur zur Seite legen, den Rest fein hacken.

6. Zutaten für die Marinade verrühren.

7. Spargel, Erdbeeren und Kräuter in eine Schüssel geben, mit der Marinade vermischen und kurz durchziehen lassen.

8. Salat auf zwei Tellern anrichten und dekorieren, lauwarm servieren und in vollen Zügen genießen.

*TIPP: Sie können den Salat auch als Rohkostgericht zubereiten, da Spargel auch roh genießbar ist.*

# Wildreissalat

## Zutaten für 2 Personen

1 Tasse Wildreis
1 kleiner oder ½ Kohlrabi
2 Selleriestangen
1 kleine orangefarbene Paprika
1 kleine gelbe Paprika
1 kleine Gurke
1 kleine Zucchini
1-2 kleine Tomaten
1-2 Frühlingszwiebeln

## Kräuter

1 kleiner Bund Petersilie
Einige Blättchen Basilikum,
Minze, Zitronenverbene

## Samen und Nüsse

1 EL Pinienkerne
4-5 Cashewkerne, grob gehackt
1 EL Kürbiskerne, grob gehackt

## Dressing

1 EL milder Weißweinessig
3-4 EL Olivenöl
Etwas Zitronensaft
Etwas Salz und Pfeffer

## Deko

Einige Blätter Basilikum

Echter Wildreis aus Kanada ist viel nährstoffreicher als alle andere Reissorten und liefert eine Fülle von Mineralstoffen wie Calcium, Phosphor, Magnesium und Zink sowie viele B-Vitamine und die Aminosäure Lysin. Wer abnehmen möchte, sollte überwiegend Wildreis essen, da er weniger Kohlenhydrate und Kalorien als andere Reissorten enthält. Ein Reissalat aus Wildreis mit Gemüse, Kräutern, Nüssen und Samen ist sehr nahrhaft und eignet sich wunderbar als Pausen-Snack.

## Zubereitung

1. Wildreis sorgfältig waschen, in der vierfachen Menge gesalzenem Wasser ca. 45 Minuten gar kochen.

2. Gemüse waschen. Tomaten vierteln und putzen, restliches Gemüse in feine Würfel schneiden.

3. Frühlingszwiebeln waschen und in feine Ringe schneiden.

4. Kräuter waschen und fein hacken.

5. Zutaten für das Dressing mit dem Schneebesen verrühren.

6. Wildreis, Gemüse, Kräuter, Samen und Nüsse in ein Schale geben und mit dem Dressing vermischen.

5. Wildreissalat mit Basilikum garnieren.

*TIPP:* *Dieser tolle Wildreissalat schenkt viel Energie und macht sehr lange satt. Um eine längere Zubereitungszeit zu vermeiden, kann man immer etwas gekochten Wildreis im Kühlschrank vorrätig haben – dann geht's ganz schnell. Sie können den Salat aber auch mit Hirse, Vollkornreis oder Quinoa zubereiten. In einer Vorratsdose aus Glas lässt sich der Wildreissalat spielend als Pausensnack mit zur Arbeit nehmen.*

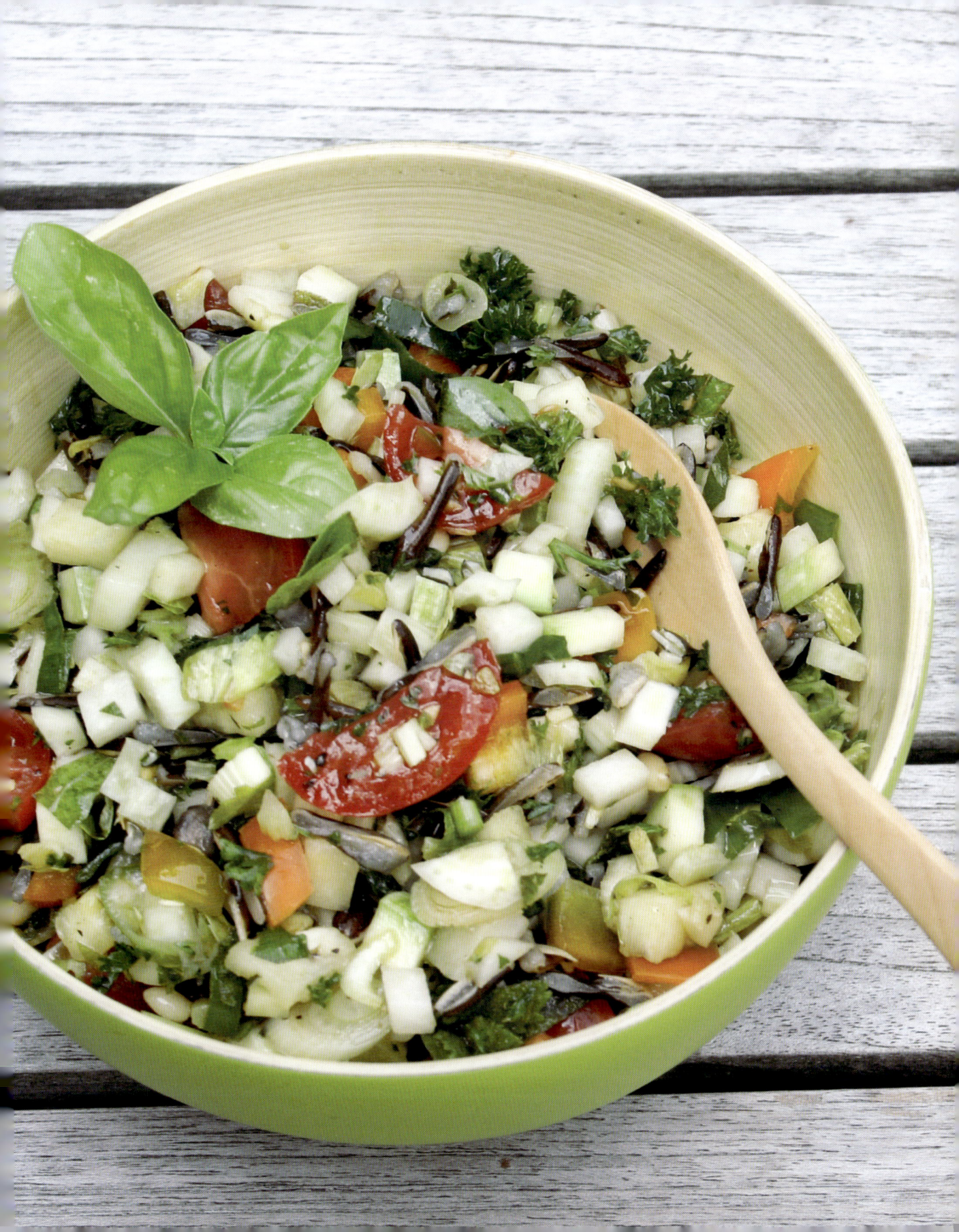

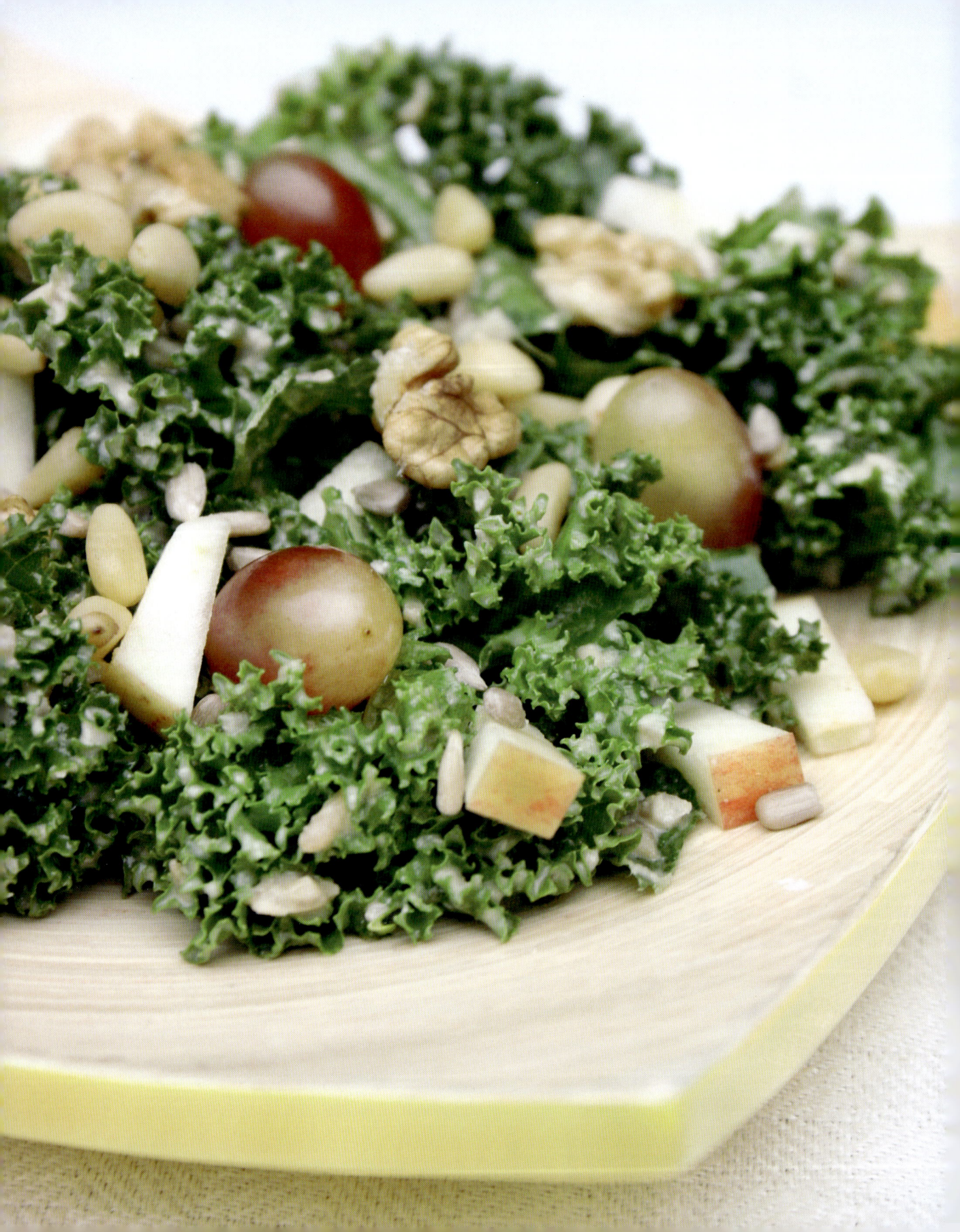

# Grünkohlsalat mit Walnüssen

**Zutaten für 2 Personen**

400 g Grünkohl
1 Apfel
200 g Trauben, ohne Kerne
1 kleine Zwiebel

**Samen und Nüsse**
1 EL Zedernkerne
1 EL Sonnenblumenkerne
1 EL geschälte Hanfsamen
12 Walnusshälften

**Dressing**
4 EL Apfelbalsamessig, süß und mild
5 EL kaltgepresstes Rapsöl
80 g Sonnenblumenkerne
1 TL Macapulver
Etwas Salz und Pfeffer

Optional:
1 EL Tamarisauce (Sojasauce)

Grünkohl ist reich an Chlorophyll und weist viele Vitamine, Mineralstoffe und Spurenelemente auf. Er ist arm an Kalorien und Kohlenhydraten. Der hohe Calciumanteil macht ihn zu einem wertvollen Calciumlieferanten, der die Knochen günstig beeinflusst. Grünkohl sorgt für eine gesunde Darmflora und ist ein ausgezeichnetes immunstärkende Wintergemüse, das in der kalten Jahreszeit fit hält.

Zusammen mit Apfel, Trauben, Nüssen und einem cremigen Dressing ist diese winterliche Salatkreation eine delikate und nährstoffreiche Mahlzeit.

**Zubereitung**

1. Grünkohl von Stängel und Rispen zupfen, nur die zarteren Teile verwenden, waschen und abtropfen lassen.

2. Zutaten für das Dressing im Mixer zu einer Creme pürieren und mit Pfeffer und Salz abschmecken.

3. Das Dressing mit sauberen Händen in den Grünkohl einmassieren – das macht ihn zarter.

4. Apfel waschen, putzen und in kleine Stücke schneiden. Trauben waschen und bei Bedarf halbieren. Dann die Zwiebel schälen und fein würfeln.

5. Apfelstücke, Traubenhälften, Zwiebelwürfel, Samen und Nüsse unter den Grünkohl mischen und dabei mit dem Dressing benetzen.

6. Grünkohlsalat auf zwei Teller anrichten, zurücklehnen und genießen.

**TIPP:** *Statt Apfel können Sie auch eine Birne verwenden. Zu diesem Salat passen knusprige Bratkartoffeln oder einfach Kräckerbrot. Grünkohlstängel und Rispen sollten Sie auf keinen Fall wegwerfen, da sie sich wunderbar in Smoothies integrieren lassen.*

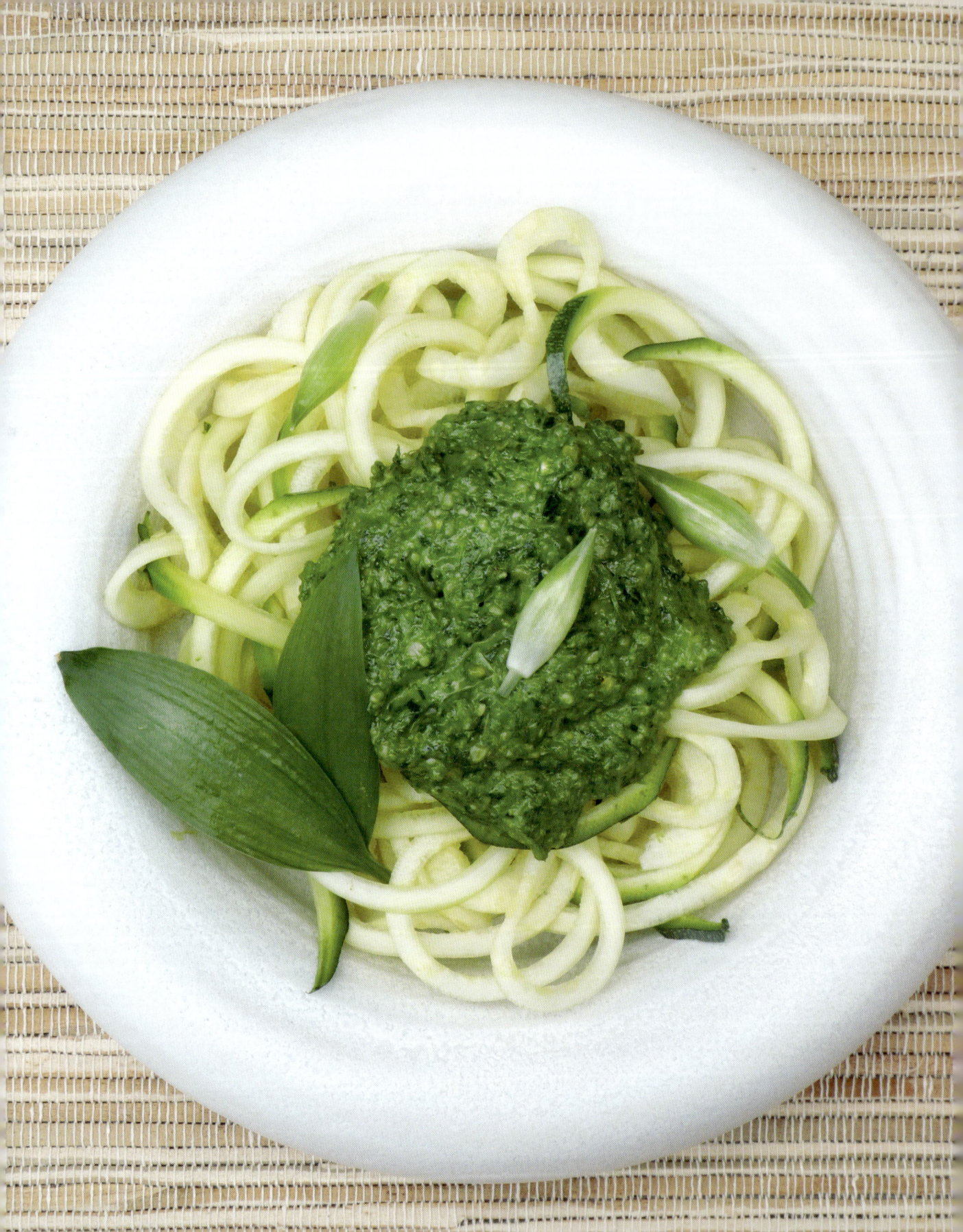

# Zucchinispaghetti mit Bärlauchpesto

**Zutaten für 2 Personen**

**Für die Zucchinispaghetti**
1 große Zucchini (ca. 300 g)

**Für das Pesto**
50 g Zedernnüsse oder
Pinienkerne
50 g Cashewkerne
100 g frischer Bärlauch
½ Zitrone (ausgepresster Saft)
2 EL kaltgepresstes Olivenöl
4 EL kaltgepresstes Rapsöl
Etwas Salz und Pfeffer

Der würzig-scharfe Bärlauch gehört zu den beliebtesten Frühlingskräutern. Er reinigt Magen, Darm und Blut. Bärlauch schmeckt und wirkt wie Knoblauch, verfeinert Salate, Suppen, Brotaufstriche und Pestos.

**Zubereitung**

1. Zedern- und Cashewkerne im Mixer grob zerkleinern, in eine separate Schüssel füllen.

2. Bärlauch waschen und im Mixer zerkleinern, Nüsse, Zitronensaft dazugeben und zu einer homogenen Masse verarbeiten, dann mit Salz und Pfeffer abschmecken.

3. Zucchini mit einem Spiralschneider, z.B. „Le Rouet", zu etwas dickeren Spaghetti verarbeiten.

4. Rohe Zucchinispaghetti mit dem Pesto servieren.

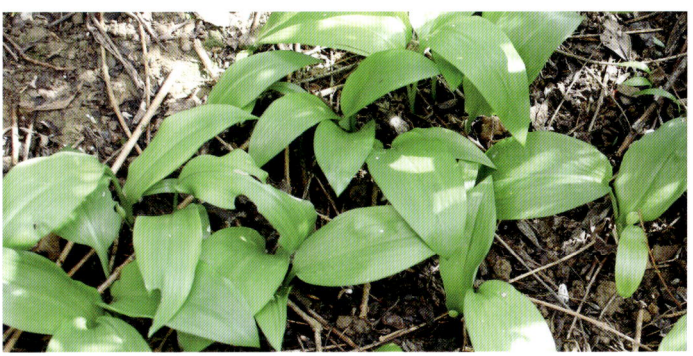

**TIPP:** *Als Rohkost serviert, bleiben natürlich alle Nährstoffe perfekt erhalten. Sie können jedoch auch die Zucchinispaghetti kurz in der Pfanne, in Olivenöl schwenken und erwärmen. Das Pesto schmeckt auch super zu Reisspaghetti oder einfach als Brotaufstrich.*

*Das Pesto ist im Kühlschrank einige Tage haltbar, wenn es mit Olivenöl bedeckt wird.*

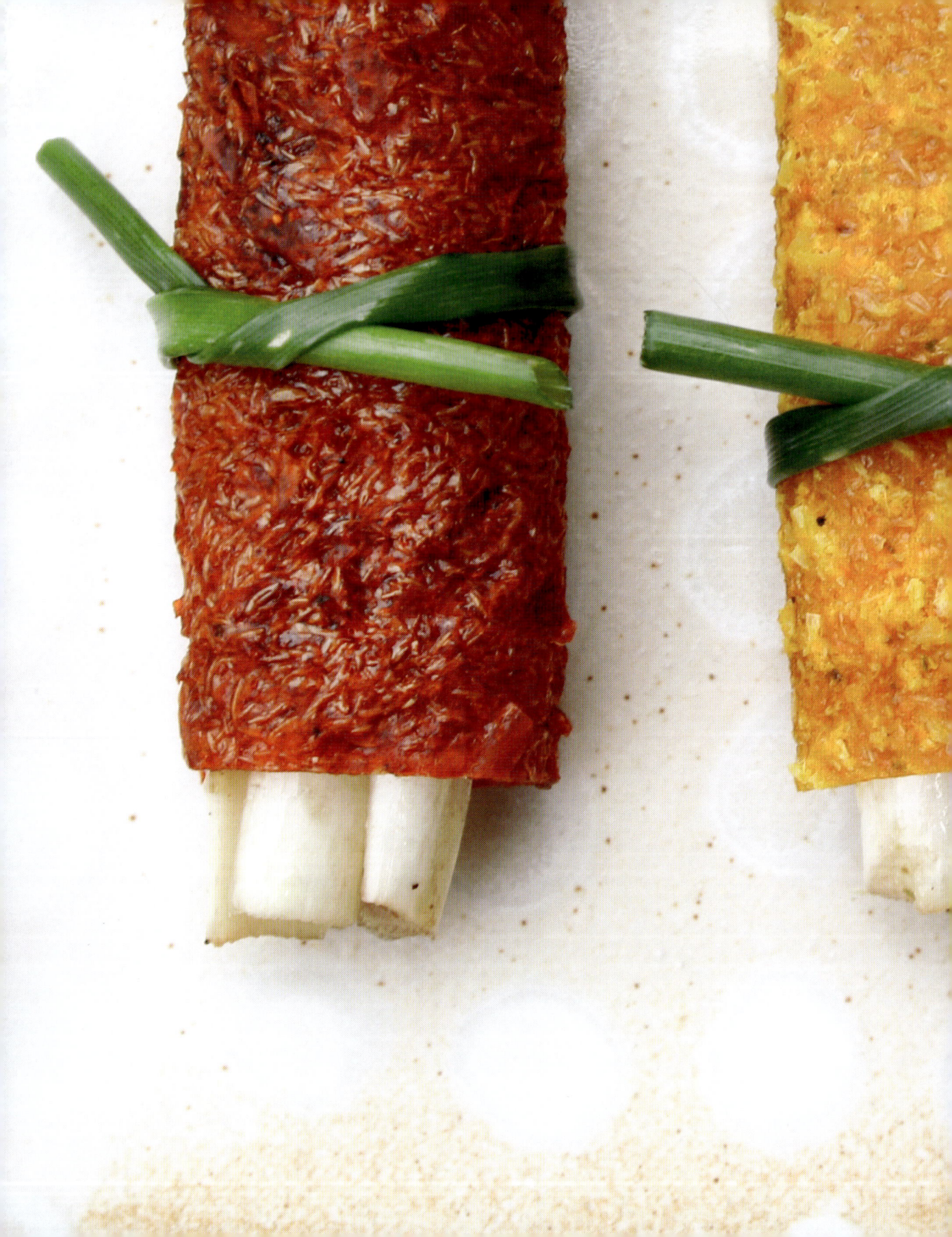

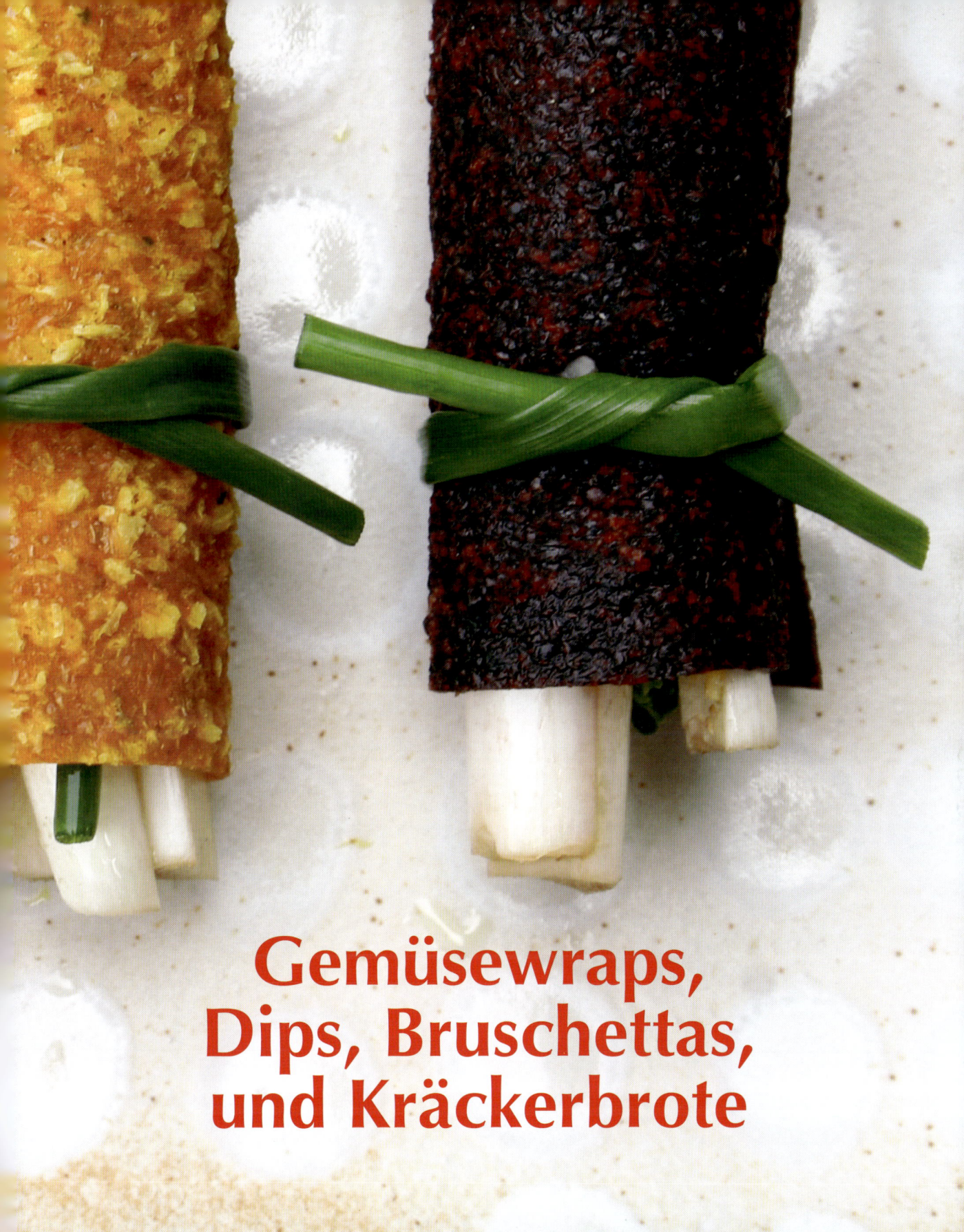

# Gemüsewraps,
# Dips, Bruschettas,
# und Kräckerbrote

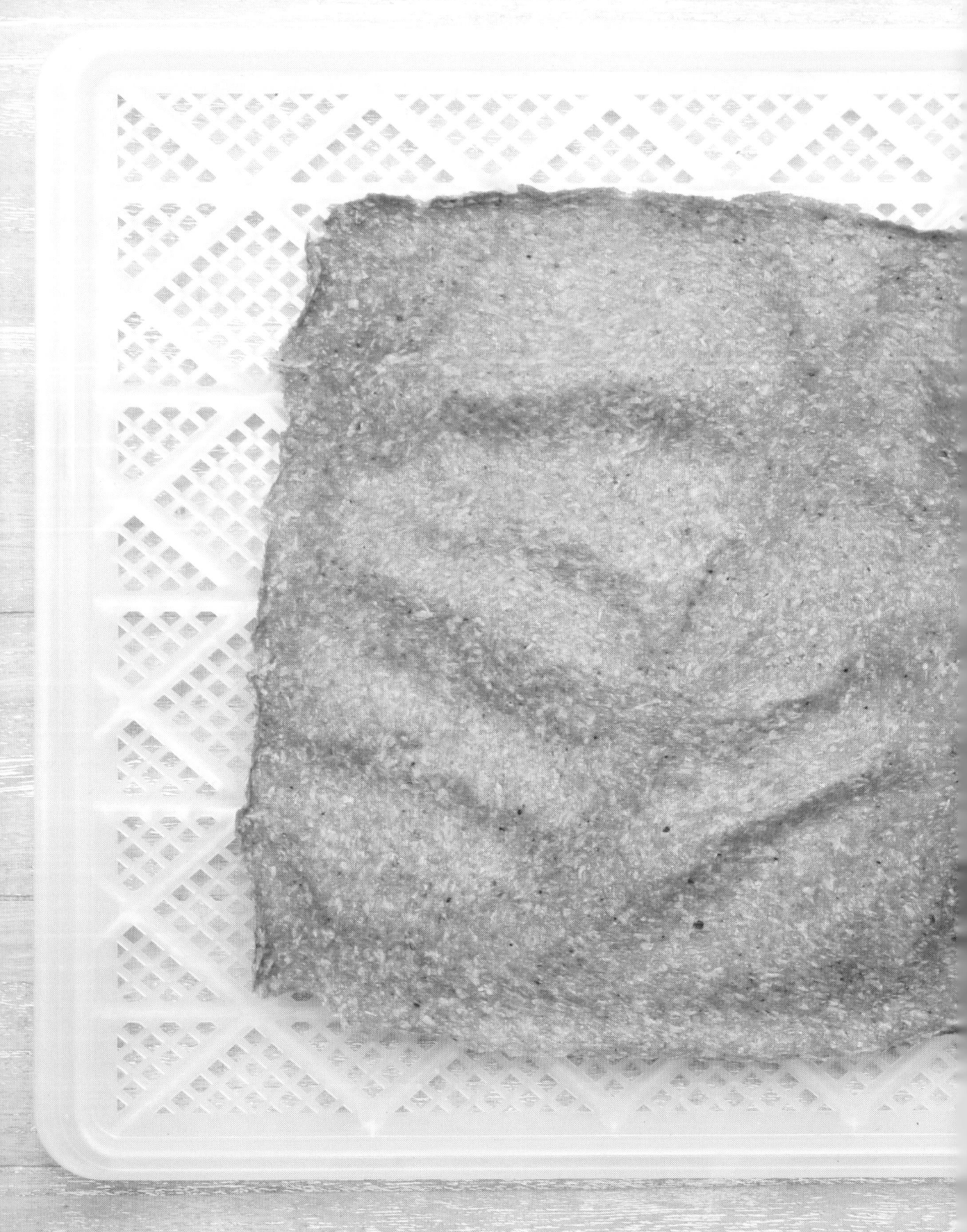

# Gemüsewraps – Grundrezepte

## Paprika-Wrap

**Zutaten für 5-6 Wraps**
200 g rote Paprika, gewaschen
½ TL Paprikapulver edelsüß
1 Prise Paprikapulver scharf
1 EL Flohsamenschalen
Etwas Salz und Pfeffer

## Karotten-Wrap

**Zutaten für 5-6 Wraps**
200 g Karotten, gewaschen
und geschält
½ TL Kurkuma
4 EL Kokosflocken
150 ml Reismilch
1 TL grüner Pfeffer, fein gemörsert
1 EL Flohsamenschalen
Etwas Salz und Pfeffer

## Rote Bete-Wrap

**Zutaten für 5-6 Wraps**
200 g Rote Bete, gewaschen und
geschält
100 g Apfel
1 TL Apfelbalsamessig
150 ml Wasser
1 EL Flohsamenschalen
Etwas Salz und Pfeffer

Feine Gemüsewraps sind ein fabelhafter Snack und ein Hingucker der besonderen Art. Sie lassen sich gut vorbereiten und im Kühlschrank aufbewahren. Je nach Gusto kann man die Wraps mit den unterschiedlichsten Gemüsen und Dips füllen.

**Zubereitung**

1. Alle Zutaten des jeweiligen Rezepts im Mixer pürieren.

2. Die Masse dünn mit einem Spatel auf 2 bis 3 mit Antihaftfolie belegte Dörrgitter ausstreichen und bei 42° C im Dörrautomat (z.B. von *Sedona*) 3 bis 4 Stunden trocknen.

3. Die bestrichene Folie vorsichtig mithilfe eines weiteren Dörrgitters wenden und dann langsam abziehen. Die Folien im Anschluss gleich säubern und abtrocknen.

4. Die Wraps solange weitertrocknen, bis sie gut durchgetrocknet, aber noch elastisch sind. Das dauert etwa 6 weitere Stunden.

5. Wraps in handliche, rechteckige oder dreieckige Stücke schneiden – am besten mit einer sauberen Haushaltsschere.

6. Nun nach Belieben füllen, z.B. mit mariniertem Gemüse, Salat, Sprossen, Gemüseaufstrich usw.

**TIPP:** *Alternativ kann man die Wraps auch im Backofen (auf Backpapier) bei niedrigster Temperatur trocknen oder bei Zimmertemperatur weitertrocknen lassen. Luftdicht verpackt sind die Wraps im Kühlschrank mindestens 2 Monate haltbar.*

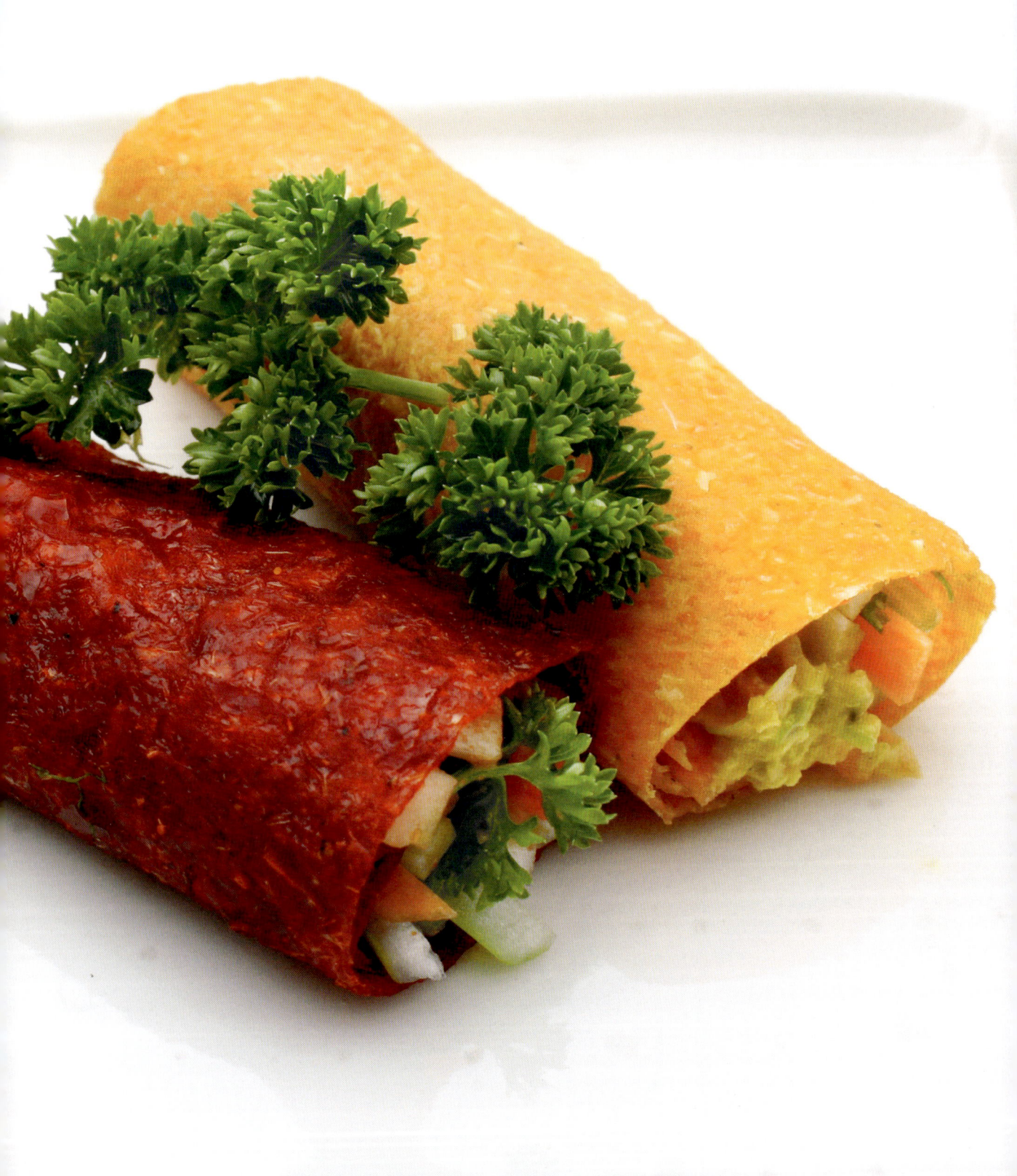

# Gefüllte Wraps

**Zutaten für 2 Personen**

**Wraps**
2 Paprika-Wraps
2 Karotten-Wraps
(siehe Gemüsewraps Grund-
rezepte. S. 239)

**Dips**
Gemüse-Dip Ihrer Wahl
z.B. 2 EL Paprika-Bruschetta
(siehe S. 247)
oder Cashew-Hanf-Dip
(siehe S. 242)

**Gemüse**
1 kleine Karotte
1 kleine Gurke
1 kleine gelbe Paprika
4 kleine Salatblätter
1 kleine Avocado

**Kräuter und Sprossen**
2-3 Stängel Petersilie oder Koriander
Etwas Schnittlauch
Sprossen oder Grünkraut
z.B. Kresse, Rucola (optional)

Die Wraps lassen sich individuell nach Lust und Laune füllen – je nachdem, auf was Sie gerade Appetit haben. Nachfolgend finden Sie einen Rezeptvorschlag zur Anregung.

**Zubereitung**

1. Gemüse waschen, Karotte schälen, Fruchtfleisch aus der Avocado lösen und alles in feine Streifen schneiden.

2. Petersilie oder Koriander waschen, grob hacken.

3. Schnittlauch waschen und auf die Länge der Wraps zurecht- schneiden.

4. Vorbereitete Gemüse-Wraps mit einem Dip Ihrer Wahl bestreichen, mit Gemüse, Kräuter und Sprossen belegen (nicht zu dick) und zu handlichen Röllchen formen.

5. Eventuell noch mit einem Dip oder Paprika-Bruschetta servieren.

**Wenn Sie das Gemüse vorher marinieren möchten, empfehle ich Ihnen diese herrliche Marinade:**

Verarbeiten Sie die folgenden Zutaten in einem Mixer zu einer cremigen Masse.

1 TL Ganzkornsenf
2 EL Trauben-, oder Apfelbalsamessig süß und mild
4 EL kaltgepresstes Rapsöl
2 EL Sonnenblumenkerne, im Mixer gemahlen
1 TL Macapulver (optional)
Etwas Salz und Pfeffer

*TIPP: Beim Befüllen der Wraps sind der Kreativität keine Grenzen gesetzt. Sie können das Gemüse vorher marinieren (z.B. einem Salatdressing), statt eines selbstgemachten Dips einen herzhaften Gemüseaufstrich aus dem Glas verwenden oder auf Senf oder Meerrettich zurückgreifen.*

# Spargel-Wraps mit Cashew-Hanf-Dip

### Zutaten für 2 Personen

**Wraps**
2 Paprika-Wraps
2 Karotten-Wraps
2 Rote Bete-Wraps
(Grundrezepte Gemüse-Wraps
siehe S. 239)

**Gemüse**
9 sehr dünne Spargelspitzen
1 kleine Avocado

**Kräuter und Sprossen**
2-3 Stängel krause Petersilie
1 Stängel frische Minze (optional)
Etwas Schnittlauch

**Cashew-Hanf-Dip**
100 g Cashewkerne (in 150 ml
Wasser eingeweicht)
2 EL geschälte Hanfsamen
1 EL Apfelbalsamessig
1 TL grober oder Ganzkorn-Senf
1 TL grüner Pfeffer, fein gemörsert
Etwas Salz und Pfeffer

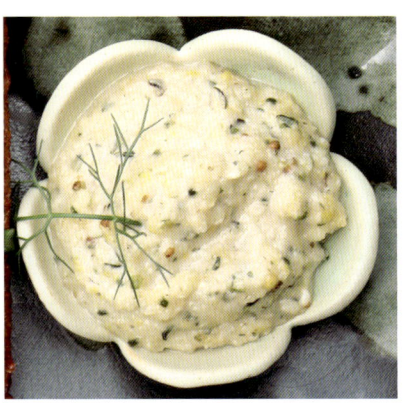

Diese ausgefallenen Spargel-Wraps sind eine Augenweide und eine kulinarische Sensation. Der cremige Cashew-Hanf-Dip rundet die Wraps geschmacklich ab.

### Zubereitung

1. Spargelspitzen waschen; wenn sie sehr dünn sind müssen, sie nicht geschält werden.

2. Spargelspitzen einmal durchschneiden.

3. Kräuter waschen, Petersilie und Minzblättchen vom Stängel zupfen und trocken schütteln.

4. Vorbereitete Gemüse-Wraps in 6 x 12 Zentimeter große Rechtecke schneiden.

5. Die Wraps dünn mit Cashew-Hanf-Dip bestreichen, mit 3 bis 4 halbierten Spargelspitzen und Petersilie und/oder Minze sowie Schnittlauch belegen, zu handlichen Röllchen rollen und mit Schnittlauch zubinden.

5. Die leckeren Wraps nun mit Cashew-Hanf-Dip servieren.

### Zubereitung Cashew-Hanf-Dip

Cashewkerne abspülen und mit den übrigen Zutaten im Mixer mit der Pulstaste zu einer körnigen Paste pürieren, mit Pfeffer und Salz abschmecken.

**TIPP:** *Sie können auch weißen und grünen Spargel mischen. Die Wraps schmecken auch nur mit grünem Spargel hervorragend. Wenn Sie gekochten Spargel bevorzugen, dann dünsten Sie ihn am besten bissfest.*

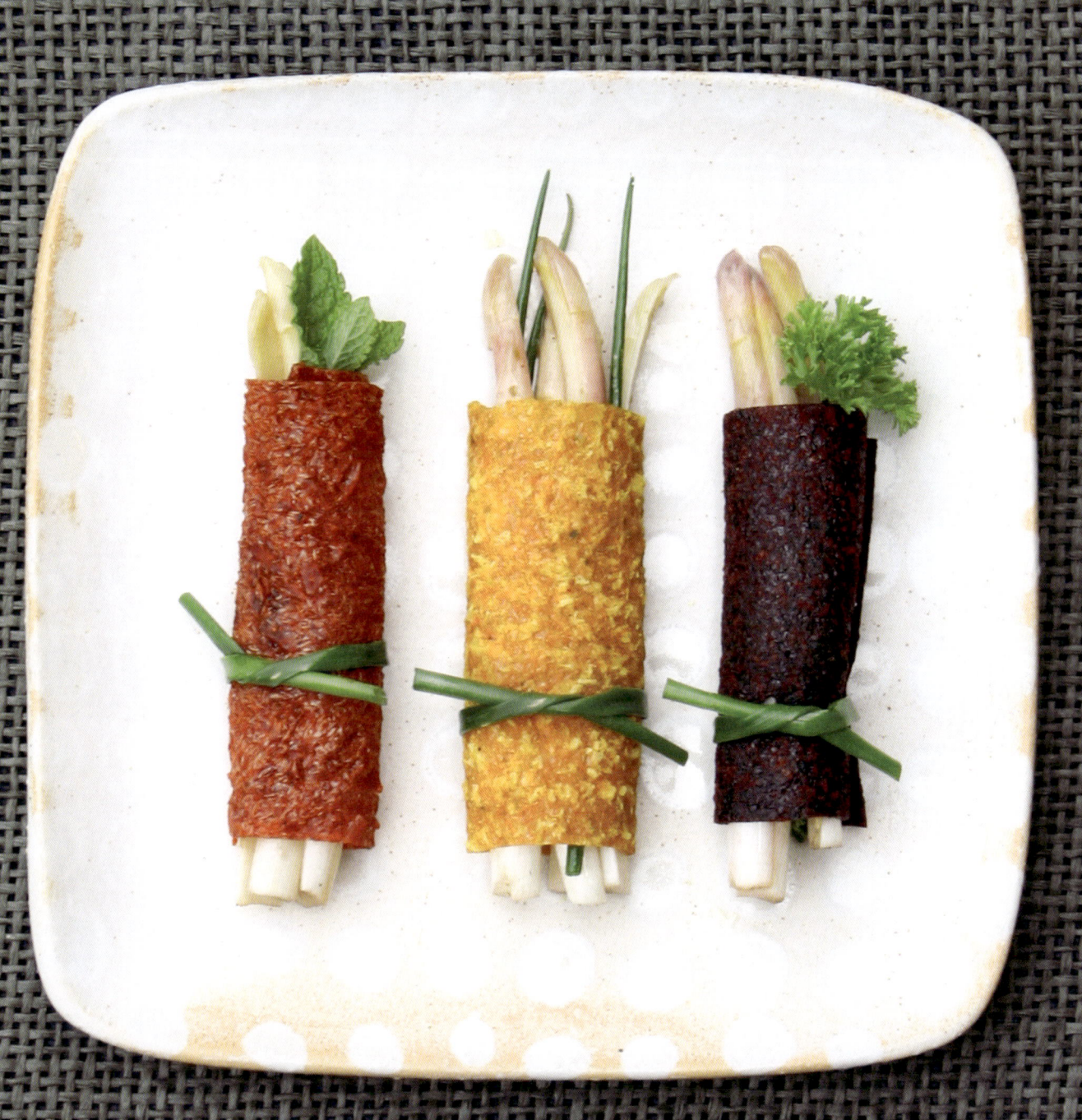

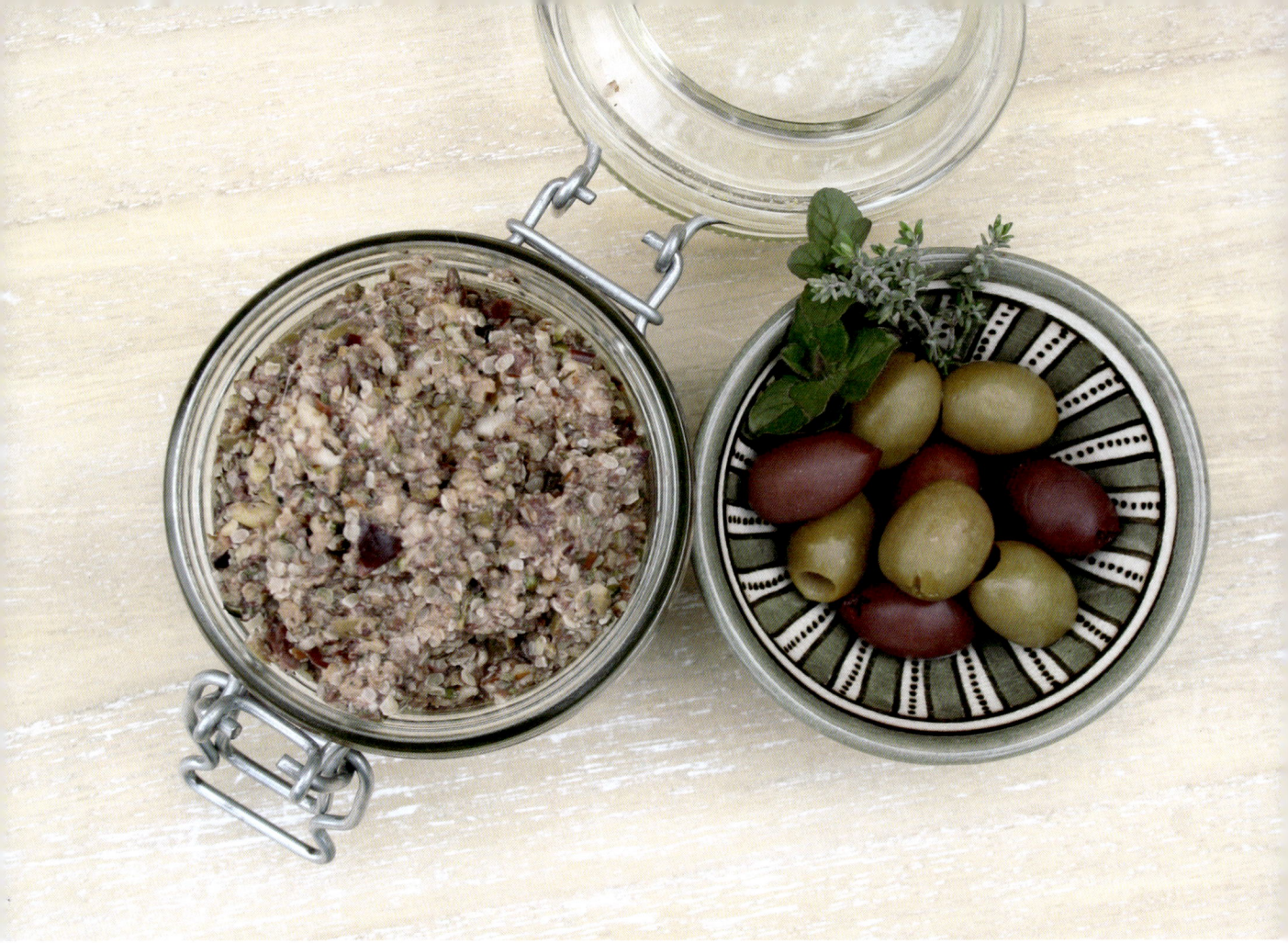

# Oliven-Bruschetta

### Zutaten

100 g grüne Oliven, ohne Stein
100 g Kalamata-Oliven, ohne
Stein
20 g Mandeln, grob gemahlen
2 EL Hanfsamen
2-3 Stängel frischer Oregano
(oder 1 TL getrockneter
Oregano)
2-3 Stängel frischer Thymian
(oder 1 TL getrockneter Thymian)
½ Zitrone (Saft ausgepresst)
Etwas Salz

### Zubereitung

Alle Zutaten mit der Pulstaste im Mixer zu einer körnigen
Paste pürieren, mit Salz abschmecken.

*Vorsicht! Setzen Sie das Salz sparsam ein, da die Oliven
meist schon recht salzig sind.*

# Zucchini-Bruschetta

**Zutaten**

1 kleine Zucchini (150 g)
2 EL geschälte Hanfsamen
20 g Macadamianüsse oder
Cashewkerne
½ kleine Hass-Avocado
½ TL Kurkuma
1 EL frischer Zitronensaft
1 EL kaltgepresstes Olivenöl
1 TL grüne Pfefferkörner, gemörsert
2-3 Zweige frisches Koriandergrün
Etwas Salz und Pfeffer

Dips und Bruschettas sind schnell und einfach gemacht. Man kann sie gut vorbereiten und sie schmecken lecker zu Gemüse-Wraps, Gemüsenudeln, Kräckerbrot oder als Brotaufstrich.

**Zubereitung**

Alle Zutaten mit der Pulstaste im Mixer zu einer körnigen Paste pürieren, mit Pfeffer und Salz abschmecken

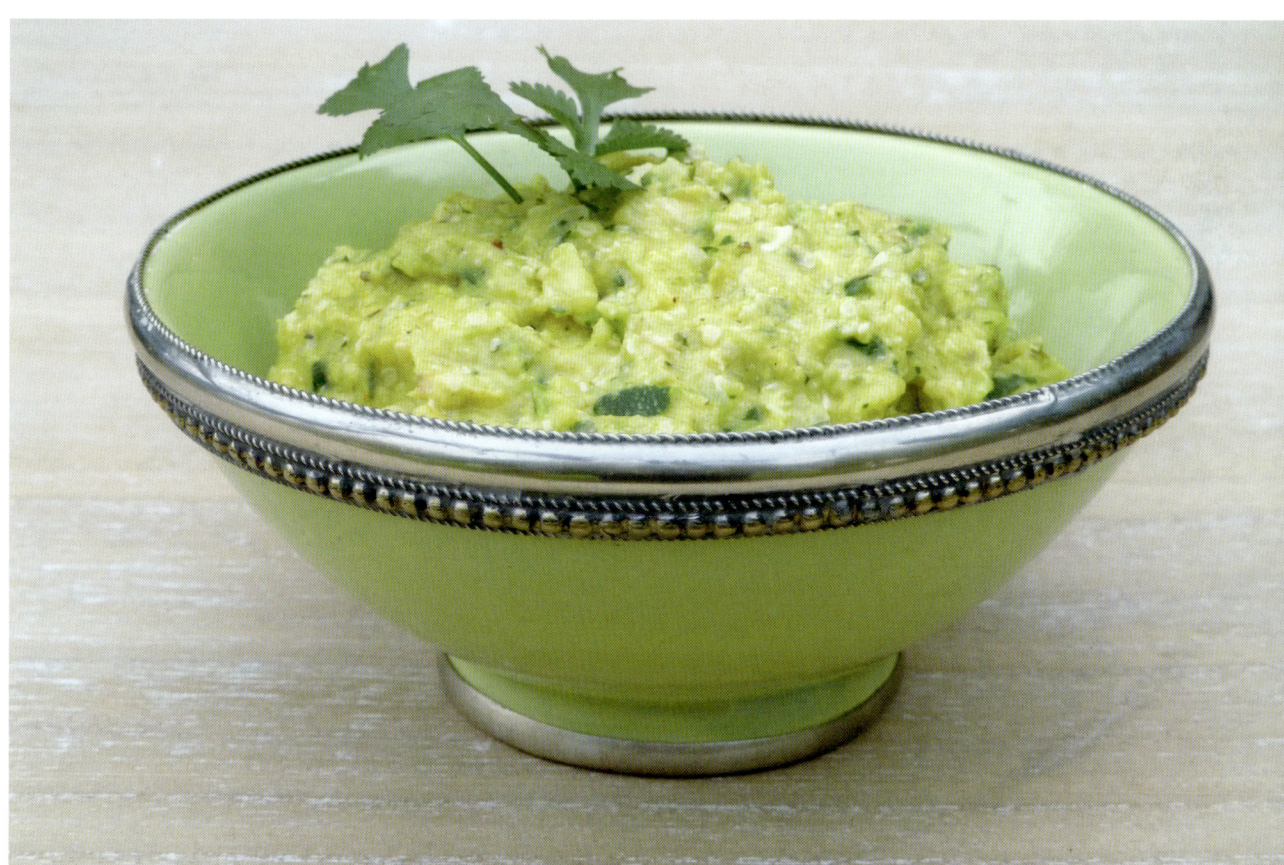

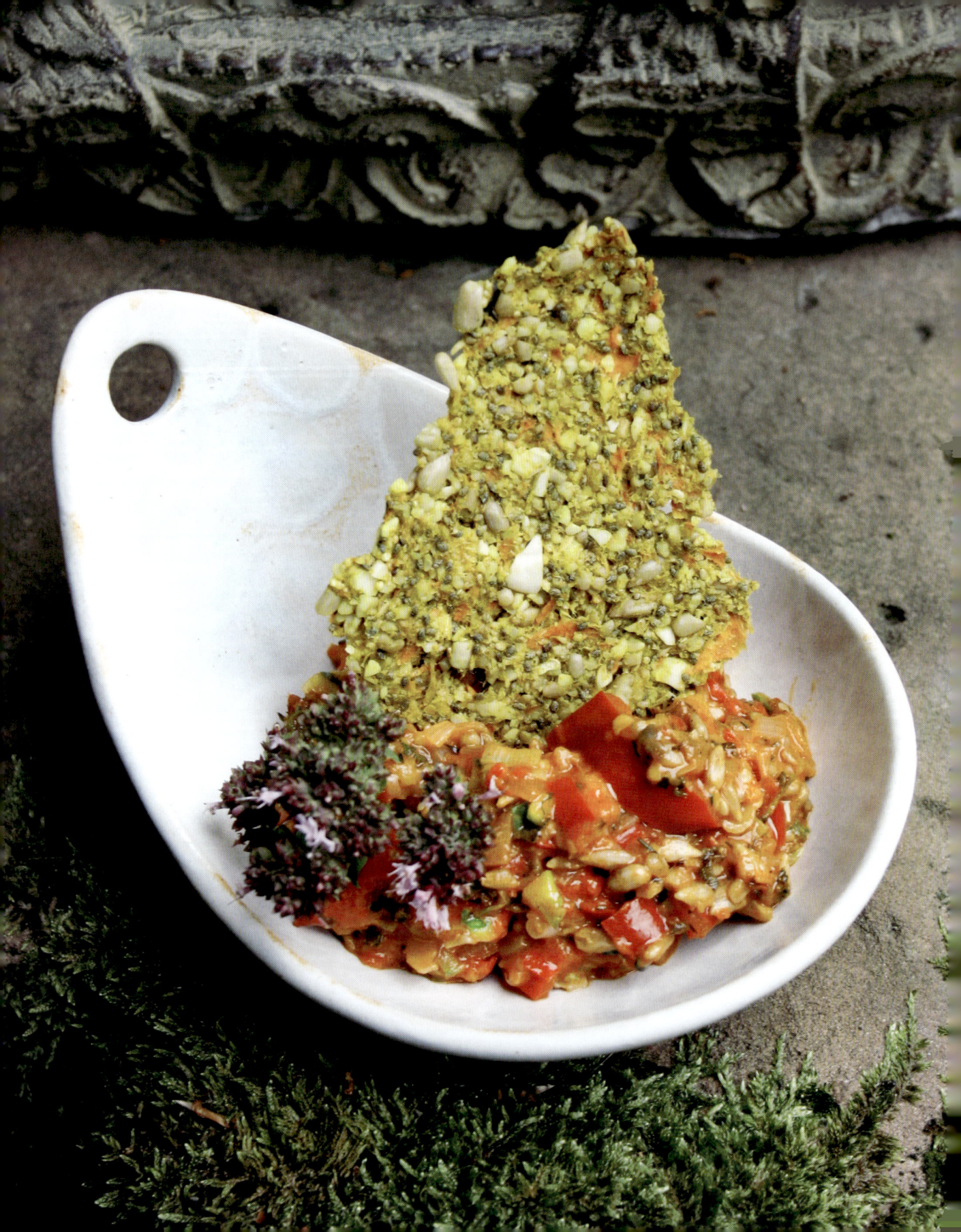

# Paprika-Bruschetta

## Zutaten

1 kleine rote Paprika (150 g)
3 Champignons
1 Stück Zucchini (50 g)
6 grüne Oliven ohne Stein
3-4 getrocknete Tomaten
(oder 1 EL Tomatenmark)
1 kleine Zwiebel
1 sehr kleine Knoblauchzehe
1 TL Paprikapulver edelsüß
¼ TL Chili

## Mediterrane Kräuter

1 Stängel Thymian
1 Stängel Oregano
1 Stängel Rosmarin
1 Stängel Bohnenkraut
oder getrocknete Kräuer:
2 TL Kräuter der Provence bzw.
Pizzakräutermischung
2 EL Olivenöl
Etwas Salz und Pfeffer

## Zubereitung

1. Paprika, Zucchini sowie Champignons waschen und in Würfel schneiden.

2. Zwiebeln sowie Knoblauch schälen und fein würfeln.

3. Grüne Oliven grob hacken und getrocknete Tomaten im Mixer zerkleinern.

4. Kräuter waschen, trocken schütteln und hacken.

5. Gemüse, Zwiebeln und Knoblauch mit etwas Olivenöl in der Pfanne anbraten.

6. Oliven, zerkleinerte getrocknete Tomaten und Kräuter dazugeben, mit Paprikapulver und Chili würzen, ca. 1 Minute weiter garen, dann mit Salz und Pfeffer abschmecken.

7. Die Masse in den Mixer geben und mit der Pulstaste kurz durchmixen, sodass ein schönes Bruschetta entsteht.

8. Bruschetta lauwarm zusammen mit Karotten-Pastinaken-Kräcker (Rezept siehe S. 251) oder Brot servieren.

**TIPP:** *Das Bruschetta kann man super im Kühlschrank aufbewahren, wo es ca. 4 bis 5 Tage hält. Etwas feiner püriert eignet sich dieses Rezept auch als Grundlage für Gemüse-Pizzas oder meine leckeren kleinen Polenta-Pizzas (Rezept siehe S. 262).*

# Kräckerbrote
# – die glutenfreie Brotalternative

Meine Kräckerbrote sind eine leckere, glutenfreie Alternative zu herkömmlichem Brot oder Knäckebrot aus Getreide.

Die knusprigen Kräckerbrote bestehen hauptsächlich aus gesunden Ölsaaten, Nüssen und rohem Gemüse. Sie machen lange satt und versorgen den Körper mit vielen wertvollen Mineralstoffen, Vitaminen, Ballaststoffen und Protein. Das gibt Ihnen pure Energie! Diese Brotalternative ist ein Genuss und besonders geeignet für alle, die kein Gluten vertragen. Der relativ geringe Kohlenhydratanteil unterstützt Sie dabei, Ihr Idealgewicht zu erreichen.

Sie können das Kräckerbrot entweder im Dörrautomat oder im Ofen herstellen.

### Im Dörrautomat trocknen

Ich bereite die Kräckerbrote nur noch in Rohkostqualität zu und trockne sie im Dörrautomat bei 42° C, bis sie schön knusprig sind. Dadurch bleiben alle Enzyme und sämtliche gesunde Inhaltsstoffe erhalten. Kräckerbrote sind ideal für die Vorratsküche, da sie gut durchgetrocknet zwei bis drei Monate haltbar sind.

### Im Ofen trocknen

Man kann die glutenfreien Leckereien auch im Ofen bei niedrigster Temperatur (etwa 50° C) trocknen. Benutzen Sie hierfür Backpapier, dann klebt die glatt ausgestrichene Kräckerbrotmasse nicht an. Lassen Sie während des Trockenvorgangs die Ofentür leicht geöffnet, indem Sie einen Kochlöffel dazwischenklemmen. So kann die Feuchtigkeit abziehen und die Luft zirkulieren.

### Im Ofen backen

Alternativ kann man Kräckerbrot auch bei maximal 150° C für ca. 20 bis 30 Minuten im Ofen backen. Dann ist es zwar keine Rohkost mehr, hat aber durch die so entstandenen Röststoffe einen besonderen Geschmack.

Übrigens benötigt ein normaler Ofen wesentlich mehr Strom als ein Dörrautomat und ist daher nur als Übergangslösung empfehlenswert. Darüber hinaus sind Kräckerbrote, die im Dörrautomat getrocknet wurden länger haltbar.

Die Anschaffung eines Dörrautomaten ist für die vegane Vollwertküche mit hohem Rohkostanteil absolut lohnenswert. Man kann damit zahlreiche rohköstliche und gesunde Delikatessen herstellen oder Pilze und Kräuter darin trocknen. Ich liebe es, meine leckeren selbstgemachten Energieriegel, Gemüse-Chips, Wraps und gedörrtes Obst zu knabbern.

Mein Dörrautomat hat neun Einschübe – das ist praktisch und lohnt sich. So habe ich genug Platz für die gleichzeitige Trocknung verschiedener Kräckerbrot-Varianten oder Energieriegel. Das ist ökonomisch und mit einmaligen Zeitaufwand hat man einen Vorrat für mehrere Wochen.

Nachdem man sich eingearbeitet und etwas experimentiert hat, wird man so manche kulinarische Offenbahrung erleben! Die knusprigen Kräckerbrote sind die perfekten Begleiter für Dips, Bruschetta, Salate und Suppen. Wenn ich Gäste zum Essen habe, die so etwas noch nie probiert haben, sind sie immer positiv überrascht und begeistert.

Ein weiterer Pluspunkt ist die Möglichkeit, den Gemüsetrester zu verwenden, der bei der Saftproduktion anfällt. Der kostbare Trester ist zum Wegwerfen eigentlich viel zu schade. Er kann den Gemüseanteil in meinen Rezepten ersetzen.

Werden Sie kreativ und kreieren Sie Ihre eigenen Kräckerbrot-Varianten! Sie werden überrascht sein, wie viel Freude es bereitet, neue Rezepte zu erfinden.

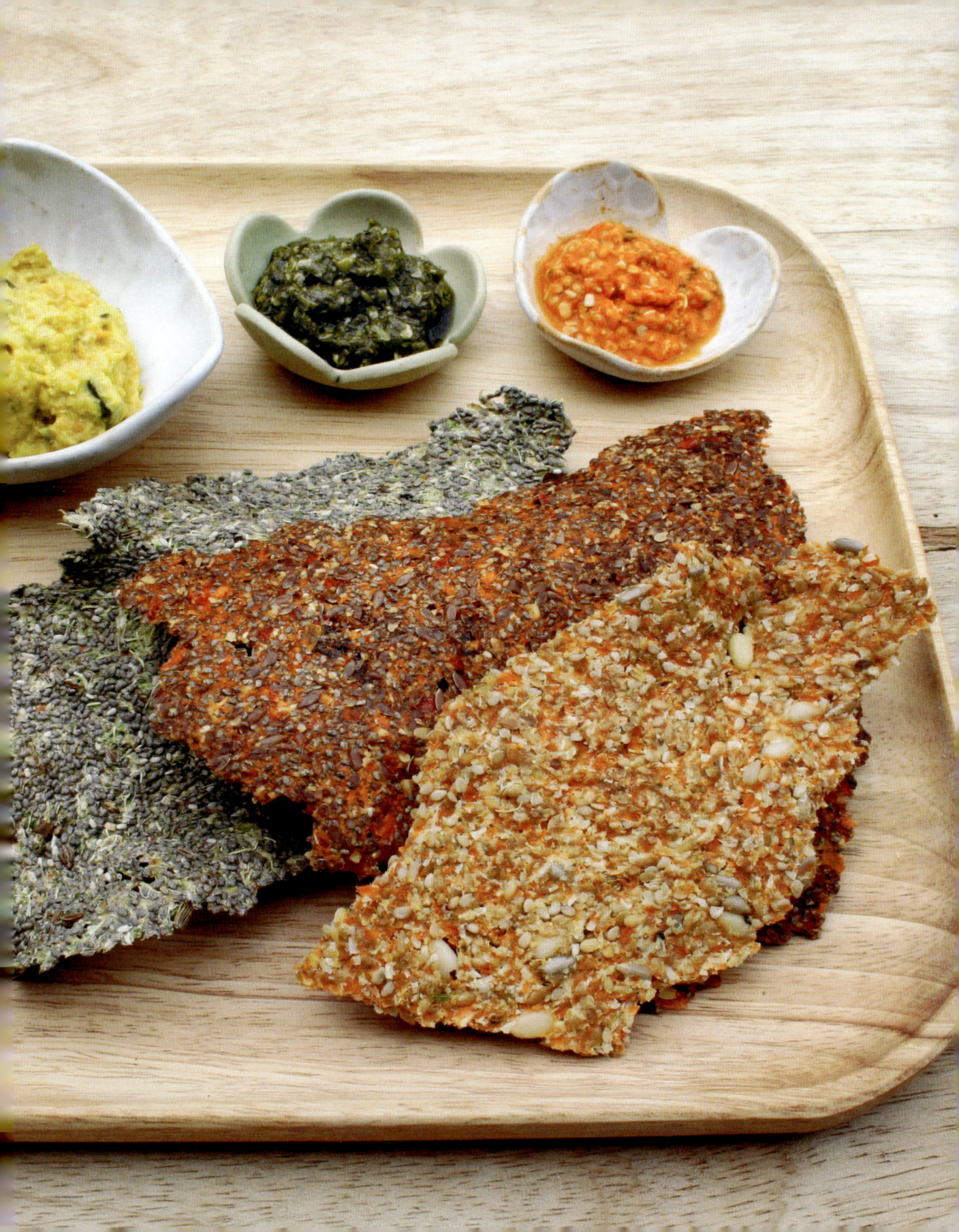

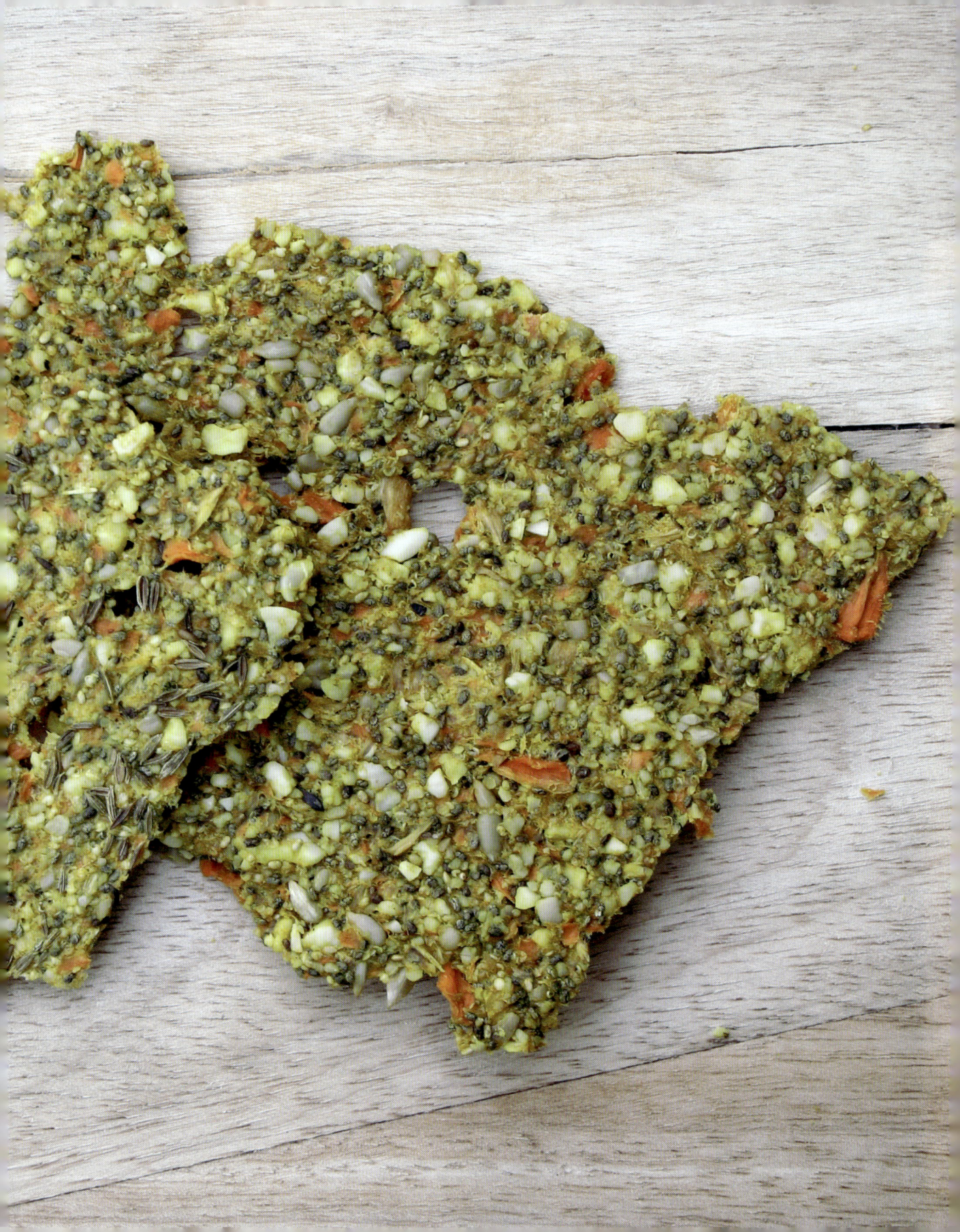

# Karotten-Pastinaken-Kräckerbrot

## Zutaten

100 g Karotte
100 g Pastinake
100 g Mandeln, eingeweicht
2 EL Sonnenblumenkerne
3 EL Amaranth-Pops
4 EL Chia-Samen (50 g)
200 ml Reismilch
1 TL Kurkumapulver
1 TL Kreuzkümmel (optional)
1 TL schwarzer Pfeffer, fein gemörsert
1 TL Salz

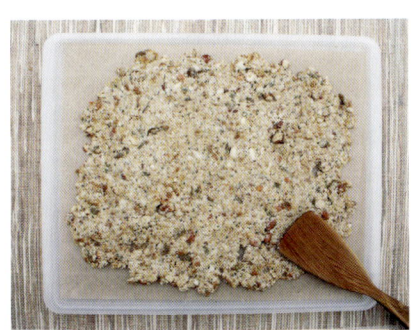

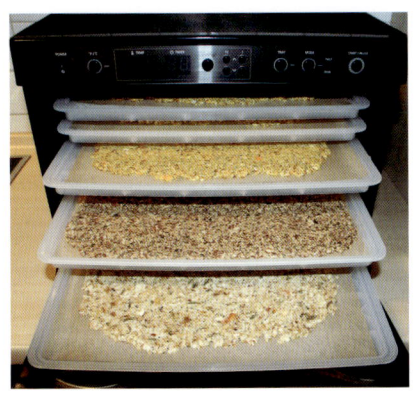

Karotten-Pastinaken-Kräckerbrot mit Paprika-Bruschetta schmeckt einfach fabelhaft und lässt sich mühelos vorbereiten. Damit haben Sie jederzeit einen schnellen Snack zur Hand, der Ihnen viel Energie und wichtige Nährstoffe liefert.

## Zubereitung

1. Die Mandeln über Nacht einweichen, danach das Wasser wegschütten und die Mandeln nochmals spülen.

2. Nun das Chia-Gel zubereiten: Chia-Samen in 200 ml Reismilch unter Rühren einrieseln lassen, etwa eine Minute weiterrühren, damit die Chia-Samen nicht klumpen. Im Anschluss das Ganze 30 Minuten quellen lassen.

3. Karotte und Pastinake waschen, schälen und mit der Gemüsereibe fein hobeln oder mit der Pulstaste im Mixer zerkleinern.

4. Mandeln im Mixer zerkleinern – weder zu grob noch zu fein.

5. Gehobeltes Gemüse, zerkleinerte Mandeln, Chia-Gel und alle restlichen Zutaten in eine Schüssel geben und gut vermengen, mit Salz abschmecken. Den Teig 20 Minuten ruhen lassen, er sollte nicht zu fest sein. Gegebenenfalls vorsichtig noch etwas Wasser dazugeben und gut einkneten.

6. Die Masse mit einem angefeuchteten Spatel möglichst dünn auf 2 bis 3 Antihaftfolien ausstreichen (je gröber die Masse ist, desto mühsamer ist dieser Vorgang. Aber die Geduld lohnt sich, da das Brot dann schön nussig und knusprig wird.

7. Bestrichene Folien auf die Dörrgitter legen und bei 42° C im Dörrautomat (z.B. Sedona) 3 bis 4 Stunden trocknen.

8. Die bestrichenen Folien vorsichtig mithilfe eines weiteren Dörrgitters wenden und jede Folie langsam abziehen. Dann die Kräckerbrote direkt auf dem Dörrgitter weitere 6 bis 8 Stunden weitertrocknen. Sie sollten wirklich ordentlich durchgetrocknet und knusprig sein. Vergessen Sie nicht, die Antihaftfolien gleich nach dem Gebrauch zu säubern.

9. Die Kräckerbrote in beliebig große Stücke brechen und in eine luftdichte Dose packen.

**TIPP:** *Wenn Sie keinen Dörrautomat besitzen, können Sie das Kräckerbrot auch im Ofen herstellen (siehe S. 248).*

# Zwiebel-Paprika-Kräckerbrot

## Zutaten

100 g rote Paprika
100 g Karotte
100 g Knollensellerie
1 Zwiebel
100 g Sonnenblumenkerne
100 g goldene Leinsamen
(oder braune Leinsamen)
200 ml Wasser

## Gewürze

1 TL Rauchsalz
1 TL Paprikapulver edelsüß
¼ TL Paprikapulver scharf
2 TL Kümmel ganz
Etwas Salz

Dieses würzige Kräckerbrot passt hervorragend zu Kräutersalat, Suppen und Gemüseaufstrich. Auch zum Knabbern für Zwischendurch ist es perfekt.

## Zubereitung

1. Leinsamen im Mixer fein schroten.

2. Karotten und Sellerie waschen und schälen. Paprika waschen, Stiel und Kerne entfernen.

3. Jeweils die Hälfte der Gemüsesorten im Mixer pürieren.

4. Die andere Hälfte Karotten und Sellerie fein hobeln, Paprika in feine Ringe schneiden. Das sorgt für Biss!

5. Dann die Zwiebel schälen und in sehr feine Ringe schneiden.

6. Jetzt alle Zutaten in eine große Schüssel geben, mit etwas Wasser und Gewürzen zu einem Teig verarbeiten und anschließend 20 bis 30 Minuten quellen lassen. Der Teig sollte nicht zu fest sein, gegebenenfalls vorsichtig noch etwas Wasser dazugeben und gut einkneten.

7. Die Masse mit einem angefeuchteten Spatel möglichst dünn auf 2 bis 3 Antihaftfolien ausstreichen – je gröber die Masse ist, desto mühsamer ist dieser Vorgang. Aber die Mühe zahlt sich später aus!

8. Bestrichene Folien auf die Dörrgitter legen und bei 42 °C im Dörrautomat (z.B. Sedona) 3 bis 4 Stunden trocknen.

9. Die bestrichenen Folien vorsichtig mithilfe eines weiteren Dörrgitters wenden und jede Folie langsam abziehen. Nun die Kräckerbrote direkt auf dem Dörrgitter weitere 6 bis 8 Stunden trocknen bis sie gut durchgetrocknet und knusprig sind. Aschließend die Antihaftfolien gleich säubern.

10. Die Kräckerbrote in beliebig große Stücke brechen und in eine luftdichte Dose packen.

**TIPP:** *Falls Sie noch Trester von einer Karottensaft-Produktion übrig haben, können Sie diesen anstelle der Karottenraspel in den Teig einarbeiten. Das gilt für jegliches Gemüse, das für die Zubereitung von Kräckerbroten zum Einsatz kommt. Wenn Sie keinen Dörrautomat besitzen, können Sie das Kräckerbrot auch im Ofen herstellen (siehe S. 248).*

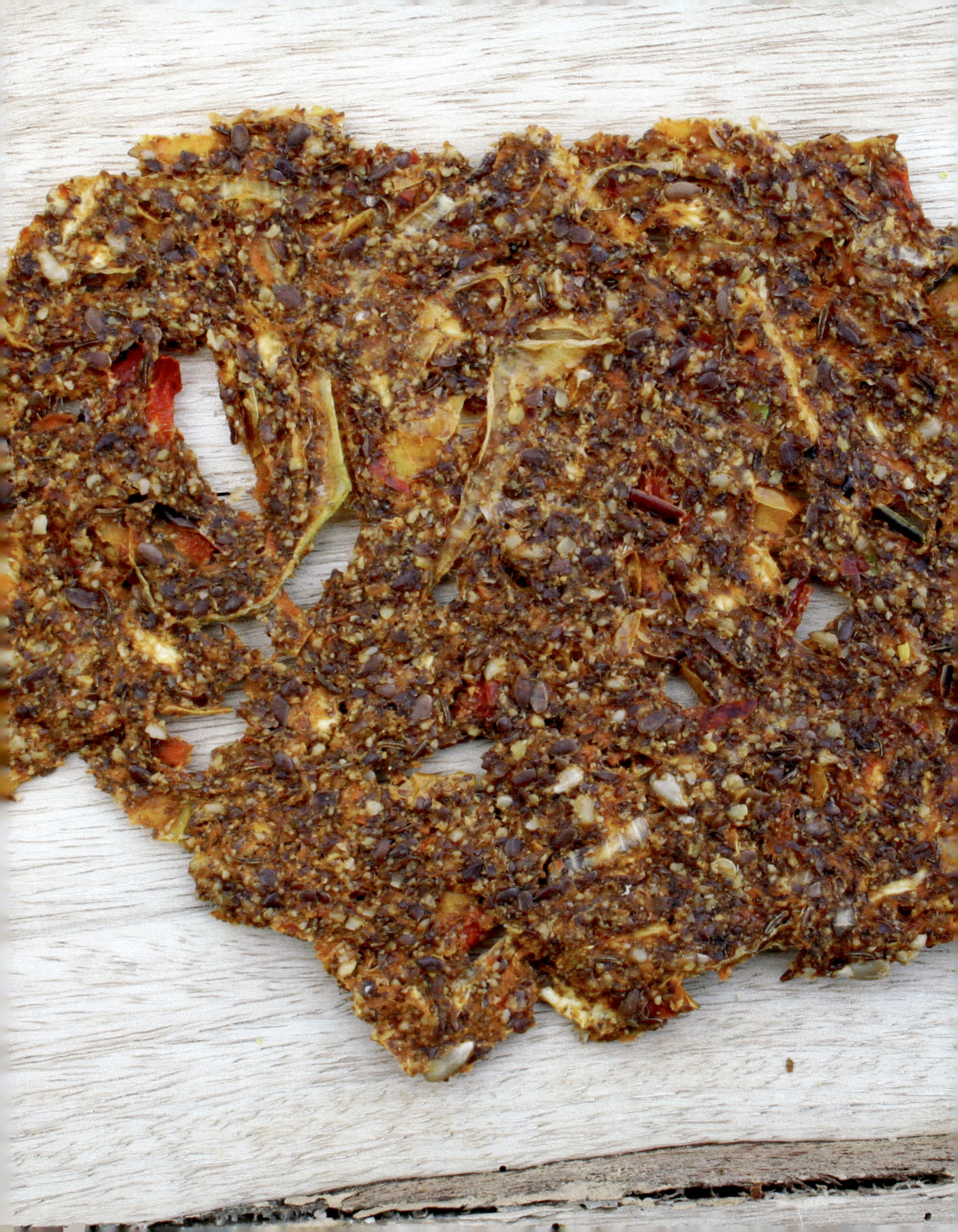

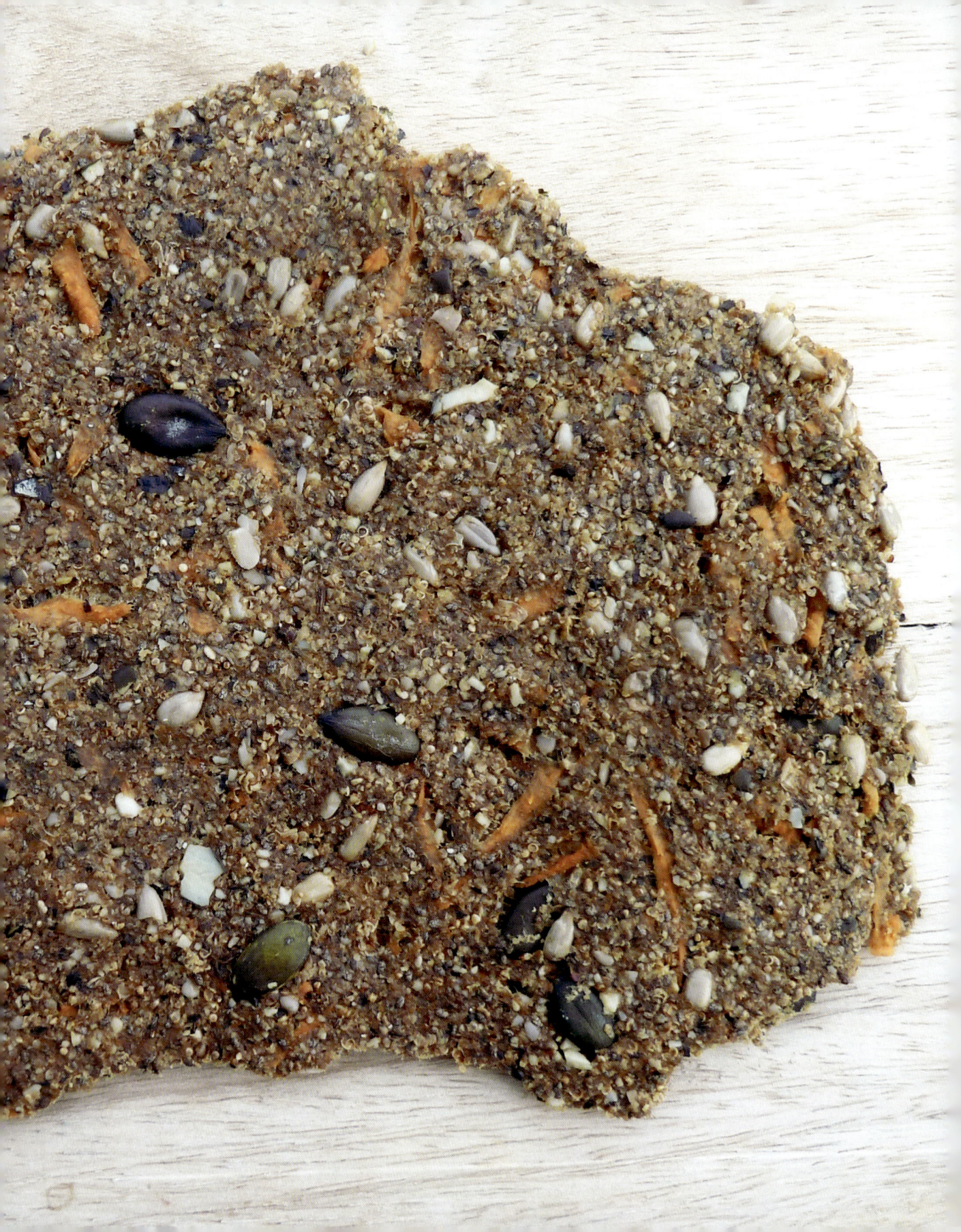

# Süßkartoffel-Kürbiskern-Kräckerbrot

## Zutaten

### Gemüse
100 g Pastinake
100 g Süßkartoffel

### Samen und Nüsse
2 EL Chia-Samen
50 g Hanfsamen
4 EL Kürbiskerne
2 EL Sonnenblumenkerne
2 EL Flohsamenschalen
2 EL braune Leinsaat
1 EL schwarzer oder heller Sesam

### Flüssigkeit
300 ml Wasser
2 EL geröstetes Sesamöl

### Gewürze
1 TL schwarze Pfefferkörner,
gemörsert
Etwas Salz

### Optional
Wenn Sie Soja vertragen und es
noch würziger mögen:
1-2 EL Tamarisauce
Verwenden Sie dann das Salz
nur sparsam, da die Tamarisauce
schon recht salzig ist.

Dieses Kräckerbrot ist eine Augenweide. Es schmeckt gut zu allen Salaten, aber auch zu asiatisch gewürzten Brotaufstrichen oder Rohkostgerichten.

## Zubereitung

1. Süßkartoffel waschen, schälen und fein raspeln.

2. Pastinake, waschen, schälen und im Mixer pürieren.

3. Süßkartoffel, Pastinake und die übrigen Zutaten mit der Hand zu einem Teig verarbeiten. Den Teig 20 Minuten ruhen lassen – er sollte nicht zu fest sein. Gegebenenfalls vorsichtig noch etwas Wasser dazugeben und gut einkneten.

4. Die Masse mit einem Spatel möglichst dünn auf 2 bis 3 Antihaftfolien ausstreichen – je gröber die Masse ist, desto mühsamer gestaltet sich dieser Vorgang. Allerdings lohnt sich die Mühe, da das Brot dann herrlich nussig und knusprig wird.

5. Bestrichene Folien auf die Dörrgitter legen und bei 42° C im Dörrautomat (z.B. *Sedona*) 3 bis 4 Stunden trocknen.

6. Die bestrichenen Folien vorsichtig mithilfe eines weiteren Dörrgitters wenden und jede Folie langsam abziehen. Nun die Kräckerbrote direkt auf dem Dörrgitter weitere 6 bis 8 Stunden weitertrocknen bis sie gut durchgetrocknet und knusprig sind. Aschließend die Antihaftfolien gleich säubern.

7. Die Kräckerbrote in beliebig große Stücke brechen und in eine luftdichte Dose packen.

**TIPP:** *Wenn Sie keinen Dörrautomat besitzen, können Sie das Kräckerbrot auch im Ofen herstellen (siehe S. 248).*

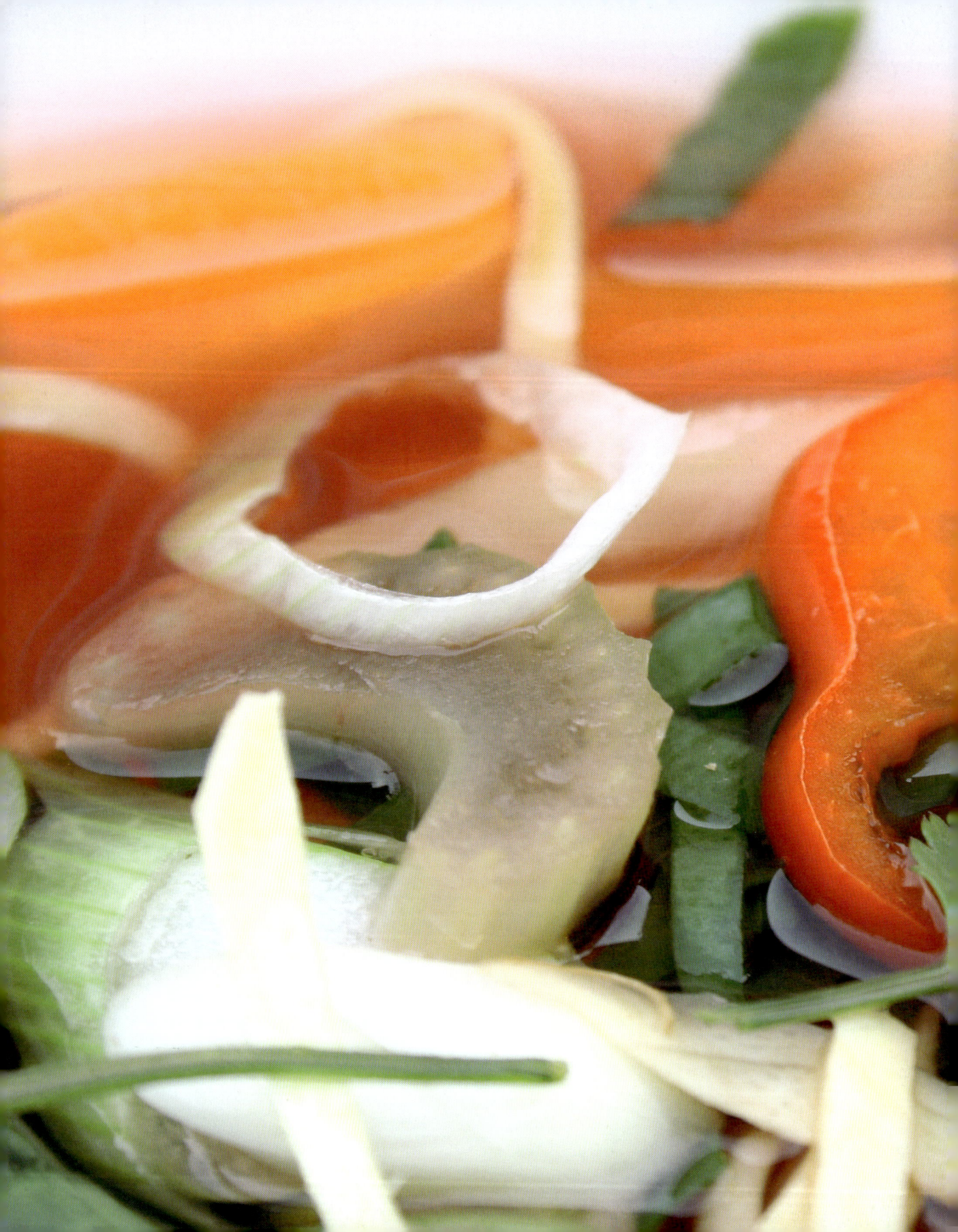

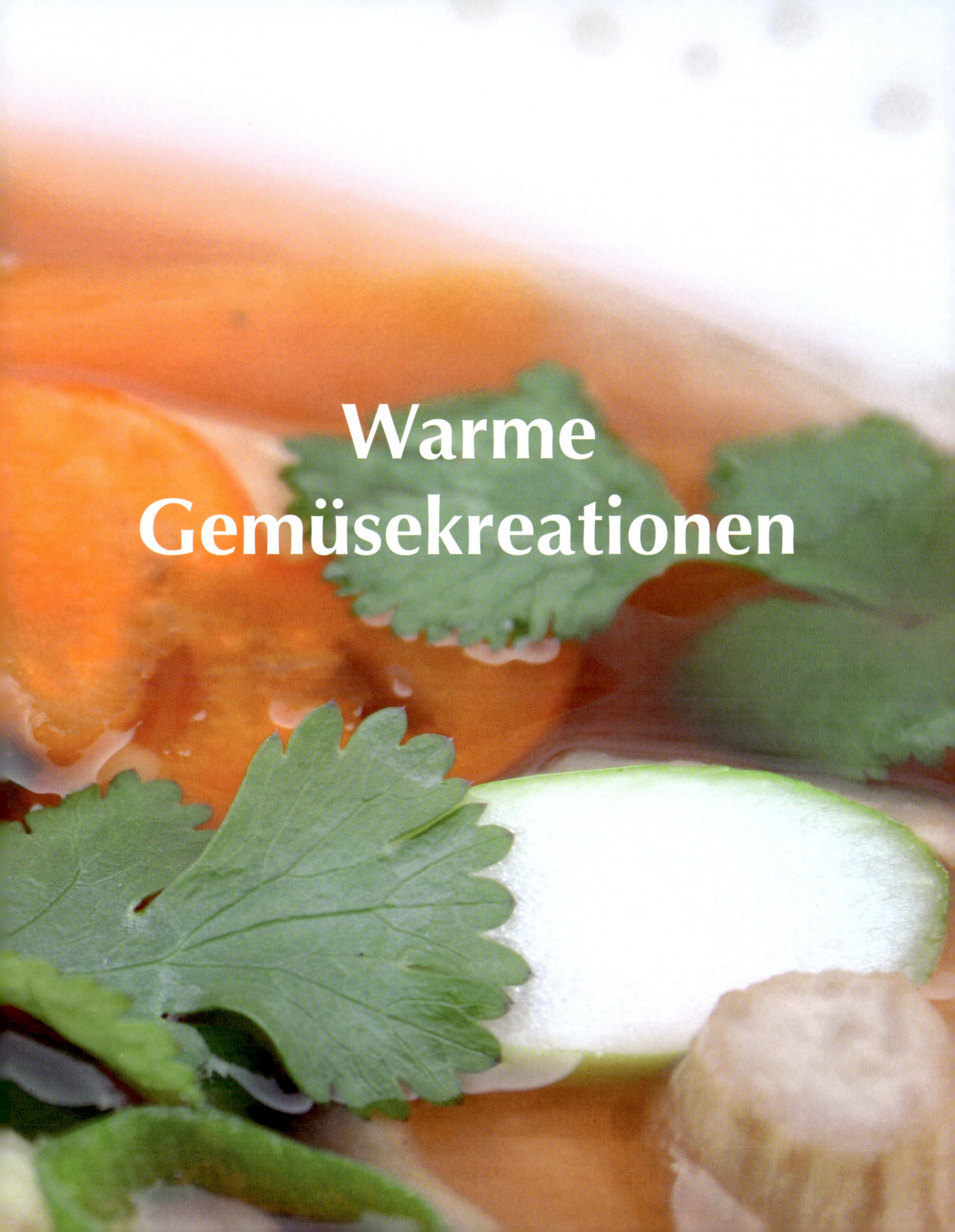

# Warme Gemüsekreationen

# Gemüsecurry mit Spargel

## Zutaten für zwei Personen

200 g grüner Spargel
1 kleine gelbe Paprika
1 kleine rote Paprika
1 kleine Fenchelknolle
4 Champignons
1 dicke Scheibe frische Ananas
1-2 Frühlingszwiebeln
2 cm großes Stück frische
Ingwerwurzel
8 Cashewkerne
400 ml Bio-Kokosmilch
aus der Dose

## Gewürze
1 kleines Stück frische rote
Chilischote (oder ¼ TL
Chilipulver)
1 TL Kurkuma
Etwas Salz und Pfeffer

## Kräuter
2-3 Stängel frischer Koriander
2-3 Stängel frisches Thai-Basilikum

## Für den Reis
125 g Mochi-Reis (Japanische
Rundkorn-Reissorte)
450 ml Wasser

Das duftende Gemüsecurry mit Kokosmilch und Mochi-Reis zählt zu meinen Lieblingsgerichten. Im Grunde kann man ein Curry mit den unterschiedlichsten Gemüsearten zubereiten, aber mit grünem Spargel ist es etwas ganz Besonderes.

## Zubereitung

1. Mochi-Reis waschen, mit 450 ml Wasser und einer Prise Salz aufkochen und ca. 40 Minuten leicht köcheln lassen und gelegentlich umrühren, bis die Flüssigkeit ganz aufgenommen wurde.

2. Gemüse waschen, Paprika und Fenchel in kleine Stücke schneiden. Da dünner grüner Spargel nicht geschält werden muss, den Spargel einfach in 3 Zentimeter lange Stücke zerkleinern. Die Champignons putzen und in Scheiben schneiden.

3. Ananasscheibe schälen und in kleine Stücke schneiden. Ingwer waschen, schälen und fein hacken. Kräuter waschen und fein hacken. Frühlingszwiebeln waschen und in feine Ringe schneiden.

4. Cashewkerne in einer kleinen Pfanne leicht anrösten, bis sie eine goldgelbe Farbe angenommen haben.

5. Kokosmilch in eine hohe Pfanne schütten, bei mittlerer Hitze erwärmen und Gewürze, gehackten Ingwer sowie Salz beigeben. Das Ganze gut umrühren. Gemüse dazugeben und bei schwacher Hitze garen, bis das Gemüse bissfest ist. Dann alles mit Salz und Pfeffer abschmecken.

6. Zum Schluss die Cashewkerne und die Ananasstücke unter das Gemüse mischen.

7. Den fertig gegarten Reis auf zwei Schalen verteilen, Curry auf den Reis geben, Kräuter und dann die Frühlingszwiebeln darüber streuen.

**Tipp:** *Verwenden Sie hochwertige Bio-Kokosmilch ohne Zusatzstoffe. Ich persönlich bevorzuge Bio-Premium Kokosmilch. Sie ist besonders dickflüssig, cremig und aromatisch. Wenn Sie keinen Mochi-Reis finden, können Sie auch jede andere Reissorte verwenden. Wenn Sie das Curry mit einigen Safranfäden würzen, verleiht das dem Gericht eine ganz besondere Note.*

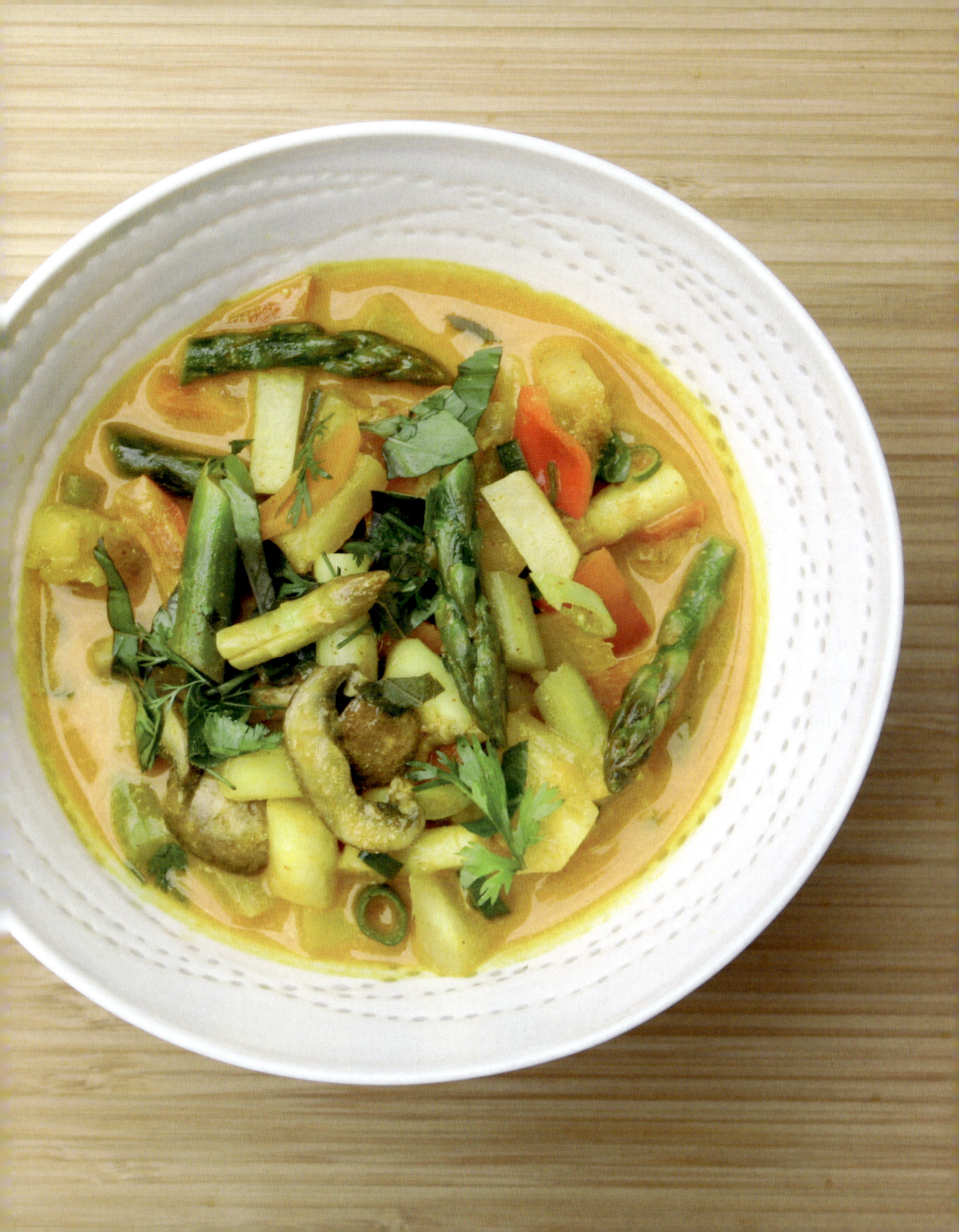

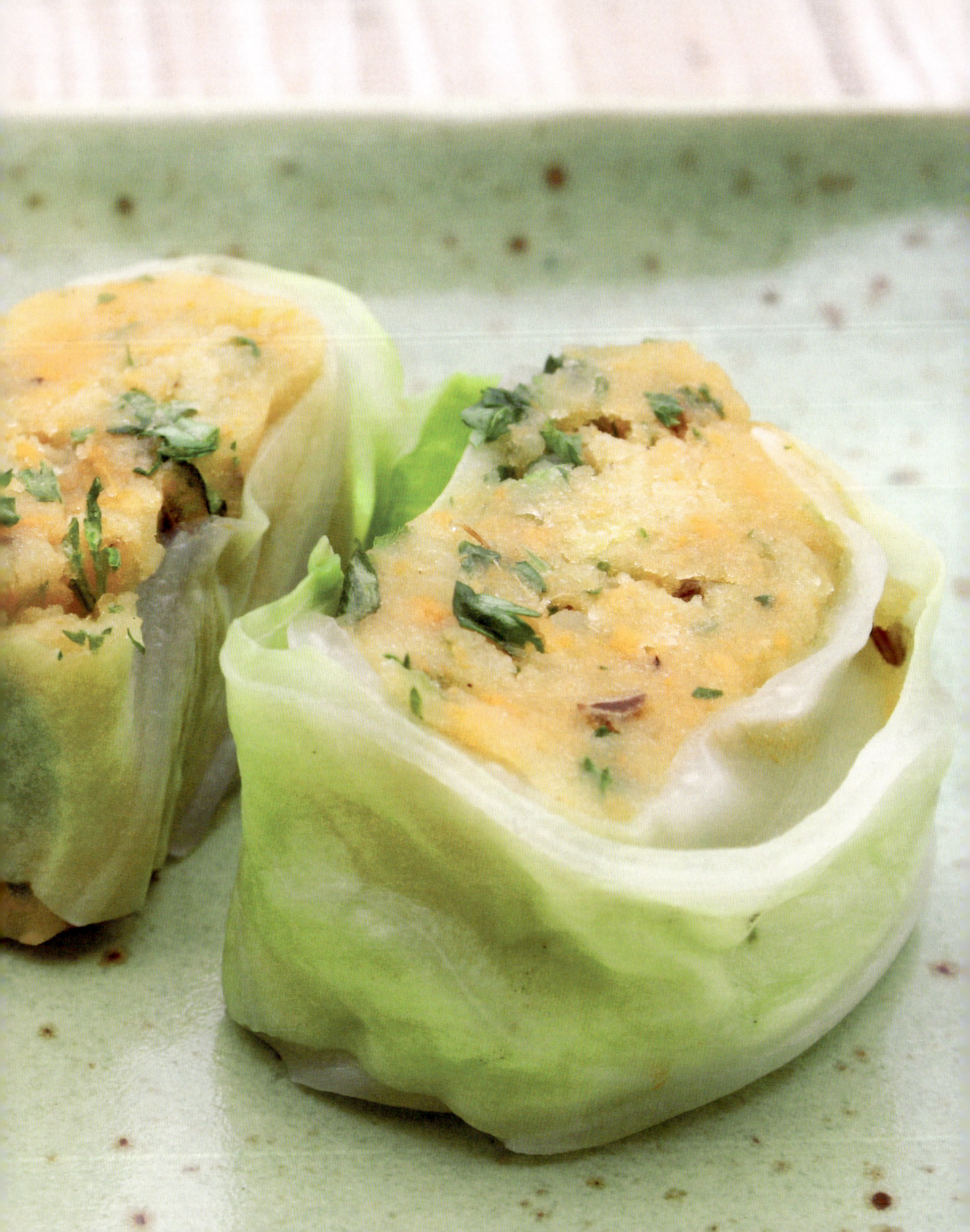

# Spitzkrautwickel mit Süßkartoffelfüllung

### Zutaten für zwei Personen

6-8 Spitzkohlblätter
300 g Süßkartoffel
300 g Kartoffeln, festkochend
2 EL Kokosflocken

### Nüsse und Samen
5 Macadamianüsse
10 Cashewkerne
1 EL Sonnenblumenkerne

### Kräuter
3-4 Stängel Petersilie, fein gehackt

### Gewürze
1 TL Kümmel
1 TL gemahlener Kreuzkümmel
1 TL grüne Pfefferkörner,
gemörsert
Etwas Salz und Pfeffer

**Tipp:** *Die Krautwickel machen sich wunderbar zu gebratenen Pilzen und Salat. Statt Spitzkraut können Sie auch Chinakohl verwenden. Wenn es schnell gehen muss, eignet sich als Dip auch eine fertige Thai-Chili-oder Wasabi-Paste aus dem Biomarkt.*

Süßkartoffeln enthalten viel Vitamin A und Vitamin B6. Sie sind reich an Ballaststoffen und lassen sich genauso vielfältig wie Kartoffeln verarbeiten. Eingewickelt in zarte Spitzkohlblätter, erhält man wunderbare Krautwickel.

### Zubereitung

1. Süßkartoffel und Kartoffeln waschen und schälen, in kleine Stücke schneiden und in Salzwasser gar kochen. Dann abschütten und durch eine Kartoffelpresse drücken oder zu Brei stampfen (nicht passieren oder mixen).

2. Nüsse und Samen fein hacken.

3. Für die Füllung Nüsse und Samen, Gewürze und gehackte Petersilie zum Kartoffelbrei geben und zu einem homogenen Teig vermengen.

4. 6 bis 8 Spitzkohlblätter vorsichtig vom Kohlkopf ablösen, waschen und nur ganz kurz blanchieren – gerade so, dass sie biegsam werden. Dann in einem Seier abtropfen und etwas abkühlen lassen.

5. Spitzkohlblätter mit der vorbereiteten Füllung füllen. Hierfür formt man die Füllung zunächst zu einer Krokette, die man anschließend mit dem Kohlblatt einwickelt. Die Krautwickel schließlich mit einem Zahnstocher oder Bambusstocher aus dem Asiamarkt verschließen.

6. Einen Dampfgartopf mit Locheinsatz und Temperaturanzeige mit etwas Wasser befüllen, die Krautwickel auf den Einsatz legen und mit geschlossenem Deckel bei ca. 80° C für 10 Minuten leicht dämpfen. Dabei ziehen die Gewürze nochmals richtig durch.

7. Krautwickel mit Cashew-Hanf-Dip oder einen Dip Ihrer Wahl servieren.

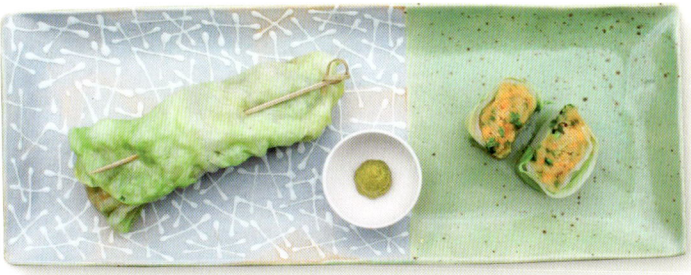

# Polenta-Pizza

**Zutaten für 6 kleine Pizzen
(Durchmesser je 9 Zentimeter)**

200 g Polenta (Maisgrieß
oder 2-Minuten-Polenta)
750 ml Gemüsefond oder Wasser
250 g gemischtes Gemüse
(z.B. Paprika, Tomaten, Zucchini,
Champignons, Zwiebeln)
Einige Oliven, ohne Stein (optional)
Eingelegte Artischockenherzen
(optional)
5 EL Paprika-Bruschetta (siehe
Rezept S. 247) oder selbstgekoch-
ter dicker Tomatensugo

**Kräuter**
Je 3-4 Zweiglein Thymian, Oregano,
Majoran, Rosmarin, fein gehackt
(oder getrocknete Kräuter,
bzw. „Pizzakräutermischung")
2-3 EL Olivenöl

Diese kleinen Pizzen sind unfassbar lecker. Da sie mit Mais zubereitet werden, stellen sie für alle, die kein Gluten vertragen eine perfekte Alternative zu herkömmlicher Pizza dar. Individuell mit Gemüse und Kräutern belegt, sind sie optisch eine echte Augenweide.

## Zubereitung

1. Backofen auf 180 °C vorheizen, Polenta in kochende Brühe oder gesalzenes Wasser rieseln lassen und dabei kräftig umrühren. Polenta bei schwacher Hitze ausquellen lassen. Beachten Sie dabei die Angaben auf der Packung des Herstellers. Die Polentamasse sollte relativ dick sein.

2. Ein Backblech mit Backpapier belegen und den Brei darauf geben. Die „Pizzafladen" sollten einen Durchmesser von etwa 9 Zentimetern haben und etwa 0,5 bis 1 Zentimeter dick sein. Dann die Pizzaböden 15 Minuten im Ofen vorbacken.

3. In der Zwischenzeit Gemüse vorbereiten, waschen und in Ringe, Scheiben oder Stückchen schneiden, sodass man die kleinen Pizzen gut belegen kann.

4. Pizzen mit Paprika-Bruschetta oder Tomatensugo bestreichen, mit einem kleinen Teil der gehackten Kräuter bestreuen, Gemüse gleichmäßig darauf verteilen und restliche Kräuter darüberstreuen. Gemüse mit Pfeffer aus der Mühle und Salz würzen, mit Olivenöl beträufeln. Pizzas weitere 15 bis 20 Minuten bei 180° C backen, bis das Gemüse geschmort ist. Achtung, nichts verbrennen lassen!

5. Die appetitlichen Pizzen mit Salat Ihrer Wahl servieren.

*Tipp: Wer gerade kein Paprika-Bruschetta vorrätig hat oder keine Lust hat, extra einen Tomatensugo zu kochen, der kann auch einen fertigen Tomaten- oder Paprika-Gemüsaufstrich aus dem Biomarkt verwenden.*

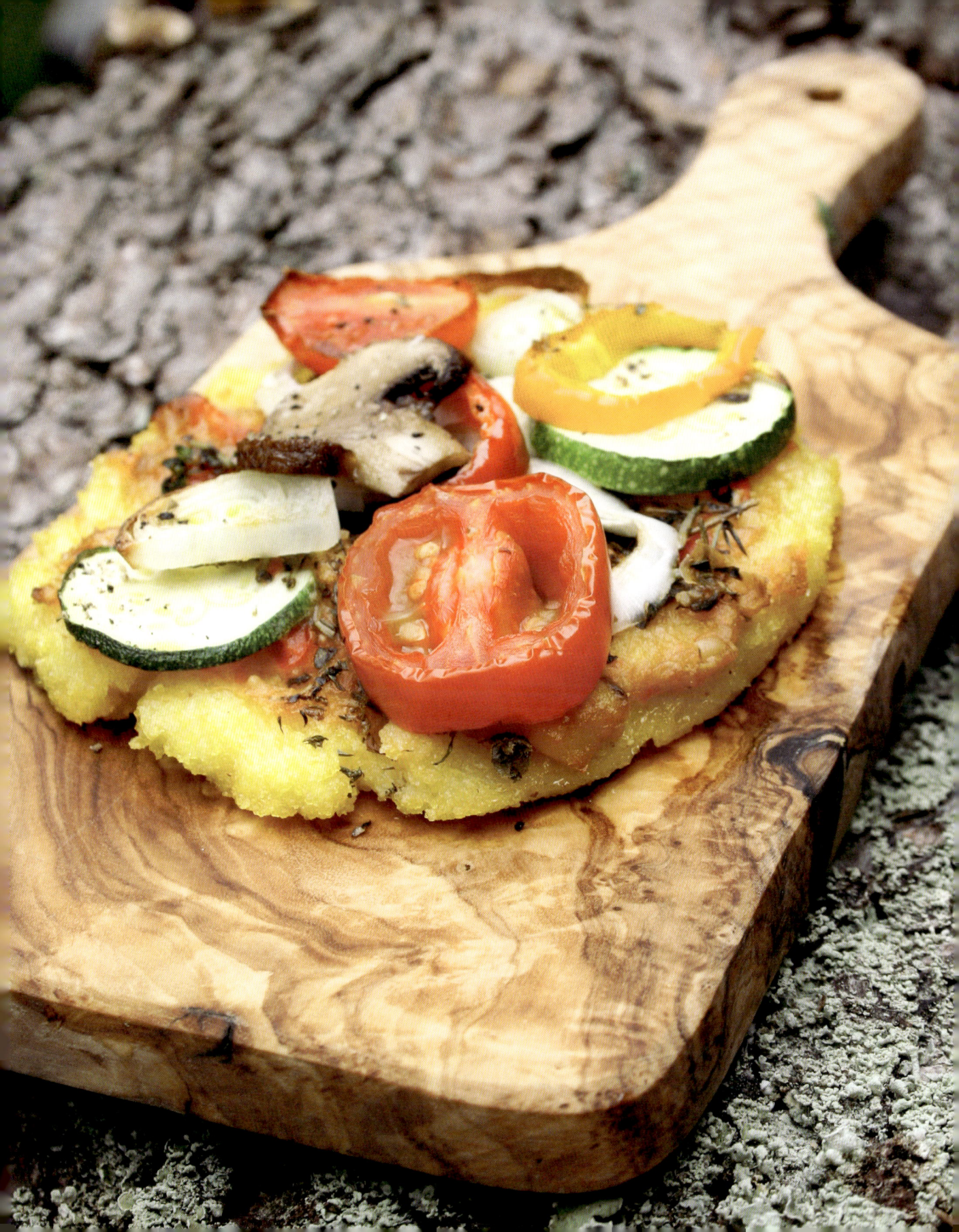

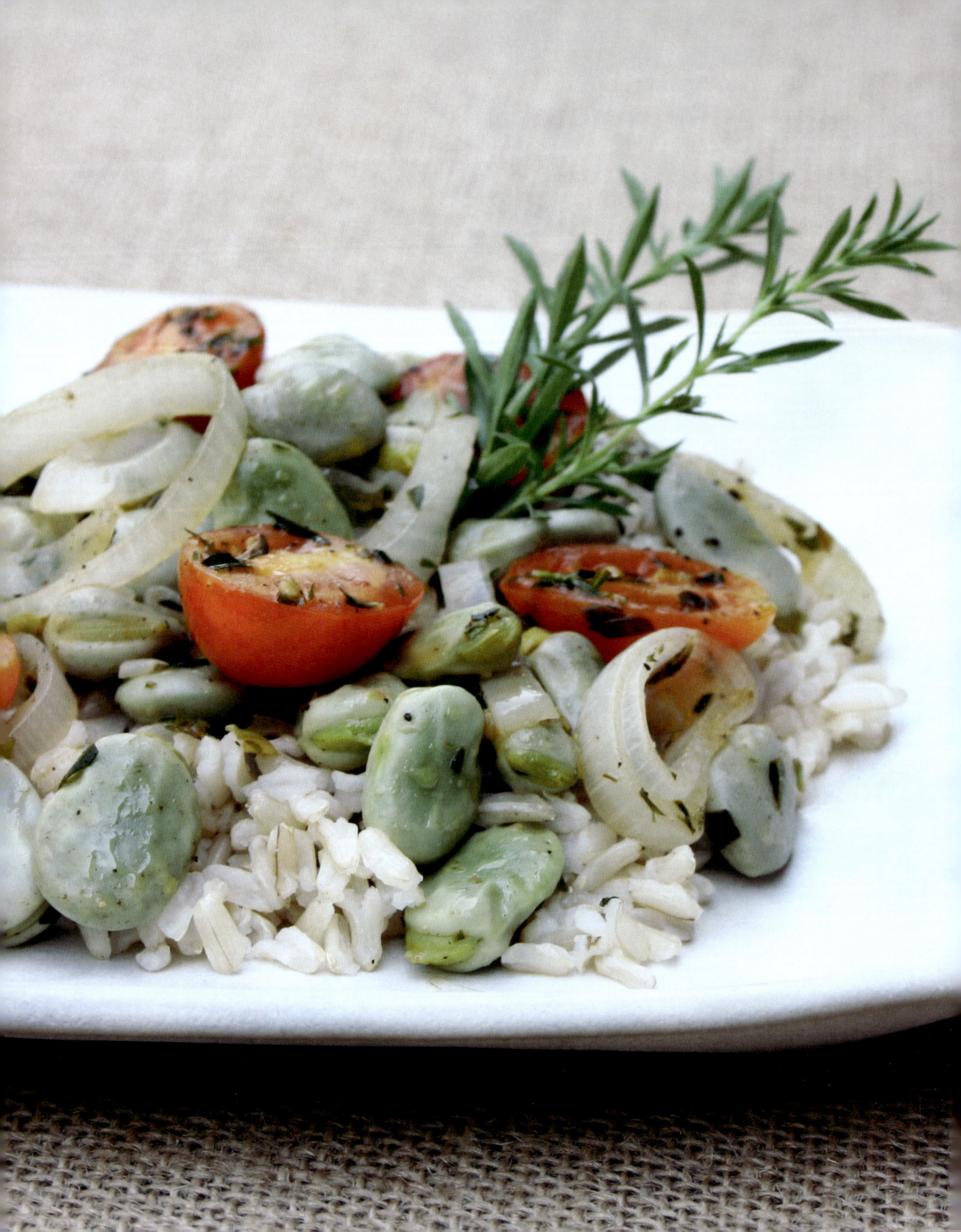

# Deftige Dicke-Bohnen-Pfanne

## Zutaten für 2 Personen

1 kg Dicke Bohnen in der Schote
(ergeben ca. 300 g)
10 Cocktailtomaten
1 dicke Zwiebel
1 Knoblauchzehe (optional)
1 kleiner Bund Bohnenkraut
3 EL Olivenöl
1 TL Rauchsalz
1 ½ Tassen Naturreis
Etwas Salz und Pfeffer

*Tipp: Die leichte Rauchnote des Rauchsalzes unterstreicht den kräftigen Bohnengeschmack. Die Dicken Bohnen gibt es im Sommer nur für kurze Zeit auf dem Gemüsemarkt. Sie können jedoch auf gefrorene Dicke Bohnen zurückgreifen oder ganz einfach 300g Stangen- oder Buschbohnen für dieses Gericht verwenden.*

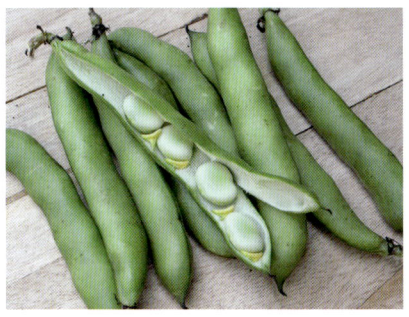

Bohnen liefern viel Protein und sind reich an Vitamin C, Eisen, Calcium, Kalium und B-Vitaminen. Das ballaststoffreiche Gemüse sorgt für eine gute Verdauung, ist sehr sättigend und stärkt Leber, Niere und Blase. Frische grüne Busch- oder Stangenbohnen und insbesondere Dicke Bohnen sind fantastische Sommergemüse. Aus Bohnen lassen sich wunderbare deftige Gerichte zaubern.

## Zubereitung

1. Dicke Bohnen aus der Schote pellen, waschen und in Salzwasser kurz blanchieren.

2. Zwiebel schälen und in dicke Ringe schneiden.

3. Cocktailtomaten waschen und halbieren.

4. Bohnenkraut waschen, trockentupfen, Blättchen vom Stängel reiben und fein hacken.

5. Naturreis waschen, mit der doppelten bis dreifachen Menge Wasser und etwas Salz gar kochen (dauert ca. 40 bis 50 Minuten).

6. Die Zwiebelringe mit Olivenöl in einer Pfanne anbraten, blanchierte Bohnen dazugeben und mit Rauchsalz sowie etwas Pfeffer aus der Mühle würzen. Dann das Ganze 10 Minuten schmoren lassen.

7. Tomaten und Bohnenkraut dazugeben, weitere 2 bis 3 Minuten leicht schmoren. Die Bohnen sollten gar, aber nicht zu weich sein. Das Gericht mit Salz abschmecken und zum Schluss den gegarten Naturreis dazugeben. Alles gut vermischen und servieren.

# Kürbis-Kartoffel-Suppe

**Zutaten für 2 Personen**

350 g Hokkaido-Kürbis
150 g Kartoffeln
1 Selleriestange
½ rote Paprika
½ gelbe Paprika
750 ml Wasser

**Gewürze**
1 TL Koriander, angeröstet
½ TL Kreuzkümmel, frisch
gemörsert oder als Pulver
1 TL Rauchsalz
1 TL grüne Pfefferkörner
1 EL Zedernnüsse oder Pinienkerne
2 EL Kürbiskernöl oder Olivenöl
Etwas Salz

Kürbis enthält viele Vitamine und Mineralstoffe, wirkt verdauungsfördernd, entgiftend, entwässernd und regt die Fettverbrennung an. Die orangene Farbe stammt von den Karote-
nen, die das Immunsystem stärken. Zusammen mit Kartoffeln
und würzigem Gemüse ist diese deftige Suppe sehr leicht
und macht trotzdem satt.

**Zubereitung**

1. Hokkaido-Kürbis waschen und mit Schale in ca. 2 Zentimeter große Würfel schneiden.

2. Kartoffeln waschen, schälen und ebenfalls in ca. 2 Zentimeter große Würfel schneiden.

3. Paprika waschen und in feine Würfelchen zerkleinern,
Stangensellerie waschen und in kleine Scheibchen schneiden.

4. Kürbis und Kartoffeln in 750 ml Wasser 10 bis 15 Minuten
garen, anschließend mit Pürierstab oder Mixer pürieren.

5. Korianderkörner in einer kleinen Pfanne leicht anrösten.

6. Gewürfeltes Gemüse und alle Gewürze in die bereits
pürierte Suppe geben, 10 Minuten bei mittlerer Temperatur
langsam darin garen lassen, bis es bissfest ist.

7. Zum Schluss Suppe mit Salz abschmecken, in zwei schönen
Schalen anrichten, mit Zedernkernen und etwas Kürbiskern-
oder Olivenöl garnieren.

**Tipp:** *Ich serviere diese herrliche Supper gerne mit knusprigen
Kräckern. Probieren Sie es aus, Sie werden es lieben!*

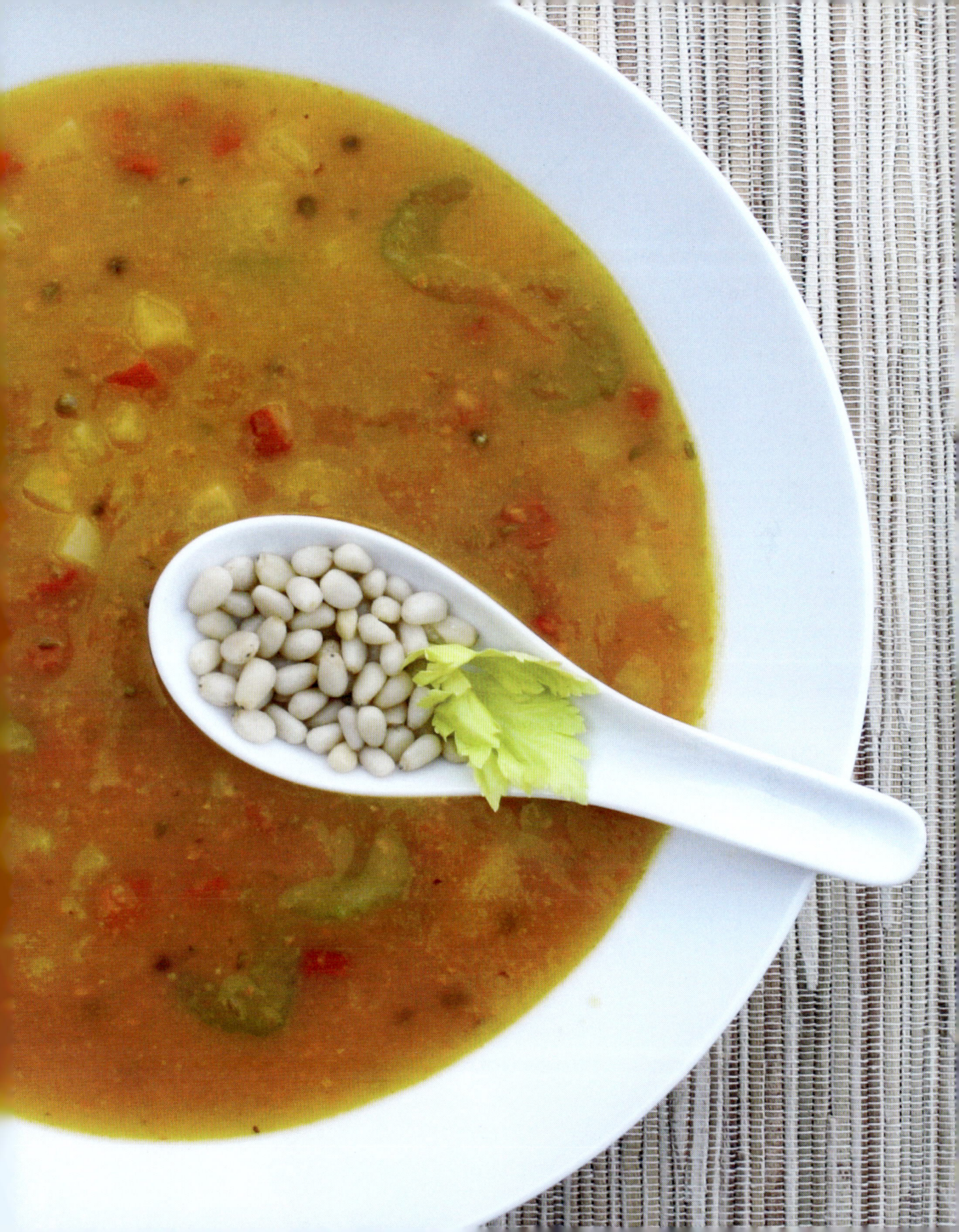

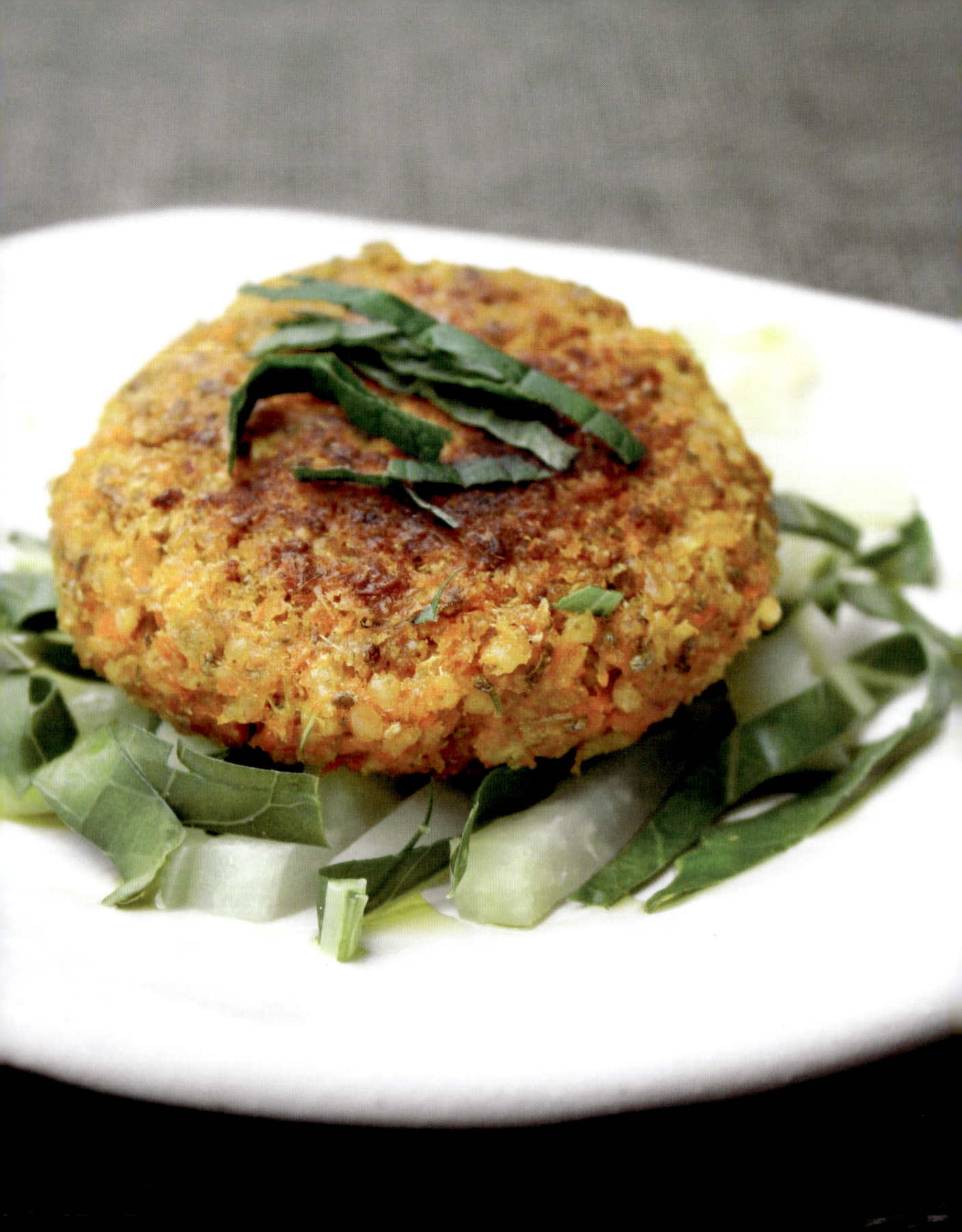

# Hirse-Burger mit Kohlrabistiften

## Zutaten für 2 Personen

### Für die Burger
(Menge ergibt ca. 6 Burger)
150 g Goldhirse
350 ml Wasser
200 g gemischtes Gemüse:
Karotte, Petersilienwurzel,
Stangensellerie, rote Paprika,
und Zwiebel
50 g Leinsamen, gemahlen
1 EL Flohsamenschalen

### Gewürze
1 EL Tomatenmark
1 TL Kurkuma
1 TL Kreuzkümmel, gemahlen
1 TL Paprikapulver
Etwas Salz und Pfeffer

### Für die Kohlrabistifte
1 mittelgroßer Kohlrabi mit Blättern
4-5 Blätter Mandarinensalbei oder
Minze
1-2 TL feinstes kaltgepresstes
Olivenöl
Etwas Salz und Pfeffer

*Tipp: Die Hirse-Burger können auch ruhig mit Gemüsetrester aus der Saftproduktion zubereitet werden. Allerdings muss dann noch etwas Wasser beigegeben werden, um die richtige Konsistenz zu erhalten. Für die Vorratsküche können Sie gleich die doppelte Menge an Burgern produzieren und diese ungebacken einfrieren. Nach dem Auftauen müssen sie nur goldbraun gebacken werden und fertig! Die Burger schmecken auch kalt auf Brot und sind zusammen mit einem Gemüseaufstrich oder Senf ein unglaublich schmackhaftes Pausenbrot.*

Hirse zeichnet sich durch ihre leichte Verdaulichkeit aus und stärkt die körperliche Gesundheit durch wertvolle Mineralstoffe und Spurenelemente. Als Grundlage für Burger oder Bratlinge ist Hirse ideal, da man sie spielend mit vielen Gemüsesorten kombinieren kann. Kohlrabi ist ein besonders zartes, kalorienarmes Gemüse, das reich an B-Vitaminen (vor allem B6) ist und viel Vitamin C sowie Kalium enthält.

## Zubereitung

### Für die Burger
1. Goldhirse waschen, in gesalzenem Wasser ca. 20 bis 30 Minuten gar kochen, bis die Hirse das Wasser vollkommen aufgenommen hat.

2. Nun das Gemüse vorbereiten: Karotten, Petersilienwurzel sowie Zwiebel waschen und schälen. Das restliche Gemüse nur waschen, alles in Stücke schneiden und im Mixer fein zerkleinern.

3. Gekochte Hirse mit zerkleinertem Gemüse, Leinsamen, Flohsamenschalen und den Gewürzen zu einer homogenen Masse vermischen und mit Salz und Pfeffer abschmecken. Wer es scharf mag, kann noch etwas Chili beigeben. Den Burgerteig etwa 20 Minuten ruhen lassen. Sollte er zu weich sein, die Konsistenz mit ein wenig Leinsamen optimieren. Ist er hingegen zu „bröselig" bzw. zu trocken, einfach etwas Wasser untermischen.

4. Aus dem Teig kleine flache Burger formen und in einer Pfanne bei mittlerer Hitze in Kokosöl goldbraun und knusprig backen.

### Für die Kohlrabistifte
1. Kohlrabi waschen, schälen und in feine Stifte schneiden. Die Kohlrabistifte auf einen Dämpfeinsatz in einen mit etwas Wasser befüllten Topf geben und dämpfen, sodass die Stifte noch leicht knackig sind.

2. Kohlrabiblätter und Mandarinensalbei waschen und in feine Streifen schneiden.

3. Kohlrabistifte auf einem Teller anrichten, mit Pfeffer und Salz würzen und mit Olivenöl beträufeln. Die in Streifen geschnittenen Kohlrabi- und Mandarinensalbei-Blätter darüberstreuen und zusammen mit dem Hirseburger servieren. Cashew-Hanf-Dip verleiht dem Ganzen noch mehr Pfiff. Wer es würziger mag, sollte deshalb diesen Dip dazureichen.

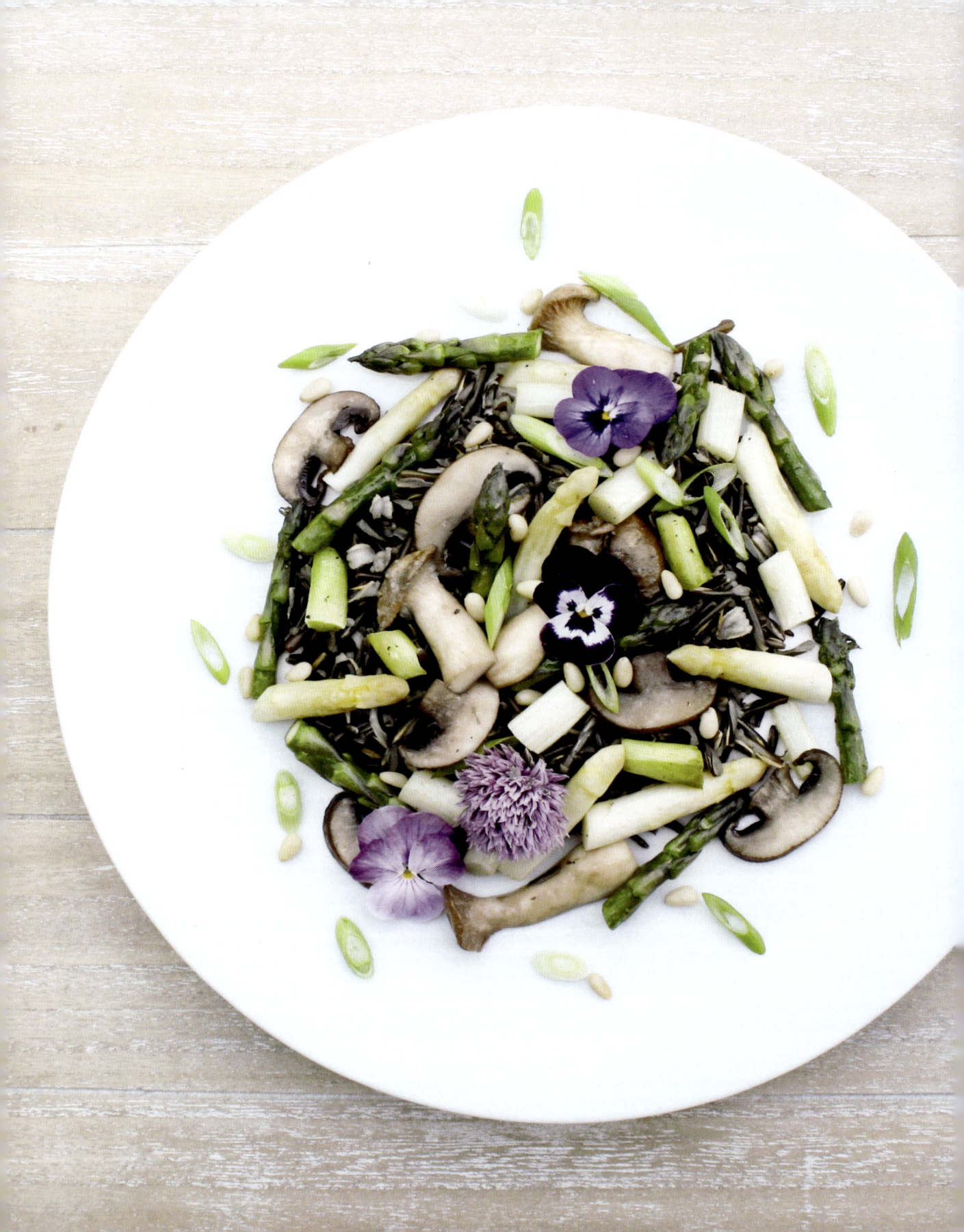

# Grüner und weißer Spargel mit Wildreis und Pilzen

**Zutaten für zwei Personen**

250 g weißer Spargel
250 g grüner Spargel
100 g Wildreis
100 g Champignons
100 g Kräuterseitlinge
1 EL Kokosöl
1-2 Frühlingszwiebeln
1 EL Zedernnüsse
Etwas Salz und Pfeffer

**Deko**
Einige essbare Blüten
(z.B. Veilchen- und
Schnittlauchblüten)

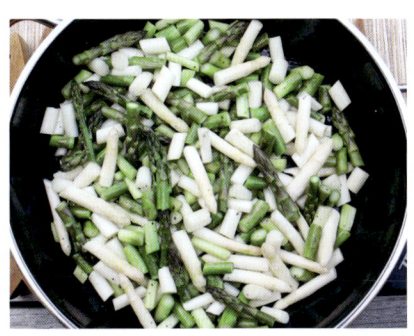

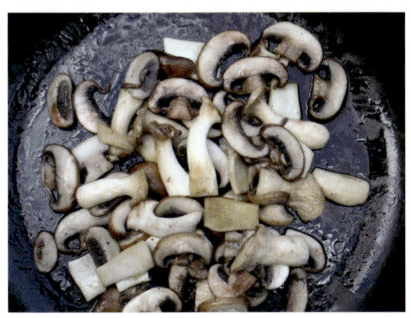

Spargel schmeckt nicht nur klassisch gedämpft mit Kartoffeln super, sondern ist auch in der Pfanne gebraten, mit nussig schmeckendem Wildreis hervorragend. Zusammen mit Kräuterseitlingen und Champignons ergibt das eine sagenhafte Spargelvariation. Wildreis ist viel nährstoffreicher als alle andere Reissorten und liefert eine Fülle von Mineralstoffen wie Calcium, Phosphor, Magnesium und Zink sowie viele B-Vitamine und die Aminosäure Lysin. Wer abnehmen möchte, sollte Wildreis anderen Reissorten vorziehen, da er weniger Kohlenhydrate und Kalorien aufweist.

**Zubereitung**

1. Weißen Spargel waschen und schälen. Grünen Spargel waschen und eventuell am unteren Teil schälen (Wenn Sie sehr feinen Suppenspargel verwenden, müssen Sie die Stangen nicht schälen. Sparen Sie sich also die Mühe und fragen Sie auf dem Markt nach dieser Variation).

2. Wildreis waschen und mit ca. 200 Milliliter gesalzenem Wasser (etwa die vierfache Menge Wasser) zum Kochen bringen und ca. 40 bis 50 Minuten garen.

3. Champignons und Kräuterseitlinge vorsichtig putzen. Die Pilze in feine Scheiben schneiden. Dabei die Kräuterseitlinge der Länge nach zerkleinern – das sieht schöner aus.

4. Pilze mit etwas Kokosöl in der Pfanne anbraten und etwa 10 Minuten schmoren lassen.

5. Währenddessen grünen und weißen Spargel mit etwas Kokosöl in einer anderen Pfanne anbraten, mit Pfeffer und Salz würzen und ca. 10 Minuten weiter schmoren, bis der Spargel gar, aber noch leicht knackig ist.

6. Frühlingszwiebel waschen und in schräge Ringe schneiden.

7. Wildreis auf zwei Teller verteilen, Spargel und Pilze darauf anrichten, Frühlingszwiebel und Zedernnüsse darüberstreuen und den Teller mit Blüten dekorieren.

*Tipp: Sie können jederzeit andere Zucht- oder Wildpilze verwenden. Falls Sie keine Pilze mögen, kann man sie auch einfach weglassen. Das Gericht ist auch so eine Gaumenfreude!*

# Frische Erbsen mit Petersilien-Kartoffelcreme

**Zutaten für zwei Personen**

1 kg Erbsen in der Schote
(gepellt ca. 450 g)
600 g Kartoffeln (festkochend)
1 Bund Petersilie
2 EL Kokosöl
2 EL Zedernnüsse
150 ml Reismilch
Etwas Salz und Pfeffer

**Deko**
Etwas frische Petersilie

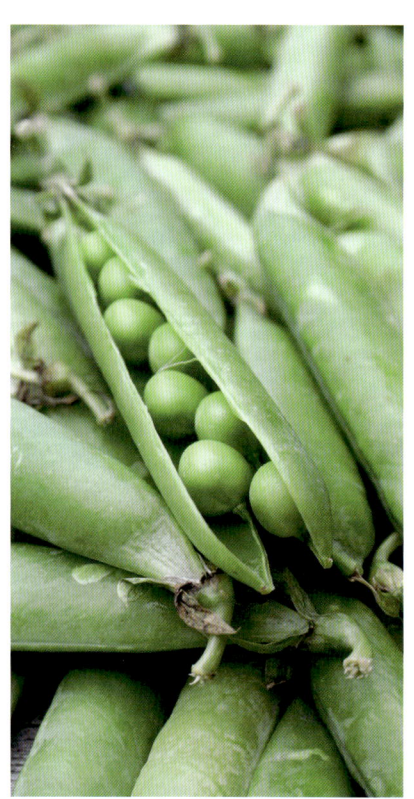

Frische grüne Erbsen sind eine Delikatesse und enthalten das nervenstärkende Vitamin B1, überdurchschnittlich viel Vitamin A und Eisen. Im Sommer gibt es die zarten Erbsen auf dem Gemüsemarkt nur für kurze Zeit, dann sollten Sie unbedingt zuschlagen. Die feine Petersilien-Kartoffelcreme unterstreicht das Erbsenaroma perfekt – einfach eine himmlische Kombination.

**Zubereitung**

1. Erbsen aus der Schote pellen und waschen.

2. Kartoffeln waschen, schälen, in kleine Stücke schneiden und in Salzwasser gar kochen.

3. Petersilie waschen und trocken schütteln. Einige Blätter für die Garnitur zu Seite legen, den Rest sehr fein hacken.

4. Erbsen mit 2 EL Kokosöl, Pfeffer sowie Salz und minimal Wasser in einen Topf geben und langsam garen. *Vorsicht, nicht zu weich!*

5. Kartoffeln mit der Reismilch cremig mixen, mit Salz abschmecken, gehackte Petersilie unterrühren.

6. Kartoffelcreme auf zwei schöne Teller anrichten, Erbsen auf die Kartoffelcreme geben und mit Zedernnüssen und etwas Petersilie garnieren.

**Tipp:** *Statt der frischen Erbsen können Sie auch gefrorene Erbsen verwenden.*

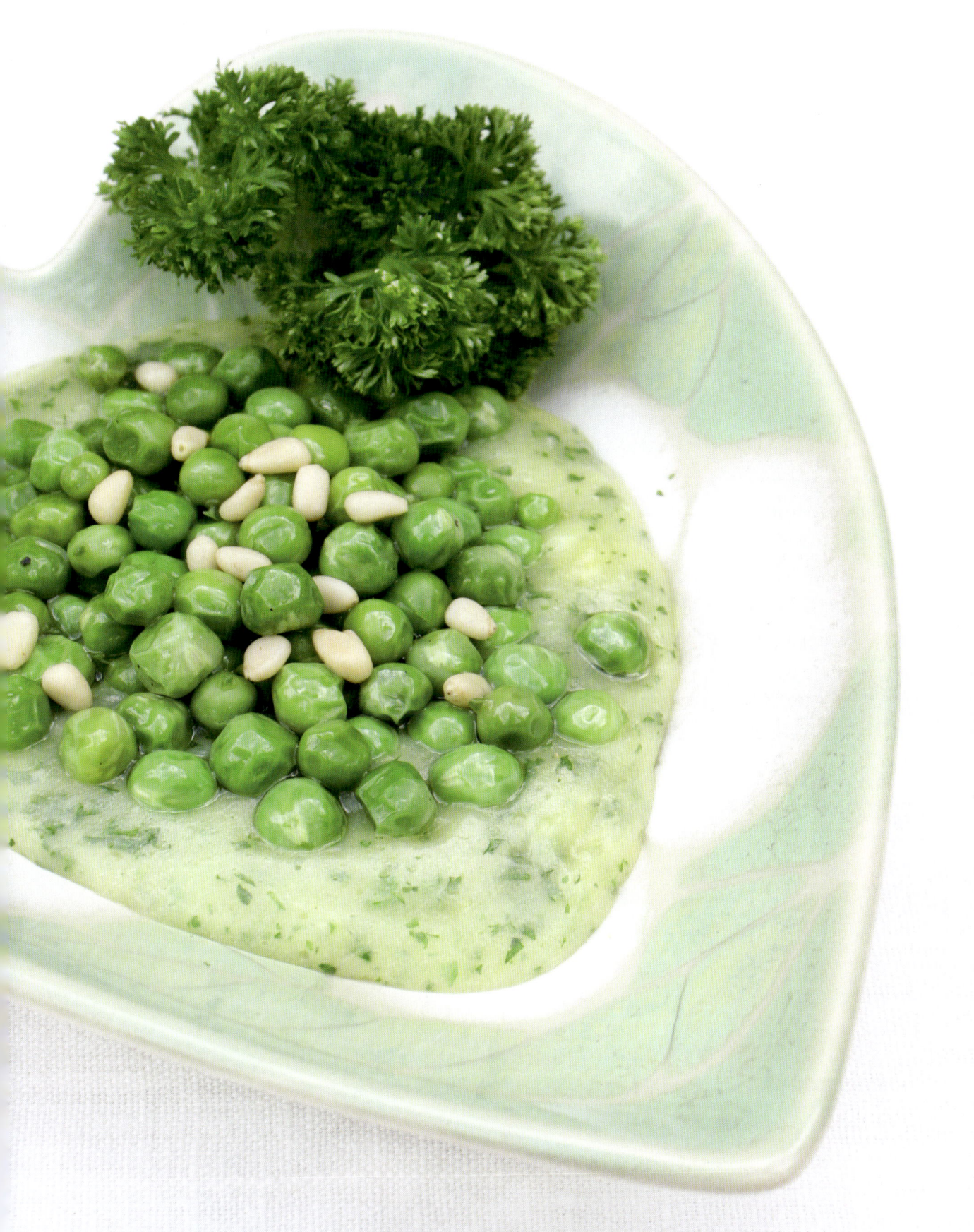

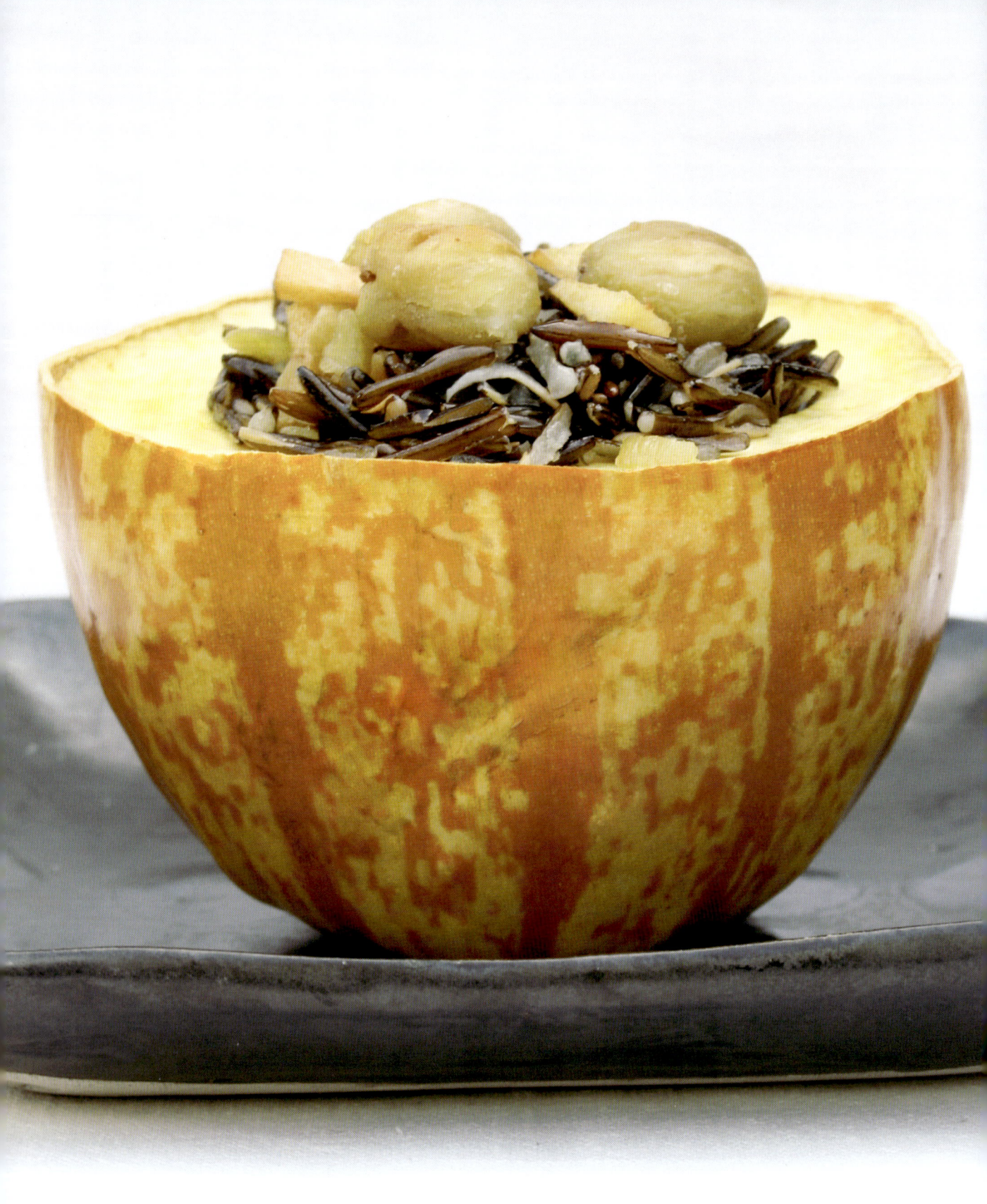

# Spaghetti-Kürbis mit Quitten und Maronen

## Zutaten für zwei Personen

1 Spaghetti-Kürbis
100 g Wildreis
1 kleine Quitte
16 Maronen
1 EL Kokosöl
1 TL Kokosblütenzucker
Etwas Salz und Pfeffer

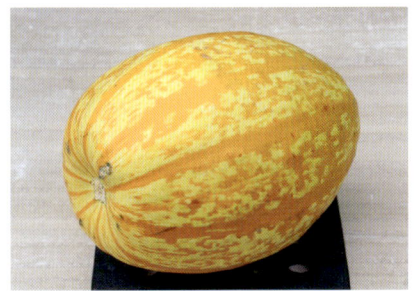

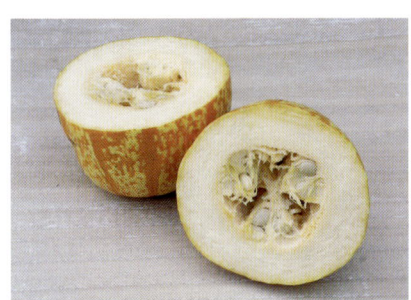

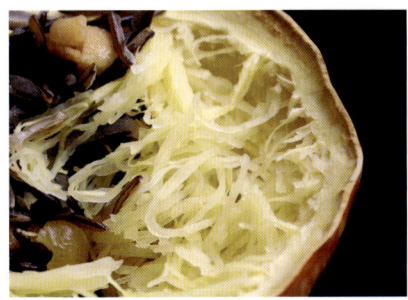

Spaghetti-Kürbis hat im gegarten Zustand eine besondere Konsistenz. Wenn man sein Inneres mit einer Gabel herausschabt, erinnert es an Spaghetti – deshalb der Name. Mit Wildreis, Maronen und Quitten gefüllt ist der Kürbis nicht nur ein toller Anblick, sondern ein grandioser herbstlicher Genuss.

## Zubereitung

1. Spaghetti-Kürbis waschen, halbieren und die Kerne entfernen. Die Spitze leicht abschneiden, damit der halbe Kürbis im Ofen auf dem Blech stehen bleibt.

2. Wildreis waschen und mit ca. 200 Milliliter gesalzenem Wasser (etwa die vierfache Menge Wasser) zum Kochen bringen und ca. 50 Minuten garen.

3. In der Zwischenzeit die Kürbishälften leicht salzen und im Ofen bei 160° C ca. 40 bis 50 Minuten garen.

4. Die Schale der Maronen an einer Seite einschneiden, in Wasser halbfertig garen und anschließend schälen. Vorbereitete Maronen in etwas Kokosöl goldbraun braten und mit Pfeffer und Salz würzen.

5. 10 Stück der gebratenen Maronen grob hacken, den Rest für die Deko zur Seite legen.

6. Quitte waschen, schälen, vierteln und in kleine Würfelchen schneiden. Dann in etwas Kokosöl goldbraun braten, dabei mit Zimt und Kokosblütenzucker bestäuben.

7. Wildreis mit gehackten Maronen und Quittenwürfeln mischen, nochmals mit Pfeffer und Salz abschmecken.

8. Fertig gegarte Kürbishälften mit der Wildreis-Maronen-Quittenmischung füllen, mit jeweils 3 ganzen Maronen garnieren. Kürbis beim Verzehr mit der Gabel vom Rand aus abschaben und die Füllung dazu essen. Das macht nicht nur etwas her, sondern ist auch super lecker!

*Tipp:* Sie können auch fertig gegarte Maronen aus dem Biomarkt verwenden. Man kann die Maronen auch an einem anderen Tag vorbereiten und problemlos bis zur tatsächlichen Verwendung einfrieren. So haben Sie die herbstlichen Früchte stets zur Hand und können wunderbare Gerichte damit zaubern.

# Klarer Gemüsefond

## Zutaten

Menge für ca. 4 Liter Suppe
für die Vorratsküche
4 Liter Wasser
1 Pastinake
1-2 Petersilienwurzel
1 kleine Knolle Sellerie
2-3 Karotten
1 kleine Kohlrabi mit Blättern
1 kleine Rote Bete
1 Stange Lauch

## Gewürze
2 TL Tomatenmark
10 Korianderkörner
10 schwarze Pfefferkörner
2 Lorbeerblätter
2 TL Salz

Der klare Gemüsefond ist basisch und absolut fettfrei, reguliert optimal den Säure-Basen-Haushalt und wirkt so einer Übersäuerung des Körpers entgegen. Ein klarer Gemüsefond läßt sich gut vorbereiten und portionsweise einfrieren, so kann man jederzeit schnell eine leckere Suppe zaubern. Der Fond eignet sich auch bestens für die Zubereitung von Risotto.

## Zubereitung

1. Das Gemüse waschen, schälen und in größere Würfel schneiden.

2. Den Lauch gut waschen, der Länge nach aufschneiden und dann in etwa 2 cm große Stücke schneiden, die Kohlrabi-Blätter und Stängel ebenfalls klein schneiden.

3. Alle Zutaten mit den Gewürzen in einen mind. 5 Liter großen Topf geben und mit 4 Liter Wasser bedecken, Gemüse nochmals umrühren und erhitzen, leicht zum Köcheln bringen.

4. Bei schwacher Hitze 1-2 Stunden simmern lassen. Gegebenenfalls nach 1 h etwas Wasser nachgießen.

5. Gemüsefond durch ein Sieb in einen weiteren großen Topf oder Schüssel schütten, Gemüse mit einem Stampfer noch etwas ausquetschen.

6. Den Gemüsefond zum Teil gleich als Grundlage für die Zubereitung einer Suppe verwenden oder abkühlen lassen, portionsweise ca. 500-600 ml Behälter abfüllen und einfrieren.

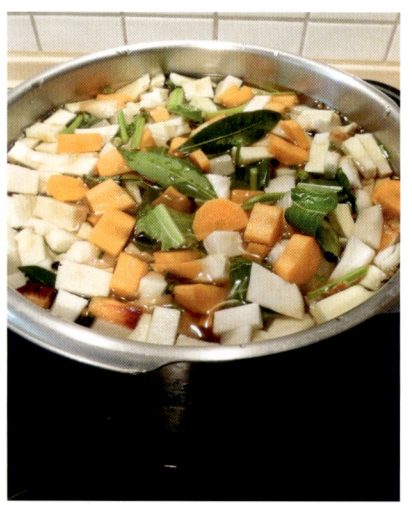

**Tipp:** *Durch die Rote Bete bekommt der Fond eine tolle kräftige rötliche Farbe. Es eignen sich jedoch auch viele andere Gemüsearten, z.B. die, die schon länger im Kühlschrank rumliegen und auf ihre Bestimmung warten, wie etwa ein Stück Kürbis, einige Weißkohl-Blätter, ein Rest Grünkohl, usw., der Geschmack der Suppe wird jedes Mal etwas anders, kreativ eben!*

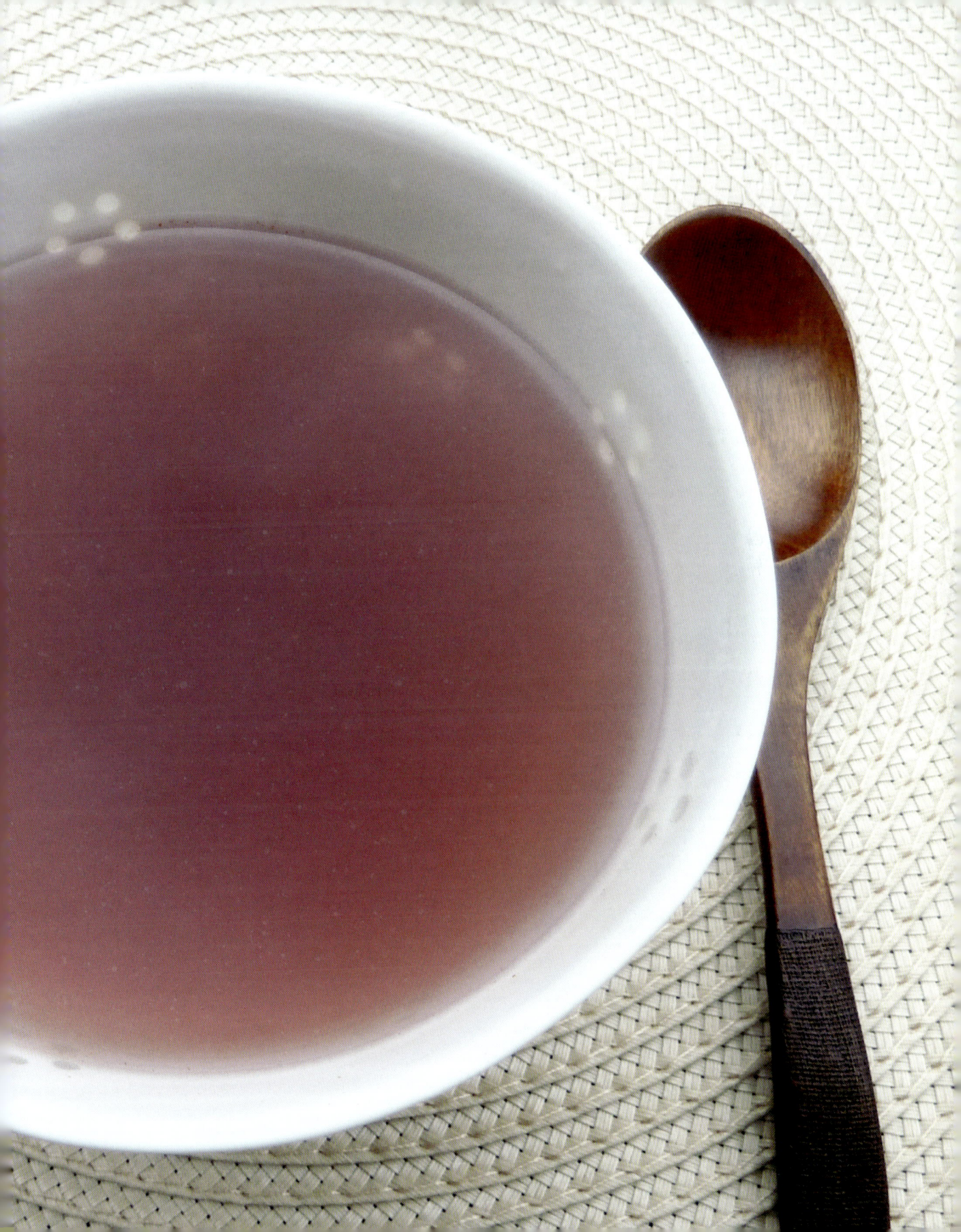

# Japanische Nudelsuppe

## Zutaten für 2 Personen

200 g Reisnudeln
600–700 ml Gemüsefond
(siehe S. 276)
1 rote Paprika
1 Karotte (z.B. rote Karotte)
½ Fenchelknolle
1 kleine Pastinake
1 kleine Petersilienwurzel
1 kleine Selleriestange
2-3 Blätter Chinakohl (oder Weißkohl)
2 cm großes Stück frische Ingwerwurzel
1-2 Frühlingszwiebeln
10 Shiitakepilze

## Kräuter
Frisches Koriandergrün oder Petersilie

## Optional
Tamarisauce oder Misopaste

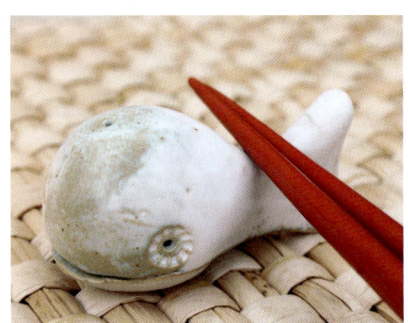

Eine asiatische Nudelsuppe schmeckt immer und wärmt besonders in der kalten Jahreszeit. Verwenden Sie dafür Ihren selbstgemachten Gemüsefond und nach Lust und Laune allerlei frisches Gemüse und Kräuter.

## Zubereitung

1. Karotte, Pastinake, Petersilienwurzel waschen, schälen und in dünne Scheiben schneiden.

2. Paprika und Fenchel waschen, in Streifen schneiden.

3. Stangensellerie waschen und in kleine Scheiben schneiden.

4. Shitakepilze waschen.

5. Ingwer waschen, schälen und fein hacken.

6. Koriander waschen und fein hacken.

7. Frühlingszwiebel waschen und in feine Ringe schneiden.

8. Gemüsefond erhitzen, vorbereitetes Gemüse und Ingwer zugeben und etwa 10 bis 15 Minuten ganz leicht köcheln (simmern) lassen – das Gemüse sollte noch knackig sein. Die Suppe mit Salz abschmecken.

9. In der Zwischenzeit die Reisnudeln nach Vorgabe des Herstellers in reichlich Wasser mit einer Prise Salz garen und abgießen.

10. Fertige Reisnudeln auf zwei schöne Suppenschalen verteilen, die Suppe darübergeben und das Ganze mit Frühlingszwiebeln und Koriandergrün garnieren. Wer Soja verträgt und einen japanischen Touch liebt, kann die Suppe am Tisch mit Tamarisoße oder Misopaste nachwürzen.

*Tipp: Die Suppe lässt sich auch mit anderen Gemüsesorten zubereiten. Toben Sie sich einfach kreativ aus. Statt Reisnudeln können Sie auch gekochten Naturreis, Rundkornreis oder sogar Hirse verwenden. Variieren Sie das Rezept nach Belieben, so überraschen Sie Ihre Geschmacksnerven stets mit neuen Eindrücken.*

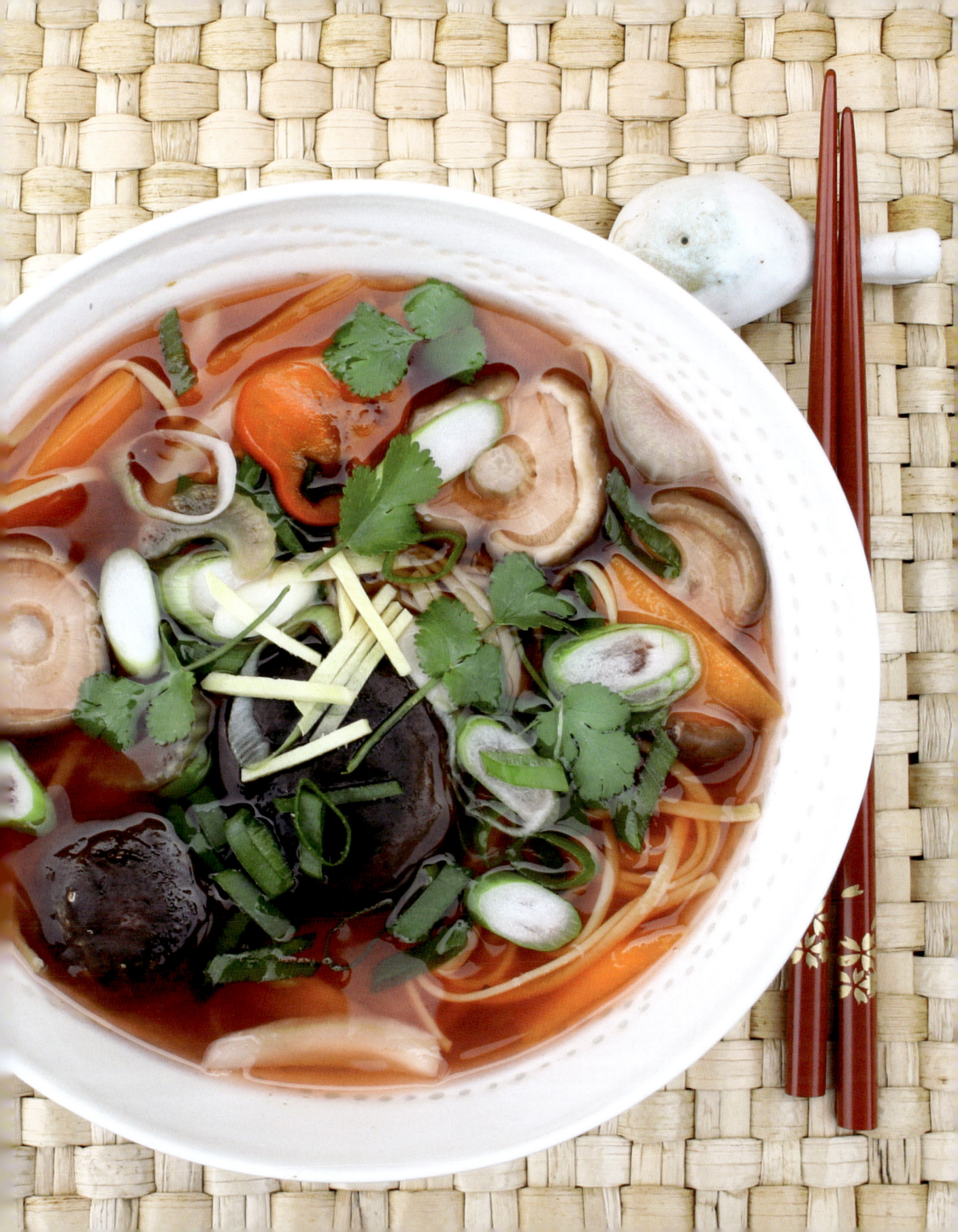

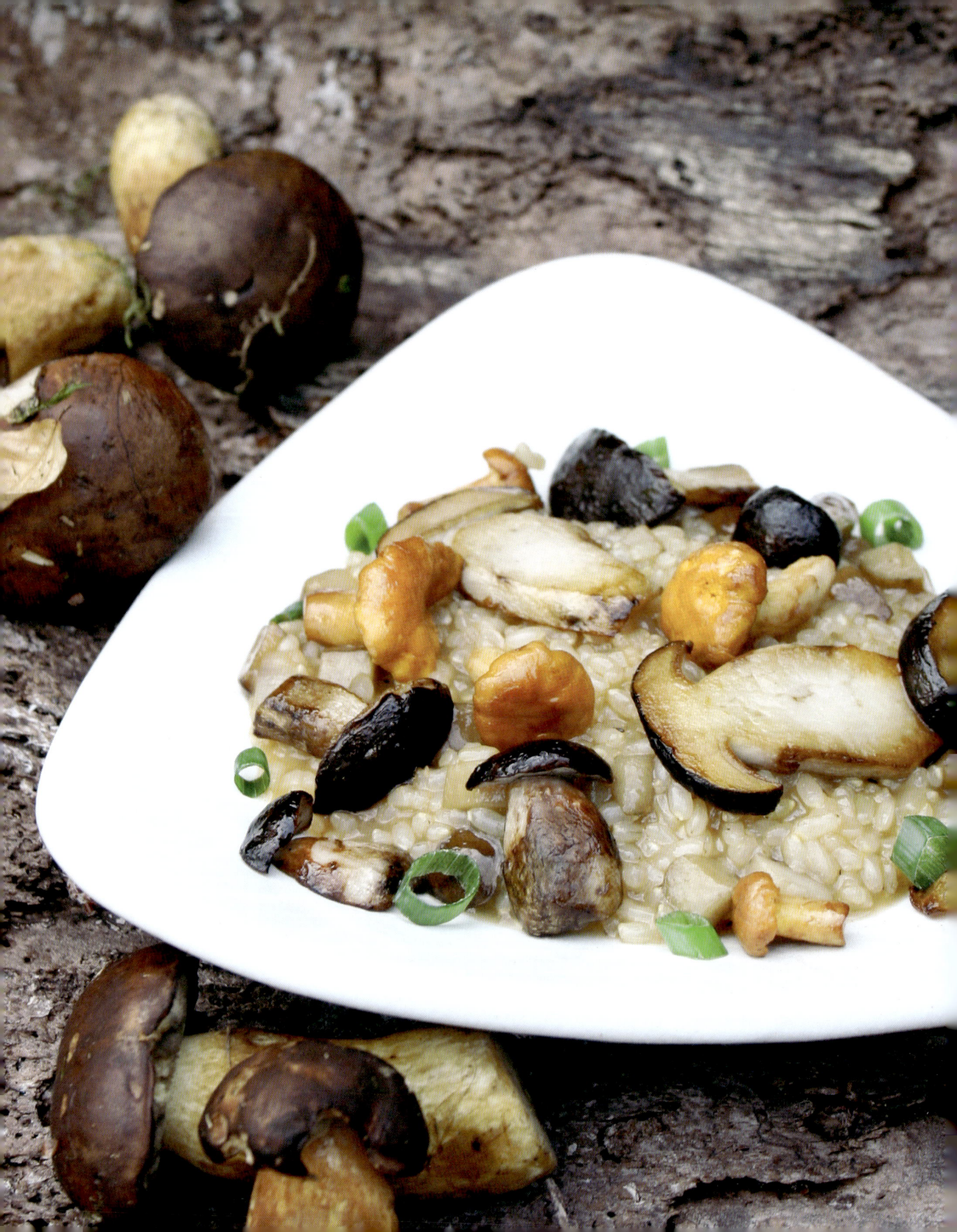

# Waldpilz-Risotto

**Zutaten für 2 Personen**

200 g Vollkorn-Risottoreis (oder Mochi-Reis)
800 ml Gemüsefond (siehe Rezept auf S. 276)
300 g frische Waldpilze
(z.B. Pfifferlinge, Maronen, Steinpilze)
1 kleine Schalotte (oder Zwiebel)
8 Kastanien (Maronen), gekocht
1 EL Kokosöl
1 Frühlingszwiebel
Etwas Pfeffer und Salz

*Tipp: Alternativ könnnen Sie auch Zuchtpilze wie Austernseitlinge, Kräuterseitlinge, Champignons, Shitake usw. verwenden. Getrocknete Steinpilze geben ein tolles Aroma ab und sind inzwischen im Biomarkt oder im Feinkosthandel leicht zu finden. Vollkornreis schmeckt herzhafter und macht länger satt als normaler Risottoreis. Er benötigt jedoch eine längere Kochzeit und damit auch mehr Flüssigkeit, um gar zu werden.*

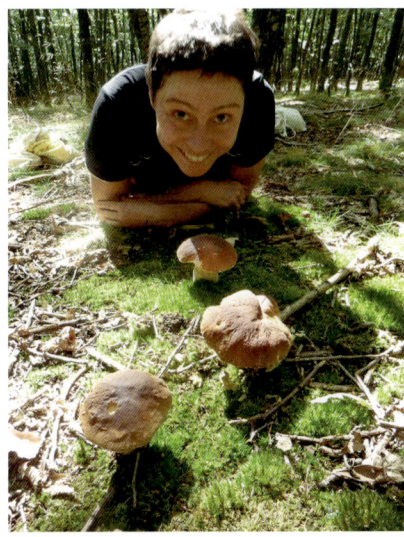

Wildpilze wie Pfifferlinge und Steinpilze findet man im Herbst frisch auf dem Markt. Pilze sind fettarm, bestehen zu rund drei Viertel aus Wasser, sind sehr eiweißreich, reich an Kalium und Eisen, enthalten Niacin und Phosphor. Außerdem speichern sie Vitamin D und B2. Pilze wirken basisch und regulieren somit optimal den Säure-Basen-Haushalt. Das Aroma von Waldpilzen ist unübertrefflich. Pfifferlinge, Steinpilze, Krause Glucke, Herbsttrompeten, Morcheln, Trüffel und unzählige weitere Sorten lassen das Herz des Pilzkenners höher schlagen. Ein Risotto mit Waldpilzen ist ein geniales herbstliches Gericht.

**Zubereitung**

1. Frische Waldpilze putzen und je nach Größe klein bzw. in Scheiben schneiden, ca. 100 g davon klein würfeln zum Mitkochen. Pfifferlinge putzen und ganz lassen.

2. Schalotte waschen, schälen und fein hacken.

3. Reis waschen, Schalottenstücke mit Kokosöl in einem Topf anbraten, bis sie leicht glasig werden. Dann Reis und eingeweichte Steinpilze dazugeben, kurz weiterbraten, schließlich das Ganze mit etwas Gemüsefond ablöschen und mit Salz würzen. Immer dann Gemüsefond nachgießen, wenn die Flüssigkeit aufgenommen ist. Häufig umrühren, damit der Reis nicht am Topf kleben bleibt oder anbrennt. Diesen Vorgang so lange wiederholen, bis der gesamte Gemüsefond aufgebraucht ist bzw. der Reis gar, aber noch bissfest ist.

4. Zum Schluss die gekochten Kastanien hacken und dazugeben. Nun das Risotto mit Salz und Pfeffer abschmecken. Die gesamte Kochzeit beträgt ca. 40 bis 45 Minuten.

5. In der Zwischenzeit die vorbereiteten Waldpilze mit Kokosöl anbraten, bis sie leicht gebräunt sind und dann mit Pfeffer und Salz abschmecken.

6. Frühlingszwiebel waschen und in feine Ringe schneiden.

7. Fertiges Risotto auf zwei Teller anrichten, mit gebratenen Pilzen und Frühlingszwiebeln garnieren.

**Im Wald auf Pilzsuche zu gehen ist sehr entspannend und fördert die Glückshormone.**

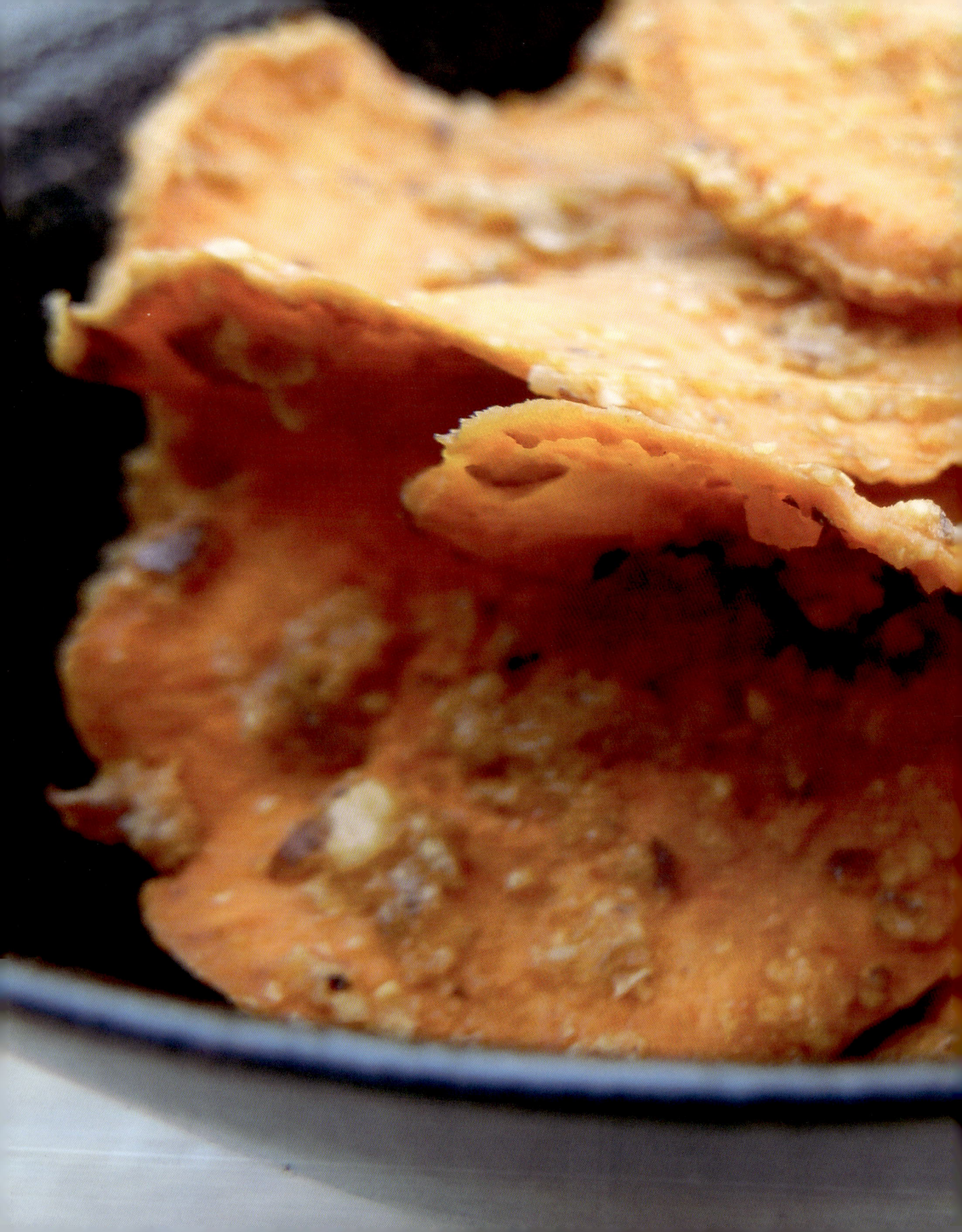

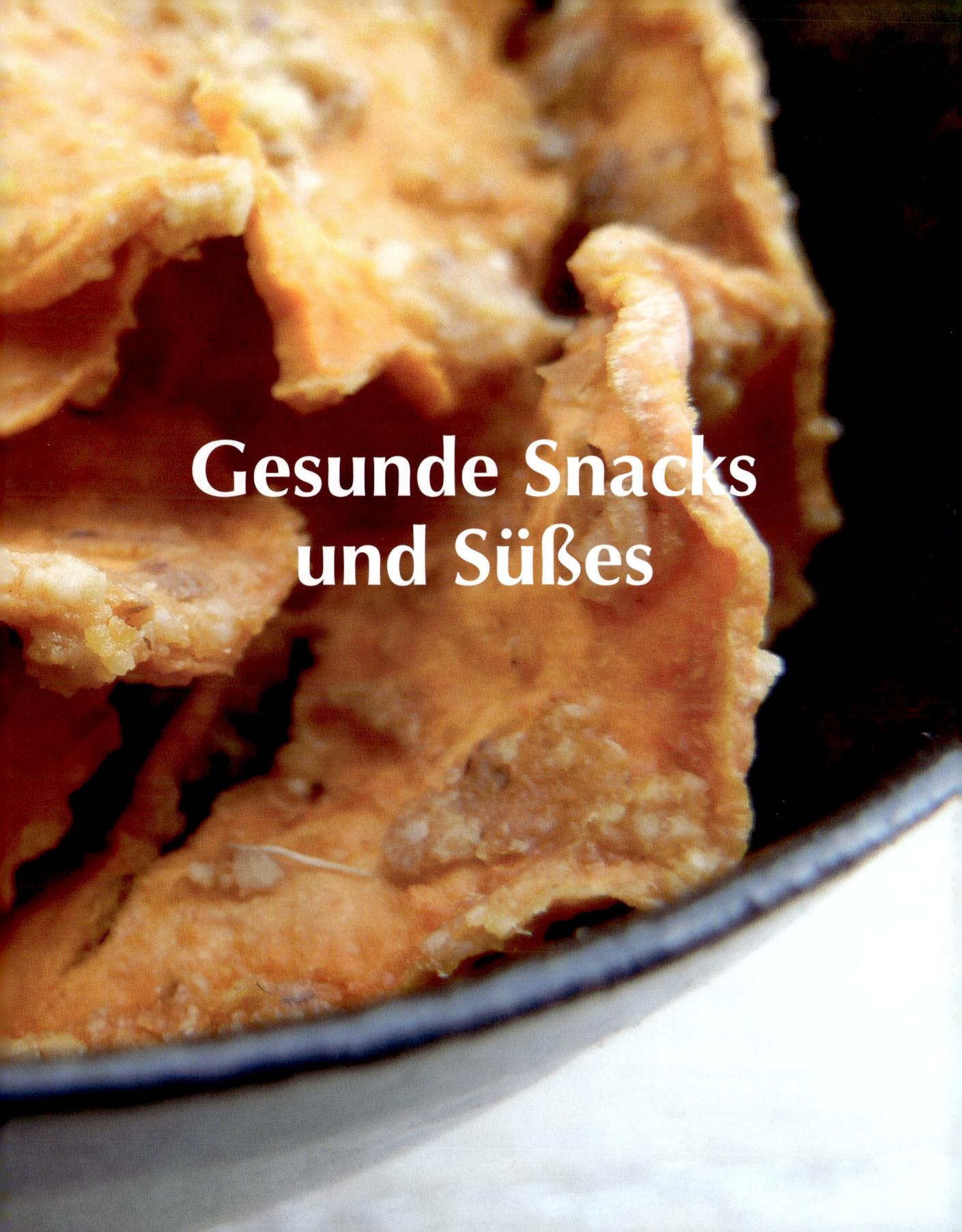

# Gesunde Snacks
# und Süßes

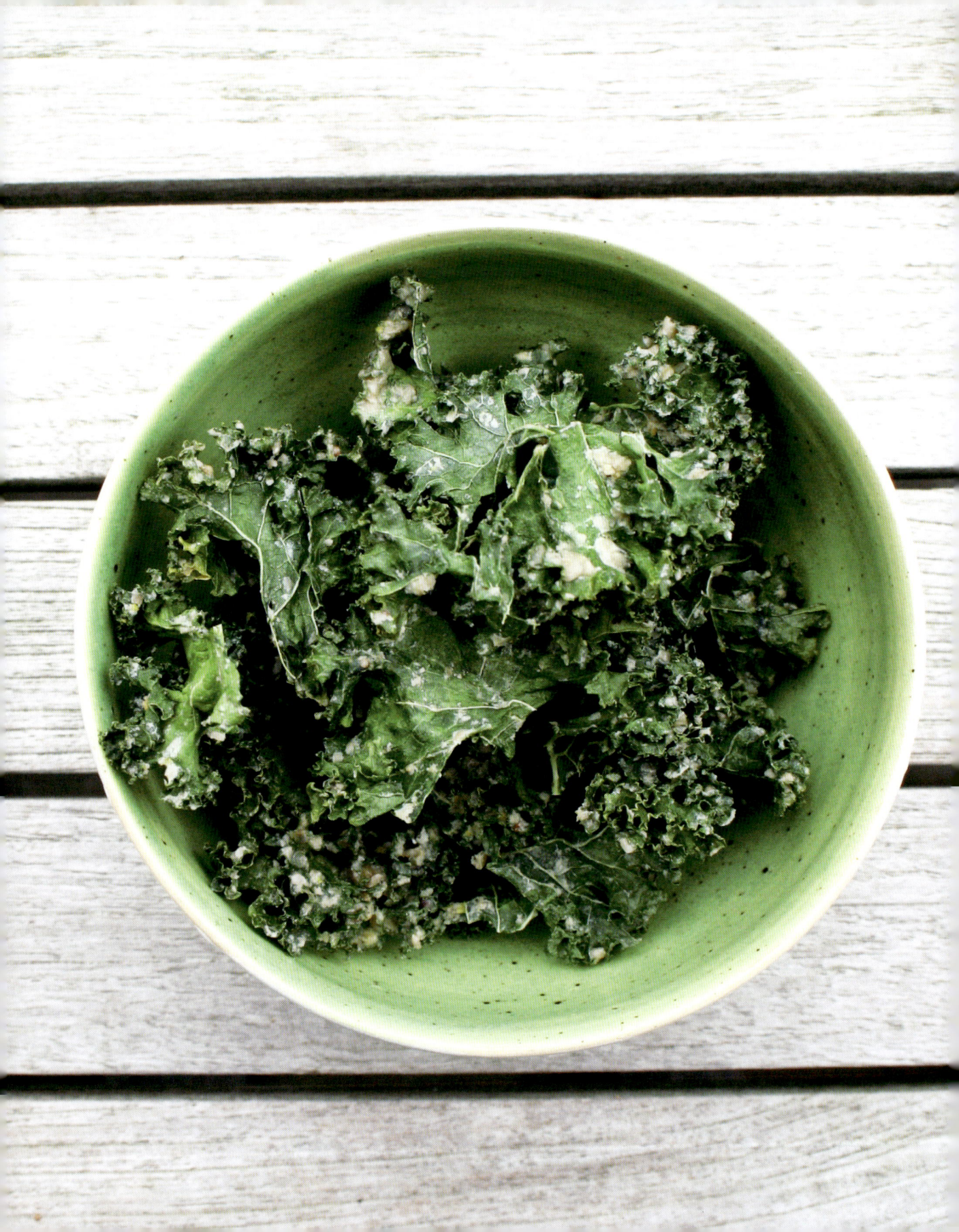

# Grünkohlchips

### Zutaten

1 kg Grünkohl (ergibt
ca. 400 g Chips)

### Für die Marinade
150 g Sonnenblumenkerne
1 EL Apfelessig
2 EL Rapsöl
20 ml Wasser
Etwas Salz

### Optional
Wer Soja verträgt und es
noch würziger mag, kann
1 EL Tamarisauce in die
Marinade geben

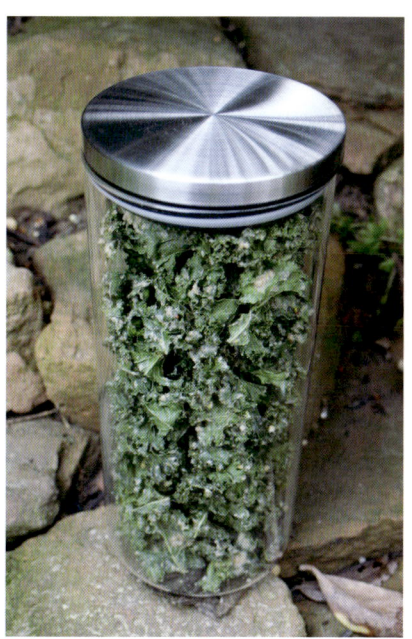

Rohköstliche Grünkohlchips sind reine Nährstoffbomben, vollgepackt mit Vitaminen, Mineralstoffen und Spurenelementen und dabei arm an Kalorien und Kohlenhydraten. Sie sind eine absolut gesunde Knabberei.

### Zubereitung

1. Grünkohl von Stängel und Rispen zupfen, nur die zarteren Teile verwenden. Diese waschen und abtropfen lassen oder etwas trockentupfen.

2. Zutaten für die Marinade im Mixer zu einer Creme pürieren und abschmecken.

3. In einer Schüssel die Marinade mit sauberen Händen in den Grünkohl einmassieren.

4. Mehrere Dörrgitter mit der vorgesehenen Antihaftfolie belegen. Die marinierten Grünkohlchips locker darauf verteilen. Bei 42° C im Dörrautomat (z.B. *Sedona*) 3 bis 4 Stunden antrocknen.

5. Die angetrockneten Chips vorsichtig auf Dörrgitter ohne Antihaftfolie umsetzen, damit die Luft besser zirkulieren kann. Weitere 10 bis 15 Stunden trocknen bzw. solange, bis sie ganz knusprig sind.

**TIPP:** *Wenn Sie keinen Dörrautomaten besitzen, können Sie die Grünkohlchips auch im Ofen bei niedrigster Temperatur (50° C) trocknen. Halten Sie dabei die Ofentür mithilfe eines eingeklemmten Holzlöffels leicht geöffnet, damit die Feuchtigkeit abgeleitet wird. Grünkohlstängel und Rispen nicht wegwerfen, sie lassen sich super zu Saft pressen zusammen mit Äpfeln und anderem Gemüse. Man kann sie auch in einen Smoothie integrieren.*

# Würzige Süßkartoffel-Chips

### Zutaten
2-3 mittelgroße Süßkartoffeln
(ca. 500 g)

### Für die Marinade
100 g Sonnenblumenkerne
30 g Mandeln
1 kleine Zwiebel
1 TL Ganzkorn-Senf
1 TL Paprikapulver, edelsüß
1TL Salz
1 Messerspitze Chili
1 EL Apfelessig
2 EL Rapsöl
½ TL Rauchsalz
50 ml Wasser
Etwas Salz

Würzige Süßkartoffel-Chips sind eine gesunde und äußerst leckere Alternative zu fettigen Kartoffelchips. Das einzigartige Rauchsalzaroma verfeinert die herzhafte Knabberei.

### Zubereitung

1. Süßkartoffeln waschen, schälen und in feine Scheiben schneiden.

2. Zutaten für die Marinade im Mixer zu einer Creme pürieren und abschmecken.

3. Mit sauberen Händen die Süßkartoffelscheiben mit der Marinade einreiben, sodass sie gleichmäßig, aber nicht zu dick auf den Scheiben verteilt ist.

4. Mehrere Dörrgitter mit der vorgesehenen Antihaftfolie belegen. Die marinierten Süßkartoffel-Chips einzeln darauf verteilen. Bei 42° C im Dörrautomat (z.B. *Sedon*a) 3 bis 4 Stunden antrocknen. Dann umdrehen und durchtrocknen, bis sie schön knusprig sind.

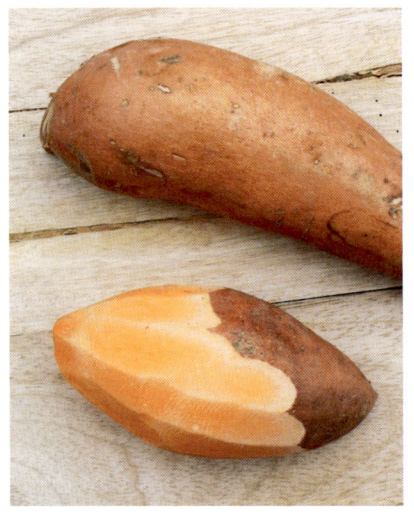

**TIPP:** *Wenn Sie keinen Dörrautomat besitzen, können Sie die Süßkartoffel-Chips auch im Ofen bei niedrigster Temperatur (ca. 50° C) trocknen. Um die Feuchtigkeit auszuleiten, sollten Sie dabei die Ofentür mithilfe eines eingeklemmten Holzlöffels leicht geöffnet halten. Damit sich der Aufwand lohnt, produziert man am besten gleich mehrere Chips-Sorten.*

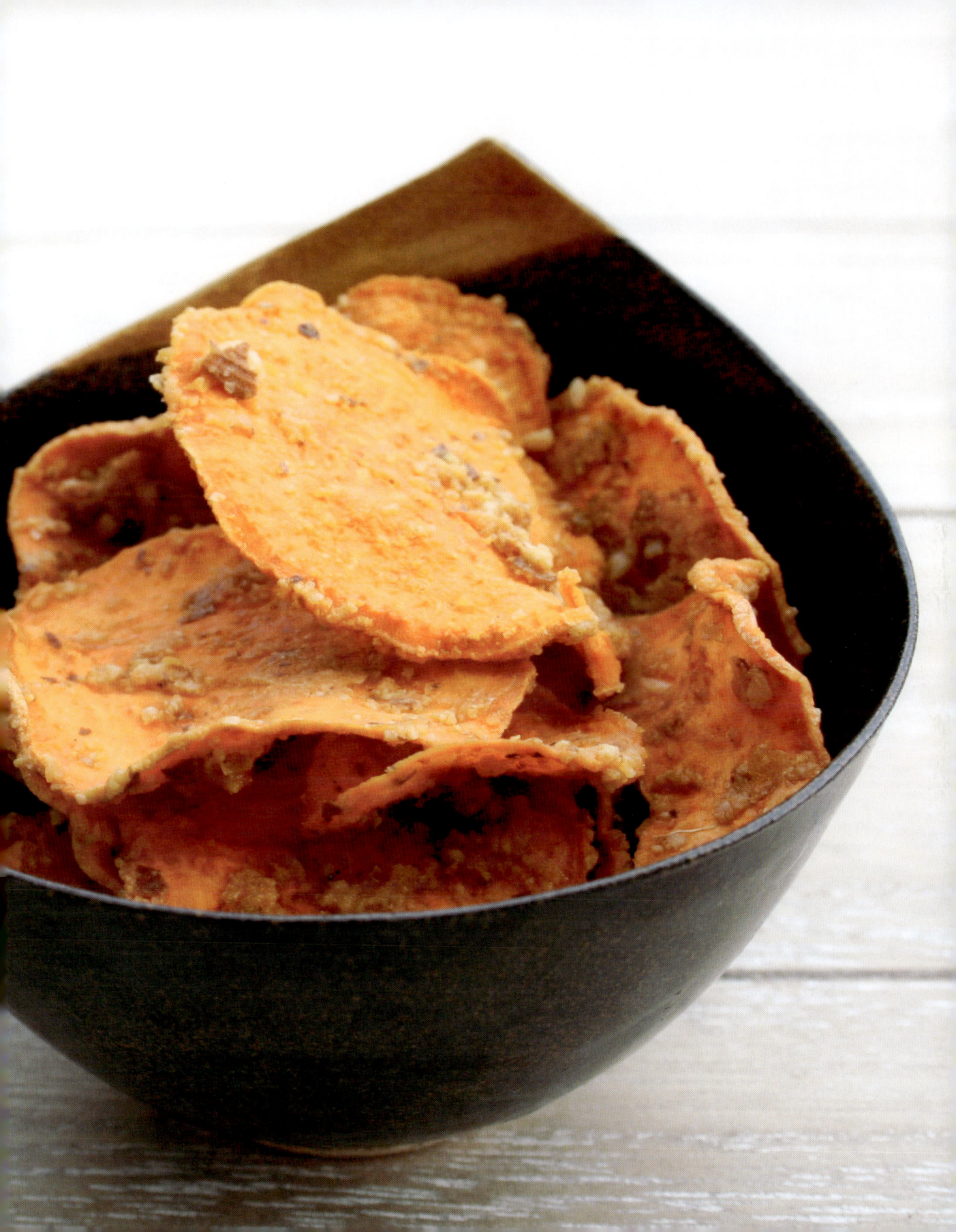

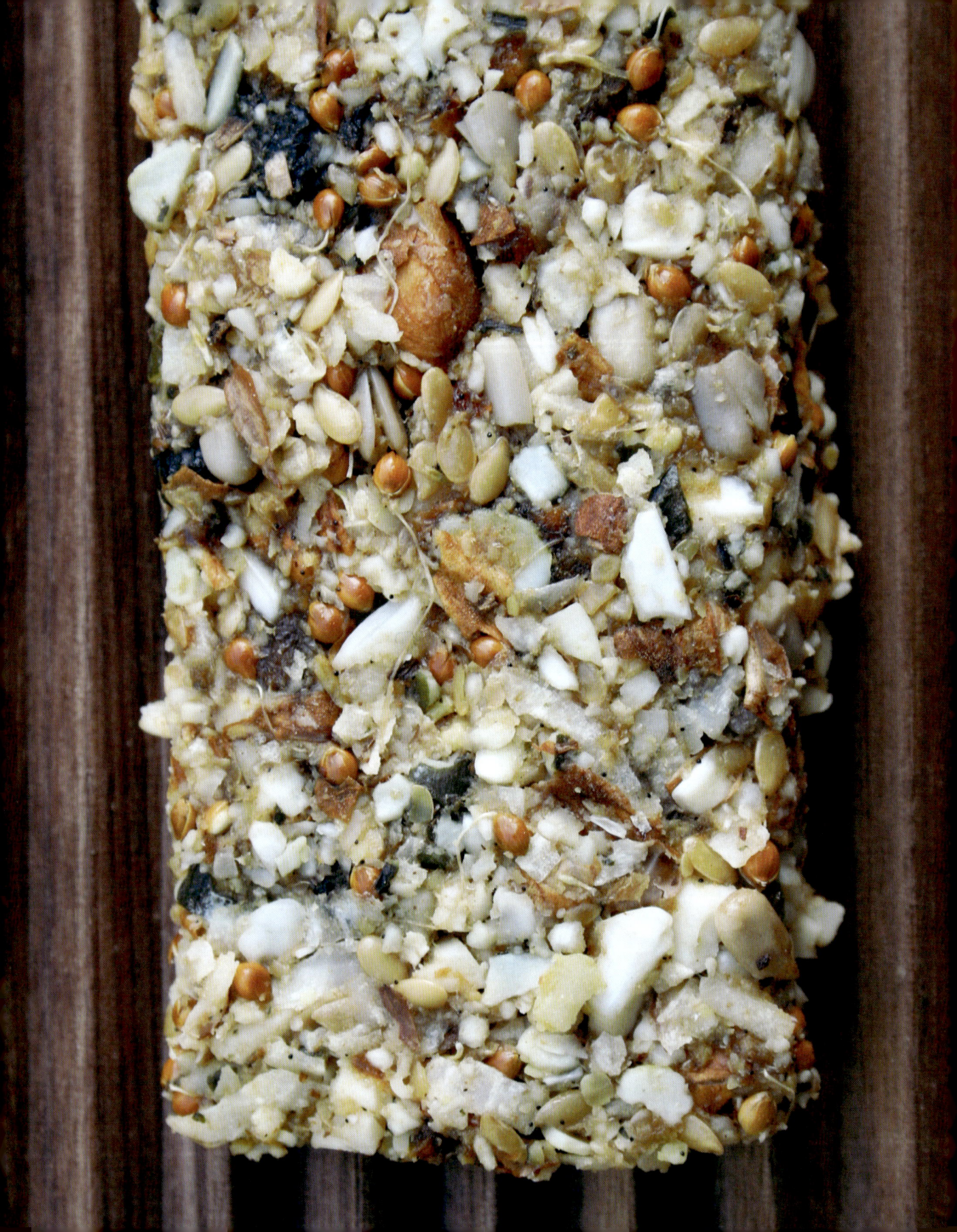

# Energieriegel

## Zutaten für 15 Energieriegel

100 g getrocknete Wildaprikosen, ohne Stein (oder normale Aprikosen)
100 g getrocknete Datteln, ohne Stein
80 g getrocknete Sauerkirschen, ohne Stein
300 g Mandeln, eingeweicht
20 g Sonnenblumenkerne
50 g geschrotete Leinsaat
50 g Kürbiskerne
100 g Kokosflakes
3 EL gekeimte Braunhirse-keimlinge
1 Vanilleschote
1 Prise Salz
1 EL Kokosblütensirup (oder Honig; nicht vegan)
100 ml Wasser

Dieser besonders nahrhafte Energieriegel macht sehr lange satt und versorgt den Körper mit allen wichtigen Nährstoffen. Er ist ein idealer Pausensnack.

## Zubereitung

1. Mandeln in etwas Wasser über Nacht einweichen. Wasser abschütten, nochmals spülen.

2. Trockenfrüchte hacken oder im Mixer mit der Pulstaste zerkleinern.

3. Eingeweichte Mandeln grob hacken oder im Mixer mit der Pulstaste zerkleinern.

4. Vanilleschote halbieren und mit einem Messer das Mark aus der Schote kratzen.

5. Mandeln, Trockenfrüchte, Vanillemark und alle restlichen Zutaten in eine große Schüssel geben und mit der Hand zu einer groben Masse vermengen.

6. Aus dem Teig 3 Zentimeter breite und 8 Zentimeter lange Riegel formen und auf mehreren mit Antihaftfolien ausgelegten Dörrgittern verteilen. Bei 42° C im Dörrautomat (z.B. *Sedona*) 3 bis 4 Stunden trocknen.

7. Die angetrockneten Riegel mithilfe eines weiteren Dörrgitters wenden und die Folien langsam abziehen. Dann weitere 10 Stunden trocknen, bis die Riegel gut durchgetrocknet, aber nicht hart sind.

8. Die Energieriegel in eine luftdichte Dose packen

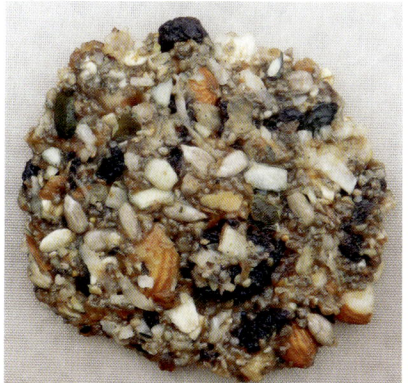

*TIPP:* Statt Riegel können Sie auch ganz einfach Taler formen, indem sie eine Kugel rollen und diese flach drücken – das geht wesentlich schneller. Trockenfrüchte werden in sehr unterschiedlichen Qualitäten angeboten. In Rohkostqualität schmecken sie nicht nur wesentlich besser, sondern enthalten auch noch alle wichtigen Enzyme und Nährstoffe. Entsprechende Adressen finden Sie unter Bezugsquellen.
   Wenn Sie keinen Dörrautomaten besitzen, können Sie die Energieriegel auch auf Backpapier im Ofen bei niedrigster Temperatur (ca. 50° C) trocknen oder bei 150° ca. 20 bis 30 Minuten backen.

# Vanille-Kokos-Mandeln

## Zutaten

300 g Mandeln

## Für die Marinade
1 Apfel (ca. 100 g)
50 g getrocknete grüne Rosinen
100 g getrocknete Datteln, ohne
Stein
4 EL Kokosmus
1 Vanilleschote
5-6 Kardamomkapseln
1 Prise Salz

Eine süße und dennoch sehr gesunde Nascherei sind die Vanille-Kokos-Mandeln. Die Aromabomben schmecken fantastisch zu Tee oder Kaffee und sind auch zwischendurch ein Genuss.

## Zubereitung

1. Mandeln über Nacht in etwas Wasser einweichen. Am nächsten Tag abgießen, nochmals spülen und mit Küchenkrepp etwas trockentupfen.

2. Grüne Rosinen eine Stunde einweichen, danach das Wasser abgießen.

3. Die Vanilleschote halbieren und das Mark mit einem Messer herauskratzen. Die Kardamomkapseln mithilfe des Mörsers aus der Schale lösen und zerkleinern.

4. Apfel waschen, Kerngehäuse entfernen, in Stücke schneiden und im Mixer pürieren. Eingeweichte Rosinen, Datteln, Vanillemark, Kardamom und eine Prise Salz dazugeben. Die Mischung weitermixen, bis eine dicke Früchtepaste entsteht.

5. Mandeln und Früchtepaste in eine große Schüssel geben und mit sauberen Händen gut vermengen, sodass die Paste die Mandeln gleichmäßig ummantelt.

6. Die Mandeln auf mehreren Dörrgittern mit Antihaftfolien verteilen. Bei 42° C im Dörrautomat (z.B. *Sedona*) 3 bis 4 Stunden trocknen.

7. Die angetrockneten Mandeln auf Dörrgitter ohne Folie verteilen, damit mehr Luft zirkulieren kann und weitere 8 Stunden weitertrocknen, bis sie gut durchgetrocknet sind.

8. Die fertigen Vanille-Kokos-Mandeln in eine luftdichte Dose packen.

**TIPP:** *Wenn Sie keinen Dörrautomaten besitzen, können Sie die Mandeln auch auf Backpapier im Ofen bei niedrigster Temperatur trocknen, oder bei 150 °C 20 Minuten backen.*

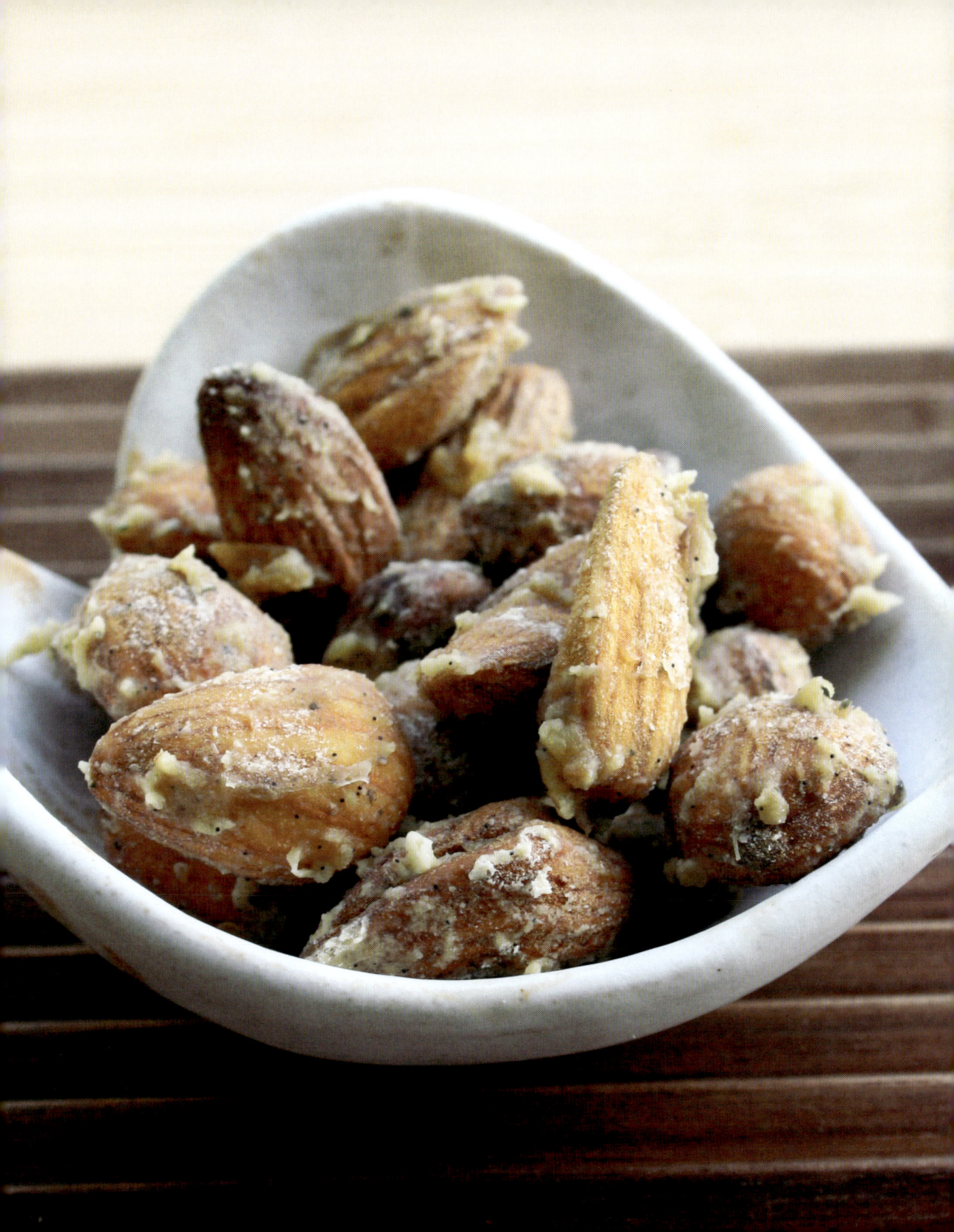

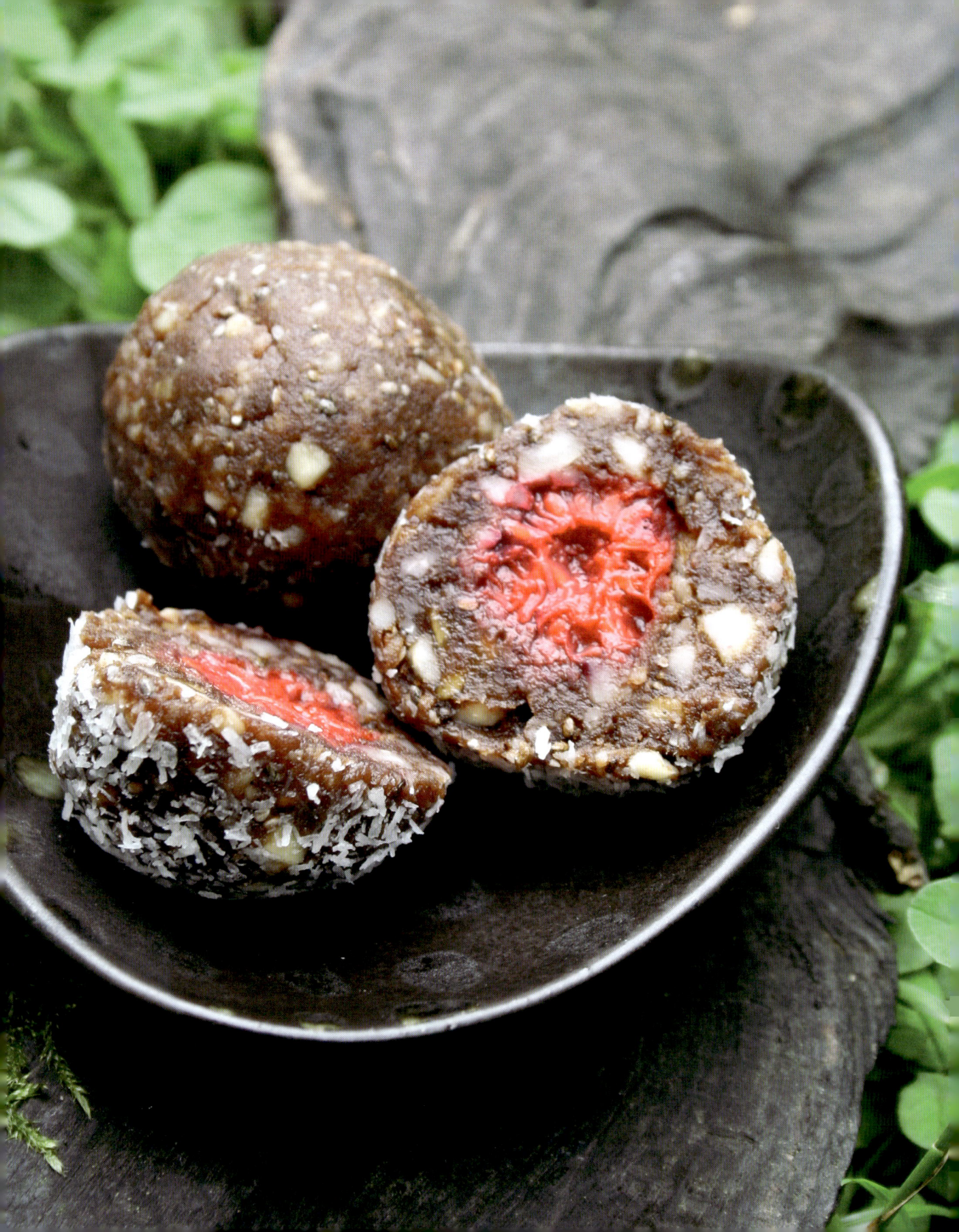

# Schoko-Banane-Himbeer-Bällchen

## Zutaten

*Ergibt je nach Größe etwa 10-15 Kugeln*

150 g Cashewkerne
150 g getrocknete Bananen
(die weiche aromatische Sorte in Rohkostqualität)
2 EL Chia-Samen
1 TL Zimt
Mark von einer ½ Vanilleschote oder 1 TL gemahlene Vanille
2 EL rohes Kakaopulver
8 schwarze Pfefferkörner, fein gemörsert
5 EL Kokosmus
3 EL Kokosflocken
10-15 gefrorene oder frische Himbeeren
Etwas Reismilch (bei Bedarf)

Die Bällchen lassen sich wunderbar vorbereiten und sehr gut einfrieren. So hat man jederzeit eine besondere und gesunde Nascherei parat, wenn Gäste hereinschneien. Auch als Mini-Snack als Verpflegung für Fahrradtouren oder Wanderungen schenken die kleinen leckeren Kugeln mit den wertvollen und nährstoffreichen Zutaten viel Energie.

## Zubereitung

1. Cashewkerne in etwas Wasser 2 bis 3 Stunden einweichen, danach Wasser abgießen und Cashews nochmals spülen. Anschließend fein hacken oder im Mixer mit der Pulstaste zerkleinern.

2. Getrocknete Bananen im Mixer mit der Pulstaste zerkleinern.

3. Kokosmus im Wasserbad erwärmen, damit es weich wird.

4. Alle Zutaten in eine große Schüssel geben und mit den Händen gut vermischen. Ist die Mischung zu trocken, nach Bedarf Reismilch dazugeben und damit die Konsistenz optimieren. Dann die Masse ca. 15 Minuten ruhen lassen.

5. Aus der Masse mit angefeuchteten Hände Kugeln mit einem Durchmesser von 2,5 bis 3 Zentimetern formen und dabei vorsichtig eine Himbeere in die Mitte einarbeiten. Die fertige Kugel in Kokosflocken wenden.

6. Kugeln in eine luftdichte Dose packen und maximal 4 bis 5 Tage im Kühlschrank aufbewahren. Sie können die Bällchen auch in einer Gefrierdose einfrieren. So halten sie länger.

**TIPP:** *Die tiefgefrorenen Schoko-Banane-Himbeer-Bällchen schmecken aufgetaut hervorragend. Noch halbgefroren sind sie ein erfrischender Genuss.*

# Pfirsich-Himbeer-Rosenblüten-Eis

## Zutaten

200 g gefrorene Pfirsichstücke
50 g gefrorene Himbeeren
30 ml Reismilch oder Mandelmilch
1 EL Birkenzucker
1 EL Sonnenblumenlecithin-
Pulver

### Für das Rosenblütenpüree
40 g Bio-Duft-Rosenblüten
50 ml Apfelsaft

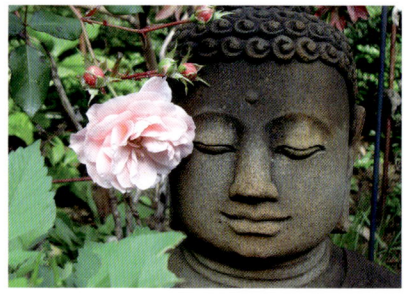

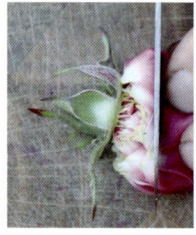 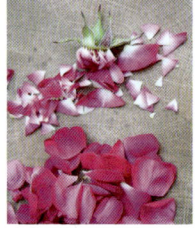

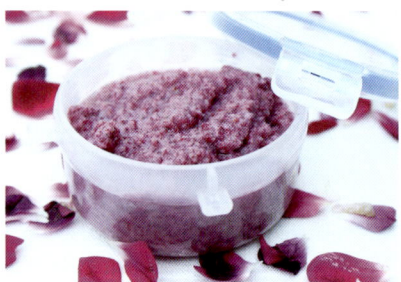

Ein herrlich erfrischendes Eis lässt sich auch ohne Eismaschine blitzschnell zubereiten – vorausgesetzt man besitzt einen starken Hochleistungsmixer mit Stößel.

## Zubereitung

### Rosenblütenpüree vorbereiten
1. Frische Duftrosenblüte von vorne an den Blüten festhalten und den grünen Blütenstengel soweit mit einem kleinen Messer abschneiden, dass der weiße Teil der Blütenblätter abgetrennt wird – er ist bitter im Geschmack.

2. Die Duftrosenblätter ausbreiten, säubern (nicht waschen!) und eventuell vorhandene Insekten herauslesen.

3. Die Blütenblätter mit dem Apfelsaft pürieren und die Mischung in einem kleinen Döschen einfrieren.

### Eis zubereiten
1. Gefrorene Zutaten etwa 6 bis 8 Minuten antauen lassen.

2. In folgender Reihenfolge den Hochleistungsmixer be-füllen: Reismilch, gefrorene Pfirsichstücke, Sonnenblumen-lecithin-Pulver, Birkenzucker, gefrorenes Rosenblütenpüree, gefrorene Himbeeren. Alles zusammen mithilfe des Stößels zu einem cremigen Eis mixen und sofort in eisgekühlten Schälchen servieren.

*TIPP: Das Eis bekommt durch die Rosenblüten eine ganz besonders feine Note, schmeckt aber auch ohne sie fruchtig und lecker. Sonnenblumenlecithin-Pulver macht das Eis besonders cremig. Birkenzucker ist ein neutrales Süßungsmittel und eine Alternative zu normalem Haushaltszucker. Er weist einen sehr geringen glykämischen Index von nur 7 auf (Haushaltszucker 70) und ist damit ideal, um Kalorien zu sparen.*
*Frische Rosenblüten können Sie von ungespritzten Rosen aus Ihrem Garten pflücken oder bei Rosenschulen bestellen. Unter den Bezugsquellen finden Sie zwei, die frische Bio-Rosenblüten versenden.*

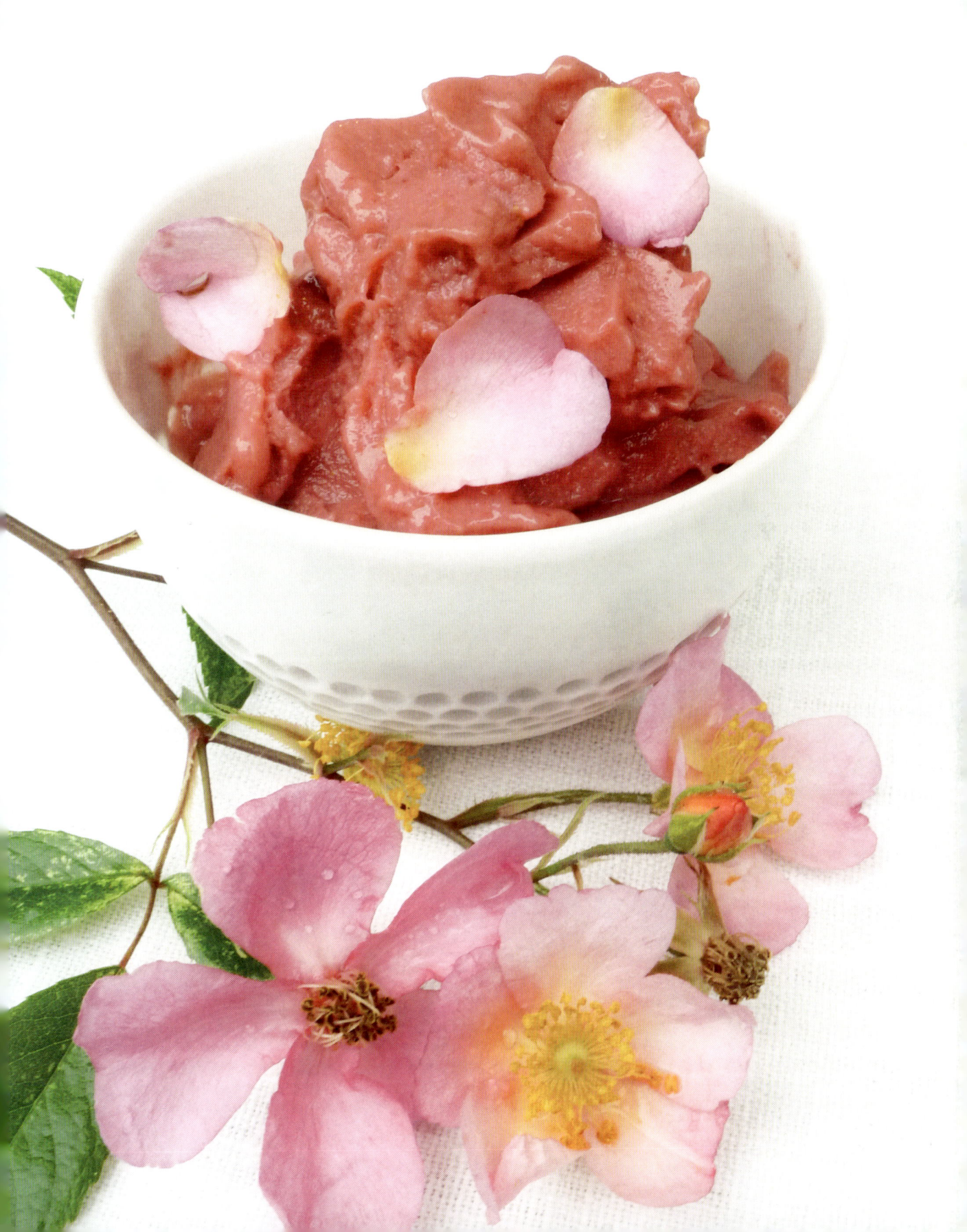

# Erdbeer-Wraps – Grundrezept

**Zutaten für 5-6 Erdbeer-Wraps**

200 g Erdbeeren
1 EL Flohsamenschalen
2 TL rosa Pfefferkörner, fein
gemörsert

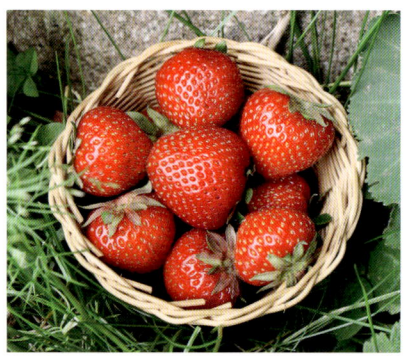

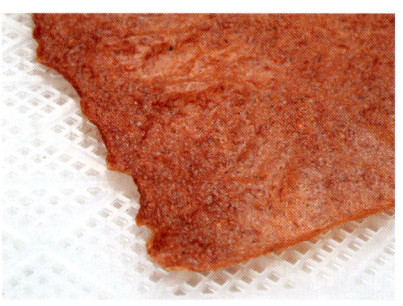

**Zubereitung**

1. Erdbeeren waschen, zusammen mit Flohsamenschalen und rosa Pfeffer im Mixer pürieren.

2. Die Masse auf 2 bis 3 Dörrgitter mit Antihaftfolie verteilen, dünn mit einem Spatel ausstreichen und bei 42° C im Dörrautomat (z.B. *Sedona*) 3 bis 4 Stunden trocknen.

3. Die bestrichenen Folien vorsichtig mithilfe eines weiteren Dörrgitters wenden und dann langsam abziehen.

4. Die Erdbeer-Wraps weitere 6 Stunden weitertrocknen, bis sie gut durchgetrocknet, aber noch elastisch sind.

5. Die Erdbeer-Wraps in handliche rechteckige oder dreieckige Stücke schneiden – dafür eignet sich am besten eine saubere Haushaltsschere.

6. Luftdicht verschlossen sind die Frucht-Wraps im Kühlschrank mindestens 2 Monate haltbar.

7. Die zugeschnittenen Erdbeer-Wraps kann man pur genießen oder individuell füllen (siehe Erdbeerröllchen mit Cashew-Creme-Füllung, S. 299).

**TIPP:** *Alternativ kann man Frucht-Wraps auch im Backofen auf Backpapier bei niedrigster Temperatur trocknen und bei Zimmertemperatur weitertrocknen lassen. Um den Dörrautomaten bzw. Ofen optimal auszunutzen, kann man entweder verschiedene Frucht-Wraps zubereiten (z.B. aus Heidelbeere, Himbeere, Mango usw.) oder gleichzeitig Kräcker herstellen.*

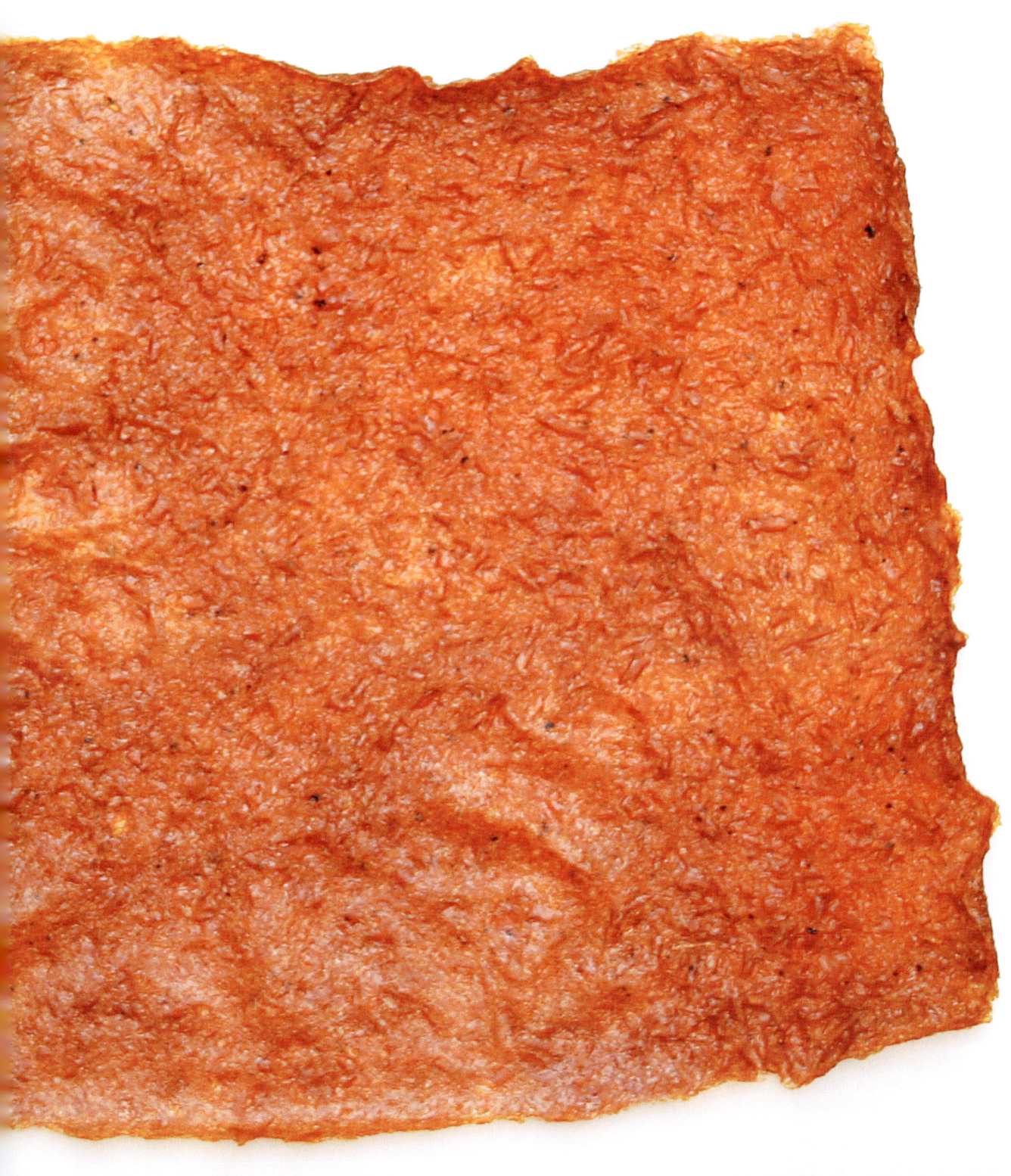

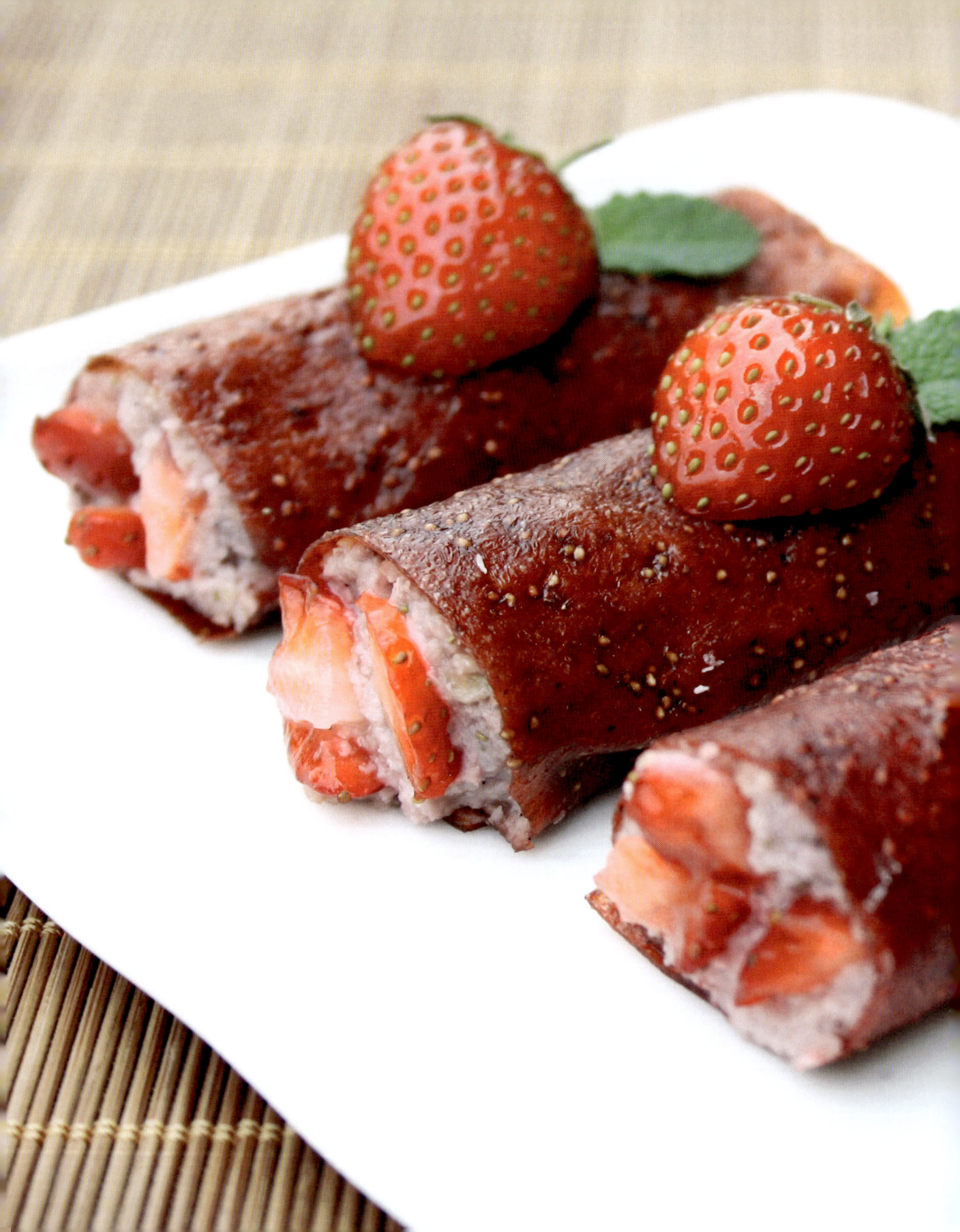

# Erdbeerröllchen mit Cashew-Creme-Füllung

**Zutaten für Cashew-Sahne-Füllung**

100 g Cashewkerne 2-3 Stunden
eingeweicht
½ Vanilleschote
1 TL Kokosblütensirup (optional)
100 g Erdbeeren (zum Pürieren)
10 Erdbeeren (für Stückchen)
Erdbeeren und Minzblättchen
für die Deko

Diese hübschen Röllchen sind ein ganz besonderes Dessert. Man kann sie jederzeit individuell füllen wie z.B. mit meiner köstlichen Cashew-Creme. Frucht-Wraps lassen sich im Dörrautomaten gut vorbereiten. Sie können sie in kleine Rechtecke oder etwas längere Streifen zurecht schneiden, zu kleinen Schnecken rollen und dann in einer Dose im Kühlschrank aufbewahren.

Frucht-Wraps sind sehr lange haltbar – meiner Erfahrung nach mindestens 6 Monate. Man kann sie aus fast allen Früchten zubereiten. Im Sommer kann man auf diese Weise reife Früchte wunderbar konservieren. Da Frucht-Wraps auch ohne Füllung genial schmecken, sind sie gerade für Kinder eine gesunde Nascherei.

**Zubereitung der Füllung**

1. Die Vanilleschote halbieren und mit einem Messer das Mark herauskratzen.

2. Erdbeeren waschen und zusammen mit den eingeweichten und nochmals abgespülten Cashewkernen, Vanillemark und Kokosblütensirup im Mixer mindestens 2 bis 3 Minuten pürieren, bis eine feine Creme bzw. Sahne entsteht.

3. Die 10 Erdbeeren waschen und in ganz kleine Stückchen schneiden.

4. Die vorbereiteten und zurechtgeschnittenen Erdbeer-Wraps (siehe S. 296) mit der Erdbeer-Cashew-Sahne bestreichen, ein paar klein geschnittene Erdbeeren darauf verteilen und vorsichtig rollen. *Achtung, nicht zu viel Füllung hinein geben, sonst läuft sie wieder heraus!*

5. Fertige Röllchen mit halber Erdbeere und Minzblättchen garnieren.

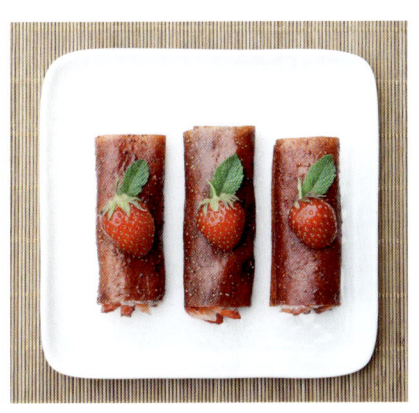

**TIPP:** *Diese herrlichen Röllchen können Sie mit unterschiedlichsten Früchten nach dem gleichen Rezept zubereiten. Zum Beispiel schmecken sie mit Himbeeren, Heidelbeeren oder Mango unfassbar köstlich.*

# Papaya mit Kokos und Limette

## Zutaten

1 reife Papaya
1 Limette (Saft ausgepresst)
1 EL Kokosflocken
2 TL Papayakerne

In Papayas stecken viele Vitalstoffe. Besonders das Enzym Papain sorgt für eine gute Verdauung, normalisiert den pH-Wert des Darms und fördert eine gute Eiweißverwertung. Die Früchte sind reich an Provitamin A, das die Zellaktivität fördert und enthalten Vitamin C, Vitamin B5 sowie Calcium, Selen, Magnesium, Eisen und Kalium.

Damit unterstützt die Papaya ihre Gesundheit optimal. Sie schmeckt am besten mit etwas Limette und auch in Kombination mit Kokosflocken ist sie eine Gaumenfreude. Ihre Kerne sind auffallend weich und erinnern geschmacklich an Kresse. Ihre antibakterielle Wirkung ist enorm.

## Zubereitung

1. Papaya waschen, schälen und in Stücke schneiden.

2. Papaya auf zwei Schälchen verteilen, mit Limettensaft beträufeln, mit Kokosflocken bestreuen und einige Papayakerne als Garnitur verwenden.

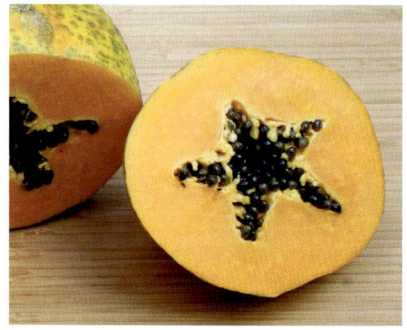

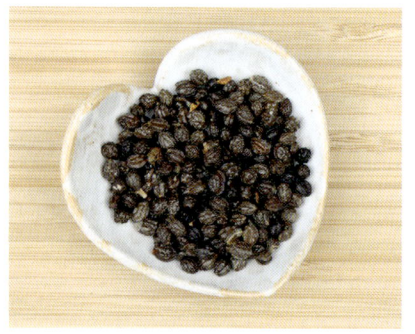

**TIPP:** *Die übrigen Papayakerne können Sie trocknen und immer ein paar im morgendlichen Müsli mitmixen.*

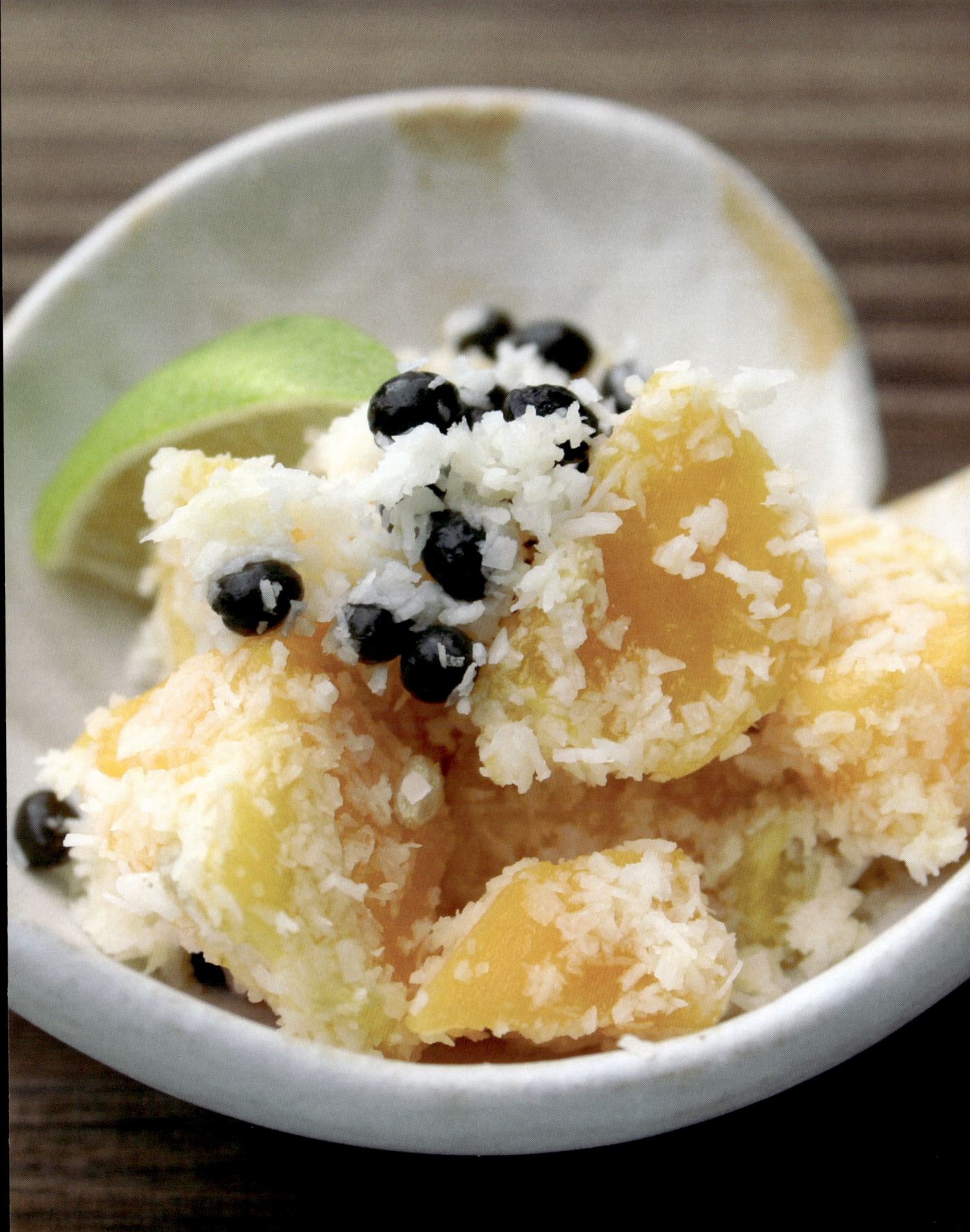

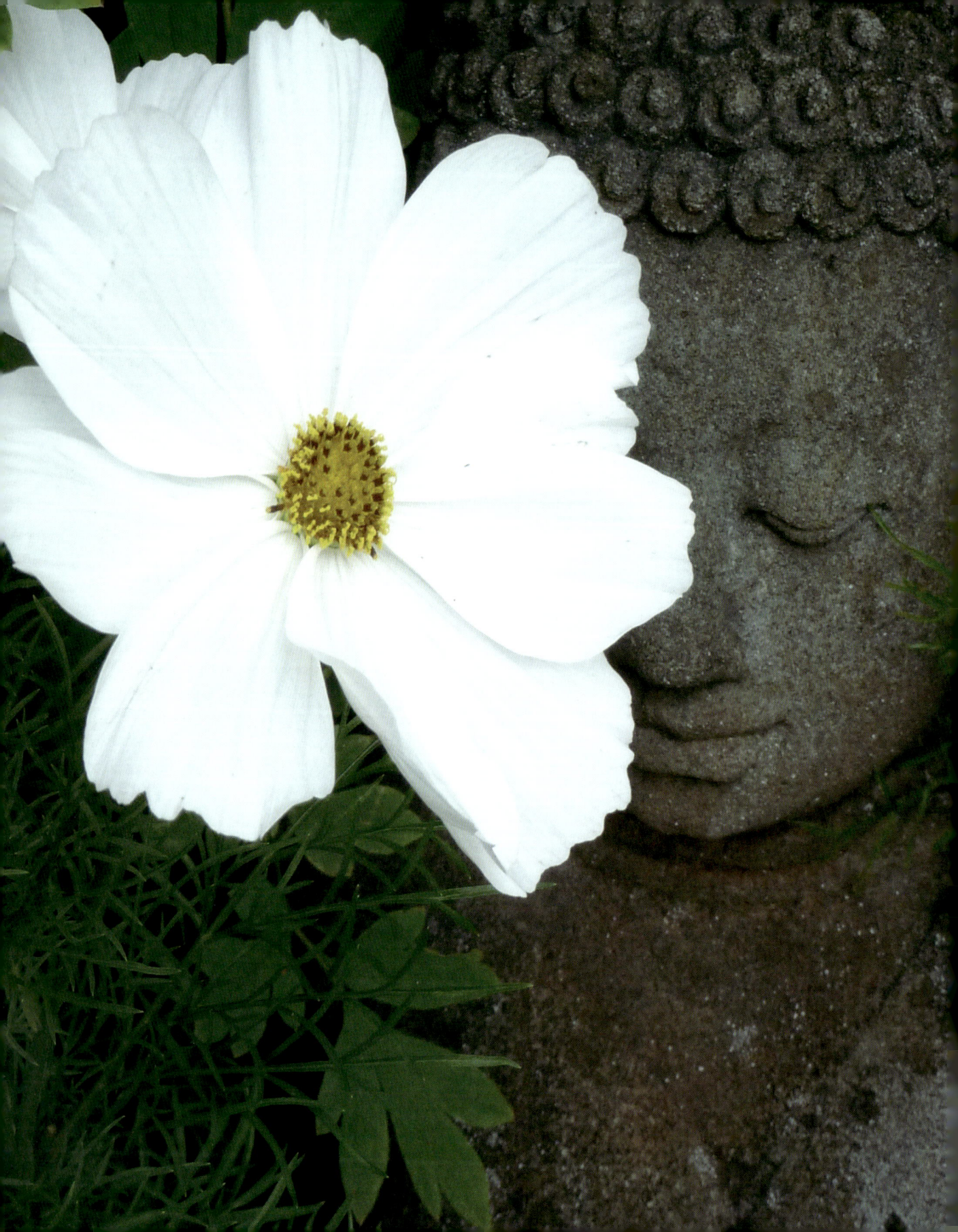

# Balsam für Körper, Geist und Seele

*Wir haben genug Zeit, wenn wir sie nur richtig verwenden.*
Johann Wolfgang von Goethe (1749–1832)

Nutzen Sie Ihre Zeit sinnvoll und vervollkommnen Sie ihre Umstellung auf vegane Ernährung mit wohltuenden und gesundheitsfördernden Ritualen, die Balsam für Körper, Geist und Seele sind.

Bewegung und Sport sind neben einer ausgewogenen Ernährung essentiell für Ihre Gesundheit. Entspannen Sie mit Yoga, beruhigenden Atemübungen und Meditation. Helfen Sie Ihrem Körper durch effektive Reinigungsrituale und Heilanwendungen beim Entgiften. Lockern Sie ihre Muskeln und Verspannungen mit entsprechenden Therapiemaßnamen. Pflegen Sie Ihre Haut und Ihren Körper mit giftfreier Naturkosmetik. Unterstützen Sie Ihre Psyche positiv durch Licht- und Naturtherapie. „Entgiften" Sie ihren Haushalt und sorgen Sie für eine gesunde Wohnatmosphäre. So werden Sie sich rundum wohl fühlen.

## Bewegung

Viele Menschen bewegen sich zu wenig – man spricht schon von einer „sitzenden Gesellschaft". Wer rastet, der rostet! Bewegen Sie sich, treiben Sie Sport – das ist wichtig für Herz und Kreislauf, Muskeln und Knochen, Lymphfluss und Hirnleistung. Durch eine vitalstoffreiche vegane Ernährung wird man in allen Lebensbereichen wesentlich leistungsfähiger.

Ist der Körper nicht mehr übersäuert, wird man beweglicher und erholt sich schneller von der Anstrengung. Yoga, Pilates, Nordic Walking,

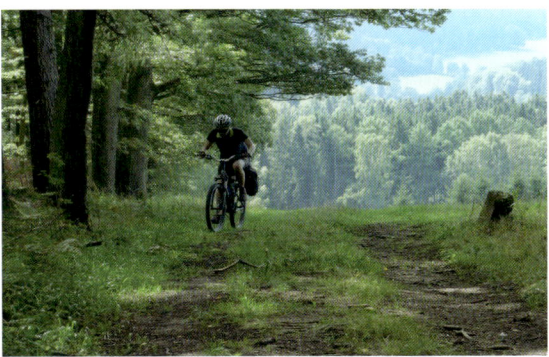
**Biken im Wald ist für mich Entspannung pur.**

Joggen und Radfahren sind hervorragende Sportarten für die Wechseljahre und sollten regelmäßig ausgeübt werden. Ich persönlich praktiziere seit vielen Jahren regelmäßig Yoga und könnte mir ein Leben ohne diese Übungen nicht mehr vorstellen.

Durch die vegane Ernährung bin ich deutlich gelenkiger geworden, was sich absolut positiv auf meine Yogapraxis auswirkt. Für ein optimales Herz-Kreislauf-Training bevorzuge ich Sport an der frischen Luft: im Winter Nordic Walking und im Frühjahr bis zum ersten Schnee mache ich mit dem Mountainbike die Wälder unsicher. Suchen und finden Sie eine Sportart, die Ihnen wirklich Spaß macht – dann bleiben Sie auch mit Freude dabei!

## Entspannungsübungen

Stress öffnet physischen sowie psychischen Krankheiten und Beschwerden Tür und Tor.

Durch regelmäßige Entspannungstechniken wie Yoga, Meditation und Atemübungen kann man ihm entgegenwirken und so das Wohlbefinden steigern.

## Yoga

*Halte deinen Körper kräftig und gesund, bewahre einen klaren und ruhigen Geist – das ist die Philosophie des Yoga. Es ist ein uraltes System, erdacht von den Heiligen und Weisen Indiens.*

Chidambaram Subramaniam, Präsident des Bharatiya Vidya Bhavan (1910–2000)

Yoga ist weit mehr als Körperertüchtigung. Es durchdringt Körper, Geist und Seele. Die Heilübungen sind vor etwa 3500 Jahren in Indien entstanden und haben sich über die Jahrhunderte immer weiterentwickelt.

Heute kann man unter zahlreichen Yogastilen auswählen: klassisches Hatha-Yoga, dynamisches Ashtanga-Yoga, Yin-Yoga, Aerial-Yoga, Jivamukti-Yoga, Anusara-Yoga, Hormon-Yoga und viele mehr. Erkundigen Sie sich, welche Yogastile in Ihrer Umgebung unterrichtet werden.

In der Praxis sollte ein Yogaprogramm Asanas (Haltungsübungen), Pranayama (Atemübungen) und Meditation enthalten und alle Körperbereiche sowie Atmung und das Herz-Kreislauf-System sollten trainiert werden. Ein erfahrener Yogalehrer geht auf die Fähigkeiten, Bedürfnisse

und gesundheitlichen Einschränkungen seiner Schüler ein. Wichtig ist, dass Sie sich bei ihm wohl fühlen, nur so können Sie sich wirklich entspannen. Es ist sinnvoll, ein bis zwei Mal pro Woche an Yogastunden teilzunehmen. Darüber hinaus können Sie die Heilübungen auch regelmäßig zu Hause durchführen.

### Lektüretipp

Dinah Rodrigues: *Hormon-Yoga*. Schirner Darmstadt 2009

## Pranayama

*Die regelmäßige Praxis von Pranayama verringert die Blockaden, die uns an einer klaren Wahrnehmung hindern.*

Patanjali, *Yogasutra*

Atemübungen sind ein wichtiger Teil der Yogapraxis und werden Pranayama genannt. Die meisten Menschen atmen viel zu flach und zu schnell – vor allem unter Stress. Mit der richtigen Atemtechnik lassen sich Körper und Geist beruhigen. Es empfiehlt sich, unterschiedliche Atemübungen zu erlernen und diese regelmäßig anzuwenden. So können Sie Entspannung fördern oder Ihre Konzentrationsfähigkeit steigern. Besonders vor einer Meditationssitzung ist eine beruhigende Atemtechnik unabdingbar. Im Folgenden stelle ich Ihnen zwei Atemtechniken vor, die für Einsteiger geeignet sind:

### Hormon-Yoga

Hormon-Yoga ist nicht nur eine therapeutische Praxis für die Wechseljahre, sondern bringt die Hormone auch während der Schwangerschaft, Menopause oder bei einem stressbedingtem hormonellen Ungleichgewicht in Balance. Viele weitere gesundheitliche Beschwerden lassen sich mit Hormon-Yoga individuell beeinflussen. Bestimmte Yoga-Positionen fördern in Verbindung mit vitalisierenden Atemtechniken und der Anregung von Akupunkturpunkten die Durchblutung und stimulieren die Hormondrüsen. Diverse Entspannungstechniken runden die Übungen ab. Wichtig ist die regelmäßige Praxis, die unter Anleitung eines auf Hormon-Yoga spezialisierten Yogalehrers erfolgen sollte.

## Wechselatmung
## (Nadi Shodhana Pranayama)

Diese Atemtechnik ist sehr beruhigend, bringt das vegetative System ins Gleichgewicht und dient zur Reinigung der Energiekanäle (Nadis).

**Ausgangshaltung:** Nehmen Sie eine bequeme aufrechte Sitzhaltung ein. Hier empfehlen sich entweder Schneidersitz, Fersensitz und für Geübte der Lotussitz.

Die linke Hand liegt locker mit der Handfläche nach oben auf dem Oberschenkel auf. Dabei berühren sich Daumen und Zeigefinger. Zeigefinger und Mittelfinger der rechten Hand formen *Vishnu Mudra*, indem sie zur Handinnenfläche gebeugt werden.

• Nehmen Sie die rechte Hand und verschließen Sie mit dem Daumen das rechte Nasenloch und atmen Sie durch das linke Nasenloch sanft ein.

• Verschließen Sie mit dem Ringfinger das linke Nasenloch und atmen durch das rechte Nasenloch aus.

• Atmen Sie nun wieder durch das rechte Nasenloch ein und verschließen Sie dann das rechte Nasenloch, um durch das linke auszuatmen.

• Führen Sie die Wechselatmung ca. 20 Mal durch und beenden Sie die Übung mit dem Ausatmen durch das linke Nasenloch. Zum Schluss atmen Sie gleichzeitig durch beide Nasenlöcher ruhig ein und aus.

## Rhythmisches Atmen
## (Samavritti Pranayama)

Diese Atemtechnik bringt Körper, Geist und Seele ins Gleichgewicht. Sie wird zur Linderung von Stress und Depressionen eingesetzt. Ich führe diese sehr beruhigende Atemtechnik als Einschlafhilfe und bei Kopfschmerzen sowie vor der Meditation durch.

**Ausgangshaltung:** Nehmen Sie am besten eine bequeme aufrechte Sitzhaltung ein. Hier empfehlen sich entweder der Meditationssitz (Lotus- oder Schneidersitz) oder der Heldensitz (*Virasana*).

Legen Sie die Hände sanft auf Ihre Oberschenkel. Daumen und Zeigefinger berühren sich dabei (*Jnani Mudra*).

**Erste Phase (Rhythmus 4-2-4-2)**

• Einatmen: Atmen Sie 4 Takte ein, zählen Sie dabei 1 und 2 und 3 und 4.

• Atempause: Halten Sie die Luft (volle Lunge) für 2 Takte an, zählen Sie dabei 1 und 2.

• Ausatmen: Atmen Sie 4 Takte aus zählen Sie dabei 1 und 2 und 3 und 4.

• Atempause: Halten Sie die Lunge 2 Takte lang leer, zählen Sie 1 und 2.

**Zweite Phase (Rhythmus 4-4-4-4)**

Hier entspricht die Reihenfolge jener der ersten Phase. Allerdings dauert die Einatmung hier ebenso lange wie die Atempause.

**Dritte Phase (Rhythmus 3-3-6-6)**

• Einatmen: Atmen Sie 3 Takte ein, 1 und 2 und 3.

• Atempause: Halten Sie die Luft (volle Lunge) 3 Takte an, zählen Sie dabei 1 und 2 und 3.

• Ausatmen: Atmen Sie 6 Takte aus, zählen Sie dabei 1 und 2 und 3 und 4 und 5 und 6.

• Atempause: Halten Sie die Lunge 6 Takte lang leer, zählen Sie 1 und 2 und 3 und 4 und 5 und 6.

Hinweis: Sie sollten niemals in Atemnot geraten! Wenn Sie die Atmung anfangs nicht ausreichend lange halten können, beginnen Sie mit dem Rhythmus 2-2-4-4.

# Meditation

*Die Fähigkeit, über einen langen Zeitraum in einem Zustand der Ausrichtung zu verweilen, entwickelt sich durch regelmäßiges und ununterbrochenes Üben.*

Patanjali, *Yogasutra*

Regelmäßige Meditation wirkt sich positiv auf Körper, Geist und Seele aus. Kleine Meditationseinheiten, die jeden Tag ausgeführt werden, setzen den Anfang. Findet man Gefallen daran werden sich mit der Zeit die Meditationssitzungen automatisch verlängern.

**Ausgangshaltung:** Nehmen Sie eine für Sie bequeme Position ein – entweder die Rückenlage auf einer warmen Unterlage oder den Meditationssitz (Lotus- oder Schneidersitz). Sie können sich auch entspannt auf einen bequemen Stuhl setzen.

Schließen Sie die Augen und legen Ihre Hände sanft auf die Knie. Formen Sie mit ihren Händen das Entspannungs-Mudra (*Jnani-Mudra*). Dabei zeigen die Handflächen nach oben, Daumen und Zeigefinger berühren sich, die restlichen Finger sind sanft gestreckt.

• Konzentrieren Sie sich auf Ihre Atmung. Sie sollte sanft und fließend sein.

• Fokussieren Sie den Punkt zwischen Ihren Augenbrauen (*Ajna-Chakra*), bis sie ein warmes weiches Licht spüren.

• Lassen Sie aufkommende Gedanken zu, aber schenken Sie Ihnen keine Bedeutung, lassen Sie sie einfach weiterfließen bis sie immer schwächer werden und bald ganz verschwinden, dann haben Sie eine tiefe meditative Phase erreicht.

• Ihr Körper bestimmt selbst wie lange die Meditationssitzung dauert. Wenn Sie bereit sind, öffnen Sie langsam die Augen, spüren nach und kehren behutsam in den Alltag zurück.

Anfangs verkrampft man sich leicht und kann nicht loslassen. Es braucht seine Zeit, bis Sie völlig abschalten können. Jeder Meister hat als Schüler angefangen!

# Reinigende Heilanwendungen

Regelmäßige Reinigungsrituale wie Zungenreinigung, Ölziehen, Trockenbürsten oder Nasenduschen befreien den Körper von Giftstoffen und Schlacken. Sie haben in vielen Kulturen seit Jahrtausenden einen festen Platz und steigern Gesundheit und Wohlbefinden.

## Das sollten Sie beim Meditieren beachten!

• Suchen Sie sich einen ruhigen Raum und sorgen Sie für eine ungestörte Atmosphäre (Telefon, Smartphone ausschalten!).

• Leise, meditative Musik und ätherische Öle können die Atmosphäre zusätzlich positiv beeinflussen.

• Sorgen Sie für genügend Wärme, damit Sie während der Meditation nicht plötzlich frieren.

• Wenn Sie sich für den Meditationssitz entscheiden, empfiehlt es sich, mit dem Gesäß leicht erhöht zu sitzen. Mit Hilfe eines Kissens, Blocks oder einer zusammengerollte Decke fällt das gerade Sitzen leichter.

## Behandlung von Aphthen und Mundschleimhautenzündungen

Ein wirksames Mittel gegen Mundschleimhautentzündung und schmerzhafte Aphthen in der Mundhöhle ist Myrrhe-Tinktur. Aphthen sind entzündliche Veränderungen der Mundschleimhaut, die mit kleinen schmerzhaften Bläschen einhergehen. Tupfen Sie die Myrrhe-Tinktur drei bis vier Mal täglich unverdünnt auf die betroffenen Stellen. Bei starkem Befall können Sie die Tinktur mit Wasser verdünnen und mehrmals täglich den Mundraum damit spülen.

Bei Mundschleimhautentzündung und Aphthen empfiehlt sich eine Behandlung mit einer Thymol-Salbei-Tinktur wie *Salviathymol Madaus*. Auch die Einnahme von Schüssler-Salzen fördert die Regeneration der Mundschleimhaut. Hier eignen sich Nr. 8 Natrium Cholratum D6, Nr. 3 Ferrum phosphoricum D12 und Nr. 4 Kalium chloratum D6.

## Zungenreinigung

In der ayurvedischen Medizin gehört das morgendliche Reinigen der Zunge zu den täglichen Ritualen. Um die über Nacht entstandenen toxischen Beläge und Bakterien auf der Zunge zu entfernen, sollte man jeden Morgen eine Zungenreinigung durchführen.

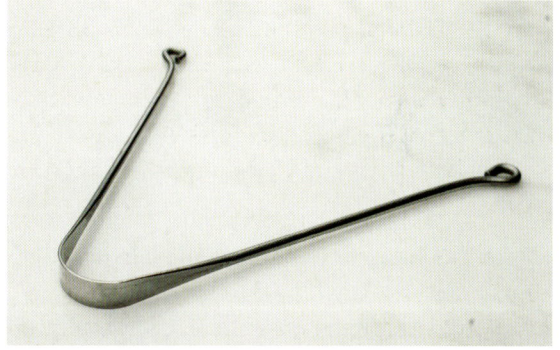

**Zungenschaber aus Edelstahl**

Am besten benutzt man hierfür einen klassischen ayurvedischen Zungenschaber aus Edelstahl. Idealerweise führen Sie die Zungenreinigung vor dem Zähneputzen und vor dem Ölziehen durch. Eine gereinigte Zunge sorgt für optimale Mundhygiene und beugt Mundgeruch vor.

### Anleitung Zungenreinigung

• Streifen Sie die Zunge mit einem Zungenschaber behutsam von hinten nach vorne mehrmals ab.

• Anschließend spülen Sie den Mundraum gut aus.

• Reinigen Sie den Zungenschaber nach jeder Anwendung sorgfältig.

## Ölziehen

Ölziehen ist eine wirksame Methode zur Reinigung und Entgiftung des Mundraums und des ganzen Körpers. Im Ayurveda sowie in der Traditionellen Chinesischen Medizin spielt es in der Gesundheitspflege eine zentrale Rolle.

Dieses Reinigungsritual funktioniert nach einem physikalischen Prinzip: Die vorhandenen Schlacken, Gift- und Abfallstoffe werden aus dem Körper herausgezogen. Die Drüsen in der Mundschleimhaut setzen dabei Enzyme frei, wodurch die Entgiftung aktiviert wird. Es wirkt sich positiv auf Organe und Gewebe aus und beeinflusst das Immunsystem günstig. Darüber hinaus wird das Zahnfleisch gestärkt und die Zähne bleiben schön hell.

Zum Ölziehen eignen sich gut hochwertige

Speiseöle (z. B. Olivenöl, Kokosöl, Mandelöl) oder ayurvedische Kräuteröle. In der Regel wird das Ölziehen im Anschluss an die Zungenreinigung durchgeführt.

### Anleitung Ölziehen

• Nehmen Sie einen Teelöffel Öl in den Mund und ziehen Sie es zwischen den Zähnen im gesamten Mundraum etwa 10 bis 15 Minuten hin und her. Das Öl vermischt sich dabei mit dem Speichel.

• Anschließend spucken Sie das Öl aus und schlucken es auf keinen Fall hinunter.

• Spülen Sie dann den Mundraum ordentlich mit Wasser durch und putzen Sie Ihre Zähne.

Um die Zeit während des Ölziehens effektiv zu nutzen, kann man währenddessen die Trockenbürstenmassage durchführen oder duschen. Verwenden Sie für das Zähneputzen eine natürliche Zahncreme ohne chemische Zusätze oder ein Zahnputzpulver auf Kieselerde-Basis.

## Trockenbürstenmassage

Eine Trockenbürstenmassage leitet Giftstoffe über die Haut aus und bringt den Körper in Schwung. Am besten führen Sie die Bürstenmassage morgens nach dem Aufstehen durch. Das weckt alle Lebensgeister und sorgt für eine gute Durchblutung. Von der kreislaufanregen-

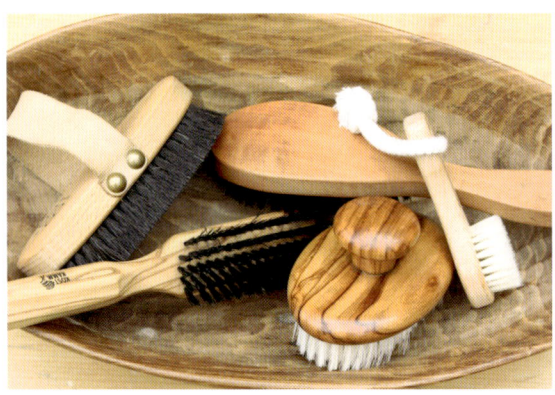

**Bürsten für Haar- und Körperpflege**

den Wirkung profitieren Sie den ganzen Tag. Säuren und Gifte, die nicht über Niere, Darm und Lunge ausgeschieden werden können, versucht der Organismus über die Haut loszuwerden.

Die Trockenbürsten-Massage gehört zu meinem morgendlichen Reinigungsritual. Während des Bürstens führe ich das Ölziehen durch. Haben Sie am Morgen wenig Zeit, lässt sich die Bürstenmassage natürlich auch am Abend durchführen oder unterstützend vor einem basischen Bad (mit Basensalz), was die Ausscheidung der Säuren unterstützt.

### Standard-Trockenbürstenmassage

Für die Trockenbürstenmassage benötigen Sie eine Körperbürste aus Naturborsten oder eine sogenannte Klosterbürste (nur für Fortgeschrittene). Letztere hat kupferlegierte Borsten, die bei Reibung einen winzigen Strom erzeugen. Dies sorgt für sofortige Entspannung und Revitalisierung.

Führen Sie die Bürste in kreisenden Bewegungen mit leichtem Druck den Körper entlang. Bürsten Sie dabei immer zum Ende der Gliedmaßen (Zehen, Finger) oder zum nächsten sogenannten „Abfluss" – also jenen Köperstellen, an denen man besonders schwitzt: Achselhöhlen, Leisten, Armbeugen, Kniekehlen, Fingerspitzen und Fußzehen.

Wiederholen Sie die Bürstenstriche auf jeder Körperseite mehrmals – je nach Wohlbefinden.

### Meridian-Bürstenmassage

Ich persönlich bevorzuge die Meridian-Bürstenmassage. Sie bringt die Lebensenergie in den Leitbahnen zum Fließen.

• Beginnen Sie am Schambein und bürsten Sie bis zum Brustbein – immer von unten nach oben. Wiederholen Sie diese Bürstenstriche 10 Mal.

• Danach bürsten Sie über die rechte Brust in Richtung Schulter, dann entlang der Arminnenseite zu den Handinnenflächen bis zu den Fingerspitzen.

• Nun führen Sie die Bürste weiter von den Fingerspitzen, über den Handrücken entlang und von der Armaußenseite bis zur Schulter.

• An der Schulter angelangt, bürsten Sie von der Außenseite des Oberkörpers in Richtung Taille und Hüfte. Dann arbeiten Sie sich zum Oberschenkel vor, erreichen den Unterschenkel und bürsten die Außenknöchel, bis Sie beim kleinen Zeh angekommen sind.

• Anschließend bürsten Sie wieder zurück nach oben, diesmal über die Innenseite am großen Zeh beginnend bis zum Innenknöchel. Sie führen die Bürste weiter in Richtung Unterschenkel und Oberschenkel, Leiste und über den Bauch bis zum Brustbein.

• Wiederholen Sie die gleiche Abfolge auf der linken Seite – somit schließen Sie den Kreis.

• Die Anwendung wird auf jeder Körperseite 5 bis 10 Mal wiederholt.

• Die Bürstenmassage endet auf jeder Körperseite am kleinen Zeh.

### Bürstenmassage für Haare und Kopf

Mit einer Bürstenmassage wird die Kopfhaut gereinigt, regeneriert und die Durchblutung angeregt. Sie schafft auch Abhilfe bei Kopfschmerzen. Regelmäßiges Bürsten fördert den Haarwuchs.

Die Kopfbürstenmassage empfiehlt sich direkt nach dem Aufstehen, vor oder nach der Meridian-Bürstenmassage. Verwenden Sie für diese Anwendung eine hochwertige Haarbürste mit Naturborsten.

Bei der nachfolgenden Massage werden alle beschriebenen Bürstenstriche mindestens drei Mal oder öfter wiederholt.

• Streichen Sie zu Beginn den Nacken zum Körper hin aus.

• Dann bürsten Sie die Kopfhaut von der Stirn

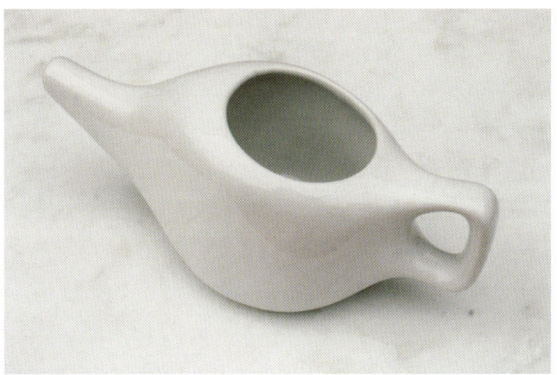
**Nasenspülkännchen**

beginnend bis zum Nacken.

• Danach bürsten Sie kreuz und quer von den Seiten bis oben zum Scheitel.

• Abschließend streichen Sie wieder von der Stirn bis zum Nacken aus.

### Nasendusche

Um Blüten- und Hausstaub sowie Bakterien aus der Nase zu spülen, lohnt sich das Nasenspülritual mit einem traditionellen Nasenspülkännchen (*Neti-Pot*). Das Neti-Kännchen aus Keramik kann man via Internet bestellen oder in Geschäften erwerben, die ayurvedische Produkte führen. Wer mit dem *Neti-Kännchen* nicht zurechtkommt, kann auf eine *Emser Nasendusche* zurückgreifen.

Die Nasenreinigung kann man morgens oder abends durchführen. Zur Heuschnupfen- oder Erkältungszeit lohnt es sich, zweimal am Tag zu spülen. Das erleichtert das Durchatmen. Regelmäßiges Nasenspülen schützt vor Infektionen und hält den Atemfluss frei.

**Vorbereitung:** Befüllen Sie das Kännchen mit lauwarmen Wasser (evtl. abgekocht), und fügen ¼ TL Meersalz zu. Rühren Sie so lange, bis das Salz aufgelöst ist.

• Führen Sie den Schnabel des Kännchens in das linke Nasenloch ein, halten Sie dabei Ihren

Kopf über das Waschbecken und neigen Sie ihn leicht nach rechts. So kann das Wasser aus dem rechten Nasenloch wieder herausfließen. Halten Sie dabei den Mund geöffnet, damit Sie atmen können.

• Führen Sie die Anwendung auch am anderen Nasenloch durch.

• Putzen Sie sich anschließend sanft die Nase.

• Zum Abschluss werden beide Nasenlöcher mit ein paar Tropfen Öl eingerieben.

## Sauna und Dampfbad

Regelmäßige Saunagänge entgiften den Körper und stärken das Immunsystem. Beim Schwitzen in der Sauna oder dem Dampfbad werden Giftstoffe ausgeschwemmt. Der Körper wird perfekt durchblutet und entspannt. Die Haut fühlt sich nach dem Saunieren samtweich an.

Die Saunatemperatur sollte sich nach Ihrem Wohlbefinden richten – manchmal ist eine weniger heiße Sauna angenehmer und man kann die jeweilige Sitzung länger durchführen. Wenn sich die Möglichkeit bietet oder Sie eine eigene Sauna besitzen, können Sie während des Saunagangs einige sanfte Yoga- oder Dehnübungen im Sitzen durchführen – vorausgesetzt, Ihr Kreislauf lässt dies zu. Durch die Wärme sind die Muskeln weicher und die Dehnung fällt leichter.

Trinken Sie während der Pausen genügend Wasser oder Tee, damit Sie nicht dehydrieren und Ihnen nicht schwindlig oder übel wird. Kühlen Sie sich nach dem Saunagang ausreichend ab. So beleben Sie den Kreislauf.

Übertreiben Sie nicht! Zwei bis drei, maximal vier Saunagänge sind genug – ganz nach dem Prinzip: weniger ist mehr.

## Hydro-Colon-Therapie

Die Hydro-Colon-Therapie ist eine professionelle Darmspülung, die von einem geschulten Therapeuten ausgeführt wird. Sie ist wesentlich effektiver als ein Einlauf, den man selbst zu Hause durchführen kann, da der gesamte Dickdarm durchgespült wird. Eine Hydro-Colon-Therapie ist vor allem als Begleittherapie bei Nahrungsumstellung oder einer Fastenkur empfehlenswert, um die anfallenden Schlacken und Toxine auszuleiten. Die Hydro-Colon-Therapie spendet Energie, sorgt für eine bessere Verdauung und einen erholsamen Schlaf. Nicht zuletzt werden Sie mit einem flacheren Bauch und einer schönen gereinigten Haut belohnt. Gerade bei Menschen, die zu Verstopfungen neigen, verhilft sie dem Darm wieder zu seiner normalen Bewegung und Funktion.

Bei der Hydro-Colon-Therapie wird der Dickdarm mit Hilfe eines dafür vorgesehenen Geräts mit warmen Wasser befüllt. Anschließend massiert der Therapeut sanft die Bauchdecke bzw. den Dickdarm. Nach Absprache mit dem Patienten wird der Darm wieder entleert. Dieser Prozess wird bis zu sechs Mal wiederholt. Eine Sitzung sollte mindestens 45 Minuten, besser eine Stunde in Anspruch nehmen. Die Behandlung sollte stets als angenehm empfunden werden. Wie viele Behandlungseinheiten nötig sind, entscheidet der Therapeut und wird von Ihrem Wohlbefinden abhängig gemacht.

# Hydrotherapie und Heilbäder

Wärme- und Kältereize des Wassers können Beschwerden lindern und werden wie Heilbäder seit langer Zeit in vielen Kulturkreisen benutzt. Sie können gerade in den Wechseljahren die Linderung von Beschwerden bewirken.

## Hydrotherapie

Die heilkräftigen Effekte der Hydrotherapie (Kneippanwendungen) werden durch den Temperaturunterschied zwischen Körper und Wasser erzielt. Damit lassen sich unter anderem Schlafstörungen, Kopfschmerzen, Nervosität und Hitzewallungen behandeln. Das Immunsystem wird gestärkt, die Infektanfälligkeit nimmt ab und der Kreislauf kommt in Schwung. Wasseranwendungen kann man als Vollbad, Halbbad oder Teilbad (Fuß- und Armbad) durchführen. Auch warme und kalte Wickel, Körpergüsse und Wassertreten sind Anwendungen der Hydrotherapie.

## Kaltes Armbad

Ein kaltes Armbad hilft wunderbar bei Kopfschmerzen, Müdigkeit und Hitzewallungen. Es lässt sich ganz einfach zwischendurch anwenden. Ich finde das Armbad sehr effektiv und an manchen kopfwehreichen Tagen führe ich es sogar mehrmals durch.

• Befüllen Sie das Waschbecken oder eine Wanne mit kaltem Wasser (18 °C oder kälter).

• Tauchen Sie nun beide Arme bis zur Oberarmhöhe für zehn Sekunden in das kalte Wasser. Wenn Ihnen das zu unangenehm ist, können Sie die Dauer auch verkürzen.

• Danach tupfen Sie die Arme mit einem Handtuch vorsichtig trocken. Die Arme dürfen anschließend kribbeln, die Kälte zieht die Hitze regelrecht aus dem Kopf.

Bei Kopfschmerzen hilft außerdem ätherisches Pfefferminzöl, das Sie auf Stirn und Nacken tupfen. Vermeiden Sie enges Schuhwerk und bewegen Sie sich an der frischen Luft. Darüber hinaus lindern frischer Pfefferminztee, Atemübungen und Meditation den Schmerz.

## Wechselfußbad

Ein Wechselfußbad hilft bei Kopfschmerzen sowie Schlafstörungen und entspannt die Nerven. Für das Wechselfußbad benötigen Sie zwei Fußbadewannen oder Eimer.

• Stellen Sie beide Wannen vor einen Stuhl und befüllen Sie eine mit ca. 18 °C kaltem Wasser und die andere mit lauwarmen Wasser (36 bis 38 °C).

• Tauchen Sie die Füße bis zu den Waden (bei Krampfadern nur bis zu den Knöcheln) zunächst in das warme Wasser, bis sie sich angenehm warm anfühlen (5 Minuten).

• Danach wechseln Sie in das kalte Wasser für etwa 15 Sekunden.

• Diesen Vorgang wiederholen Sie 2 bis 3 Mal.

• Nun streifen Sie das Wasser sanft ab (nicht abtrocknen) und ziehen Baumwollstrümpfe an.

• Spüren Sie einige Minuten nach. Wenn Sie unter Schlafstörungen leiden, können Sie direkt nach dem Fußbad ins Bett gehen.

## Heilbäder

Es gibt Abertausende Rezepturen für Heilbäder. Häufig kommen Heilsteine wie Rosenquarz oder Bergkristall sowie Kräuter mit gesundheitsfördernden oder beruhigenden Wirkungen wie Lavendel, Rosmarin, Fichtennadeln oder Kamille zum Einsatz. Aus Letzteren bereitet man entweder einen Sud zu oder gibt sie dem Wasser in

### Ingwer-Booster gegen Kopfschmerzen

Wenn Sie keine Zeit für eine Wasseranwendung haben, kann der „Ingwer-Booster" sehr schnell Abhilfe bei Kopfschmerzen leisten. Seine schmerzlindernde Wirkung ist mit Ibuprofen vergleichbar. Für die Teemischung benötigen Sie frischen geriebenen Ingwer, Zitrone, Chili und Honig (nicht vegan). Das genaue Rezept finden Sie auf S. 214.

Form von ätherischem Öl bei. An dieser Stelle möchte ich Ihnen das Basenbad ans Herz legen.

### Basenbad

Entspannen Sie Körper, Geist und Seele mit einem Basenbad. Es hilft der Haut und dem Organismus die im Gewebe gespeicherten Säuren und Gifte loszuwerden. Je länger Sie baden, desto besser – mindestens aber eine halbe Stunde. Nach einem Basenbad fühlt man sich sehr entspannt und die Haut ist babyzart.

Die Wassertemperatur sollte etwa 37 °C betragen. Bei längeren Badezeiten kann man ab und an warmes Wasser nachlaufen lassen.

• Geben Sie drei bis vier Esslöffel Basenpulver in das Badewasser und verteilen Sie es sorgfältig.

• Legen Sie sich nun in die Wanne und genießen Sie das Vollbad etwa 30 Minuten.

• Trinken Sie währenddessen eine Tasse Heiltee oder lauwarmes Wasser.

• Tupfen Sie sich nach dem Baden vorsichtig trocken und hüllen Sie sich in ein wärmendes Badetuch oder in einen Bademantel, damit Sie nicht auskühlen.

• Legen Sie sich auf Ihr Sofa oder direkt ins Bett und genießen Sie die entspannende Wirkung des Heilbads.

Nach dem gleichen Prinzip können auch Basen-Fußbäder durchgeführt werden. Basenpulver können Sie in Drogerien und Apotheken kaufen (z. B. *Meine Base, Bullrich Vital* oder das sehr effektive Edelsteinpulver von *Droste Laux*).

# Lichttherapie

Ohne Licht kein Leben! Es ist so wichtig wie Luft und Wasser. Licht nährt unsere Psyche und bringt Körper, Geist und Seele in Balance.

Vielen Menschen schlägt die dunkle Jahreszeit auf das Gemüt. Sie werden traurig, melancholisch, fühlen sich schlapp, antriebslos und ziehen sich in ihre vier Wände zurück. Das sind erste Anzeichen einer leichten bis mittelschweren Winterdepression. Licht bedeutet Leben und erhellt die getrübte Seele. Durch Lichttherapie kann man akutem Lichtmangel vorbeugen. Sonnenlichtähnliches Kunstlicht hellt die Stimmung auf und wirkt nachweislich gegen depressive Verstimmungen.

Lichttherapie kommt selbst bei schweren Depressionen als begleitende Behandlung zur Psycho- oder Antidepressiva-Therapie zum Einsatz. Wichtig ist dabei die Verwendung der richtigen Lichtquelle. Geeignet ist eine spezielle Tageslichtlampe (Lichtdusche) mit einer erhöhten Lichtintensität von 10 000 Lux. Die beste Wirkung erreicht man, indem man direkt morgens zwischen 7 und 10 Uhr die Lichtdusche nutzt, um die körpereigenen Hormone zu aktivieren, die Melatonin Produktion (Schlafhormon) zu stoppen und die Serotoninproduktion (Glückshormon) anzukurbeln. Die Bestrahlung wird etwa eine halbe Stunde lang durchgeführt. Hierbei sitzen Sie einen halben Meter entfernt vor der Lampe. Dabei lässt es sich frühstücken oder die Zeitung lesen. Es genügt, in regelmäßigen Abständen in die Lichtquelle zu blicken.

# Verspannungen lösen

Verspannungen werden meistens durch Bewegungsmangel, falsche Körperhaltung oder Stress ausgelöst. Man kann sie vielfältig behandeln. Neben Massagen eignet sich die Anwendung von Faszienrollern, Massagebällen oder Akupressur-Matten, um ihnen entgegenzuwirken. Aber auch die Einnahme von Magnesium kann hilfreich sein.

### Faszienroller, Massageball und Akupressur-Matte

Wer nicht ständig zur Massage gehen möchte,

um seine Verspannungen zu lösen, kann seine Muskeln zu Hause mit den entsprechenden Hilfsmitteln lockern. Die beschriebenen Hilfsmittel sind in gut sortierten Sanitätshäusern oder im Internethandel für Yogabedarf erhältlich. Adressen finden Sie unter *Bezugsquellen* (S. 350).

• Mit einem *Triggerpoint-Faszienroller* kann man Gewebe und Energiepunkte stimulieren. Der Roller eignet sich besonders gut für die Anwendung am oberen und unteren Rücken sowie für Behandlungen an den unteren Extremitäten.

• Der *Peanut-Massageball* (sieht aus wie eine Erdnuss mit Stacheln) eignet sich für die Triggerpunktmassage im Nackenbereich sowie am unteren Rücken. Die Selbstmassage lässt sich mit diesem Hilfsmittel ganz einfach im Sitzen, Liegen, oder im Stehen an der Wand (bzw. Türrahmen) durchführen.

• Erstaunlich entspannend wirkt die *Vital Akupressur-Matte*. Sie ist eine Art „Nagelbrett" für Einsteiger. Mit ihren vielen kleinen Spitzen stimuliert sie unzählige Akupressurpunkte, fördert die Durchblutung und löst Verspannungen. Regelmäßig angewendet sorgt, die Matte für mehr Wohlbefinden und lindert Stress, Nacken- und Kopfschmerzen, Rückenverspannungen, chronische Müdigkeit und Schlafstörungen. Am Anfang ist die Akupressur-Matte etwas gewöhnungsbedürftig. Nach einigen Anwendungen möchte man sie allerdings nicht mehr missen und schätzt ihre wohltuende Wirkung. Zur Matte gibt es für alle, die ihr Entspannungsprogramm weiter ausbauen möchten, ein Akupressur-Kissen.

# Transdermale Magnesiumtherapie

Leiden Sie an schmerzhaften Wadenkrämpfen und hartnäckigen Muskelverspannungen? Dann sollten Sie über Ihren Magnesiumhaushalt nachdenken. Magnesium zählt zu den wichtigsten Mineralstoffen für die Menschen. Zwar wirken Sie Magnesiummangel durch eine ausgewogene vegane Ernährung entgegen – doch das reicht in manchen Fällen nicht aus.

Magnesium kann man oral einnehmen. Dies kann in höherer Dosierung jedoch zu Unverträglichkeiten und Durchfall führen. Eine gute Alternative ist die Magnesiumversorgung durch eine transdermale Magnesiumtherapie. Hierbei handelt es sich um eine neue Form der Magnesiumzufuhr, bei der Magnesiumöl (Magnesium-Sole), auf die Haut aufgetragen wird. Das über die Haut aufgenommene Magnesium versorgt den Körper deutlich besser mit Magnesium, als dies bei der Einnahme von Nahrungsergänzungsmitteln der Fall ist.

Magnesiumöl besteht aus einer dreiprozentigen Lösung aus Magnesiumchlorid und Wasser. Die Mischung hat eine leicht ölige Textur – daher die Bezeichnung „Öl". Magnesiumöl kann man leicht selbst herstellen. Wenn es beispielsweise nach dem Sport oder anderen intensiven Körperaktivitäten auf die Haut gegeben wird, entspannt es die Muskeln sehr schnell. Sprühen Sie es auf dünne Hautstellen wie Oberschenkel- und Oberarminnenseite, Brust, Bauch oder auch

## Herstellung von Magnesiumöl

Für die Herstellung von Magnesiumöl benötigen Sie Magnesiumchlorid (weiße Salzkristalle), das Sie in der Apotheke bestellen können. Zubereitung:

• Füllen Sie 30 Gramm (etwa 4 TL) Magnesiumchlorid in eine mit Wasser befüllte 1-Liter-Glasflasche (für eine kleinere Menge 3 Gramm auf 100 Milliliter). Schütteln Sie das Ganze gut durch.

• Verwenden Sie am besten eine Flasche mit Sprühkopf, damit Sie die Lösung gleichmäßig auf ihre Haut aufsprühen können.

direkt in die verspannten Regionen wie Nacken, Schultern, Rücken und Waden.

Empfohlen werden täglich 5 bis 10 Milliliter der Lösung. Je nach Sprühvorrichtung entspricht dies etwa 8 bis 10 Sprühstößen. Eine Überdosierung ist nicht möglich, da der Körper nur die benötigte Menge aufnimmt, um den Magnesiumhaushalt in Balance zu halten. Überschüssiges Magnesium wird über Urin und Stuhl wieder ausgeschieden.

Die Anwendung wird am besten direkt nach dem Duschen durchgeführt – dann ist die Haut besonders aufnahmefähig. Wichtig ist, dass Sie kein stark parfümiertes bzw. öliges (cremiges) Duschgel verwenden, um eine optimale Aufnahme sicherzustellen. Nach dem Aufsprühen entsteht ein leicht klebriger Film, der etwa 10 bis 20 Minuten nach der Anwendung mit Wasser abgewaschen werden kann oder auf der Haut belassen wird.

Hinweis: Sprühen Sie die Lösung nicht auf frisch rasierte Haut. Bei sensibler Haut kann unter Umständen leichtes Kribbeln auftreten. Geben Sie die Lösung in diesem Fall am besten auf angefeuchtete Haut oder verwenden Sie eine Verdünnung der Lösung mit Wasser im Verhältnis 1:1.

# Haut- und Körperpflege

Archäologische Funde in jahrtausendealten Kultstätten und Tempeln bestätigen die Verwendung von Salben, Ölen und weiteren kosmetischen Artikeln zur Schönheitspflege. Die konventionelle Kosmetik von heute unterscheidet sich allerdings deutlich von den natürlichen Präparaten, die man bereits im Alterum verwendet hat.

Eine traurige Tatsache ist, dass die meisten Frauen durch ihre täglichen kosmetischen Anwendungen viele gesundheitsgefährdende Chemikalien über ihre Haut aufnehmen. Die vielversprechende Werbung der Kosmetikindustrie verführt zu übermäßigem Gebrauch – möchte Frau doch ihre Jugendlichkeit erhalten – koste es, was es wolle. Viele Inhaltsstoffe in herkömmlicher Kosmetik sind bei regelmäßigem und längerem Gebrauch gesundheitsschädlich – manche stehen sogar in Verdacht, krebserregend zu sein.

Zu allem Übel müssen für die meisten konventionellen Kosmetikprodukte viele Tiere in Versuchslaboren schrecklich leiden. Unnötige Tierversuche werden durchgeführt, um Kosmetika, Shampoos, Cremes, Lotionen usw. zu testen. Es ist mittlerweile erwiesen, dass für kosmetische Produkte keine Tierversuche notwendig sind. Hersteller von Biokosmetik verzichten auf diese Grausamkeit. Steigen Sie deshalb Ihrer Haut und den Tieren zuliebe auf Biokosmetik um.

## Toxine und Chemie meiden!

Achten Sie genau darauf, was in Ihren Pflegeprodukten wie Feuchtigkeitscremes, Lotionen, Flüssigseife, Shampoos, Pflegespülung, Zahnpasta, Lippenstift, Nagellack und Sonnenschutz enthalten ist! Finden Sie unter anderem Triclobarban, Triclosan, Retinylpalmitat, Retinol, Formaldehyd, Formalin, Toluol, Dibutylphthalat, Oxybenzon, Duftstoffe wie PEG, Ceteareth, Parabene, Hydantoin, Polyethylen bei den Inhaltsstoffen, sollten Sie dringend überlegen, ob Sie das Ihrem Körper wirklich antun möchten.

Diese Stoffe werden über die Haut aufgenommen und schwächen auf Dauer das Immunsystem. Die Substanzen werden sofort über die Haut absorbiert und wandern auf direktem Weg ins Blut. Ein Grund mehr, konventionelle Kosmetika aus dem täglichen Leben zu verbannen und auf unbelastete Naturkosmetik umzusteigen.

# Vegane Ernährung für schöne Haut und Haare

Durch vegane Ernährung werden Haut und Haare bestens von Innen versorgt. Das Hautbild wird reiner, glatter und strahlender, die Haare werden fester und glänzender.

Menschen, die viele tierische Nahrungsmittel, Fertigprodukte und Fastfood konsumieren, scheiden die enthaltenen Giftstoffe zum Teil über ihre Haut wieder aus. Das führt zu den allseits gefürchteten Pickeln, Furunkeln und sonstigen unschönen Hautveränderungen.

Aus eigener Erfahrung kann ich die positive Veränderung meiner Haut durch die Ernährungsumstellung nur bestätigen. Meine Haare, die mit Beginn der Wechseljahre immer dünner und lichter geworden sind, sind jetzt wieder dicker und schöner geworden. Das konnte sogar meine Friseurin bestätigen, die mich schon viele Jahre kennt.

Der Grundsatz lautet: Je natürlicher die Cremes, Seifen und Shampoos, desto besser für Haut und Haare. Inzwischen ist das Angebot an biologischer Naturkosmetik stark gewachsen, so dass jeder finden kann, was er braucht. Selbst auf Allergiker und besonders empfindliche Individuen haben sich die Naturkosmetikproduzenten eingestellt. Es gibt besonders verträgliche Kosmetiklinien ohne Parfümstoffe und ätherische Öle.

# Was Sie nicht essen würden, sollten Sie auch Ihrer Haut nicht zumuten!

Sie sind auf der sicheren Seite, wenn Sie Pflegestoffe für Ihre Haut verwenden, die Sie auch essen können, so wie hochwertige Pflanzenöle und Heilerde. Pflegen Sie sich mit einer selbst hergestellten duftenden Körperbutter aus Sheabutter, Kakaobutter, Kokosbutter (Öl) und ein paar Tropfen ätherischem Öl wie Lavendel, Limone oder Rose. Diese wunderbare Körperbutter verleiht Ihnen eine garantiert samtweiche Haut (Rezept siehe S. 317).

## Hautpflegetipp

Verwenden Sie bei trockener reifer Haut Rosenkernöl (Hagebuttenkernöl) anstelle von Feuchtigkeitscreme. Das Öl zählt zu den wertvollsten in der Hautpflege und ist auch für sehr empfindliche Haut geeignet. Rosenkernöl gibt der Haut Elastizität, unterstützt die Zellerneuerung und stabilisiert den Feuchtigkeitsmantel, damit er genügend Feuchtigkeit speichern kann.

## Leinsamenauflage

• Geben Sie 2 bis 3 EL Leinsamen (ganz oder geschrotet) in ein Schälchen und übergießen Sie die Samen mit kochendem Wasser.

• Verrühren Sie das Ganze zu einem Brei, der weder zu feucht, noch zu trocken sein sollte.

• Füllen Sie diesen Brei in zwei kleine Stoffsäckchen oder einfacher in Teefilterbeutel aus Papier.

• Legen Sie nun die vorbereiteten Auflagen 5 bis 10 Minuten auf Ihre Augen.

Leinsamenauflagen helfen auch bei Nasennebenhöhlenentzündungen, Schnupfen, Husten und Bronchitis.

# Kühlendes Zypressenöl

**Zutaten**

150 ml Bio-Mandelöl

**Ätherische Bio-Öle**
6 Tropfen Zypresse
3 Tropfen Wachholderbeere
3 Tropfen Lavendel
3 Tropfen Pfefferminze
3 Tropfen Lemongras

Dieses wohlriechende Öl wirkt gegen schwere Beine und berührungsempfindliche Venen.

**Zubereitung**

Mandelöl in eine Glasflasche füllen, ätherische Öle dazugeben, Flasche verschließen und gut durchschütteln, fertig! Die Beine Richtung Herz mit dem Öl einmassieren.

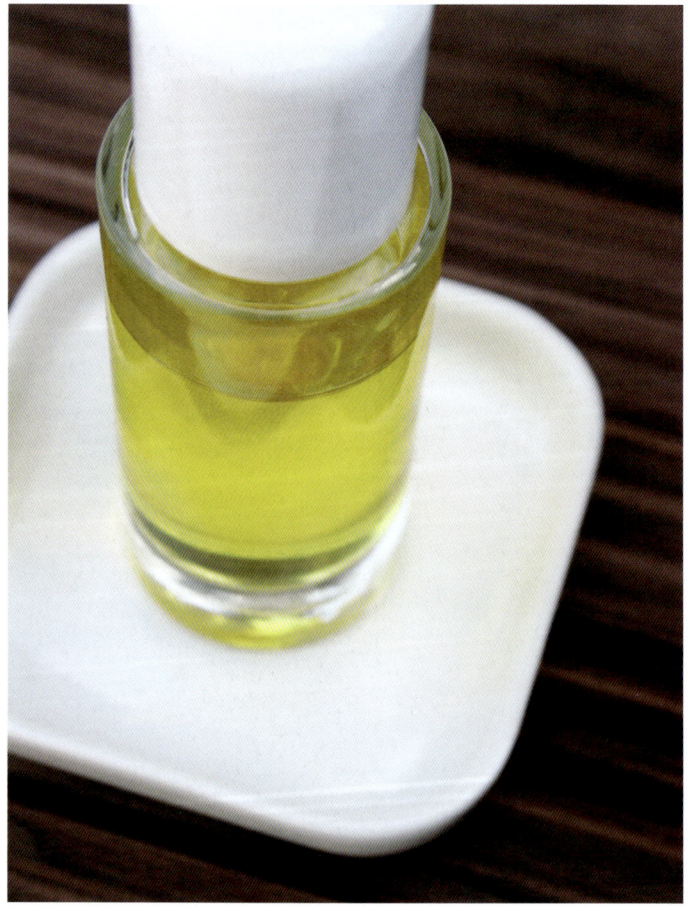

# Körperbutter

## Zutaten

200 g Bio-Kakaobutter
100 g Bio-Sheabutter
100 g kaltgepresstes Kokosöl
6 Tropfen ätherisches Bio-Lavendelöl


**TIPP:** *Statt Lavendel können Sie jederzeit ein anderes ätherisches Öl Ihrer Wahl verwenden. Bei sehr warmer Zimmertemperatur oder gerade im Sommer wird die Körperbutter weicher bzw. etwas flüssig. Die Zutaten für die Körperbutter erhalten Sie im Bio-Kosmetik-Fachhandel oder bei* www.maienfelser-naturkosmetik.com

Eine wundervoll pflegende Körperbutter können Sie ganz einfach selbst herstellen. Diese hier duftet herrlich nach Kakao und versorgt die Haut optimal mit wertvollen Nährstoffen. Besonders spröde, trockene Hände und Füße profitieren von dieser wertvollen Pflege.

## Zubereitung

1. Kakaobutter, Sheabutter sowie Kokosöl in eine Schüssel geben und entweder im Wasserbad oder im Dörrautomat bei 42° C langsam erwärmen, bis die Zutaten schmelzen.

2. Wenn alles schön flüssig ist, das Lavendelöl beimischen, mit einem Glasspatel gut umrühren und die Mischung in saubere Tiegel abfüllen.

3. Die Körperbutter im Kühlschrank fest werden lassen. Vorrat bis zum weiteren Gebrauch ebenfalls im Kühlschrank aufbewahren.

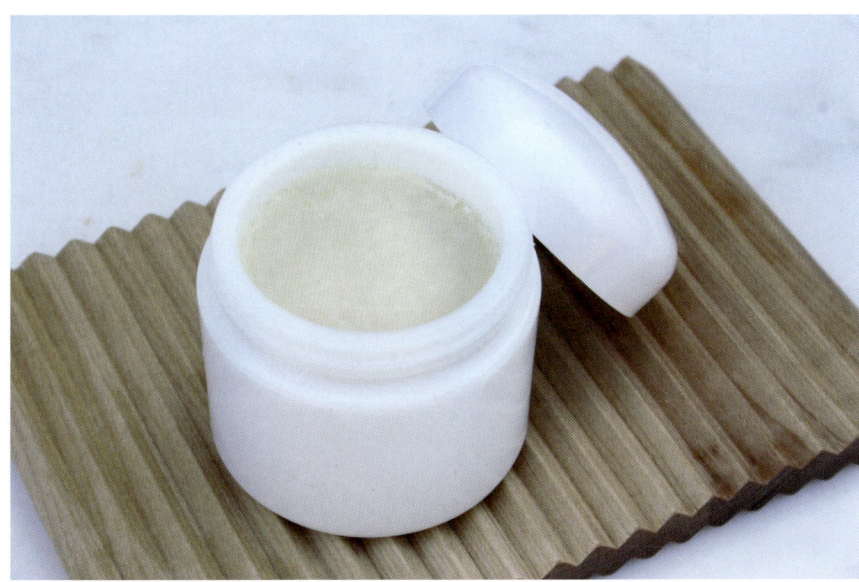

Kokosöl eignet sich bestens zur Pflege bei trockener Haut oder als Haarpackung und ist ein hervorragender Makeup-Entferner. Mit Grüner Heilerde können Sie nicht nur Ihren Körper erfolgreich entgiften, sondern auch Haut und Haare damit reinigen. Besonders klärend ist eine Gesichtsmaske mit mineralstoffreicher Grüner Heilerde.

Zum Duschen und Händewaschen tut es auch die gute alte Seife. Sie ist leider etwas aus der Mode gekommen und wurde von Waschlotionen und Duschgels verdrängt. Achten Sie auf hochwertige Pflanzenölseife. Dann ist eine besonders schonende Reinigung mit Pflegeeffekt garantiert.

Für die Intimpflege eignet sich ausschließlich Wasser, Reinigungslotionen für den Intimbereich trocknen die Schleimhäute extrem aus und machen sie anfällig für Hautkrankheiten. In den Wechseljahren haben viele Frauen mit trockenen Schleimhäuten im Intimbereich zu kämpfen. Deshalb ist eine regelmäßige Pflege unabdingbar. Dazu eignen sich hochwertige Pflanzenöle wie beispielsweise Nachtkerzenöl. Auch mit Schüssler-Salz-Salben (Nr. 1 Calcium fluoratum D12, Nr. 8 Natrium Chloratum D6 und Nr. 11 Silicea) kann man nicht nur rissige und trockene Haut, sondern auch den Intimbereich behandeln. Fragen Sie in Ihrer Apotheke nach. Eine Adresse für hochwertigste Naturkosmetik finden Sie unter *Bezugsquellen* auf S. 350.

## Trockene Augen pflegen

Die Arbeit am Computer, Heizungsluft, Hausstaub, Milben und Pollen reizen die Augen und machen sie trocken. Homöopathische Augentropfen von WALA wie *Euphrasia* (Augentrost), *Chelidonium* oder bei entzündeter Bindehaut *Echinacea/Quarz* können Abhilfe schaffen. Auch die Einnahme von Schüssler-Salz Nr. 8 Natrium Chloratum hilft bei trockenen Augen. Legt man ein mit kleinen Rosenquarzen gefülltes

Augenkissen auf, beruhigt es nicht nur die Augen, sondern den ganzen Menschen – beispielsweise erhältlich bei Ökoversendern. Besonders angenehm ist eine Augenauflage mit Leinsamen. Sehr effektiv ist die gleichzeitige Anwendung der Akupressur-Matte – dann haben Sie den doppelten Entspannungseffekt.

## Ohrkerzen

Ohrkerzen sind ein altbewährtes Naturheilmittel. Sie bestehen aus Baumwolle oder Leinen sowie Bienenwachs und können auch Kräuterzusätze enthalten. Die Wirkungsweise der Ohrkerzentherapie ist vielfältig und vor allem sehr entspannend.

Die Ohrkerze wird für die Behandlung auf den äußeren Gehörgang aufgesetzt und angezündet. Der dabei entstehende Unterdruck sendet Reize und Vibrationen an das Trommelfell, was wie eine Massage auf das Trommelfell wirkt. Die von der Ohrkerze ausgehende Wärme entspannt das Ohr und den gesamten Körper. Ablagerungen im Gehörgang können sich lösen. Das Innenohr, in dem sich das Gleichgewichtsorgan befindet, wird besser durchblutet.

Die von der Ohrkerze ausgehenden Reize breiten sich über Mittelohr, Nase und Rachen aus, sodass selbst die Gaumenmandeln noch von dieser Behandlung profitieren. Die Ohrenkerzentherapie stimuliert das vegetative Nervensystem und beruhigt die Psyche, regt Kreislauf und Blutdruck an. Die Behandlung mit Ohrenkerzen wird in vielen naturheilkundlichen Praxen angeboten.

Man kann sie auch bestens zu Hause anwenden und die Behandlung vom Partner oder einer anderen Vertrauensperson durchführen lassen. Hierbei beachtet man am besten genau die Anwendungsvorschriften des Herstellers. Die Behandlung darf niemals alleine durchgeführt werden.

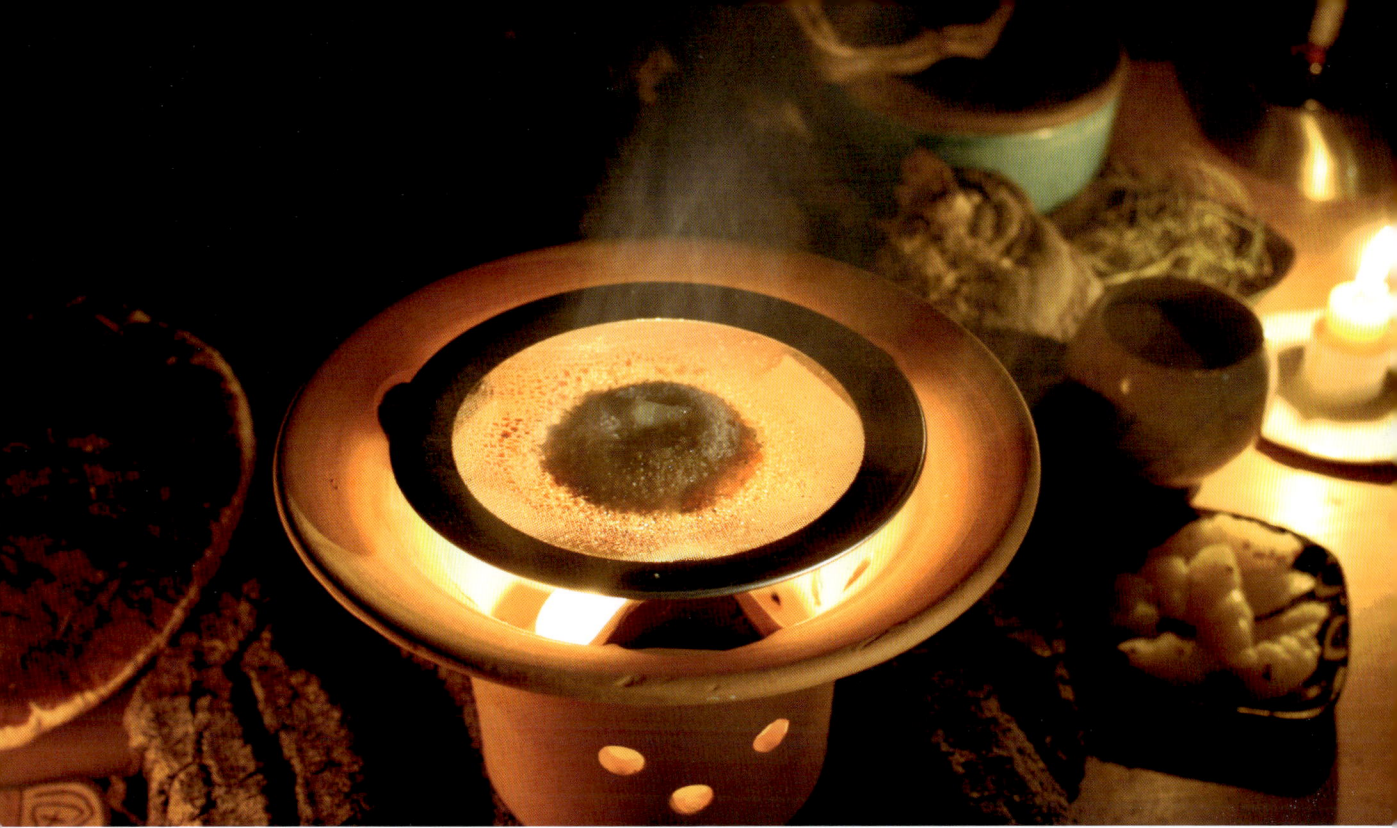

Wohltuende, entspannende Räucherzeremonie mit selbst gesammeltem Fichtenharz.

Auf keinen Fall sollte die Ohrkerzenbehandlung bei akuter Ohrentzündung oder perforiertem Trommelfell gemacht werden. Eventuell auftretende Reaktionen wie Hautreizungen, tränende Augen oder Ohrjucken klingen meist schnell wieder ab. Entsteht ein unangenehmes Gefühl durch die Behandlung, dann ist diese sofort abzubrechen. Verwenden Sie nur hochwertige Ohrenkerzen aus Apotheken, Bioläden oder Reformhäusern.

## Die Kunst des Räucherns

Der Ursprung des Räucherns von aromatischen Substanzen liegt in der frühen Menschheitsgeschichte. Räuchern war jahrtausendelang in vielen Kulturkreisen ein wichtiger Bestandteil des täglichen Lebens. Man besaß ein reichhaltiges Wissen über die heilkräftige und zum Teil auch psychoaktive Wirksamkeit der Räucherwaren.

Heute besinnt man sich wieder auf das ursprüngliche Ritual des Räucherns und versucht, damit eine entspannte positive Atmosphäre oder meditative Stimmung zu erzeugen.

Wer sehnt sich nicht danach, dem hektischen Alltag zu entfliehen, mehr Zeit für sich selbst zu haben und die Seele baumeln zu lassen? Das Verräuchern von wohlriechendem Räucherwerk ist ein sehr naturverbundenes Ritual – nicht zu vergleichen mit herkömmlichen Räucherstäbchen. Es beruhigt, entspannt, hilft bei Nervosität, Stress, Angst und fördert den Schlaf.

Je nach Räucherware kann man auch eine vitalisierende und kraftspendende Wirkung erzielen. Räuchern eignet sich als atmosphärisches Reinigungsritual für Räume, Häuser, Kranken- und Sterbezimmer. Beim Räuchern lässt man aromatische Kräuter oder Harze über einer Wärmequelle wie Räucherkohle oder einer Kerze langsam im Räucherstövchen verglühen. Der aufsteigende Rauch enthält Aromen, die sich im

Raum verteilen und können über die Riechorgane ihre volle Wirkung entfalten.

In der nordamerikanischen indigenen Tradition werden sogenannte Kräuter der Kraft zu 20 bis 30 Zentimeter langen Smudges (Bündeln) mit viel Respekt und Achtsamkeit verarbeitet. In der Traditionellen Chinesischen Medizin wird Beifuß zur Moxibustion genutzt.

Zum Räuchern eignen sich Harze, Gewürze und getrocknete Kräuter wie Rosmarin, Beifuß

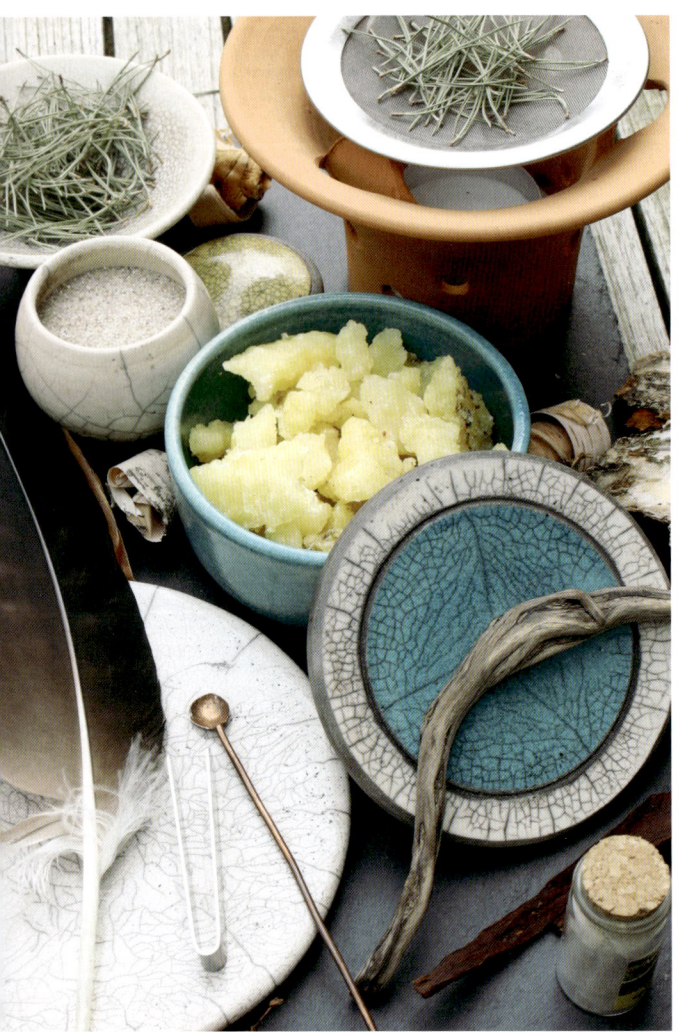

**Zum Räuchern brauchen Sie nur eine einfache Grundausstattung und schon können Sie loslegen.**

oder Fichtenharz, die Sie zum Teil auch selbst in der Natur sammeln können. Eine gute Adresse für hochwertige Räucherwaren finden Sie unter *Bezugsquellen* auf S. 350.

## Heilkräftige Natur

*Die Natur ist die große Ruhe gegenüber unserer Beweglichkeit. Darum wird sie der Mensch immer lieben, je feiner und beweglicher er werden wird. Sie gibt ihm die großen Züge, die weiten Perspektiven und zugleich das Bild einer bei aller unermüdlichen Entwicklung erhabenen Gelassenheit.*
Christian Morgenstern, deutscher Dichter (1871–1914)

*Wir haben heute unsere Natur entzaubert. Das Wissen um die sichtbaren und unsichtbaren Fäden zwischen Mensch und Natur ist bei uns fast verloren gegangen.*
Susanne Fischer-Rizzi, *Blätter von Bäumen*

Die Natur ist ein Teil von uns und wir sind ein Teil von ihr. Es ist kein Zufall, dass der Mensch seit jeher in einer besonderen, magischen und geheimnisvollen Beziehung zu ihr steht. Wann immer sich außergewöhnliche Menschen in schwierigen Lebensphasen befanden, haben sie innere Ruhe, neue Kraft oder Erleuchtung in der Natur gesucht. Schon seit Jahrtausenden ist das so.

In allen Religionen und bei allen indigenen Völkern lassen sich Zeugnisse dafür finden. Jesus ging für 40 Tage in die Wüste, Buddha erhielt seine Erleuchtung unter einem Bodhi-Baum, der heilige Franziskus sprach mit Pflanzen und Tieren – und ihnen gleich zog es viele Suchende in die Natur, um dort als Mönche, Einsiedler, Gurus oder Schamanen zu leben. Sie zogen sich zurück und meditierten an besonders kraftvollen Orten – bevorzugt in den Bergen, in Höhlen, tiefen Wäldern und Einöden. Allen gemeinsam ist das tiefe Verständnis um die verborgenen

Kräfte und Heilwirkungen der Natur.

Es gibt Thesen, beispielsweise die Gaia-Thesen im 20. Jahrhundert, die so weit gehen, die Erde als einen einzigen lebenden Organismus zu betrachten. Im Grunde ist dies doch nur eine Neuauflage alten indigenen Wissens und der intuitiven Erkenntnis naturverbundener Völker. Für Schamanen und Medizinmänner indigener Stämme ist es seit Jahrtausenden selbstverständlich, Mutter Erde und ihre hilfreichen Geister anzurufen, ihre Heilkräuter und Kraftorte zum Wohle der Kranken einzusetzen.

Etwas von der einzigartigen meditativen Ausstrahlung bestimmter Orte in der Natur können auch wir spüren und uns zu Nutze machen. Wenn wir auf einem Berggipfel stehen, uns dem Himmel näher fühlen und über die Gipfel blicken, durchfließt uns ein Gefühl von Weite und Erhabenheit. Alles öffnet sich und das Herz wird weit. Wir atmen die natürliche Freiheit, die sich uns in einem grandiosen Panorama darbietet.

Ganz anders, aber nicht weniger intensiv, können die Empfindungen in einem tiefen verwunschenen Wald sein. Wildes Licht- und Schattenspiel zwischen den Bäumen, bemooste Steine, erdige Gerüche, unheimliche Geräusche, ein Bach plätschert und murmelt vor sich hin, als würde er endlos Geschichten erzählen. Das Alles ist die Welt der verborgenen Heilkräfte des Waldes. Hier sind wir sicher wie in einem Schoß, geborgen und Mutter Erde nahe. Im Wald finden Sie Abstand vom Alltagsleben. Die reine Luft, der erdige frische Duft und das herrliche grüne Farbenspiel wirken beruhigend auf die Sinne. Der Wald entspannt und erfrischt nicht nur den Geist, sondern ist auch eine Wohltat für die gestressten Atemwege. Besonders bei hohen Sommertemperaturen sollte man sich in den Wald begeben, um die angenehme Kühle und die von den Nadelbäumen ausströmenden Terpene zu genießen. Terpene beruhigen die Herzfrequenz, senken den Blutdruck und der

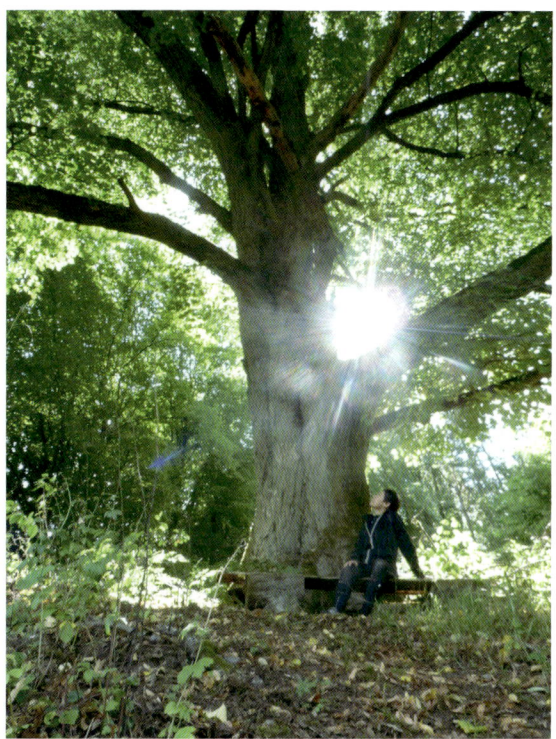

**Jahrhunderte alte Bäume haben eine ganz besondere Aura.**

Stresshormonspiegel geht deutlich nach unten. Selbst an nebelgrauen Novembertagen lohnt es sich, in den Wald zu gehen, um die Lungen mit der feucht-kalten Luft zu füllen.

Besonders entspannend ist es, am Meer im Sand zu liegen, die Augen zu schließen und den Wellen zu lauschen, wie sie heranrauschen, sich ergießen und wieder zurückziehen. Alles ist wie ein rhythmisches Atmen – ein Mantra, das sich im Unendlichen verliert. Holen Sie sich den Klang der Wellen einfach nach Hause. Es gibt sehr gute Aufnahmen von Wellenrauschen, die man auch bestens als Einschlafhilfe einsetzen kann.

Für manche Menschen eigenen sich Wüsten ganz besonders, um zu sich selbst zu finden. Aber diese extreme Ruhe, die bisweilen auch extreme Einsamkeit verspüren lässt und uns ganz klein macht, kann nicht jeder ertragen. Wenn totale Stille herrscht und die einzigen vernehmbaren Geräusche der eigene Atem und der Herzschlag sind, kann es einem schon unheimlich werden. Aber wer sich darauf einlässt, wird am Tag dieses besondere, gleißende Licht bemerken und in den kristallklaren kalten Nächten, wenn am Firmament das Funkeln von Abermilliarden Sternen aufzieht, mit einem Blick in die Unendlichkeit belohnt.

Schon ein täglicher 30-minütiger Spaziergang in der Natur oder Sport im Freien kann vor Krankheit schützen. Chronischer Bewegungsmangel ist eine der Hauptursachen für den Anstieg an depressiven Erkrankungen. Nutzen Sie die sanfte Heilwirkung der Natur, tanken Sie lebensverlängernde Energie! In der Natur ist man vom puren Leben umgeben, das alle Sinne aktiviert und Körper, Geist und Seele zugleich berührt.

Unser wundervoller Planet Erde bietet sehr unterschiedliche Landschaften. Vielleicht gibt es eine Affinität, die jedem Menschen von Natur aus mitgegeben ist, wer sich wo am heimischsten fühlt, wer weiß … Suchen Sie sich Ihre eigenen Kraftorte, wo Sie entspannen und neue Energie tanken können. Lassen Sie sich dabei von Ihren Gefühlen und Ihrer Intuition leiten!

## Tierische Freunde

Seit Urzeiten begleiten Tiere den Menschen. Nicht erst seit heute nehmen Haustiere bei vielen Menschen einen wichtigen Platz ein. Ob Hund, Katze, Hase, Meerschweinchen, Hamster oder Kanarienvogel. Tier und Mensch können miteinander kommunizieren und eine sehr innige Beziehung zueinander entwickeln.

Tiere besitzen die Fähigkeit, Ruhe und Gelassenheit auszustrahlen und sind Meister der Meditation – im Hier und Jetzt. Sie bringen Zen ins Haus. Wer selbst mit einem Haustier liebevoll verbunden ist, weiß, dass diese feinfühligen Wesen merken, wenn es uns schlecht geht, wann wir krank sind oder trauern.

Mir hat unser Kater seelischen Beistand geleistet, als es mir einmal gesundheitlich besonders schlecht ging. Er lag schnurrend neben mir und legte seine Pfote auf meine Schulter. Diese Geste hat mich sehr getröstet. Weil Tiere diese besondere Fähigkeit haben, werden sie auch als Therapiehelfer bei pflegebedürftigen, chronisch Kranken und behinderten Menschen eingesetzt.

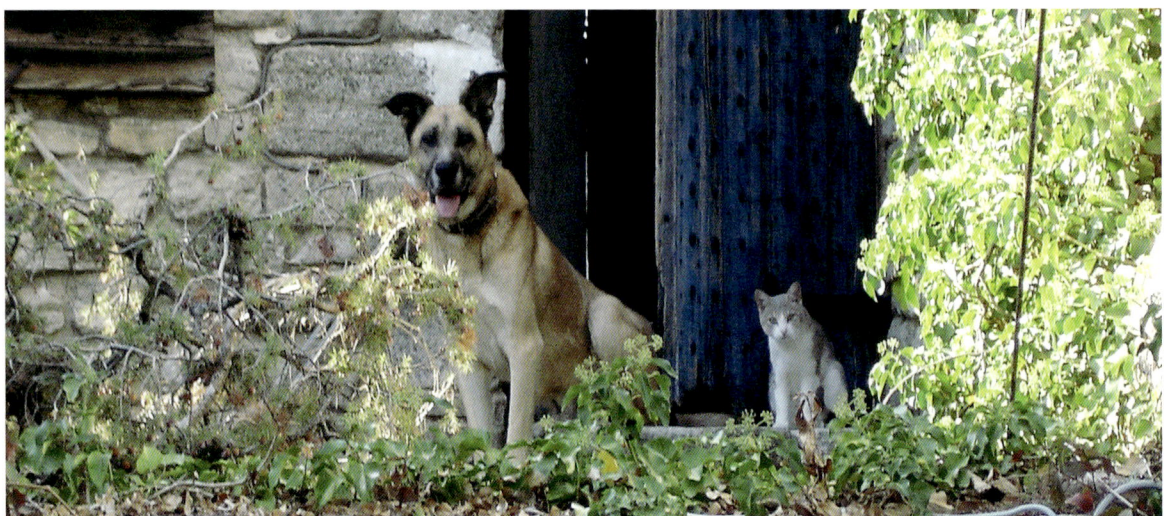

**Zwei tierische Gefährten.**

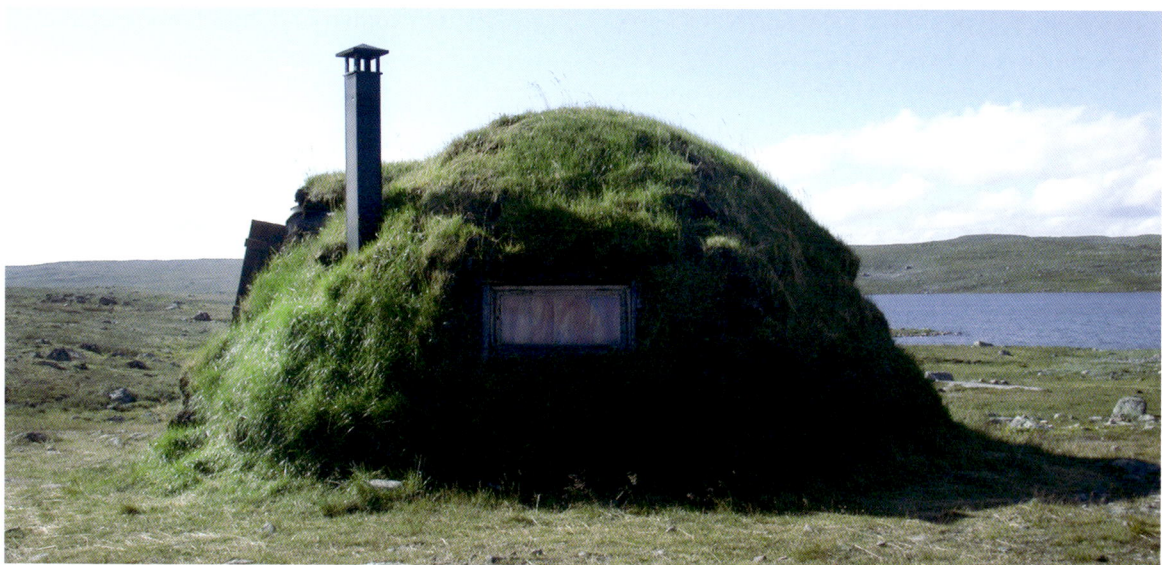

**Naturverbunden wohnen in Norwegen.**

Auch bei alten Menschen sorgen sie für Abwechslung und mehr Freude im Alltag. Gerade in Altersheimen (wenn es zugelassen wird) helfen Tiere, die Einsamkeit der Senioren aufzubrechen.

Die Entwicklung empathischer Fähigkeiten wird bei Kindern durch Haustiere gefördert. Häufig kann man bei Menschen, die überhaupt keinen Bezug zur Natur und den Tieren haben, eine gewisse Empathielosigkeit feststellen. Wenn Sie kein eigenes Haustier halten können, dann streicheln Sie Nachbars Katze oder Hund – oder gehen Sie mit Hunden aus dem Tierheim spazieren. Damit leisten Sie Ihrer Seele und der des Tieres gute Dienste. Die Aufmerksamkeit und Liebe, die Sie Tieren schenken, bekommen Sie tausendfach zurück.

# Gesundes Zuhause

Viele toxische Chemikalien und synthetische Duftstoffe dünsten aus Möbeln, Teppichen, Fußböden, elektrischen Geräten, Kunststoffen, Matratzen, Vorhängen, Wandfarben und Putzmittelrückständen aus. Sie befinden sich dann in der Atemluft und können Allergikern das Leben schwer machen. Im schlimmsten Fall rufen sie schwere gesundheitliche Störungen hervor. Deshalb sollten Sie Ihren Haushalt regelmäßig „entgiften" und sich von unnötigen Lasten befreien.

Verzichten Sie möglichst auf billige Dekoartikel, künstliche Duftkerzen, Räucherstäbchen oder synthetische Raumdüfte. Damit holen Sie sich nur unnötige allergene Giftstoffe in Ihr Zuhause. Alternativ kann man ätherische Öle oder feines Räucherwerk verduften. Das ist natürlich und entfaltet darüber hinaus eine heilkräftige Wirkung.

Gesundes Kochen beginnt bereits mit der Ausstattung: teflonbeschichtete Pfannen und Aufbewahrungsdosen aus billigem Plastik können Giftstoffe enthalten. Verbannen Sie auch solche Gerätschaften aus Ihrem Haushalt.

## Wohlfühloase Schlafzimmer

Das Schlafzimmer ist unser Rückzugsraum. Wir finden dort erholsamen Schlaf, kurieren Krankheiten aus und ruhen uns vom stressigen Alltag aus. Wir verbringen dort sechs bis acht Stunden täglich. Deshalb lohnt es sich, vor allem dort auf ökologisch einwandfreie Möbel zu achten.

Hier gilt: Weniger ist mehr. Richten Sie ihr Schlafzimmer mit einer hochwertigen Biomatratze und unbehandelten Holzmöbeln ein. Vermeiden Sie Teppichboden und streichen Sie die Wände mit ökologischer Farbe. Verzichten Sie gerade im Schlafzimmer auf Zimmerpflanzen und lassen Sie Fernseher, Computer und Mobiltelefon in einem anderen Raum, um einen erholsamen Schlaf zu gewährleisten. Bei Möbelneuanschaffungen empfiehlt es sich, schadstofffreie Biomöbel zu bevorzugen. Inzwischen gibt es einige Anbieter und Schreinereien, die sich darauf spezialisiert haben.

## Hausputz ohne Gifte

Beim Putzen und Reinigen tun es auch Schmierseife, Spiritus, Zitronensäure, Essig, Waschnüsse, Soda, Kern- und Gallseife. Jährlich werden Unmengen an Reinigungsmitteln verkauft und verbraucht. Es stellt sich die Frage, wohin all diese Mengen verschwinden? Giftige Rückstände gelangen über die Kläranlagen in die Umwelt und über das Trinkwasser kommen viele Stoffe, die nicht abgebaut werden, wieder zu uns zurück.

Viele konventionelle Reinigungsmittel enthalten stark gesundheitsgefährdende Substanzen, die Sie beim Putzen einatmen oder über die Haut aufnehmen. Jeder synthetisch hergestellte Reiniger enthält eine Vielzahl an Chemikalien – im Schnitt bis zu acht verschiedene Substanzen. Ein gut gefüllter Reinigungsschrank kommt einem hoch toxischen Chemielager gleich. Da fragt man sich, ob die „hochmodernen" Reinigungsmittel nicht gefährlicher sind als der Schmutz, der damit beseitigt werden soll.

Verzichten Sie besser auf Haushaltsreiniger und Waschmittel mit chemischen Inhaltstoffen. Es ist von großem Vorteil, umweltfreundliche biologische Reinigungs- und Waschmittel zu verwenden. Überlegen Sie, ob Sie die vielen unterschiedlichen Reiniger und Waschmittel überhaupt benötigen. Vielleicht könne Sie diese wenigstens auf ein Minimum reduzieren – Ihrer Gesundheit zuliebe!

## Gesunde Garderobe

Unsere Haut wird nicht nur durch konventionelle Hautpflegemittel, sondern vor allem auch durch mit Chemikalien verseuchte Bekleidung belastet.

Nicht selten reagiert sie mit üblen Kontaktallergien auf giftige Farbstoffe, Chlorbleiche und eine Vielzahl gesundheitsschädlicher Toxine, die in der Kleidung enthalten sind. Billige Schuhe und Bekleidung werden zudem häufig unter unerträglichen sozialen Standards und ungesunden Arbeitsbedingungen produziert.

Wer ein T-Shirt für 7,95 Euro kauft, sollte sich bewusst sein, unter welchen katastrophalen Bedingungen das Kleidungsstück hergestellt wurde. Die Näherin und der Baumwollproduzent bekommen für ihren Knochenjob einen Hungerlohn. Die Arbeiter in den Textilfabriken in Indien, Bangladesch oder China kommen häufig schutzlos mit Chemikalien in Kontakt und sterben einen frühen Tod. Die giftigen Chemikalien gelangen letztendlich über die Kleidung auch auf die Haut des Konsumenten.

Todschick um jeden Preis? Besser ist es, ökologisch und fair produzierte Bekleidung zu konsumieren. An einem nachhaltig produziertem ökologischen Bekleidungsstück haben Sie eindeutig länger Freude. Sie beeinflussen dadurch nicht nur die sozialen Standards in den Produktionsländern, sondern tun auch ihrer Haut etwas Gutes. Inzwischen gibt es viele modische Labels, die ökologisch und fair produzieren.

**Es gibt Orte, wie hier in der Provence, an denen scheint die Zeit still zu stehen. Menschen wohnen in Harmonie mit Pflanzen.**

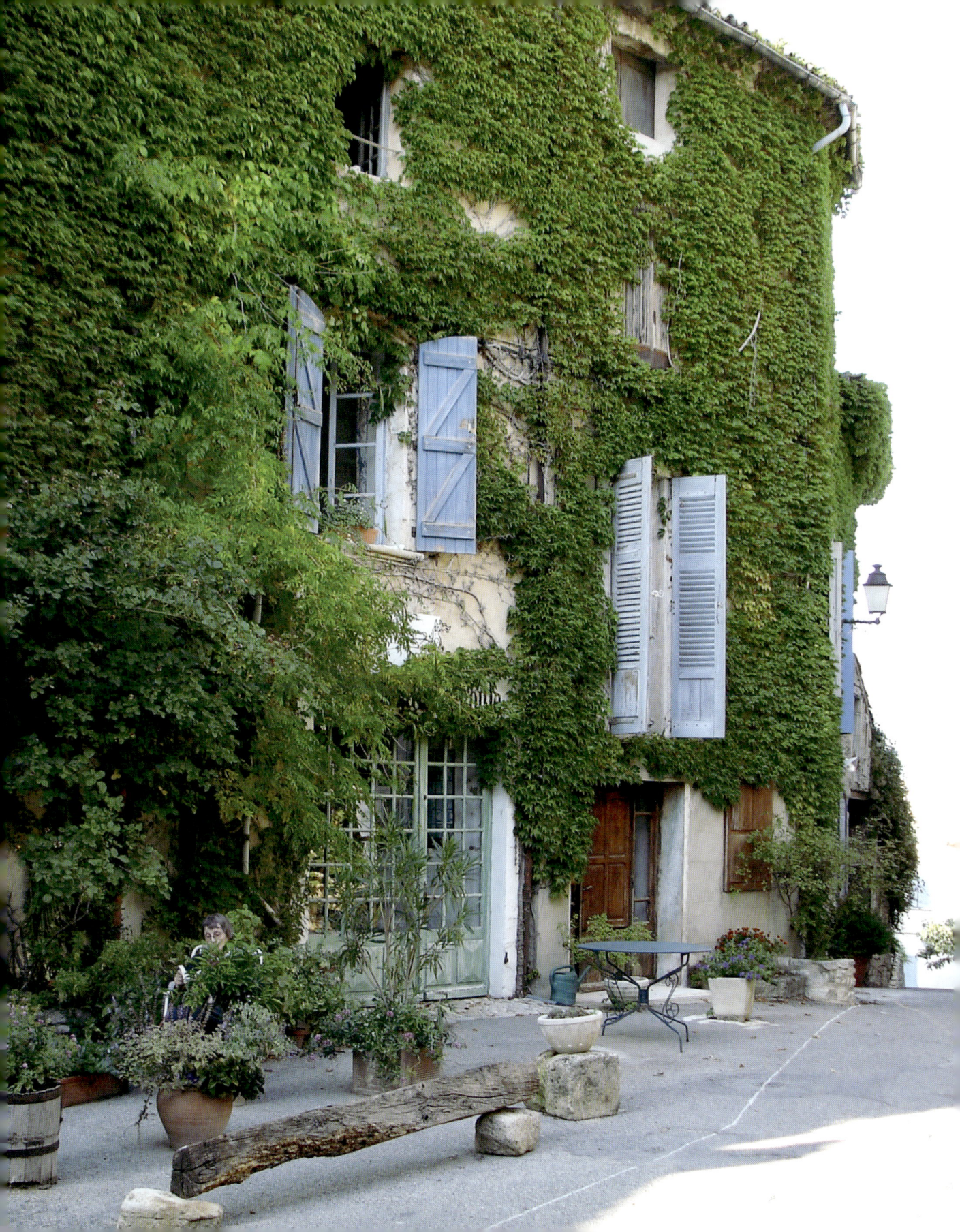

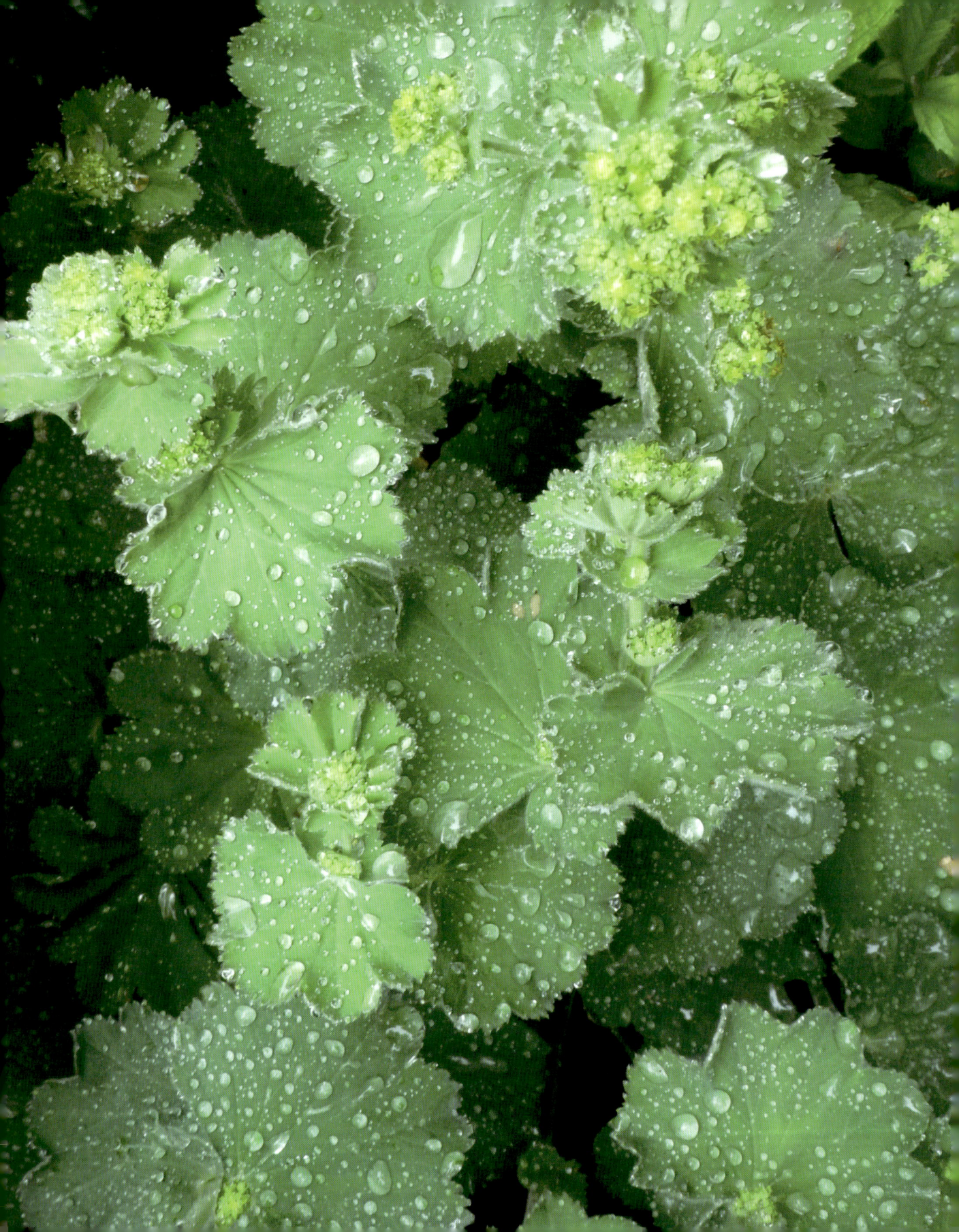

# Alternative Heilmethoden

*Dem Menschen geht es nicht schlecht, weil er eine Krankheit hat,*
*sondern er hat eine Krankheit, weil es ihm schlecht geht.*
Chinesisches Sprichwort

Alternative Heilmethoden bieten sehr gute und ganz unterschiedliche ganzheitliche Ansätze, um die Gesundheit wiederherzustellen. Die vielfältigen Heilmethoden der Traditionellen Chinesischen Medizin (TCM), Phytotherapie, klassische Homöopathie, Schüssler-Salze bieten auch Möglichkeiten zur Selbstbehandlung. Finden Sie heraus, welche Heilmethoden für Sie am besten sind, um Ihren Gesundungsprozess zu fördern.

Die hier vorgestellten Heilmethoden sind nur ein kleiner Teil der Möglichkeiten, die Ihnen zur Verfügung stehen. Jede Anwendung stellt ein hoch komplexes Thema dar, das ein eigenes Buch füllen könnte. Deshalb finden Sie in diesem Kapitel keine ausführlichen Rezepturen oder Anwendungsbeispiele, aber viele hilfreiche Informationen – meine persönlichen Erfahrungen und Empfehlungen.

Nehmen Sie die nachfolgenden Anregungen zum Anlass, darüber nachzudenken, wie Sie Ihre eigenen Wechseljahresymptome in den Griff bekommen können. Falls Sie einen erfahrenen Arzt oder Therapeuten an Ihrer Seite haben, können Sie sich glücklich schätzen. Wenn Sie sich für eine Selbstbehandlung entscheiden, empfehle ich fundierte Fachliteratur. So habe auch ich meine persönliche Strategie für die Wechseljahre erarbeitet. Sprechen Sie mit Ihrem behandelnden Heilpraktiker oder Arzt, bevor Sie mit einer Selbstbehandlung beginnen.

Ich behandle mich je nach Bedarf erfolgreich mit Globuli, Heilkräutern, Tees, Tinkturen, Salben sowie Schüssler-Salzen. Zusätzlich besuche ich eine Praxis für Traditionelle Chinesische Medizin und lasse mich dort akupunktieren. Verlassen Sie sich nicht nur auf den Rat von Ärzten und Therapeuten. Vertrauen Sie Ihrem eigenen Gefühl. Erweitern Sie Ihr Wissen und nehmen Sie Ihre Gesundheit selbst in die Hand.

## Akupunktur

Die Traditionelle Chinesische Medizin (TCM) basiert auf einer ganzheitlichen Sichtweise des Menschen. Es gibt 12 sogenannte Hauptleitbahnen, die Meridiane genannt werden. Sie durchziehen den gesamten Körper und durchfluten ihn mit lebenswichtigem Qi (Lebensenergie). Liegt auf einem Meridian eine Störung vor, wird versucht, mittels Akupunkturnadeln bestimmte Reizpunkte auf den Meridianen zu aktivieren und einen Heilungsprozess in Gang zu setzen – Körper, Geist und Seele in Einklang zu bringen.

In den Wechseljahren gerät der Körper bei vielen Frauen aus dem Gleichgewicht. Sie haben mit Hormonstörungen, Hitzewallungen, Verdauungsstörungen, Herz-Kreislauf-Erkrankungen (z.B. hoher Blutdruck), Migräne, Schlaflosigkeit, Hauterkrankungen, Gewichtszunahme, Atemwegsbeschwerden, Allergien, Gelenkschmerzen sowie Augenproblemen und Muskelverspannungen zu

**Frauenmantel (Alchimilla vulgaris) lindert seit altersher viele Beschwerden**

kämpfen. Diese Beschwerden und Krankheitsbilder können mit Akupunktur behandelt werden.

Akupunktur setzt die richtigen Impulse, um eine positive Veränderung des Krankheitsmusters zu ermöglichen. Durch eine professionell durchgeführte Akupunkturbehandlung wird die Lebensqualität deutlich verbessert. Die Anzahl und die Abstände zwischen den Behandlungen sind individuell verschieden und richten sich nach dem Gesundheitszustand des Patienten.

Das Nadeln sollte von gut ausgebildeten Therapeuten und Ärzten durchgeführt werden. Gut aufgehoben ist man in einer klassischen TCM-Praxis. Dort wird die Behandlung oft von chinesischen Therapeuten und Ärzten durchgeführt, die langjährige Erfahrung haben. Von Akupunkturbehandlungen, die von Amateuren nach mehrwöchiger Ausbildung oder einem Seminar angeboten werden, sollten Sie Abstand nehmen.

# Phytotherapie

*Heilkräuter sind die Medizin der Menschen. Sie waren es immer. Sie waren unsere Begleiter, als wir aus dem ökologischen Bauch des Planeten gekrochen sind. Sie begleiten uns noch immer und sie heilen die Notleidenden – zumindest jene, die über sie Bescheid wissen. Geben Sie sich keinen Illusionen hin: Es kommt der Tag, an dem wir sie brauchen.*

Stephen Harrod Buhner, *Pflanzliche Antibiotika*

Phytotherapie (Pflanzenheilkunde) ist so alt wie die Menschheit selbst. Schon immer wussten kundige Menschen die Heilkräfte der Natur zu nutzen. Das geht weit über das überlieferte Wissen von Hippokrates oder Hildegard von Bingen hinaus und schließt auch die Schamanen und Heiler indigener Völker mit ein.

Von der klassischen Schulmedizin wurde alles, was nicht mit reduktionistischen, wissenschaftlichen Methoden nachvollziehbar war, als Aberglaube abgetan oder diffamiert. Diesem Vorgehen

fiel auch die Pflanzenheilkunde zum Opfer. Heutzutage erlebt die Phytotherapie eine Renaissance, weil viele Menschen sehen, dass die einseitige pharmakologische Orientierung in eine Sackgasse geführt hat und an ihre Grenzen gestoßen ist. Es ist eine Freude zu erleben, wie altes Heilkräuterwissen wiederbelebt wird.

In den Wechseljahren lassen sich viele Symptome wie Hitzewallungen, Bluthochdruck, depressive Verstimmungen oder Schlafstörungen mit der richtigen Heilpflanze lindern. Einige Pharmaunternehmen setzen genau hier an und nutzen das lukrative Geschäft der Phytopharmazie. Sie bringen zunehmend mehr pflanzenbasierte Medikamente auf den Markt. Hier gilt es immer den Beipackzettel zu studieren und auf die Zusammensetzung zu achten. Gegebenenfalls können Träger-, Geschmacks-, und Farbstoffe Nebenwirkungen, Unverträglichkeiten und Allergien auslösen. Ich persönlich habe mit der Verwendung von reinen Heilkräuterzubereitungen (Tees, Tinkturen etc.) bessere Erfahrungen gemacht.

Der Vorteil der Pflanzenheilkunde ist die individuelle Dosierung und deren Kombinierbarkeit mit anderen Heilmethoden. Einige Heilkräuter können Sie im eigenen Garten und auf Ihrem Balkon kultivieren oder in der freien Natur sammeln. Sie lassen sich zu Tees, Tinkturen oder Salben verarbeiten. Ich trinke täglich Kräutertees, die ich mir selbst zusammenstelle oder bei Kräuterspezialisten mischen lasse. Die Beigabe von Kräutern und Gewürzen lässt gewöhnliche Mahlzeiten zu „Heilnahrung" werden. Bei der Zubereitung von Speisen verwende ich immer zahlreiche Kräuter, die gut schmecken und für eine angenehme Verdauung sorgen. Das freut Leber und Galle.

Heilkräuter können die letzte Rettung sein, wenn es um Infektionen durch resistente Bakterien und Viren geht – und konventionelle Antibiotika oder Virenmittel nicht mehr wirken. Welche Power Heilkräuter wirklich besitzen, erörtert der Experte für Pflanzenmedizin Stephen Harrod Buhner in seinen Werken *Pflanzliche Antibiotika* und *Pflanzliche Virenkiller*. In diesen beiden Büchern finden Sie unglaublich tolle Tipps, wie Sie unter anderem Ihr Immunsystem stärken, um sich vor lebensbedrohlichen Keimen und Viren vorbeugend zu schützen. Buhner selbst schreibt in *Pflanzliche Antibiotika*: „Es gibt Alternativen zu den Pharmazeutika, die einst unsere Retter zu sein schienen und uns nun zum Verhängnis geworden sind. Bakterien entwickeln keine Resistenzen gegen Medizinkräuter. Sie können es nicht. Pflanzen haben sich mit Bakterien auseinandergesetzt, bevor die menschliche Spezies überhaupt existierte – etwa 700 Millionen Jahre lang!"

Heilpflanzen, Teemischungen oder Tinkturen kann man bei spezialisierten Apotheken oder im Kräuterhandel (auch online) bestellen. Bevorzugen Sie biologisch angebaute Kräuter oder solche aus Wildsammlung. Adressen von Kräuterspezialisten finden sie unter *Bezugsquellen* (S. 350).

Leben ist Lernen! Lassen Sie sich darauf ein, auch selbst zu lernen, wie man die Heilkräfte

## Kräuteranwendungen bei abnormen PAP-Abstrich und bakterieller Vaginose

Bei leichtem bis mittlerem abnormen PAP-Abstrich (Papanicolaou-Test) und bakterieller Vaginose kann man mit Hilfe von Vaginalspülungen und regenerierendem Vaginalgel oder Vaginalzäpfchen die Zellen der Vagina-Schleimhaut regenerieren.

### Rezept für Vaginalspülung mit Calendula-Usnea-Tinktur

- 7,5 ml Calendula-Tinktur: 1:5, 70 % Alkohol

- 7,5 ml Usnea-Tinktur: 1:5, 70 % Alkohol

- 500 ml Wasser

Vaginalspülungen führt man am besten mit einer Vaginaldusche bzw. mit einem Irrigator durch. Die Behandlungsdauer beträgt etwa zwei Wochen. Eine sehr gute Adresse für Tinkturen und Kräuter ist z. B. www.kraeuterschulte.de.

- Darüber hinanus empfiehlt sich die Anwendung von *Majorana Vaginalgel* von WALA über Nacht, drei bis vier Mal pro Woche. Das Gel ist in Apotheken erhältlich.

- Regenerierende Vaginalzäpfchen können Sie selbst herstellen oder von einer auf Homöopathie spezialisierten Apotheke herstellen lassen. Ein ausführliches Rezept finden Sie in *Alchemilla* von Margret Madejsky. Fertige Zäpfchen kann man auch online bei der Limes-Apotheke unter www.limes-apotheke.net bestellen.

### Hinweis

- Nach einer zwei- oder mehrwöchigen Kur mit Vaginalspülung, Gel oder Zäpfchen sollte man die Vagina-Schleimhaut mit Milchsäurebakterien aufbauen (z. B. mit Vagisan von Dr. Wolff, das in allen Apotheken erhältlich ist).

- Zur Kontrolle wird zu einem weiteren PAP-Abstrich beim Gynäkologen nach der Behandlung geraten. Bei schwerem abnormem PAP-Test ist in jedem Fall eine ärztliche Behandlung und eine regelmäßige Kontrolle notwendig.

der Kräuter täglich für sich nutzen kann. Sie können das! Besorgen Sie sich gute Bücher über Pflanzenmedizin. Ich gebe Ihnen einige interessante Tipps für den Anfang. Sehen Sie es als neues Abenteuer, Sie werden es nicht bereuen, sondern werden mit Wohlgefühl und körperlicher Stärke belohnt.

Sehr hilfreich ist das *Lexikon der Frauenkräuter* von Margret Madejsky. In diesem sehr umfassenden Werk sind viele Frauenkräuter ausführlich beschrieben und es werden Heileigenschaften, Rezepte, Handelsprodukte und Sammeltipps erörtert.

Ein weiteres hervorragende Buch ist *Heilende Gewürze* von Bharat B. Aggarwal und Debora Yost. Es informiert umfassend über heimische sowie exotische Gewürze und deren jeweilige Heilwirkung – weitere Lektüretipps können Sie der *Bibliographie* (S. 352) entnehmen.

## Lektüretipp

Bharat B. Aggarwal, Debora Yost: *Heilende Gewürze*. Narayana, Kandern 2014

Stephen Harrod Buhner: *Pflanzliche Antibiotika*. Herba Press, Achaffenburg 2015

Stephen Harrod Buhner: *Pflanzliche Virenkiller*. Herba Press. Aschaffenburg 2016

Margret Madejsky: *Lexikon der Frauenkräuter*. AT, München 2015

Margret Madejsky: *Alchemilla*. Goldmann Arkana, München 2006

Susanne Fischer-Rizzi: *Medizin der Erde, Heilanwendung, Rezepte und Mythen unserer Heilpflanzen*. AT, München 2013

# Homöopathie

*Dr. Hahnemann besaß einen genialen Geist und entwickelte eine Methode, in der es keine Begrenzung gibt, um das menschliche Leben zu retten. Ich verneige mich in Ehrfurcht vor seinem Können und vor dem großartigen humanitären Werk, welches er schuf.*

Mahatma Gandhi, indischer Asket und Pazifist (1869–1948)

Begründet wurde die Homöopathie durch den deutschen Arzt Samuel Hahnemann (1755–1843). Sie basiert bis heute auf diesen Erkenntnissen und ist eine Behandlungsmethode, die sich nicht nur um Symptome kümmert, sondern eine ganzheitliche Heilung anstrebt, um auch die Ursachen zu beseitigen.

Das Interesse an der Homöopathie nimmt zu, da sie als sanfte Heilmethode eine beliebte Alternative zur klassischen Schulmedizin ist. Sie behandelt nicht nur die Krankheit, sondern den gesamten Menschen, seine Persönlichkeit, sein Befinden und seine Lebensumstände. Mit homöopathischen Mitteln werden die Selbstheilungskräfte des Körpers angeregt.

Der Arzt Samuel Hahnemann stellte den medizinischen Grundsatz auf, Gleiches mit Gleichem zu heilen. Das bedeutet, ein homöopathisches Mittel, das bei einem gesunden Menschen bestimmte Symptome hervorruft, wird auch im Krankheitsfall eingesetzt.

Die mehr als 2000 verschiedenen homöopathischen Arzneimittel werden überwiegend aus pflanzlichen und mineralischen, aber auch tierischen Substanzen gewonnen wie Gift der Buschmeisterschlange (*Lachesis mutus*) oder Tintenfischtinte (*Sepia succus*). *Lachesis* und *Sepia* gehören zu jenen homöopathischen Arzneimitteln, die neben Sulfur (Schwefel) und Phosphorus (Phosphor) eine große Bedeutung zur Behandlung von Wechseljahrebeschwerden haben. Die Darreichungsformen der homöopathischen Mittel reichen von Globuli (Streukügelchen auf Zuckerbasis) über Tropfen (Alkoholbasis) bis zu Tabletten (Milchzuckerbasis). Homöopathische Injektionen sind nur für die Behandlung durch einen Therapeuten vorgesehen. Darüber hinaus gibt es noch Salben und spezielle Augentropfen.

Homöopathische Arzneien werden als Einzelmittel oder Komplexmittel angeboten. Komplexmittel bestehen aus mehreren Substanzen, die über die letzte Stufe gemeinsam potenziert werden und sich in ihrer Heilwirkung ergänzen. Sinnvoll kombinierte Komplexmittel vereinfachen die Selbstbehandlung und werden inzwischen für viele Krankheitsbilder angeboten, so auch für Wechseljahrbeschwerden (z. B. *Melissa/Sepia comp.*, das ich persönlich bei Bedarf erfolgreich einsetze). Um das Leber-Gallen-System zu unterstützen, kann ich *Lycopodium comp.* empfehlen. Bei verhärteten Muskeln und Verspannungen hilft *Magnesium Phosphoricum comp.*

In der klassischen Homöopathie wird ausschließlich abgestimmt auf das Krankheitsbild individuell mit Einzelmitteln behandelt. Homöopathische Arzneien werden durch das bis heute unveränderte Verfahren der stufenweisen Verarbeitung, der sogenannten Potenzierung, hergestellt. Dabei lässt sich feststellen, dass die Wirksamkeit einer Arznei mit steigender Potenz zunehmen kann. Für den klassischen Schulmediziner ist das ein wenig glaubhaftes Verfahren – die Erfolgsquoten der Homöopathie beweisen das Gegenteil.

Homöopathische Arzneien reichen von niedrigen Potenzen (D1 bis D12) bis zu Höchstpotenzen (C200, C500, C1000 und höher sowie die LM- oder Q-Potenzen). Die Hochpotenzen gehören in die Hände des erfahrenen Homöopathen. Bei den niedrigen Potenzen lassen sich noch Moleküle der Ursubstanzen nachweisen.

Sie haben vor allem bei organischen Beschwerden eine gute Wirkung und eignen sich zur Selbstbehandlung. Ab der Potenz D12 bis D30 und höher spricht man von einer Wirkung auf körperlicher, geistiger und seelischer Ebene.

Bei sachgerechter Anwendung homöopathischer Mittel sind so gut wie keine Nebenwirkungen zu erwarten. Zu Beginn der Einnahme kann es zu einer Verstärkung der Symptome, der sogenannten Erstverschlimmerung, kommen. Die Behandlung von schwerer Erkrankungen gehört ausschließlich in die Hände von erfahrenen Homöopathen oder Naturheilärzten.

Homöopathie ermöglicht die Linderung der Symptome in den Wechseljahren. Sie ist bei den meisten klimakterischen Beschwerden und als Begleittherapie bei einer Nahrungsumstellung absolut hilfreich. Wenn Sie die Möglichkeit haben, sich durch einen erfahrenen Homöopathen beraten zu lassen, sollten Sie die Chance nutzen. Er sollte ein ausführliches Erstgespräch führen, das nicht nur die Beschwerden, sondern auch die Lebensumstände des Patienten miteinbezieht. Einen entsprechenden Therapeuten zu finden, ist aber nicht so leicht. Deshalb empfehle ich bei leichten bis mittelschweren Symptomen die Selbstbehandlung mit Hilfe entsprechender Fachliteratur.

Einen guten Homöopathie-Ratgeber erkennen Sie an einer übersichtlichen und detaillierten Darstellung der Krankheitsbilder und ihrer Symptome. Dies ermöglicht auch dem Laien die Wahl des richtigen homöopathischen Mittels. Das *Handbuch der Arzneimittellehre* von William Boericke ist der Klassiker der Arzneimittellehre und beschreibt sehr ausführlich über 600 verschiedene homöopathische Mittel und deren Anwendungsgebiete. Das Buch erleichtert die Auswahl des richtigen Mittels. Einen hervorragenden Überblick über die homöopathische Behandlung in den Wechseljahren bietet Evelyne Majer-Julian in *Homöopathie für die Wechseljahre.*

Auch in der Tierheilkunde sowie bei der Behandlung von kranken Pflanzen kann man mit Homöopathie viel bewirken – gerade hier lässt sich der von Homöopathie-Kritikern behauptete Placebo-Effekt widerlegen. Ich habe selbst erlebt, wie sich die sogenannte Katzen-Akne bei unserem Kater erfolgreich mit *Hepar Sulfuris* D12 behandeln ließ. Damit konnten wir dem Tier eine Antibiotikatherapie ersparen. Den Befall von lästigen Schmierläusen auf unserem wunderbaren Rosmarinstrauch im Garten konnte ich mit *Petolium rectificatum* C30 und *Sulfur* C200, aufgelöst in Wasser, den Garaus machen, indem ich den Strauch abwechselnd mit den beiden Lösungen über einige Monate gegossen habe. Meine Rosen bekommen im Frühjahr eine Stärkungskur mit *Silicea* C200. Das macht sie weniger anfällig für Krankheiten.

## Lektüretipp

Evelyne Majer-Julian: *Homöopathie für die Wechseljahre.* Narayana, Kanden 2012

William Boericke: *Handbuch der homöopathischen Arzneimittellehre.* Narayana, Kandern 2013

Markus Wiesenauer, Suzann Kirschner-Brouns: *Das große Homöopathie Handbuch.* Gräfe und Unzer, München 2007

Christiane Maut: *Homöopathie für Pflanzen.* Narayana, Kandern 2012

Hans Günter Wolff: *Unsere Katze – gesund durch Homöopathie. Heilfibel eines Tierarztes.* Sonntag, Stuttgart 2014

# Schüssler-Salze

Schüssler-Salze sind ein sehr beliebtes homöopathisches Mittel, um mehr Wohlbefinden zu erlangen –  nicht nur in den Wechseljahren. Wilhelm Heinrich Schüßler (1821–1898) widmete sich bereits während seines Medizinstudiums der Homöopathie. Er eröffnete 1885 als homöopathisch arbeitender Arzt seine eigene Praxis und begann, sich schließlich intensiv mit den in der Homöopathie gebräuchlichen Mineralstoffen auseinanderzusetzen.

Schüßler erkannte, dass zwölf Mineralstoffe eine besonders wichtige Funktion im menschlichen Organismus haben und viele Krankheiten durch einen Mangel an diesen lebensnotwendigen Mineralstoffen in den Zellen entstehen können. Durch Zufuhr der fehlenden Mineralstoffe kommt es zum Heilungsprozess. So entwickelte er die Biochemie nach Schüßler und bereitete die betreffenden Mineralstoffe in homöopathisch potenzierter Form zu, damit sie unmittelbar durch die Schleimhäute aufgenommen werden und dadurch direkt ins Blut gelangen. Seine Methode erwies sich als Erfolg. Er konnte viele Patienten damit heilen.

Schüssler-Salze sind heute sehr beliebt und eignen sich hervorragend zur Selbstbehandlung. Sie stärken den gesamten Organismus, sind frei von Neben- und Wechselwirkungen und lassen sich sehr gut in den allgemeinen Behandlungsplan einbauen. Schüssler-Salze werden auf Milchzucker-Basis hergestellt, was vor allem bei erhöhter Einnahme zu Unverträglichkeiten führen kann. Darüber hinaus sollte man bei Glutenunverträglichkeit auf Produkte achten, die den Hilfsstoff Weizenstärke durch Kartoffelstärke ersetzen. Solche Produkte werden beispielsweise von DHU angeboten.

Ich greife gerne zu den 12 Schüssler-Salzen und den 12 biochemischen Ergänzungsmitteln sowie zu Salben für die äußerliche Anwendung.

Bei meinen Beschwerden (trockene Schleimhäute und Augen, Ödeme, Kopfschmerzen sowie Hitzewallungen) bringen mir die Schüssler-Salze und Salben stets Linderung. Welche Salze zu Ihrem persönlichen Beschwerdebild passen, sollten Sie anhand entsprechender Beschreibungen von Krankheitsbildern und Symptomen herausfinden. Auch hier hilft fundierte Fachliteratur, die ausführliche Beratung durch einen Homöopathen oder der Rat einer auf Homöopathie spezialisierten Apotheke.

**Lektüretipp**

Es gibt zahlreiche Bücher über Schüssler-Salze. Zwei davon möchte ich Ihnen besonders ans Herz legen. Beide Bücher bieten ausführliche Informationen zur Selbstbehandlung verschiedenster Krankheitsbilder, darunter auch die Wechseljahre.

Angelika Wolffskeel: *Die 12 Salze des Lebens.* Mankau, Murnau 2015

Christiane und Richard Kellenberger: *Mineralstoffe nach Dr. Schüssler,* AT, München 2014

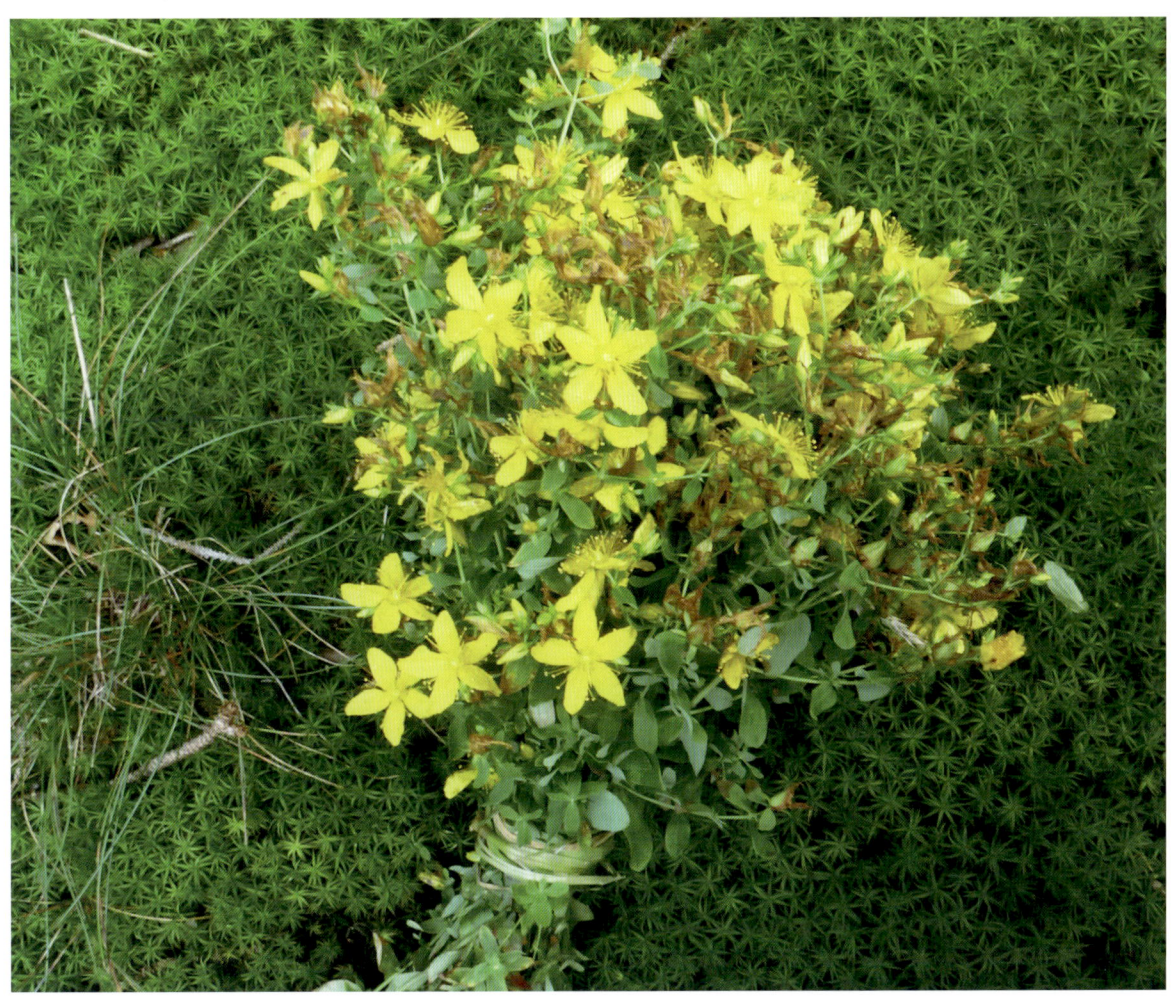

**Johanniskraut ist Geschenk der Natur und ein sehr wirksames, nervenberuhigendes Heilkraut. Balsam für Seele und Geist. Es wächst überall wild. Ich sammle es selbst, trockne Blüten und Blätter für meine Teemischungen.**

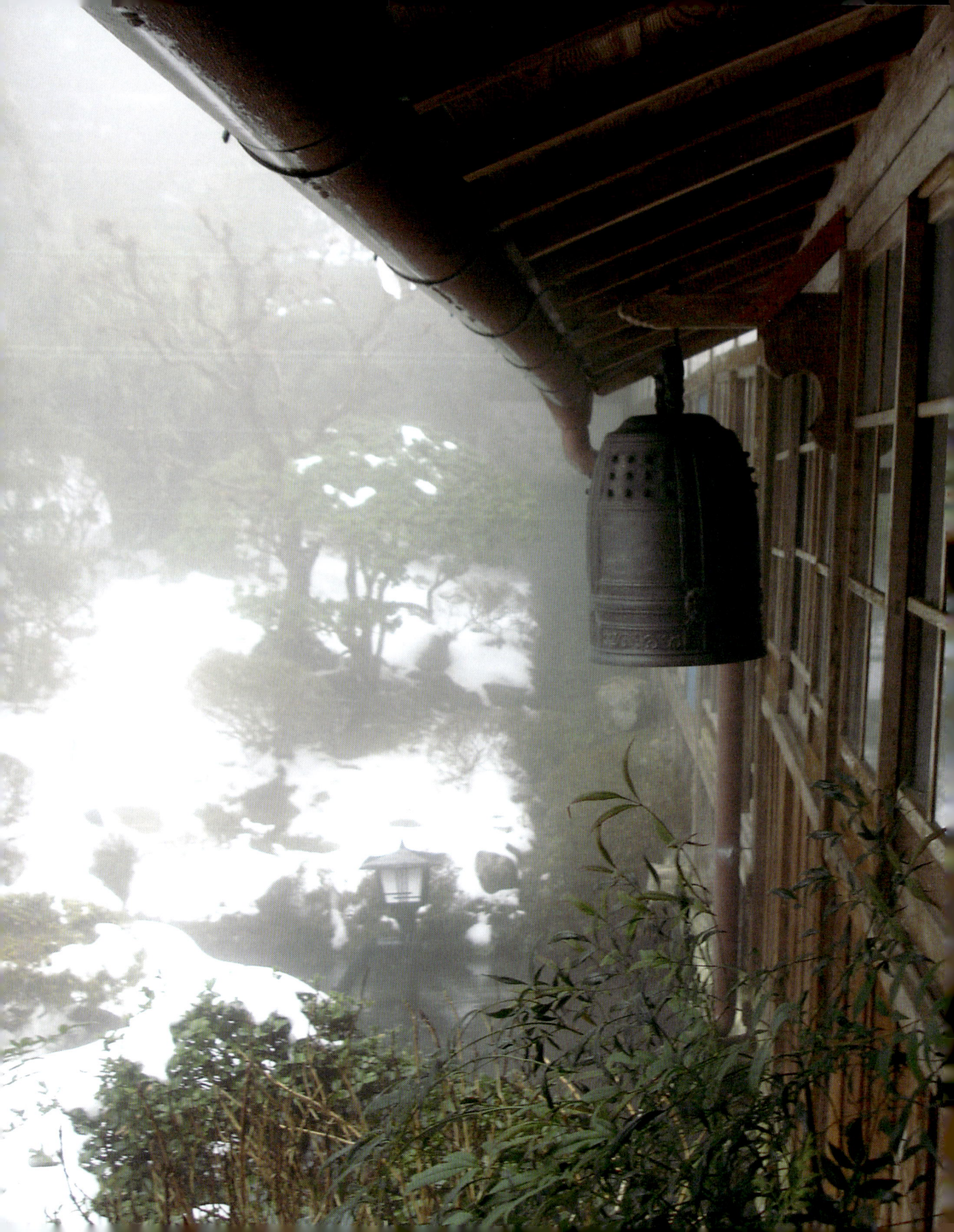

# Stress-Management

*Unsere Selbstreflexion macht uns bewusst, wie uns die Sinne immer wieder in alte Muster verfallen lassen und sie unsere Gedanken, Handlungen und Reaktionsweisen auf die alten Gleise lenken. Grundlage hierfür sind Überzeugungen wie: „Ich bin bereits einmal gescheitert und werde vermutlich wieder scheitern." Diese Konditionierungen gilt es, durch etwas Positives zu ersetzen.*

T.K.S. Desikachar, *Yoga*

Sorgen Sie für eine ausgewogene Work-Life-Balance und versuchen Sie, weniger durch Ihren Alltag zu hetzen. Planen Sie die Tage nicht völlig durch. Lassen Sie Spielraum für spontane Aktivität. Weniger ist mehr! Bringen Sie Ihr Leben in Balance und schaffen Sie Harmonie. Seien Sie offen für neue Gedanken und hören Sie auf Ihr Herz.

## Digital-Detox

*Wenn die Dinge zu schnell geschehen, kann man sich über nichts mehr gewiss sein, über gar nichts, nicht einmal über sich selbst.*

Milan Kundera, Schriftsteller (*1929)

Dank Smartphone und Tablet sind wir ständig und überall im Netz. Wir leben in einer multimedialen Reizüberflutung durch Internet, soziale Netzwerke, Computerspiele und News online. Laut einer Studie blicken Smartphonebesitzer am Tag durchschnittlich 150 Mal auf ihr Display. Das raubt Zeit. Da es chronisch an Zeit mangelt, werden möglichst viele Aufgaben gleichzeitig erledigt. Im Beruf führt das nicht nur zu mehr Stress, sondern erhöht auch die Fehlerquellen bzw. geht zu Lasten der Qualität.

Durch das digitalisierte Leben verkümmert die natürliche Sinneswahrnehmung zunehmend.

Stattdessen wird der einseitige Konsum vorgegebener Inhalte forciert. Industrie, Medien und Politik schwärmen von einer verheißungsvollen Zukunft: selbstfahrende Autos, komplett digitalisierte Haushalte, bargeldloses Leben, Robotermedizin. Vernetzung total, alles programmierbar, steuerbar und natürlich auch manipulierbar. Willkommen in der schönen neuen Welt von Smartphone, Tablet und Co.! Doch die wahren *Next Generation*-Fantasten sind schon einen Schritt weiter und experimentieren mit Mikrochips, die dem Menschen unter die Haut implantiert werden.

Es stellt sich die Frage, ob und wofür der Mensch so viel digitale Technik und Vernetzung wirklich braucht? Wird das menschliche Gehirn nicht überfordert? Tatsache ist, dass sich die Reizüberflutung nachteilig auf die Konzentrationsfähigkeit auswirkt. Dem Gehirn werden leicht verdauliche Informationen in kleinen Häppchen serviert. Es gewöhnt sich an den Wechsel und ist immer weniger in der Lage, komplexe Fragestellungen zu bewältigen.

Endlich werden erste Stimmen laut, die betonen, wie wichtig es für unsere Gesundheit und unser Wohlbefinden ist, ein paar Gänge herunter zu schalten – zumindest zeitweise. Der Soziologe Urs Stäheli erforscht die Möglichkeiten einer Entnetzung und plädiert für den neuen

Umgang mit den Medien. Aber das ist gar nicht so einfach in einer Welt, in der Vernetzung und ständige Abrufbarkeit zur Pflicht geworden sind. Da muss man schon ein starkes Selbstbewusstsein haben, um sich dem einfach zu entziehen und nicht mitzuspielen. Gerade weil es so ist, sollten Sie sich erst recht öfters mal den Luxus gönnen, „Spielverderber" zu sein: Geräte ausschalten, abschalten, entnetzen und *Digital-Detox* praktizieren!

Zweifellos reduzieren Smartphones die sozialen Fähigkeiten und Kontakte erheblich. Dass einem Schönes passieren kann, wenn man kein Smartphone dabei hat, habe ich kürzlich selbst erlebt. Ich war in einer fremden Stadt unterwegs, es war um die Mittagszeit und ich hatte Lust auf ein veganes Restaurant. Mit Smartphone hätte ich einfach ins Internet geschaut, ein Lokal gefunden und mich wahrscheinlich noch mit einer Wegbeschreibung ans Ziel führen lassen. Da ich aber „entnetzt" unterwegs war, ging ich suchend durch die Straßen und kam zufällig an einem alternativen Laden für Literatur und Yogabedarf vorbei.

Ich ging einfach hinein und fragte die nette Inhaberin nach einem veganen Restaurant. Sie suchte zwar auch online in ihrem Computer nach einer passenden Adresse. Aber währenddessen entwickelte sich ein nettes Gespräch. Ich sah mich im Laden um und fand ein tolles Bild, das ich dann gleich gekauft habe. Zwischenzeitlich unterhielt ich mich noch mit einer Kundin spontan über vegane Ernährung.

Die Inhaberin gab mir schließlich eine Restaurantadresse samt Beschreibung – supernett. Ich ging los, fand das Restaurant, das aber wegen Ruhetag leider geschlossen war. Zufällig fiel mir gegenüber ein Leguano-Barfuß-Schuhladen ins Auge, in dem ich mir dann zwei Paar Schuhe gekauft habe. Hätte ich ein Smartphone dabei gehabt, wäre alles ganz anders gekommen. Verstehen Sie, was ich meine? Übrigens, ich kann

Barfußschuhe nur wärmstens empfehlen, das ist ein unglaublich angenehmes Gefühl an den Füßen und sehr entspannend. Mein Tipp und Favorit sind die Schuhe von Leguano. Sie können Sie auch als Hausschuhe in der Wohnung tragen, Ihre Füße werden es Ihnen danken.

Wie wäre es mal mit Medienfasten: ein Verzicht auf so manchen Fernsehabend spart unheimlich viel Zeit. Schauen Sie doch mal auf die Uhr, wie viele Stunden Sie täglich vor dem Fernseher verbringen. Befreien Sie Ihren Kopf vom täglichen Medienmüll und den ganzen negativen Nachrichten, dann haben Sie mehr Zeit, Ihren Geist zu fordern und weiterzubilden. Besinnen Sie sich wieder auf Ihre physischen und psychischen Fähigkeiten. Erweitern Sie Ihr Wissen und lesen Sie.

Die gewonnene Zeit lässt auch neuen Spielraum für kreative Tätigkeiten wie Kochen, Gärtnern, Schreiben oder Handarbeiten. Die Freude über die schönen Eigenkreationen sorgt für ein tolles Selbstwertgefühl. Es gibt nichts Schöneres, als die Zeit im eigenen Garten zu verbringen, zu gärtnern und nach getaner Arbeit die Terrasse zu genießen. Haben Sie keinen Garten, dann können Sie Tomaten und Kräuter in Töpfen auf Ihrem Balkon anbauen. Mangelt es an Garten und Balkon gibt es noch die Möglichkeit des *urban gardening*. Der neue Trend des Gärtnerns in einer städtischen Gemeinschaft macht viel Spaß und obendrein profitiert man von frischem Gemüse, Kräutern und schönen Blumen.

Bewegen Sie sich, treiben Sie Sport und fühlen Sie, wie gut das dem Körper tut. Machen Sie Wanderungen in der Natur, lernen Sie Stricken, kreieren Sie köstliche vegane Menüs. Es gibt so viele Möglichkeiten, offline zu entspannen, Spaß zu haben, abzuschalten, den Kopf frei zu bekommen und dabei gleichzeitig noch etwas Gutes für die Gesundheit zu tun. Machen Sie es einfach!

# Entschleunigung

*Wenn du in Eile bist, dann gehe langsam.*
Chinesisches Sprichwort

*Das Bild des in einer arkadischen Landschaft über die Vergänglichkeit des Lebens sinnierenden Goethe ist nicht mehr zeitgemäß. Menschen haben dafür keine Zeit, keine Muße mehr. Sie begeben sich freiwillig in das Hamsterrad und gewinnen … nur eine Illusion. Während Goethe Ruhe und Weisheit fand, bleiben den immer schneller laufenden Menschen die Medienunterhaltung, der Konsum und – um das alles besser ertragen zu können – bewusstseinsverändernde Medikamente. Sie können nicht mehr schlafen und ihre Gedanken laufen Amok.*
Lena Kornyeyeva, *Die sedierte Gesellschaft*

Obwohl die Arbeitsabläufe in unserer Industriegesellschaft immer effektiver werden, läuft uns paradoxerweise die Zeit davon. Zeit ist ein kostbares Gut und für alle endlich. Wir sollten achtsamer damit umgehen. Wir hetzen atemlos unerreichbaren Illusionen hinterher und werden dabei nicht glücklich. Unser ökonomisches System propagiert ständiges Wachstum wie ein Mantra. Die Menschen leben im Hamsterrad, bis sie krank und unbrauchbar zusammenklappen. Burnout und psychische Probleme sind die Folge. Sich zu viel zuzumuten und viele Aufgaben gleichzeitig erledigen zu wollen sowie Multitasking scheinen Teil unserer Kultur geworden zu sein. Stress liegt im Trend und wird gleichgesetzt mit „ich bin wichtig" und erfolgreich.

Blickt man zurück in die 1960er- und die 1970er-Jahre, kann man sehen, dass damals noch ganz andere Ideale trendy waren. Entspannung, Meditation und Flower-Power waren als bewusster Ausgleich zum Arbeitsalltag angesagt. Das änderte sich schlagartig in den 1980ern. Zu diesem Zeitpunkt nahm eine gegensätzliche Orientierung ihren Anfang: Das Ziel ist stete Leistung und mehr Anstrengung – bis zur Erschöpfung. Das kommt gut an. Der Wert des einzelnen Menschen wird zunehmend nach seiner Leistungsfähigkeit bemessen. Wir befinden uns mitten im Boom der 1980er, im Leistung- und Konsumrausch. Heute ist der Rausch verflogen, aber Leistungsdruck und Konsumzwang haben zugenommen. Schlimmer noch, Freizeitstress kam dazu! Wer da nicht mithalten kann, wird schnell zum Außenseiter oder als Verweigerer und fauler Nichtstuer abgestempelt.

Das unreflektierte Streben nach gesellschaftlichen Erfolg, Geld und Anerkennung bringt uns aus dem Gleichgewicht. Ungesunder Stress lässt uns schneller altern, macht Körper und Geist krank. Kommt noch eine falsche, durch tierische Lebensmittel dominierte Ernährung hinzu, nehmen die Störungen des vegetativen Nervensystems und Nervenerkrankungen weiter zu. Ein alarmierendes Symptom ist Demenz, die schon heute nicht mehr nur bei älteren Menschen auftritt. Die Erkrankten werden immer jünger. Es gibt erste Krankheitsfälle bei Patienten ab 30 Jahren. Das sollte uns nachdenklich stimmen. Wenn Sie sich mit den Stressquellen identifizieren, auf das Tempo der Großstadt, die Hektik in der Arbeit, die Informationsflut der Medien und auf alle anderen äußeren Reize reagieren, dann werden Sie selbst Teil dieses Stresses. Auch wenn Sie die Stressquellen nicht abstellen können, Sie können doch die Einstellung und Ihr Verhalten dazu ändern. Ziehen Sie an der Reißleine und bestimmen Sie Ihr Lebenstempo selbst!

# Positives Denken

*Es gibt nur die Grenzen, die wir uns selbst setzen.*
Zen-Weisheit

*Bewahre dir deine Offenheit. Auch wenn du glaubst, dass dich die Erfahrung all deiner Lebensjahre weise gemacht habe, sei in deinem Tun immer offen für Veränderungen und Chancen.*

*Oft erweist sich ein scheinbarer Umweg als die beste Abkürzung zu deinem Ziel.*

Chuck Norris, *Zen-Kampfkunst im täglichen Leben*

Möchten Sie Ihre Zeit lebenswerter und gesünder gestalten, ist es gut, im Hier und Jetzt zu leben. Hängen Sie nicht der Vergangenheit nach und schwelgen Sie nicht in der Zukunft, die Vergangenheit ist vorbei, die Zukunft wird erst kommen. Richten Sie Ihren Fokus auf die Gegenwart – nur hier können Sie etwas verändern.

Häufig sind die einfachen Dinge des Lebens das kostbarste Gut. Wir müssen nur neu „sehen lernen". Schlüsselmomente und emotionale Erlebnisse können unser Leben in eine völlig andere Richtung lenken. Wir alle können lernen, diese Chancen zu erkennen und uns darauf einzulassen. Dazu gehört auch, alte Gewohnheiten abzulegen. Setzen Sie sich Ziele, um Ihr Potential entfalten zu können – wenn Sie das nicht tun, bleibt nur die Frage: „was wäre wenn"?

Wenn man irgendwann im Alter zurückblickt, könnte das vielleicht die schmerzlichste Erkenntnis des Lebens sein, verpasste Chancen im Leben nicht selbst in die Hand genommen zu haben. Das wäre sehr traurig.

Die meisten Menschen definieren ihr Selbstwertgefühl und ihr Selbstbewusstsein über gesellschaftlich anerkannte Statussymbole. Der französische Dichter und Denker Voltaire hat das ganz wunderbar auf den Punkt gebracht:

*Mit den selbstauferlegten Zwängen nach viel Besitz verlieren wir oft den Blick für die kleinen Dinge des Lebens. Leben wir oder werden wir nur gelebt von unseren Besitz- und Geltungsstreben? Die Augenblicke, in denen wir innehalten, sind daher kostbar. In der ersten Hälfte unseres Lebens opfern wir die Gesundheit, um Geld zu erwerben; in der anderen opfern wir Geld, um die Gesundheit wiederzuerlangen. Und während dieser Zeit gehen Gesundheit und Leben von dannen.*

Lassen Sie sich nicht von Menschen demotivieren, die nie versucht haben, sich zu ändern und weiterzuentwickeln oder immer wieder in ihren alten Trott zurückfallen. Suchen Sie die Gesellschaft positiv denkender Menschen, die eine vitale Lebensenergie ausstrahlen und Sie auf Ihrem Weg der Veränderung unterstützen. Nur wenn Sie Neues erfahren, können Sie Ihren Horizont stetig erweitern.

Meiden Sie Miesmacher und all ihre negativen Gedanken und Aussagen. Wirklich traurige Sprüche sind für mich die Ausreden der Art „hätte", „wäre", „vielleicht wenn", „wenn die Kinder erst mal aus dem Haus sind", „ja, aber", „wenn ich mal in Rente bin", „das fange ich jetzt nicht mehr an" (das sagen Menschen schon mit Anfang 30!).

Leben lässt sich nicht aufsparen. Es findet im Hier und Jetzt statt. Im Zen, einer jahrhundertealten asiatischen Philosophie- und Weisheitslehre heißt es: Handeln statt verharren. Gemeint ist, dass Bewegung die Kraft der Intuition weckt, die uns den rechten Weg weisen wird. Was immer Sie erfolgreich erreicht haben, wird ein Teil Ihres Lebens. Je schwieriger es zu erreichen war, desto besser fühlen Sie sich, es trotzdem geschafft zu haben. Mit der Zeit wird der Erfolg Teil Ihres Wesens.

Denken Sie dabei immer daran, dass Sie dem, was Sie über sich selbst denken, tieferen Glauben schenken als dem, was andere über Sie sagen. Glauben Sie an sich selbst, an Ihren Weg. Da dies immer auch unterbewusste Gedanken sind, wird positives Denken nach und nach Teil Ihres Lebens. Vor allem vor dem Schlafengehen sollten Sie Ihren Tag mit positiven Gedanken ausklingen lassen. Dann kann Ihr Unterbewusstsein für Sie „weiterarbeiten". Nach einiger Zeit verschwinden die Hindernisse wie von selbst und Ihr Weg ist frei, wohin Sie auch gehen mögen.

**Blick aus meinem Gästezimmer in den japanischen Garten des traditionellen Ryokans.**

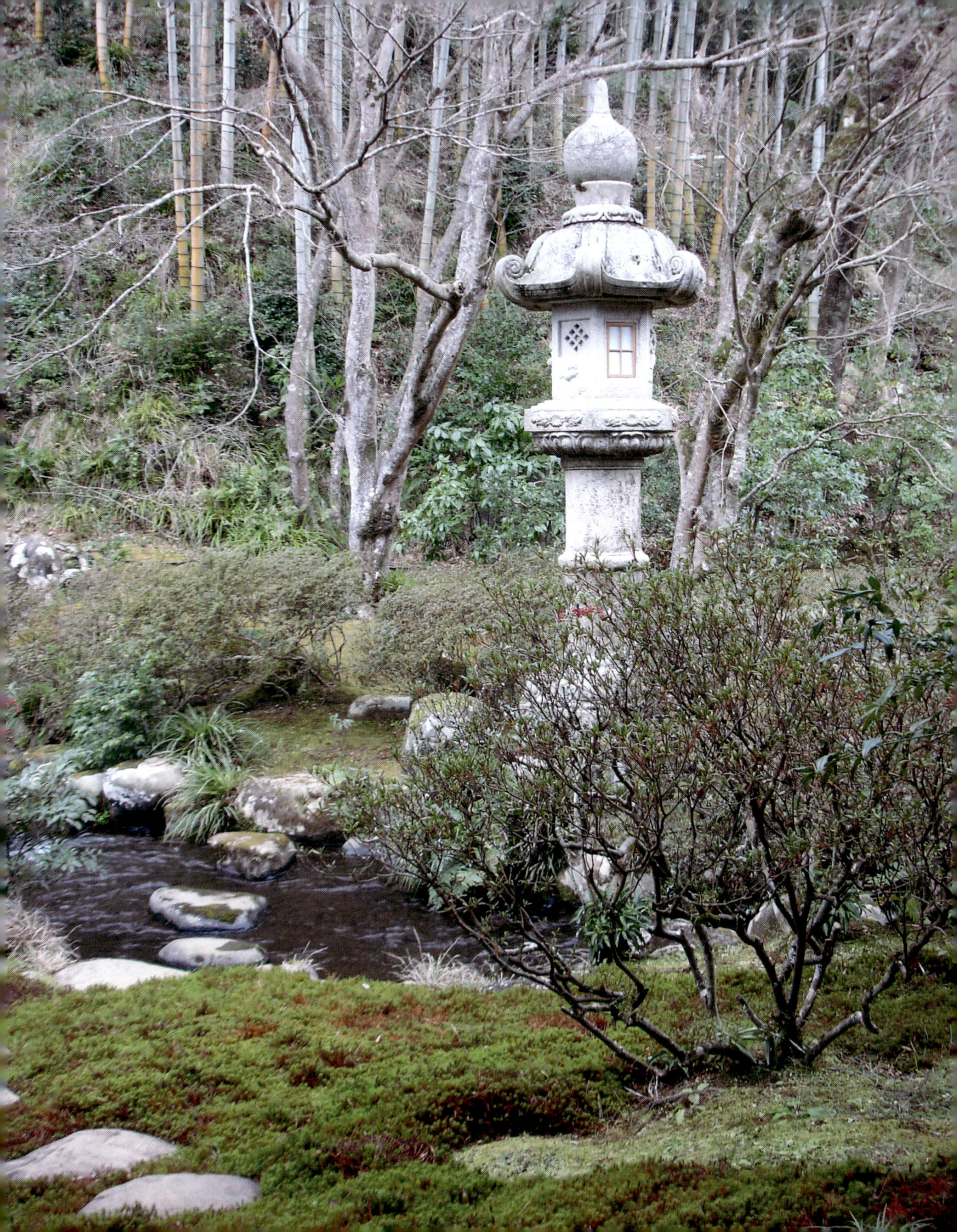

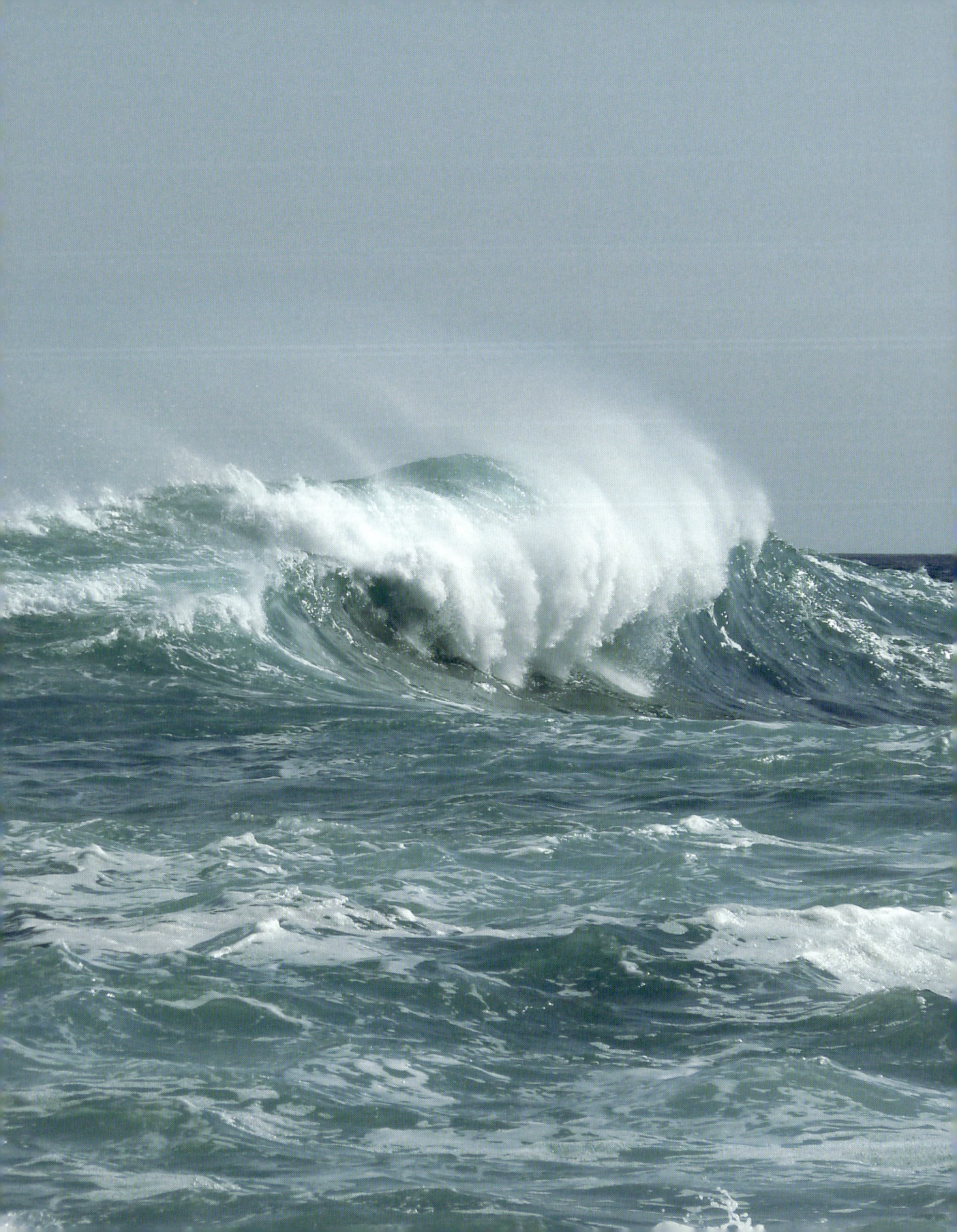

# Vegane Ernährung und ihre Auswirkungen auf die Umwelt

*Je mehr uns bewusst wird, dass wir ein Teil eines empfindlichen Planeten sind, von dessen Wohlergehen unser eigenes Überleben abhängt, umso eher erkennen wir, welchen Einfluss unser Leben auf unsere Umwelt hat.*

John Robbins, *Food Revolution*

Vegane Ernährung ist nicht nur eine wundervolle Möglichkeit, für sich selbst und seine Gesundheit etwas sehr Gutes zu tun. Es ist auch eine Chance, wieder mehr im Einklang mit der Natur zu leben und sich allen Lebewesen auf diesem Planeten verbunden zu fühlen. Ein sensiblerer Umgang mit der Pflanzenwelt, biologischer Anbau und mehr Tierschutz sind für viele Veganer ein wichtiges Ziel. Vegane Kosmetik verzichtet komplett auf tierische Inhaltsstoffe sowie auf grausame Tierversuche. Ganz konsequente Veganer lehnen zudem auch Schuhe und Bekleidung aus Leder und Textilien aus tierischen Fasern ab. Insgesamt ist die vegane biologische Ernährung eine sehr effektive und einfache Möglichkeit, die Ressourcen unseres Planeten und die Umwelt zu schonen.

Die heutige Massenkultur versucht uns einzureden, wir hätten als Individuen keine Bedeutung oder keinen nennenswerten Einfluss auf die Dinge – es sei denn wir sind reich oder berühmt. Aber das ist falsch. Jeder einzelne Mensch ist von Bedeutung!

## Ressourcenverbrauch der industriellen Massentierhaltung

*In Großstädten sind wir fast nur von Menschen und Objekten umgeben. Unter diesen Bedingungen ist es leicht zu vergessen, wie sehr unser Wohlbefinden und sogar unser Überleben von allem anderen Lebendigen abhängen. Wir könnten glauben, dass es die Wirtschaft ist, die uns mit Nahrung, Luft, Wasser und Energie versorgt und unsere Abwässer und Abfälle entsorgt. Doch in Wirklichkeit ist es natürlich die Erde selbst, die uns diese Dienste erweist und unsere Wirtschaft überhaupt erst möglich macht. Immer mehr Menschen erinnern sich heutzutage daran, dass wir biologische Wesen sind, die ebenso auf die Biosphäre angewiesen sind wie alle anderen Lebensformen. Wir schaden uns selbst, wenn wir Luft und Wasser verschmutzen, die Regenwälder zerstören und alle natürlichen Ressourcen aufbrauchen oder Unmengen von Treibhausgasen produzieren.*

John Robbins, *Food Revolution*

**Wasser ist das Element, dem wir am meisten verbunden sind.**

Wenn man den Ressourcenverbrauch und den Futtermitteleinsatz für die industrielle Nutztierhaltung realistisch betrachtet, sind die günstigen Preise für Fleisch und Milchprodukte nur möglich, weil der Staat die Produktion massiv subventioniert – auf unser aller Kosten. Billiges Fleisch existiert also nur in unserer Vorstellung, weil die tatsächlichen Kosten geschickt umverteilt werden. Aber solange viele Verbraucher an die billigen Preise glauben, solange kaufen sie diese mangelhaften Produkte auch in Massen ein. Als seriöse Fakten getarnte Werbeaussagen der Industrie dienen letztlich nur dazu, ihre Produkte besser zu verkaufen. Im Alltagsleben ist es für uns oft schwierig, diese Informationen mit vertrauenswürdigen und unabhängigen Quellen zu vergleichen.

Von 1961 bis 2011 hat sich laut *Animal Rights Watch* der globale Fleischkonsum von 71 auf etwa 295 Millionen Tonnen vervierfacht. Bis 2050 soll er sich laut FAO (*Food and Agriculture Organisation*) nochmals verdoppeln. Das sind erschreckende Aussichten, die eine riesige Verschwendung von kostbaren Ressourcen zur Folge haben. Bis zu 70 Prozent der landwirtschaftlichen Nutzfläche werden heute ausschließlich zur Produktion von Fleisch und anderen tierischen Nahrungsmitteln für den Menschen genutzt. Das sind 30 Prozent der globalen Landfläche.

Um einen fleischkonsumierenden Menschen ein Jahr lang zu versorgen, werden im Schnitt etwa 1,5 Hektar Land benötigt. Um einen reinen Veganer zu versorgen, bedarf es lediglich 0,07 Hektar. Bis zu 90 Prozent der weltweiten Sojaernte und mehr als die Hälfte des angebauten Getreides wird als Futtermittel für Schlachttiere und Milchkühe gebraucht. Stellen Sie sich vor, wie viele hungernde Menschen man alleine damit ernähren könnte.

Für die Produktion von nur einem einzigen Kilogramm Fleisch wird mehr Wasser benötigt als ein einziger Mensch im Jahr zum Duschen braucht, nämlich ganze 20 000 Liter! Je trockener das Weideland ist, desto größer ist die Katastrophe. Zum Vergleich: für 1 Kilogramm leckerer Äpfel braucht man ca. 370 Liter Wasser und für 1 Kilogramm Kartoffeln nur 180 Liter Wasser.

Etwa ein Prozent des gesamten globalen Wasservorrats ist reines Trinkwasser. Unglaubliche 70 Prozent davon werden für die Viehzucht verbraucht. Und um immer mehr Weideland für die Viehzucht zu gewinnen, werden Jahr für Jahr etwa 325 000 Quadratkilometer Regenwald zerstört – eine Fläche so groß wie Deutschland. Der Raubbau erfolgt meist durch Brandrodung, was den Klimawandel noch mehr beschleunigt.

Ein Großteil der von Menschen verursachten Treibhausgasemission wird nicht nur durch Autos und Industrie verursacht, sondern durch die industrielle Nutztierhaltung. Allein die Methan-Gase, die durch die Verdauung der etwa 1,4 Milliarden Rinder weltweit produziert werden, heizen die Atmosphäre mehr an als zwei Milliarden Tonnen $CO_2$. Aber nicht nur die Rinder sind an der Methan-Emission beteiligt, sondern auch Schweine, Schafe, Hühner und andere Nutztiere. Ein Kilo Hühnerfleisch produziert ebenso viel Treibhausgas wie eine 23 Kilometer lange Autofahrt. Das heißt mit anderen Worten: Was Sie essen, hat einen gewaltigen Einfluss auf das Klima.

Die Folgen unseres zügellosen Ressourcenverbrauchs sind Klimawandel, Erderwärmung, Dürre und Wasserknappheit. Alles nimmt in dramatischen Ausmaßen zu. Schon heute haben zwei Milliarden Menschen keinen Zugang zu sauberem Trinkwasser und fast neun Millionen Menschen verhungern jährlich. Der Hunger ist ein gesellschaftliches Problem, das durch den ungerechten und verschwenderischen Umgang mit Nahrungsmitteln verursacht wird.

Insbesondere die Verschwendung pflanzlicher Nahrungsmittel als Futtermittel oder noch schlimmer, als Energiepflanzen für den Biosprit

(Bioethanol) verschärfen die Situation. Die Bezeichnungen „Biokraftstoff" oder „Biosprit" sind übrigens ein sehr gutes und offensichtliches Beispiel, wie die Verbraucher unter Benutzung bestimmter Begriffe, die mit positiven Dingen assoziiert werden, bewusst getäuscht werden sollen. Nichts an diesem Kraftstoff ist Bio. Viele Menschen tanken schon aus ethischen Gründen keinen E10-Kraftstoff, müssen aber leider einen 5-prozentigen Zwangsanteil von Bioethanol bei anderen Kraftstoffen akzeptieren.

Hinzu kommen menschenverachtende Spekulationen auf steigende und fallende Preise von Grundnahrungsmitteln wie Getreide. Die wahre Ursache des Hungers ist global betrachtet nicht der Mangel an Nahrung, sondern der Mangel an Gerechtigkeit! So schreibt das Worldwatch Institute:

*In einer Welt, in der täglich jeder sechste Mensch an Hunger leidet, ist der Fleischkonsum zunehmend umstritten, da die Fleischproduktion eine ineffiziente Nutzung von Getreide darstellt. Das Getreide könnte wesentlich effizienter eingesetzt werden, wenn es direkt von Menschen verzehrt würde. Soll die Fleischproduktion weiterhin zunehmen, so muss immer mehr Getreide an Tiere verfüttert werden. Dadurch entsteht eine Konkurrenzsituation um das Getreide zwischen reichen Fleischessern und den Armen der Welt.*

Um den Welthunger zu stoppen, ist die Änderung unserer eigenen Ernährungsgewohnheiten ein ungemein wichtiger Beitrag. Der Appell lautet: Weg vom Fleischkonsum und der Nutzung aller weiterer tierischen Nahrungsmittel! Heute gibt es zudem Tausende wissenschaftliche Studien, die belegen, dass die traditionellen Überzeugungen über unseren Bedarf an Fleisch, Fisch, Michprodukten und Eiern falsch sind.

Langzeitstudien zeigen vielmehr, dass Menschen, die auf tierische Nahrungsmittel ganz oder weitgehend verzichten, gesünder sind und eine höhere Lebenserwartung haben. Auch die körperlichen Leistungen veganer Hochleistungssportler belegen dies mehr als deutlich. Wer auf tierische Nahrung verzichtet oder sie wenigstens einschränkt, trifft also eine sinnvolle Entscheidung für sich selbst – für das Wohl aller Tiere und Lebewesen und für unsere Umwelt.

# Antibiotikamissbrauch, Massentierhaltung und Killerkeime

*Bakterielle Infektionen sind auf dem Vormarsch, und pharmazeutische Antibiotika sind immer weniger in der Lage, sie zu stoppen. Bakterien sind hartnäckige Überlebenskünstler. Sie tricksen die moderne Medizin aus und mutieren zu virulenten „Superkeimen", die antibiotikaresistent und zunehmend tödlich sind.*

Stephen Harrod Buhner, *Pflanzliche Antibiotika*

Die industrielle Tierhaltung ist heutzutage ohne den massenhaften Einsatz von Antibiotika nicht mehr denkbar. Die Tiere werden aus ökonomischen Gründen auf engstem Raum gehalten und sind furchtbarem Stress ausgesetzt. Viele Tiere würden ohne Medikamente bereits vor der Schlachtreife verenden. So sind nicht nur unserer Krankenhäuser, sondern auch die riesigen Tiermastbetriebe und Milchviehstallungen zu gefährlichen Brutstätten resistenter Keime geworden. Alles ist einer knallharten Kosten-Nutzen-Rechnung der Betreiber unterworfen, da sind Störfälle unerwünscht. Im Jahr 2015 wurden alleine in Deutschland ca. 1450 Tonnen Antibiotika in den Ställen verabreicht. Für die Behandlung kranker Menschen waren es 630 Tonnen. Die Betreiber selbst und ihre Betriebshelfer sind natürlich die ersten, die dieser immer größer werdenden Gefahr einer Infektion mit resistenten Keimen ausgesetzt sind.

Ein weiterer Grund, weshalb Antibiotika ihre Wirkung immer mehr verlieren, ist der Antibiotikamissbrauch am Menschen selbst. Viel zu oft und zu schnell werden selbst bei harmlosen Beschwerden Antibiotika ärztlich verordnet oder vom Patienten gefordert. Viele wissen zudem nicht, dass Antibiotika nur gegen bakterielle Infektionen wirksam sind und nicht bei Virusinfektionen. Ein Cocktail aus Pharmazeutika, allen voran Antibiotika, zerstört wertvolle Bakterien im Körper, schwächt die Darmflora und somit das gesamte Immunsystem. Da sind sich Mensch und Tier übrigens gleich. Ist das Immunsystem erst einmal geschwächt, werden weitere Infekte folgen, schließlich mehr Medikamente verabreicht und der Teufelskreis nimmt seinen Lauf.

Hinzu kommt, dass Mensch und Tier die verabreichten Antibiotika zum Teil auch wieder ausscheiden. Längst ist unser gesamtes Ökosystem mit Antibiotika und anderen antibakteriellen Substanzen verseucht. Die meisten sind biologisch nur sehr schwer abbaubar. Mittlerweile sind Antibiotika selbst in unserem Trinkwasser nachweisbar. Das bedeutet, der Mensch nimmt nicht nur durch Medikamente und den Verzehr von tierischen Nahrungsmitteln wie Fleisch, Fisch und Milchprodukte Antibiotikarückstände auf, sondern auch unfreiwillig durch kontaminiertes Trinkwasser. Als wäre das nicht schon schlimm genug, lassen sich im Trinkwasser seit geraumer Zeit sogar Hormone, Psychopharmaka und krebserregende Herbizide wie Glyphosat nachweisen.

Nicht nur der Antibiotikamissbrauch ist erschütternd, sondern auch das entsetzliche Elend, das die Tiere in der Massentierhaltung erleiden müssen. Kleine Ferkel werden direkt nach ihrer Geburt erschlagen und manchmal nur halbtot in den Container geworfen, um dort erbärmlich auf ihren Tod zu warten. Männliche Küken werden für die Eierproduktion nicht gebraucht und landen deshalb direkt im Schredder – selbst bei der Produktion von Bio-Eiern. Kälber werden frühzeitig von ihrer Mutter getrennt, damit die Milch für den Menschen abgezweigt werden kann. Auch in der industriellen, biologischen Landwirtschaft sehen Milchkühe, Rinder, Schweine und Hühner nur selten oder gar kein Weideland.

Es geht jedoch auch anders, wie es nur wenige engagierte Biolandwirte mit viel Einsatz beweisen. Zum Beispiel kann man bei der Eierproduktion mit dem sogenannten „Zweiwegehuhn" die kleinen männlichen Küken artgerecht im Freiland aufziehen, während ihre Schwestern Eier legen. Schweine und Rinder können ganzjährig im Freien leben und es werden weder kleine Ferkel geschlachtet noch Kälber getötet. Wenn Sie also nicht ganz auf tierische Nahrungsmittel verzichten möchten, dann unterstützen Sie wenigstens die ökologische kleinbäuerliche Landwirtschaft. Überzeugen Sie sich selbst vor Ort über die Tierhaltungsbedingungen und die Qualität der Nahrungsmittel und kaufen Sie direkt ab Hof. Nur so können Sie absolut sicher sein, dass die Tiere vor ihrer Schlachtung ein erträgliches Leben hatten. Wenn Sie insgesamt weniger tierische Produkte verzehren, können Sie den höheren Preis leicht ausgleichen.

Wenn Sie vollends auf tierische Produkte verzichten, leben Sie nicht nur deutlich gesünder, sondern auch auf Dauer günstiger. Versuchen Sie selbstkritisch zu reflektieren, inwiefern Sie mit Ihren Ernährungsgewohnheiten das Wohl der Tiere und Ihre eigene Gesundheit beeinflussen wollen.

Sie haben die Macht, der Propaganda der Fleisch- und Milchindustrie nicht willenlos zu folgen. Werden Sie Ihrer Eigenverantwortung gewiss, schauen Sie genau hin und treffen Sie Ihre Entscheidung. Solange wir noch keine Schnitzel im Labor züchten können (was aber kommen wird, erfolgversprechende Forschungen laufen bereits), war jedes Stück Fleisch auf

Ihrem Teller nicht nur ein Tier, sondern auch ein fühlendes Lebewesen mit Ängsten, Schmerzen und Hoffnungen, das vielleicht am Schluss noch unter Qualen sterben musste.

Es gibt Menschen, die davon überzeugt sind, dass sich all das Leiden des Tieres auf einer anderen Ebene im Fleisch manifestiert und sich beim Essen auf den Menschen überträgt. Ein interessanter Gedanke – mag jeder für sich selbst seine Schlüsse daraus ziehen. Ich kann John Robbins nur beipflichten, wenn er in *Food Revolution* schreibt: „Eine gewaltlose Welt hat ihre Wurzeln in einer gewaltlosen Ernährung."

# Belastung der Weltmeere und Überfischung

*Wir leben in einer Zeit, in der Reisen, Tauchen und Fotografieren zu den alltäglichsten Dingen des Lebens gehören. Seit vielen Jahren erkunden wir die Unterwasserwelt und haben in vielen Meeresregionen der Welt beobachten können, wie schnell aus einem lebenden bunten Riff eine fast tote graue Wüste wird. Tatsche ist, dass die Entwicklung weltweit in eine Richtung geht, die nichts Gutes für die Zukunft ahnen lässt.*

Claudia und Manfred Hochleithner, *Underwater Universe*

Der verträumte Blick hinaus aufs blaue Meer, das im gleißenden Sonnenlicht funkelt und glitzert, bis Horizont und Himmel verschmelzen, gehört zu den berührendsten Naturerlebnissen. Wer weiß, vielleicht liegt es auch daran, dass wir alle vor unserer Geburt im Fruchtwasser schwimmen und unser Körper direkt nach der Geburt aus 70 bis 80 Prozent Wasser besteht.

Vom Ufer oder dem Schiff aus sehen wir nur die Wasseroberfläche. Und wenn nicht gerade eine schwarze Öllache oder sonstiger Müll vorbeischwimmt, ist es ein Anblick voller Reinheit.

Leider täuscht dieser im wahrsten Sinne des Wortes oberflächliche Blick nur allzu sehr über den wahren Zustand unserer Meere hinweg. Unsichtbar bleibt, dass die Meere vergiftet sind und wie ihre Bewohner um ihr Überleben kämpfen. Die sogenannten „Todeszonen" weiten sich immer mehr aus. Dort ist der Sauerstoffgehalt so niedrig, dass nur noch Bakterien überleben können. Ja, wieder einmal die Bakterien! Nicht die Ratten werden uns überleben, sondern Bakterien. Mel Cundiff bringt die Situation in *Underwater Universe* kritsch auf den Punkt:

*Unsere Ozeane mit einer durchschnittlichen Tiefe von vier Kilometern machen 95 % der Biosphäre der Erde aus und beherbergen Vertreter nahezu aller Hauptgruppen von Organismen. Und speziell in den Korallenriffen, die nur rund 0,1 % des Meeresbodens einnehmen, leben schätzungsweise 25 % aller Meeresarten. Aus stammesgeschichtlicher Sicht zählen Korallenriffe zu den großen und produktiven, vor allem aber zu den mannigfaltigsten Ökosystemen der Erde. Sie gehören zu den größten von lebenden Organismen erzeugten Gebilden in der gesamten Erdgeschichte und bieten Millionen von Organismen, die mit ihnen in Verbindung stehen, Nahrung und Unterschlupf ... Schätzungsweise eine Milliarde Menschen leben im Gebiet der Korallenriffe und sind auf diese oder jene Weise von ihnen abhängig. Die Schäden, die sie den Riffen zufügen, sind bereits deutlich sichtbar.*

Ein abgestorbener Baum fällt uns sofort auf, aber was unter Wasser geschieht, ereignet sich im Verborgenen. Für viele Menschen sind Fische gar keine richtigen Tiere, ihnen wird sogar oft die Leidensfähigkeit abgesprochen. Fische sind keine Kuscheltiere, ihr Blick erscheint kalt und leblos – so denken viele. Dabei sind Fische alles andere als lieblos und ohne Gefühl. Sie bauen komplexe Nester zur Aufzucht ihrer Jungen, einige Arten sind häuslich und leben permanent in einem festen Bau. Fische erkennen einander, gehen Freundschaften ein und sind sehr intelligente Wesen.

Sie leiden wie alle Tiere enorm, wenn sie gefangen und getötet werden. Manche Menschen können keine Fische mit Kopf und Flosse verzehren, ausschließlich filetiert. Spätestens da stellt sich die Frage der Empathie. Wer es nicht erträgt, den Fischkadaver anzublicken, sollte ihn gar nicht erst verspeisen. Immer wieder begegnet man eingefleischten Vegetariern, die aber gerne Fisch essen. Denken sie, Fische sind wie Wasserpflanzen?

Fisch gilt wegen seiner wertvollen Omega-3-Fettsäuren und seine hohen Eiweißgehalts als gesund. Er wird sogar als ungemein wichtiges Grundnahrungsmittel angepriesen. So wird empfohlen, mindestens einmal die Woche Fisch zu essen, am besten gleich jeden Tag. Drei Mal dürfen Sie raten, welche Interessen diesen Informationen zu Grunde liegen. Die gesunden Omega-3-Fettsäuren sind auch in vielen pflanzlichen Nahrungsmitteln in so großen Mengen enthalten, dass Sie Ihren Bedarf auch ohne Fisch decken können. Glauben Sie nicht alles, was man Ihnen erzählt: Fisch ist *kein* lebensnotwendiges Nahrungsmittel.

Sehr bedenklich ist der Verzehr von Fisch und Meeresfrüchten, vor allem, weil sich in ihnen giftige Chemikalien, Schwermetalle und Kunststoffe ablagern (egal ob Wildfang oder Zucht im Meer). Je nachdem, wie verschmutzt die Gewässer sind, können Fische und Schalentiere extrem hohe Mengen an Giftstoffen wie etwa PCB, Dioxin, Quecksilber und Arsen enthalten. Große Fische fressen kleine Fische, das heißt Thunfische, Schwertfische und Lachse sind besonders betroffen. Sie stehen am Ende der Nahrungskette und akkumulieren sämtliche Stoffe.

Man schadet deshalb seiner Gesundheit durch regelmäßigen Verzehr mehr als man ihr nutzt. Es können gesundheitliche Probleme wie Nierenschäden, Störungen des Nervensystems, bis hin zu Hirnschäden und Krebs auftreten. Wenn Sie nicht ganz darauf verzichten wollen, so wissen Sie jetzt zumindest, worauf Sie achten sollten.

Dort, wo Fische und andere Meerestiere noch einen einigermaßen intakten Lebensraum finden, sind die Weltmeere meist maßlos überfischt. Dabei sind nicht die kleinen, lokalen Fischer das Übel, sondern die riesigen Fangflotten und schwimmenden Fischfabriken. Die Nachfrage regelt das Angebot, seien Sie sich immer darüber im Klaren, dass die Entscheidung jedes Einzelnen zählt – auch Ihre Stimme hat Gewicht und kann viel bewirken!

### Lektüretipp

John Robbins: *Ernährung für ein neues Jahrtausend*. Hans Nietsch. Freiburg im Breisgau 1995

John Robbins: *Food Revolution*. Hans Nietsch. Freiburg im Breisgau 2003

Stephen Harrod Buhner: *Pflanzliche Antibiotika*. Herba Press, Aschaffenburg 2015

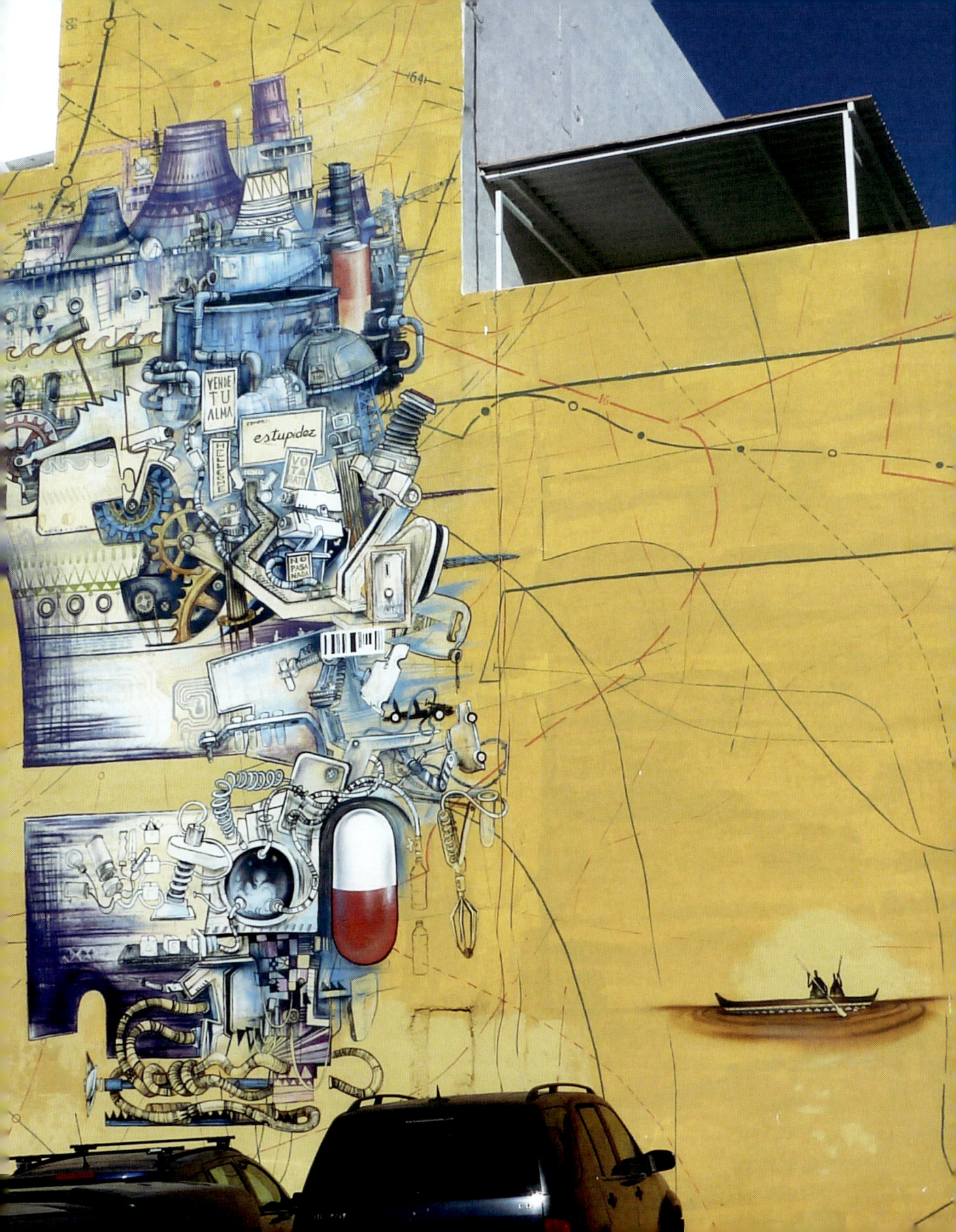

# Epilog – Annette Nellessens Weg zur veganen Ernährung

Zwei Reisen und zwei Orte waren für Annette Nellessen besonders inspirierende und wichtige Stationen in ihrem Leben und auf dem Weg zur veganen Ernährung: Byron Bay und Kyosan.

Byron Bay liegt am östlichsten Punkt Australiens – direkt am türkisblauen Pazifik. Der Ort ist eine ehemalige Hippiekommune aus den 1970ern, dessen *Flower-Power*-Spirit auch heute noch lebendig ist. *Vegan-Food*, Yoga und alle nur erdenklichen Angebote für alternative Lebensweisen und alternative Heilung machen dieses sonnendurchflutete Paradies zu etwas ganz Besonderem. Das Angebot an veganen Lebensmitteln in den Läden und auf den Hippiemärkten war dort schon vor vielen Jahren ganz fantastisch. Von diesem spirituellen und multikulturellen Ort hat Annette Nellessen ein wunderschönes Yogabanner mitgebracht, dessen Spruch zum Lebenmotto geworden ist: *turn to the sun, and the shadows will fall behind you.*

Die zweite, inspirierende Reise führte sie eines Winters nach Japan, genauer gesagt in das Tempeldorf Kyosan, unweit von Osaka in märchen-

haft verschneiten Bergen gelegen. Der Aufenthalt in einem buddhistischen Kloster, das auch einige Räume an Touristen vermietet, war wie das Eintauchen in eine andere Realität – aber auch eine völlig unerwartete kulinarische Offenbarung. Hier erlebt man, wie köstlich vegane japanische Küche schmecken kann. Morgens und abends gab es ein vozügliches veganes Menü, das von den Mönchen frisch zubereitet wurde. Die Kombination aus meditativer Stille, schlichter Holzarchitektur und veganem Essen waren eine so intensive Erfahrung, dass Annette Nellessen die Erinnerungen an die Tage in dieser friedvollen Klosteranlage weiter in ihrem Leben begleitet und beeinflusst haben.

Von ihrer frühen Kindheit an hat sie viel Zeit in der Natur verbracht. Als leidenschaftliche, kreative Köchin hat sie diesen innigen Bezug zur Natur nie vergessen und schon immer großen Wert auf beste Qualität und naturbelassene Lebensmittel gelegt.

Beruflich hat sie ihr kreatives Talent als erfolgreiche Modedesignerin verwirklicht und viele

In Byron Bay leben sehr viele Menschen, die schon früh erkannt haben, dass wir mit den positiven Veränderungen vor Ort beginnen müssen, um globale Probleme zu lösen.

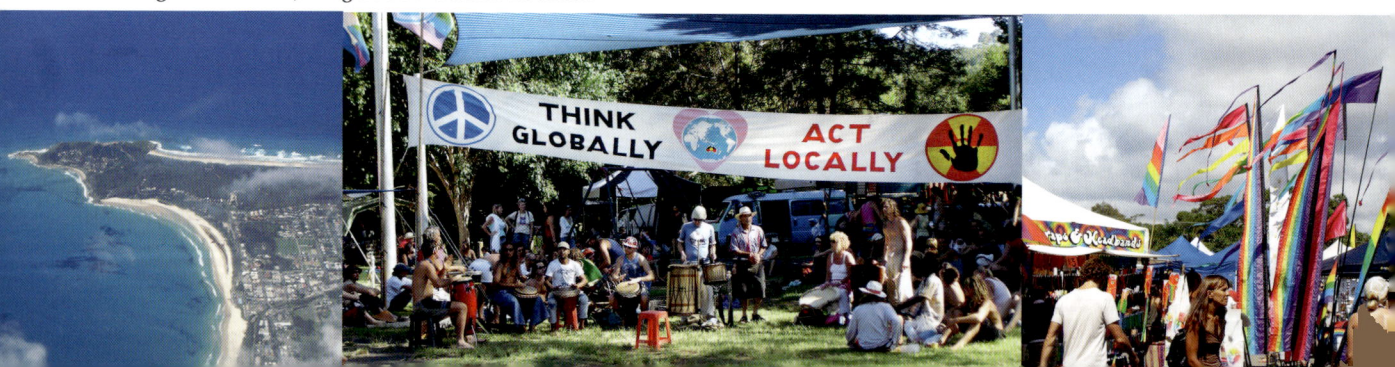

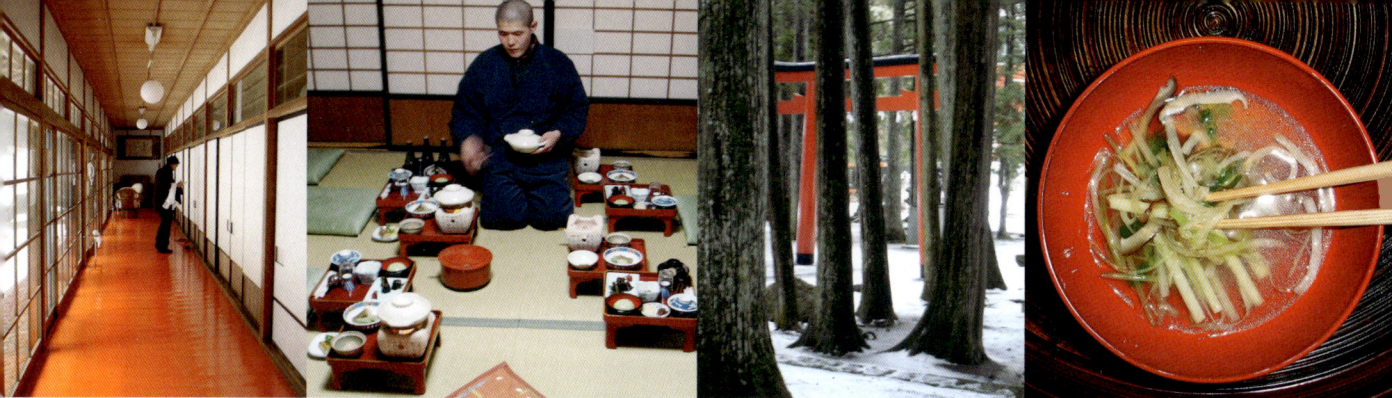

Über einen leuchtend roten Boden geht man in dem buddhistischen Tempel zu seinem Gästezimmer. Die filigranen Schiebetüren sind traditionell nur mit Papier bespannt. Schlösser und Schlüssel gibt es nicht. Ein Mönch serviert das köstliche, frisch zubereitete vegane Abendessen.

wunderschöne Kollektionen entworfen. Schließlich lockten sie neue Herausforderungen in die Verlags- und Buchbranche. Hier konnte sie bei vielen Auslandsreisen und Projekten neue inspirierende Erfahrungen sammeln.

Gesundheitliche Beschwerden, Lebensmittelunverträglichkeiten und die damit verbundenen enttäuschenden Erfahrungen mit der klassischen Schulmedizin haben sie schließlich bewogen, sich intensiv mit der Ursachenforschung von Krankheiten auseinanderzusetzen.

Über Jahre hat sich Annette Nellessen mit ganz unterschiedlichen Krankheitsbildern, insbesondere von Frauen in den Wechseljahren beschäftigt. Sie hat sich intensiv mit Fachliteratur auseinandergesetzt, aber auch in persönlichen Gesprächen mit betroffenen Frauen umfangreiche Informationen gesammelt. Dabei hat sie immer wieder festgestellt, dass viele Erkrankungen durch falsche Ernährung verursacht oder wesentlich verschlimmert werden. Aus eigener Erfahrung wurde ihr immer klarer, wie gut man diese durch eine vegane Ernährung und natürliche, alternative Heilmethoden in den Griff bekommen kann.

Dann kamen die Wechseljahre. Eine weitere Herausforderung für jede Frau – vor allem, wenn sie keine künstlichen Hormone schlucken will, um das Krebsrisiko nicht unnötig zu erhöhen. Ein ganz entscheidender Punkt war, dass Annette Nellessen die Wechseljahre nicht wie viele Ärzte als behandlungsbedürftigen Zustand sehen wollte, die man therapieren muss. Vielmehr sollte man sie als eine ganz normale Phase und Veränderung im Leben einer Frau betrachten.

Dabei hat Annette Nellessen voller Freude und Überraschung festgestellt, dass man mit veganer Ernährung die Symptome der Wechseljahre ganz ohne Hormone entscheidend beeinflussen und sogar in den Griff bekommen kann. Eine sensationelle Entdeckung und persönliche Erfahrung! Da diese Zusammenhänge noch in keinem der Bücher, die sie gelesen hatte, beschrieben wurden, entschloss sie sich dazu, das vorliegende Buch in Form eines Gesundheits- und Ernährungsratgebers für Frauen zu schreiben.

Ihre Lebenserfahrungen, Naturverbundenheit, die Liebe zu den Tieren und der Wunsch gesundheitliche Probleme mit einer vollwertigen, biologischen und veganen Ernährung auf sanfte natürliche Weise zu heilen, haben sie auf ihrem Weg immer bestärkt. Annette Nellessens Ernährungsumstellung war zu keiner Zeit ein abrupter Bruch, sondern ein fließender Übergang – ein bewusster, harmonischer Prozess: Altes über Bord werfen, Neues entdecken, dazu lernen, Abenteuer, probieren, Glück empfinden, ein besseres Lebens- und Körpergefühl, mehr Energie, Ausgeglichenheit, weibliche Stärke, Freude an neuen kulinarischen Genüssen …

Pures Leben im Hier und Jetzt.

*Matthias Reuss*

# Bezugsquellen

## Vegane Lebensmittel in Bioqualität

### Biogärtnereien
**Rosen, Duftosen für den Verzehr, Rosenprodukte**
Rosenschule Ruf: www.rosenschule.de
Rosenschule Uckermark:
www.rosenschule-uckermark.de

### Tomaten, Chili und Kräuter
Bio-Gärtnerei Dieter Haas:
www.bioland-gaertnerei-haas.de
Bio-Gärtnerei Kreuterey:
www.kreuterey.de

### Glutenfreie Produkte
Wertz/Wangenmühle: www.wangenmuehle.de
PPura: www.ppura.ch

### Goji-Beeren aus deutschem Anbau
Vitavitee: www.vitavitee.de

### Hanfprodukte
Chiron Natur Delikatessen: www.chiron-ul.de
Hanf Natur: www.hanf-natur.com

### Kokosprodukte
Dr. Goerg: www.drgoerg.com

### Kräuter, Tees und Gewürze
Kräutreparadis Lindig: www.phytofit.de

### Pilze und Vitalpilze
Pilze Wohlrab: www.wohlrab-pilze.de

### Rauchsalze und Natursalze
Biova: www.biova.de

### Sibirische Zedernnüsse, Nüsse und Trockenfrüchte
Vega Naturkost: www.taiga.bio

### Rohkostversand
Keimling Naturkost: www.keimling.de
Balive: www.balive.org
Pure Raw: www.pureraw.de

### Tempeh
Hier gibt es handgemachtes Tempeh aus Sojabohnen und aus Lupinensamen.
Tempeh Manufaktur:
www.tempehmanufaktur.net

### Vegane Rohkostschokolade
Gesund naschen mit den handgemachten *Frohkoladen* zweier engagierter Veganerinnen:
www.frohkoestlich.de

## Tinkturen, Extrakte, Heil- und Gewürzkräuter aus der ganzen Welt
Kräuter Schulte: www.kraeuterschulte.de

## Hochwertiges Küchenzubehör
**Dörrautomat, Hochleistungsmixer, Saftpresse usw.**
Keimling Naturkost: www.keimling.de

### Schalen für Sprossen und Keimlinge
Eschenfelder: www.eschenfelder.de

## Pflege- und Wellnessprodukte
### Naturkosmetik, ätherische Öle und Räucherwaren

Wer ausfallene Naturkosmetik, ätherische Öle, Räucherwaren etc. sucht, wird bei der sympathischen, sehr gut sortierten Familienmanufaktur in Maienfels fündig.
Maienfelser Naturkosmetik:
www.maienfelser-naturkosmetik.com

### Yogabedarf, Massagehilfsmittel

Bodynova: www.bodynova.de
Yogishop: www.yogishop.de

## Porzellan und Keramik

Wer seine Speisen gerne auf ausgefallenem Geschirr und origineller Keramik serviert oder seinen Tee und Kaffee aus edlen Gefäßen trinkt, dem kann ich drei Künstlerinnen, zwei aus Finnland und eine aus Deutschland, besonders empfehlen. Von ihnen besitze ich selbst viele schöne Teile. Sie fertigen u.a. Schalen, Tassen und Teller für den täglichen Gebrauch.

**Eeva Jokinen** (Finnland)
Edles Porzellan mit wunderschönen Mustern, ausgeführt in der seltenen „Reiskorntechnik". Eeva Jokinen möchte mit dieser Technik Emotionen ausdrücken. Die feinen Muster auf dem Porzellan sind lichtdurchlässig, so entsteht ein harmonischer Dialog zwischen Licht und Schatten. Eine einmalige ästhetische Augenweide!
www.eevajokinen.com

**Sarita Koivukoski** (Finnland)
Interessante Gebrauchskeramik in vielen abwechslungsreichen Formen mit ungewöhnlichen Farben und Mustern. Sarita Koivukoski läßt sich vor allem von der Natur inspirieren. Eines ihrer Highlights ist ihre Keramik mit Schneeleopard-Design.
www.saritaceramics.fi

**Andrea Müller** (Deutschland)
Feine Teeschalen und spannende Gefäße ausgeführt in zwei besonderen Brandtechniken, *Raku* und *Schmauchbrand*. Die Teeschale ist für Andrea Müller symbolische Form für ihren inneren Bezug zum Zen — Buddhismus, Rückgriff auf Formen der archaischen Ursprünge unserer Kultur, stilisiert mit Mitteln, die seit langem fest in der Tradition verankert sind und verfeinert wurden.
www.keramik-andrea-mueller.de

## Schlafen und Wohnen
### Ökologische Produkte

Grüne Erde: www.grueneerde.com

# Bibliographie

Aggarwal, Bharat B. und Debora Yost: *Heilende Gewürze: 50 alltägliche und exotische Gewürze zur Gesunderhaltung und Heilung von Krankheiten.* Narayana, Kandern 2014

Aichele, Dietmar: *Was blüht denn da?* Kosmos, Stuttgart 2010

Batmanghelidj, Fereydoon F.: *Sie sind nicht krank, Sie sind durstig.* VAK, Kirchzarten 2014

Bächle-Helde, Bernadett und Ursel Bühring: *Heilsame Wickel und Auflagen.* Ulmer, Stuttgart 2014

Béliveau, Richard und Denis Gingras: *Krebszellen mögen keine Himbeeren.* Kösel, München 2010

Boericke, William: *Handbuch der homöopathischen Arzneimittellehre.* Narayana, Kandern 2013

Brakebusch, Leveke und Armin Heufelder: *Leben mit Hashimoto-Thyreoditis.* Zuckschwerdt, München 2016

Brazier, Brendan: *Vegan in Topform.* Unimedica, Kandern 2014

Brazier, Brendan: *Vegan in Topform – Das Kochbuch.* Unimedica, Kandern 2014

Brönnimann, Michael und Sofia Rab: *Gourmet Rohkost.* Unimedica, Kandern 2015

Brucker, Karin: *Besser sehen durch Akupressur und Naturheilkunde.* Narayana, Kandern 2013

Buhner, Stephen Harrod und Eberhard J. Wormer: *Grüne Antibiotika.* Mankau, Murnau 2015

Buhner, Stephen Harrod: *Pflanzliche Antibiotika.* Herba Press 2015

Buhner, Stephen Harrod: *Pflanzliche Virenkiller.* Herba Press 2016

Campbell, T. Colin und Thomas M. Campbell: *China Study. Die wissenschaftliche Begründung für eine vegane Ernährungsweise.* Systemische Medizin, Bad Kötzting 2011

Desikachar, T. K. V.: *Über Freiheit und Meditation.* Via Nova, Petersberg 2006

Desikachar, T. K. V.: *Yoga, Gesundheit von Körper und Geist.* Theseus, Bielefeld 2003

Duke, James: *Heilende Nahrungsmittel.* Goldmann, München 2010

Fife, Bruce: *Kokosöl, Das Geheimnis gesunder Zellen.* Kopp, Rottenburg a. N. 2016

Finger, Alan: *Introduction to Yoga.* Three Rivers Press, New York 2000

Fischer, Wolfgang K.: *Welche Heilpflanze ist das?* Kosmos, Stuttgart 2005

Fischer-Rizzi, Susanne: *Medizin der Erde: Heilanwendung, Rezepte und Mythen unserer Heilpflanzen.* AT, München 2005

Fischer-Rizzi, Susanne: *Das Buch vom Räuchern.* AT, München 2012

Fischer-Rizzi, Susanne: *Blätter von Bäumen: Heilkraft und Mythos einheimischer Bäumen.* AT, München 2013

Fuhrman, Joel: *Eat To Live.* Unimedica, Kandern 2016

Galchus, Rita: *Sprossen At Home.* Hans Nietsch, Freiburg im Breisgau 2014

Hendel, Barbara: *Das Magnesium Buch.* VAK, Kirchzarten 2015

Katz, Sandor Ellix: *Die Kunst des Fermentierens.* Kopp, Rottenburg a. N. 2014

Kellenberger, Christiane und Richard: *Mineralstoffe nach Dr. Schüssler,* AT, München 2014

Kenney, Matthew: *Plant Food.* Unimedica, Kandern 2015

Kenney, Matthew: *Everyday Raw Express.* Unimedica, Kandern 2014

Kent, James Tyler: *Repertorium der homöopathischen Arzneimittel.* Narayana, Kandern 2009

Kharrazian, Datis: *Schildrüsenunterfunktion und Hashimoto anders behandeln: Wenn Sie sich trotz normaler Blutwerte schlecht fühlen. Die 22 Muster der Schilddrüsenunterfunktion.* VAK, Kirchzarten 2016

Kinkele, Thomas: *Heimische Räucherpflanzen.* Windpferd, Oberstdorf 2012

Kirk, Mimi: *Rohköstlich leben.* Hans Nietsch, Freiburg im Breisgau 2012

Kornyeyeva, Lena: *Die Sedierte Gesellschaft: Wie Ritalin, Antidepressiva und Aufputschmittel uns zu Sklaven der Leistungsgesellschaft machen.* Heyne, München 2014

Krishnamurti, Jiddu: Mensch sein: *Über die Entfaltung der Freiheit.* Theseus, Bielefeld 2001

Laforêt, Marie: Käse vegan: *25 Spezialitäten aus pflanzlicher „Milch" selbst gemacht.* Leopold Stocker, Graz 2015

Lauser, Boris: *Go Raw – Be Alive: So schmeckt gesund.* Kosmos, Stuttgart 2015

Lentz, Christiane und Klaus Oberbeil: *Obst & Gemüse als Medizin. Die besten Nahrungsmittel für Ihre Gesundheit.* Südwest, München 2015

Luetjohann, Sylvia: *Das Schwarzkümmel Heilbuch.* Windpferd, Oberstdorf 2012

Madejsky, Margret: *Alchemilla.* Goldmann Arkana, München 2006

Madejsky, Margret: *Lexikon der Frauenkräuter.* AT, München 2015

Majer-Julian, Evelyne: *Homöopathie für die Wechseljahre.* Narayana, Kandern 2012

Maute, Christiane: *Homöopathie für Pflanzen.* Narayana, Kandern 2012

Mayr, Christine: *RohVegan.* AT, München 2015

Nehls, Michael: *Die Alzheimer Lüge.* Heyne, München 2014

Moser, Maximilian und Erwin Thoma: *Die sanfte Medizin der Bäume. Gesund leben mit altem und neuem Wissen.* Servus, Wals-Siezenheim 2014

Norris, Chuck: *Zen-Kampfkunst im täglichen Leben.* Werner Kristkeitz, Heidelberg 2001

Northrup, Christiane: *Weisheit der Wechseljahre. Selbstheilung, Veränderung und Neuanfang in der zweiten Lebenshälfte.* Goldmann, München 2010

Nöcker, Rose-Marie: *Das große Buch der Sprossen und Keime.* Heyne, München 2013

Oberbeil, Klaus: *Kräuter & Gewürze als Medizin.* Systemed, Lünen 2011

Pahlow, Mannfried: *Das große Buch der Heilpflanzen.* Nikol, Hamburg 2001

Pauli-Braunschweig, Dagmar: *Die Jod-Lüge. Das Märchen vom gesunden Jod.* Herbig, München 2013

Petri, Britta Diana: *Vegane Käsespezialitäten.* Schirner, Darmstadt 2013

Petri, Britta Diana: *Naturgesunde Fruchtleder und Wraps.* Schirner, Darmstadt 2012

Platt, Michael: *Die Hormon Revolution.* VAK, München 2014

Rauter, Roland: *Einfach vegan: Die feine Küche.* Schirner, Darmstadt 2014

Rieger, Berndt: *Hashimoto Healing: Die ganzheitliche Behandlung der Hashimoto Thyreoditis.* Mvg, München 2015

Robbins, John: *Food Revolution.* Hans Nietsch, Freiburg im Breisgau 2003

Robbins, John: *Ernährung für ein neues Jahrtausend.* Hans Nietsch, Freiburg im Breisgau 1995

Rodrigues, Dinah: Hormon Yoga. *Das Standardwerk zur hormonellen Balance in den Wechseljahren.* Schirner, Darmstadt 2009

Scheuernstuhl, Annelie und Anne Hild: *Natürliche Hormontherapie.* Aurum, Bielefeld 2013

Schinner, Miyoko: *Veganer Käse.* Unimedica, Kandern 2015

Schleip, Thilo und Isabella Lübbe: *Köstlich essen bei Histamin-Intoleranz.* Trias, München 2015

Schmiedel, Volker: *Verdauung! 99 verblüffende Tatsachen. Endlich Klartext: Reizdarm – die häufigste Fehldiagnose.* Trias, München 2008

Simonsohn, Barbara: *Chia Power. Chiasamen zum Heilen und Genießen.* Windpferd, Oberstdorf 2016

Sharamon, Shalila und Bodo J. Baginski: *Das Wunder im Kern der Grapefruit. Die Geheimnisse des Citrus paradisi.* Windpferd, Oberstdorf 2010

Sonnenschmidt, Rosina: *Die Saft-Therapie. Natürlich gesund.* Narayana, Kandern 2013

Steigenberger, Heide: *Histamin: Genießen trotz Unverträglichkeiten.* Kneipp, Bad Wörishofen 2011

Strassmann, Renato: *Baumheilkunde. Heilkraft, Mythos und Magie der Bäume.* Freya, Linz 2013

Sulzberger, Margrit: *Schlank mit dem glykämischen Index.* AT, München 2007

Sura, Teresa-Maria: *So schmeckt Rohkost! Cracker, Brote und Aufstriche.* Schirner, Darmstadt 2013

Ursinus, Lothar: *Mein Blut sagt mir … Labor ganzheitlich.* Schirner, Darmstadt 2015

Vollmer, Joachim Bernd: *Gesunder Darm, gesundes Leben.* Knaur, München 2010

Walker, Norman W.: *Frische Frucht- und Gemüsesäfte.* Goldmann, München 1995

Walker, Norman W.: *Auch sie können wieder jünger werden.* Goldmann, München 2002

Weiss, Thorsten und Jenny Bor: *Super Foods: Iss dich vital, gesund und schön.* Schirner, Darmstadt 2013

Wentz, Izabella: *Hashimoto im Griff: Endlich beschwerdefrei mit der richtigen Behandlung.* VAK, Kirchzarten 2015

Wiesenauer, Markus und Suzann Kirschner-Brouns: *Das große Homöopathie Handbuch.* Gräfe und Unzer, München 2007

Wignall, Judita: *Going Raw.* Hans Nietsch, Freiburg im Breisgau 2013

Wolffskeel, Angelika: *Die 12 Salze des Lebens.* Mankau, Murnau [7]2015

Wormer, Eberhard J.: *Hashimoto.* Mankau, Murnau 2014

Wormer, Eberhard J.: *Vitamin D.* Kopp, Rottenburg a. N. 2014

## Internet

Jonathan Benson: *Harvard study: Pasteurized milk from industrial dairies linked to cancer.* Unter: http://www.naturalnews.com/035081_pasteurized_milk_cancer_dairy.html (zuletzt abgerufen am 10.05.2016)

Hormony. *Der natürliche Weg:* http:// www.hormony.de (zuletzt abgerufen am 2.05.2016)

## Empfehlenswerte Magazine

*Die Wurzel (Rohkost, Gesundheit). www.die-wurzel.de*

*Kochen ohne Knochen (100% Veganer Lifestyle). www.kochen-ohne-knochen.de*

*Natur & Heilen (Gesundheit, Ernährung). www.naturundheilen.de*

*Naturarzt (Gesundheit). www.naturarzt-access.de*

*Taste of Love (Vegan und vegetarisch). www.taste-of-love.de*

*Vitaljournal (Gesundheit, Ernährung) www.vitaljournal.de*

*Yoga Aktuell (Yoga und Lifestyle). www.yoga-aktuell.de*

*Yoga Journal (Yoga und Lifestyle). www.yogajournal.de*

# Register

## C

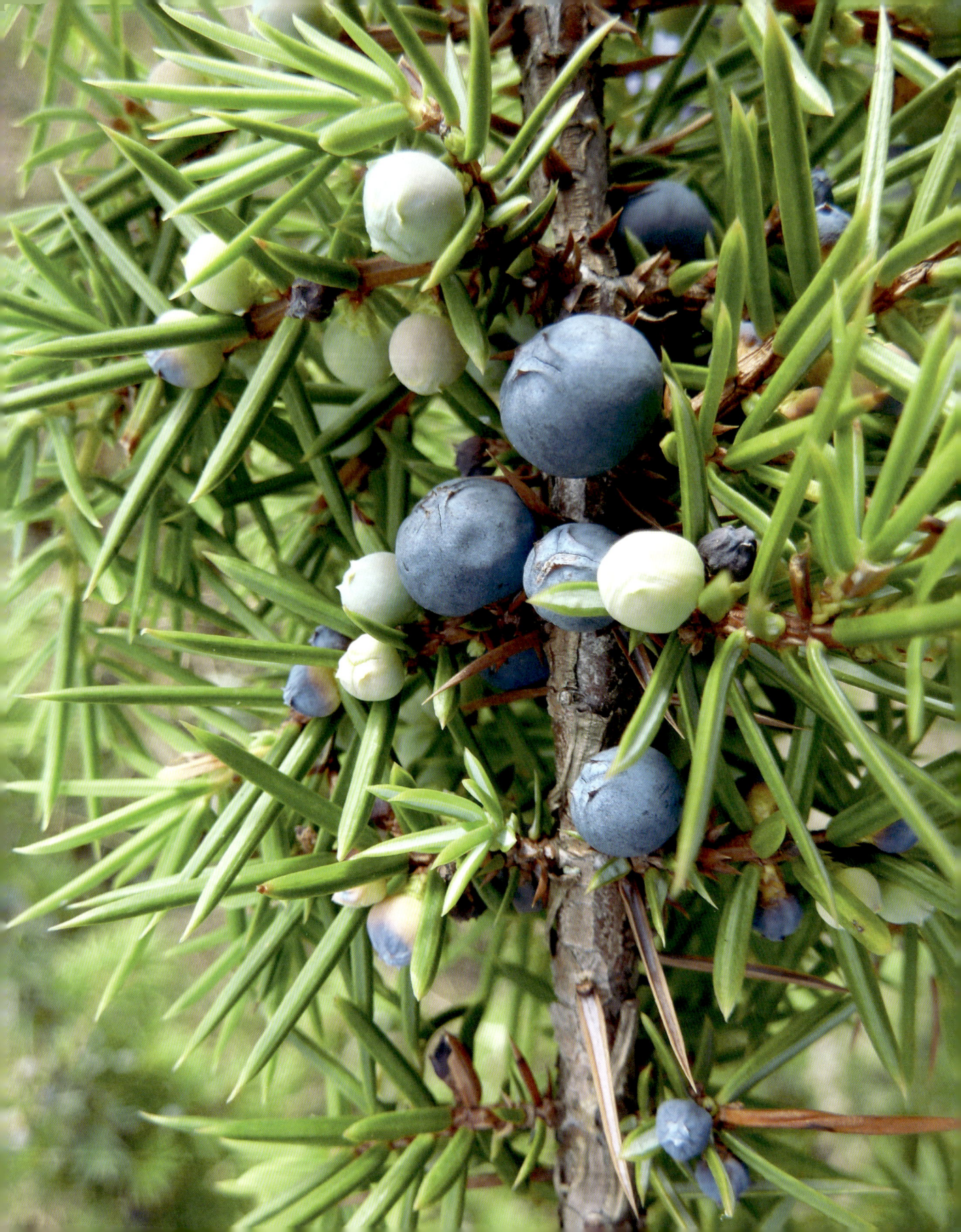

# Meine zwei ganz persönlichen Buchempfehlungen aus dem Reich der Pflanzenmedizin

*Es gibt Alternativen zu den Pharmazeutika, die einst unsere Retter zu sein schienen und uns nun zum Verhängnis geworden sind. Wurde Ihr Leben erst einmal durch eine Pflanze gerettet, ist nichts mehr so, wie es vorher war. Pflanzen waren lange Zeit die primäre Medizin des Menschen und sie sind es heute noch.*

Stephen Harrod Buhner

Mit gesunder, veganer und vollwertiger Ernährung sowie einem ausgeglichenen Lebensstil können wir uns richtig stark aufstellen und unser Immunsystem in Topform bringen. Dadurch gelingt es, viele Krankheiten schon im Vorfeld zu verhindern.

## Renaissance der Kräutermedizin

Im Falle einer Krankheit entscheiden sich heutzutage wieder zunehmend mehr Menschen in erster Linie für möglichst sanfte, natürliche Heilmethoden – auch für Kräutermedizin. Oft kann man damit schon nachhaltige Heilerfolge erzielen, meist völlig nebenwirkungsfrei und kostengünstig. Somit bewahrt man den Körper vor zusätzlichem Stress und Belastungen. Klassische Medizin und Pharmaprodukte werden im Idealfall nur dann komplementär eingesetzt, wenn es wirklich notwendig ist.

Mit Kräutermedizin kann man übrigens auch die Wirksamkeit von pharmazeutischen Präparaten ergänzen und sogar zum Wohle des Patienten verstärken. In einigen Fällen können Kräuter diverse schwere Nebenwirkungen phar-

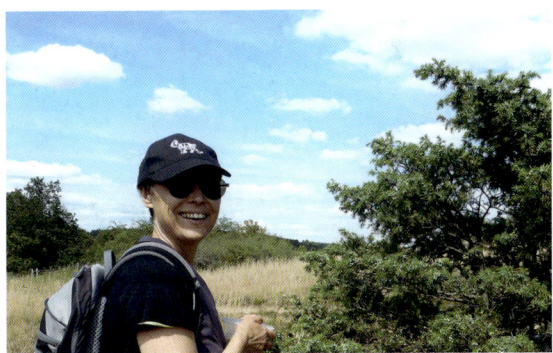

**Die hübschen blauen Wacholderbeeren pfücke ich wild.**

mazeutischer Produkte oder zum Beispiel einer Chemotherapie nachweislich lindern. Wie Sie schon im Verlauf meines Buches lesen konnten, setzte ich wo immer möglich und nötig natürliche Heilmittel und Kräuter ein. Eine besondere Freude macht es, Kräuter und Beeren selbst in der Natur zu sammeln.

Die Erforschung der unglaublichen Heilkräfte, die in den Pflanzen schlummern, steckt noch in den Kinderschuhen. Oft muss zudem schon vorhandenes Wissen antiker Kulturen, Völker und indigener Stämme wiederentdeckt und wiederbelebt werden. Da hat die dominierende reduk-

**Wacholder (*Juniperus communis*) wächst auch in Deutschland wild. Er ist zugleich tolles Gewürz und Arzneipflanze.**

tionistische Denkweise in Wissenschaft und Medizin mit ihren diffamierenden Kampagnen ganze Arbeit „geleistet".

## Zwei praktische Ratgeber

In diesem Zusammenhang möchte ich Ihnen nun zwei Bücher besonders ans Herz legen: *Pflanzliche Antibiotika* und *Pflanzliche Virenkiller*. Diese umfangreichen Werke haben mich in den letzten Jahren besonders fasziniert und inspiriert. Ich kannte sie schon als amerikanische Originalausgabe, bevor die deutschen Fassungen bei Herba Press erschienen sind. Autor ist der Amerikaner Stephen Harrod Buhner, der zu den weltweit führenden Experten für angewandte Pflanzenmedizin gehört. Wie es scheint, wurde ihm diese Berufung gewissermaßen in die Wiege gelegt. Die genannten zwei praktischen Ratgeber gehören zu seinen Hauptwerken.

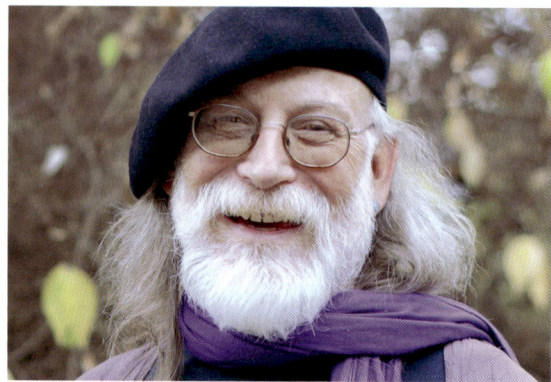

**Stephen H. Buhner erforscht die Heilkäfte der Pflanzen.**

Buhner selbst bemerkt dazu:
*Wenn ich daran denke, dass meine Vorfahrin Elisabeth Lusterheide (1807–1879) Kräuterkundige und Hebamme war und mein Urgroßvater Cecil Harrod (von dem mein zweiter Vorname stammt) ein Arzt, der meistens auf Kräuteranwendungen zurückgegriffen hat – und dass darüber hinaus seit 300 Jahren verschiedenste Ärz-*

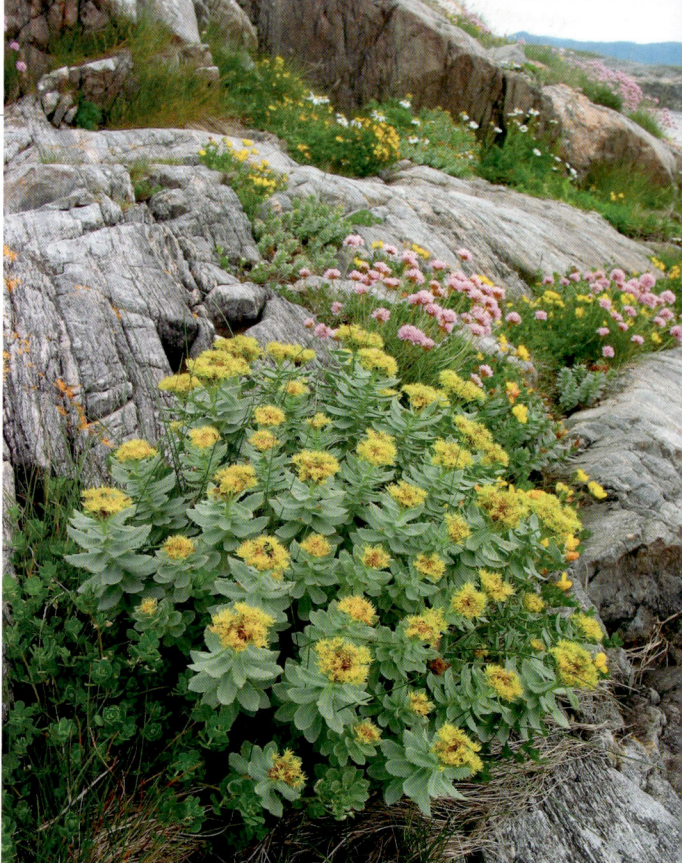

**Geschenk der Natur – Wilde Rosenwurz in Norwegen.**

*te und Heiler Teil meiner Familie waren –, frage ich mich, welche Informationen in meiner DNA wohl gespeichert sind.*

## Resistente Keime und neue Hoffnung aus dem Pflanzenreich

Leider leben wir in einer Zeit, in der die pharmazeutische Medizin und die Kräuterheilkunde vor ganz neue Herausforderungen gestellt werden: die weltweit zunehmenden tödlichen Gefahren durch resistente und multiresistente Bakterien und Virusinfektionen. Im Kapitel *Antibiotikamissbrauch, Massentierhaltung und Killerkeime* (siehe S. 343) habe ich schon darauf hingewiesen, dass diese Probleme zum größten Teil von den Menschen selbst verschuldet wurden.

Die schlechte Nachricht hinsichtlich dieser Problematik ist, dass eine Infektion mit resistenten Bakterien jeden von uns treffen kann. Ein hohes Risiko besteht hier während eines Krankenhausaufenthalts und insbesondere bei chirurgischen Eingriffen. Offiziellen Zahlen zu Folge sterben etwa 40.000 Menschen jedes Jahr in Deutschland an nicht beherrschbaren Krankenhausinfektionen. Antibiotika, die als Segen und *Ultima Ratio* gepriesen werden und wurden, werden zunehmend wirkungslos. Diese Entwicklung ist höchst alarmierend. Ich selbst kenne mehrere tragische Todesfälle in meinem Freundeskreis. Das macht sehr betroffen. Aber Jammern hilft nicht und verdrängen auch nicht. Wir müssen die Probleme angehen und vorsorgen, besser heute als morgen!

Die gute Nachricht ist: es gibt Hoffnung und Hilfe aus dem Pflanzenreich! Heilkräuter sind die letzte verbliebene Hoffnung zur wirksamen Behandlung antibiotikaresistenter Infektionskrankheiten. Buhner hat für sein Buch *Pflanzliche Antibiotika* mehr als 1800 Studien ausgewertet und stellt auf dieser Basis Therapiestrategien vor, die bei resistenten Keimen hochwirksam sind.

Antibiotikakräuter sind die einzige noch verbliebene Alternative, wenn konventionelle Antibiotika versagen und Patienten als „austherapiert" sich selbst überlassen werden. Ich weiss, das klingt hart, aber es ist die tägliche Realität. Erscheint es nicht wie ein Wunder, dass die Natur uns Pflanzen schenkt, die selbst multiresitente Bakterien noch besiegen können?

Buhner ist nicht nur Wissenschaftler, sondern auch Naturpoet und Philosoph. Er vertritt unter anderem die These, dass die Erde GAIA, ein lebender Organismus ist, bei dem Alles mit allem verbunden ist. Wie auch immer man das beurteilen möchte, ich finde es ist auf jeden Fall ein schöner und tröstlicher Gedanke, der letztendlich Mut macht und Kraft gibt. Mutter Natur sorgt für ihre Kinder.

## Hilfreiche Tipps und Rezepte für den täglichen Gebrauch

Das Buch *Pflanzliche Antibiotika* bietet neben detailliertem Fachwissen ein sehr großes Spektrum an Tipps und Rezepten. Dabei beschränken sich die Informationen nicht auf Kräuter, die im Ernstfall helfen, sondern es werden zusätzlich umfassende praktische Anleitungen und Zubereitungen sowie Dosierungen für Indikationen wie beispielsweise Fieber, Kopfschmerzen, Magenverstimmung, Darmprobleme, Pilzinfektionen, Ohreninfektionen, Hautprobleme und vieles mehr gegeben.

## Pflanzliche Abwehrmittel gegen Influenza-Viren

Die nächste Grippewelle kommt bestimmt. Leider werden Influenza-Viren immer hartnäckiger und gefährlicher. Haben Sie das nicht auch schon festgestellt – früher hatte man eine Grippe meist nach 8 Tagen im Griff, heute kann es bis zu vier Wochen und länger dauern, wobei die

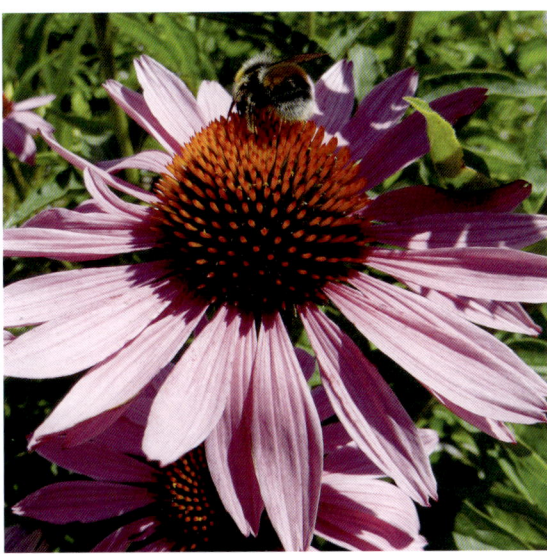

*Echinacea* ist eine der bekanntesten Heilpflanzen.

Auswirkungen immer heftiger werden. Dies liegt unter anderem daran, dass auch Viren sich ständig verändern und weiterentwickeln, und zwar viel schneller, als wir reagieren können. Die weltweite Massentierhaltung, Pestizide in der Landwirtschaft und die Verseuchung der Umwelt mit allen möglichen pharmakologischen Stoffen, sind u.a. schuld, dass Viren so rasant zu Killerviren mutieren und zunehmend Resistenzen entwickeln. Entdecken Sie gemeinsam mit Stephen H. Buhner das heilkräftige Potenzial, das sich Pflanzen in Jahrmillionen ihrer Existenz und der Auseinandersetzung mit Viren erworben haben. Diese unglaublich wirksamen Kräfte stehen uns zur Verfügung und werden mehr denn je gebraucht.

## Pflanzenbeschreibungen und traditionelle Anwendugen

Ein besonderes Highlight der beiden Bücher sind die detaillierten Beschreibungen der Heilkräuter und die Informationen, wie sie traditionell in der westlichen Pflanzenheilkunde verwendet werden, aber auch in anderen Kulturen und deren Heilsystem, wie Ayurveda und Traditionelle Chinesische Medizin. Es ist gut, die beiden Nachschlagewerke im Regal zu haben, damit man sie griffbereit hat, sobald man sie braucht.

## Strategien zur Vorbeugung

Unsere erste Abwehrstrategie (manchmal auch die letzte) ist unser Immunsystem. Nicht nur gute Ernährung und ein vernünftiger Lebensstil stärken die Abwehr, auch andere Maßnahmen wirken günstig auf das Immunsystem ein. Mit den Heilkräutern, die uns Buhner empfiehlt und ausführlich beschreibt, haben wir eine gute Grundlage, uns und unsere Lieben zu schützen.

*Annette Nellessen*

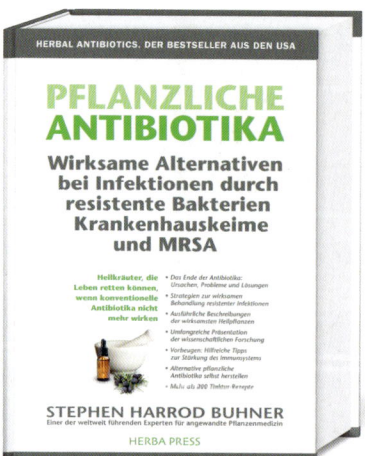

*Pflanzliche Antibiotika* bietet ein sehr reichhaltiges Heilkräuterwissen, fundierte Fachinformationen und praktische Tipps auf insgeamt 560 Seiten. Die wichtigsten Heilpflanzen werden mit schönen Fotografien abgebildet.
*Erschienen bei HERBA PRESS*
*ISBN 978-3-946245-00-1*

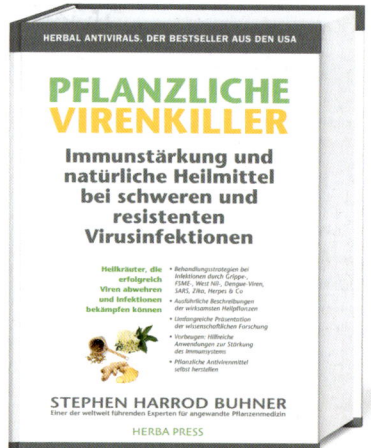

*Pflanzliche Virenkiller* präsentiert umfassendes Heilkräuterwissen, fundierte Fachinformationen und praktische Tipps auf 464 Seiten. Die wirksamsten Heilpflanzen werden mit farbigen Fotografien abgebildet.
*Erschienen bei HERBA PRESS*
*ISBN 978-3-946245-01-8*

**Das Baikal Helmkraut weist ein besonders großes antivirales Wirkspektrum auf.**

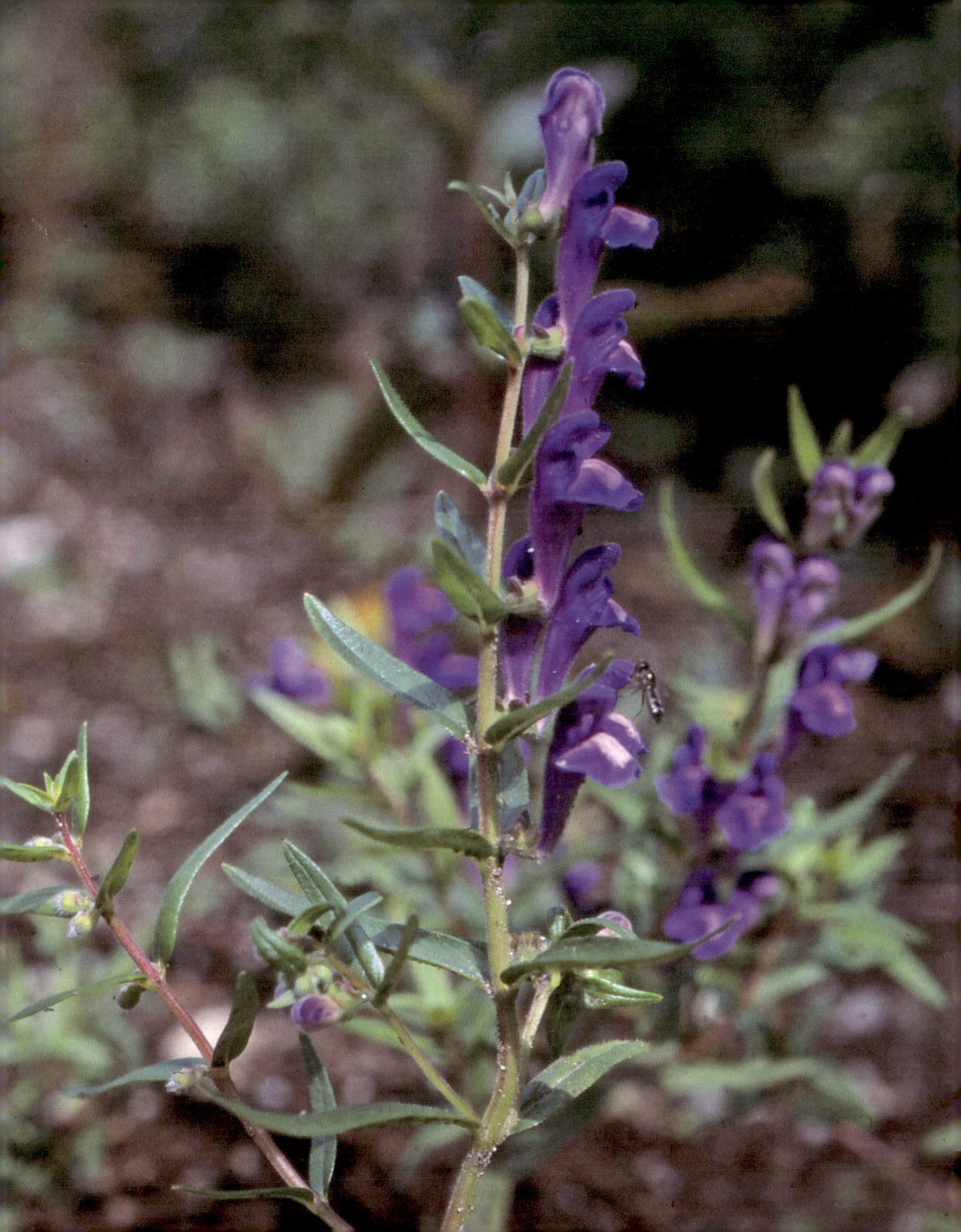

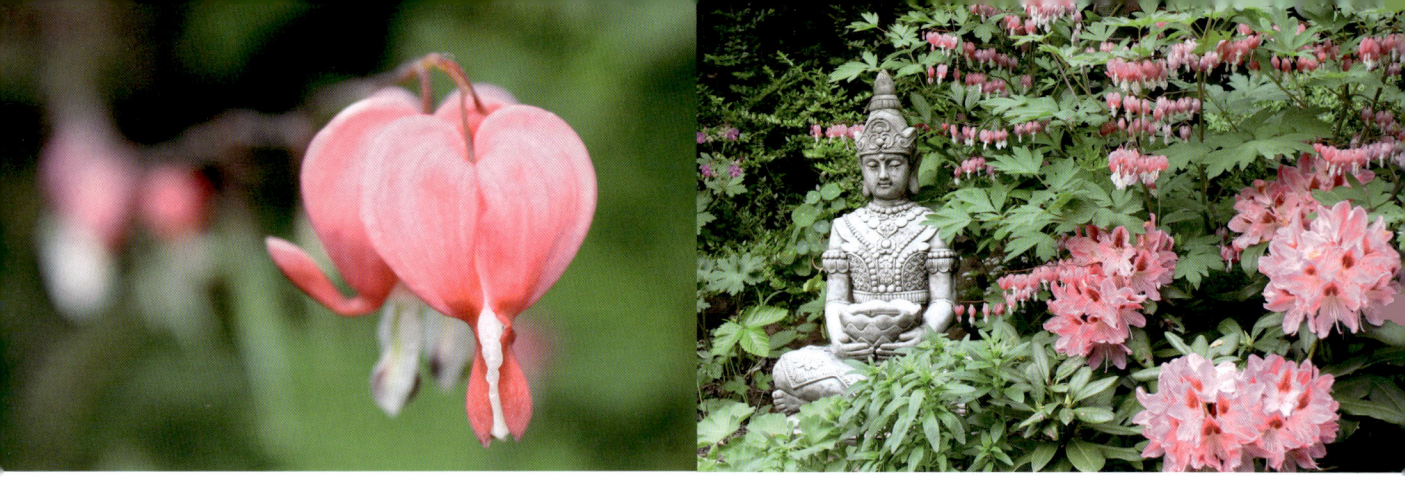

# Danke

Mein größter Dank gilt meinem Partner Matthias Reuss, der mir bei diesem Buchprojekt immer hilfreich zur Seite stand. Er hat mit seinem besonderen Gespür für Gestaltung und Ästhetik meine Rezepte mit so schönen, leckeren Fotos eingefangen, dass man manchmal direkt ins Papier beißen möchte.

Die umfangreichen fachbezogenen Texte waren eine große Herausforderung für mich. Um so glücklicher durfte ich mich schätzen, zwei versierte Profis an meiner Seite zu wissen, Dr. Eberhard Wormer und Dr. Natalie Lauer. Ich danke ihnen für den inspirierenden Gedankenaustausch und ihr geniales Fachlektorat. Matthias Reuss und Dr. Natalie Lauer haben gemeinsam meinen Inhalten mit einem wundervollen Layout gestalterische Form gegeben, ich hätte mir nie träumen lassen, wie schön mein Buch werden wird.

Meine lieben Katzen haben mich immer wieder daran erinnert, dass es noch andere wichtige Dinge außer schreiben und kochen gibt ... sie sind meine tägliche Freude und treue Weggefährten.

Love & Peace!
Annette Nellessen

# Biographie

Annette Nellessen studierte auf der Meister-
schule für Mode in München. Sie verwirklichte
ihr kreatives Talent als Modedesignerin unter
anderem in Paris und München. Schließlich
lockten sie neue Herausforderungen in die
Verlags- und Buchbranche. Hier konnte sie bei
ihren vielen Auslandsreisen und Projekten neue
inspirierende Erfahrungen sammeln.

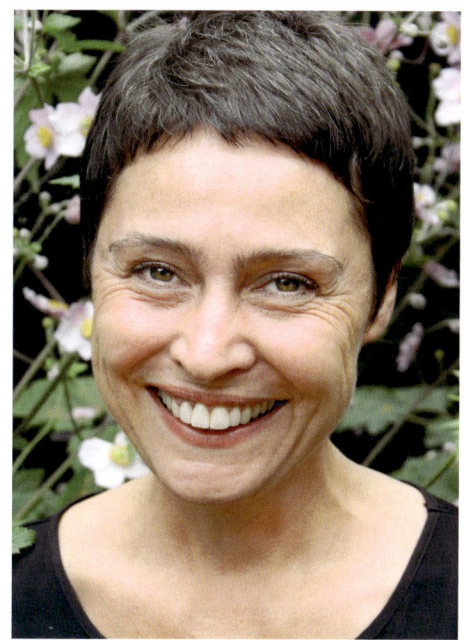

Seit jeher galt ihr Interesse gutem Essen und
der Heilwirkung von Kräutern. Sie hat diese
Leidenschaft zum Beruf gemacht, vertiefte ihre
Kenntnisse in den Sparten Westliche Medizin,
Traditionelle Medizin, Pflanzenheilkunde, vegane
Ernährung sowie Heilübungen. Inzwischen ist
sie auch als Autorin für Gesundheitsratgeber
und Kochbücher tätig.

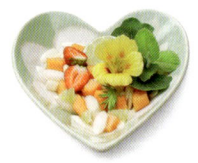